现代肿瘤外科治疗方法

主编 高艳伟 郝林

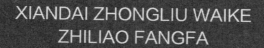

XIANDAI ZHONGLIU WAIKE
ZHILIAO FANGFA

U0194068

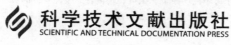

科学技术文献出版社
SCIENTIFIC AND TECHNICAL DOCUMENTATION PRESS

·北京·

图书在版编目（CIP）数据

现代肿瘤外科治疗方法 / 高艳伟等主编. — 北京：科学技术文献出版社，2017.9
ISBN 978-7-5189-3365-5

Ⅰ.①现… Ⅱ.①高… Ⅲ.①肿瘤—外科手术 Ⅳ.①R730.56

中国版本图书馆CIP数据核字(2017)第234288号

现代肿瘤外科治疗方法

策划编辑：曹沧晔	责任编辑：曹沧晔	责任校对：赵 瑷	责任出版：张志平

出 版 者　科学技术文献出版社
地　　址　北京市复兴路15号　邮编　100038
编 务 部　(010) 58882938，58882087（传真）
发 行 部　(010) 58882868，58882874（传真）
邮 购 部　(010) 58882873
官方网址　www.stdp.com.cn
发 行 者　科学技术文献出版社发行
印 刷 者　大地图文快印有限公司
版　　次　2017年9月第1版　2017年9月第1次印刷
开　　本　880×1230　1/16
字　　数　596千
印　　张　19
书　　号　ISBN 978-7-5189-3365-5
定　　价　148.00元

前　言

　　肿瘤是严重威胁人民健康的多发病和常见病，相应的，肿瘤外科也是临床医学中更新和发展最为迅速的学科。随着人们对疾病尤其是对肿瘤疾病的认识不断深化，其疾病的诊断和治疗规范也在不断改变当中。本书立足临床，吸收、归纳最新的肿瘤外科新进展，结合我国的国情和我们自己的临床经验，将纷繁复杂的诊治方法简明扼要地进行介绍，期望对临床医师有所帮助。

　　本书重点讲解了肿瘤外科总论、肿瘤诊断、头颈部肿瘤、甲状腺肿瘤、乳腺肿瘤、胸腹部肿瘤以及其他肿瘤的外科治疗内容，注重理论与临床实践相结合，注入新概念、新技术，内容丰富，图文并茂，易学易懂，与临床结合紧密，以期让学生达到学以致用。

　　本书编委均是高学历、高年资、精干的专业医务工作者，对各位同道的辛勤笔耕和认真校对深表感谢！鉴于本书涉及诸多专业，编写人员多，在各章内容的深度与广度上可能不太一致，且限于时间有限，书中可能存在不妥之处，望读者不吝指正，以便再版时修正。

编　者

2017 年 9 月

目　录

第一章

肿瘤外科总论

第一节　肿瘤外科的概念

　　一个多世纪以来，肿瘤外科在历经了单纯肿瘤切除阶段及广泛切除阶段后迈向了功能保全型肿瘤外科阶段。尤其在近年来，随着对肿瘤本质及生物学特性认识的不断深入，以及肿瘤治疗技术和设备的不断创新与完善，肿瘤外科的基本概念，也随之发生了巨大的变化。目前，建立在以解剖学、病理生物学和免疫学基础上的现代肿瘤外科学，已经替代了以解剖学为基础的传统肿瘤外科学概念。

　　1. 掌握肿瘤外科解剖学概念，是科学实施肿瘤手术治疗的基础　由于实体肿瘤是以局部病变表现为主的全身性疾病，因此，目前在实体肿瘤的治疗上外科手术仍然为首选治疗方法，在大多数情况下只有外科手术才能比较彻底地根除局部的病灶，而局部病灶的根治或者良好的控制是减少全身转移、达到治愈目的的最首要措施。而放疗和化疗在理论上尚达不到这一个水平，这是外科最具特色之处，也是其总的治愈率最高的原因所在，因而外科手术仍然是治疗肿瘤的重要手段。那么，作为一名肿瘤外科医师，首先应明确肿瘤的外科治疗是一种局部治疗，是使用手术刀在尽可能完整切除肿瘤组织的同时，尽量保护正常组织不受到损伤；同时，还应明确癌肿和正常组织共存于同一机体中，它们之间的关系不是简单的机械组合，而是通过血管、淋巴、神经密切结合，各自按照其本身的生物学规律生长、增生，同时又在同一机体中互相依存、互相斗争。因此，肿瘤外科医师不仅要将正常人体解剖学知识烂熟于心，还必须对癌浸润后引起的解剖学变异及淋巴结转移的特点及规律有深刻的了解。譬如，在胃癌手术时要掌握胃动、静脉血管的正常位置与异常走行，胃周围淋巴结的分组分站及其准确的范围界限，胃周围脏器受癌浸润后的位置变异等。又如，在直肠癌手术时要了解淋巴结转移的三条途径及各组淋巴结与血管的关系；直肠与膀胱、子宫、输尿管之间的位置关系及受癌浸润时的异常变化。只有这样才能将肿瘤的根治性手术建立在合理的解剖学基础上，达到整块切除肿瘤并避免手术并发症的目的。

　　2. 明确肿瘤外科的病理生物学概念、掌握肿瘤的生物学特性和扩散规律，是改善肿瘤预后和治疗效果的必要条件　虽然外科手术是治疗肿瘤的重要手段，但是外科手术仅可用于肿瘤发展过程中的某些阶段，如在癌前期（诱发期）及时行癌前期病变切除术，可防止肿瘤的发生；又如在原位癌时期，若处理及时肿瘤也将得到治愈。然而事实上，在临床治疗中肿瘤一旦确诊，大多数已进入浸润期和播散期，此时癌细胞可以蔓延到区域淋巴结，也可以有血源性转移。因此，手术治疗肿瘤的自然病程中可能出现2种结局：①治疗后可获得长期生存，最终可死于非肿瘤性疾病。②在一个明显缓解期后出现新的病灶，即出现复发或转移。因此，随着对肿瘤生物学特性研究的深入，越来越多的肿瘤医师认识到：肿瘤外科作为一种治疗方法既有它解剖上的局限性，又有肿瘤发展上的时限性。因而作为肿瘤外科医师，应明确肿瘤外科的生物学概念、掌握肿瘤生物学特性和扩散规律，才是确保肿瘤治疗效果及改善预后的必要条件。

　　恶性肿瘤本身的病理生物学表现，包括肿瘤的大体类型、组织学类型、分化程度、浸润深度、生长方式、转移规律等。这是决定肿瘤发生、发展规律和临床病理特点的重要依据。生长在不同器官上的肿瘤，有不同的生物学特征，例如：胃癌与直肠癌虽然同属消化道肿瘤，但胃癌以浸润型、低分化及未分化型为主，恶性程度高；而直肠癌以局限型、高分化型为主，恶性程度低。所以，直肠癌的预后较胃癌好。生长在同一器官的肿瘤，其恶性程度也不尽相同，例如：甲状腺癌分为乳头状腺癌、滤泡状腺癌、髓样癌及未分化癌四种，其中未分化癌恶性程度极高，很快发生血行转移，预后极差。而乳头状腺癌恶性程度低，即使出现了颈部淋巴结的明显转移，手术效果也是很满意的。绝大多数的癌肿都是以淋巴结为主要转移途径的，但转移的淋巴结大小与预后好坏并不是呈平行关系，即不是转移淋巴结越大，预后越差，在临床实际工作中可见，大结节融合型转移的淋巴结，多为局限型，手术后的效果较好。而小结节孤立型转移的淋巴结，多为广泛型，预后较差。外科医师决不能因转移淋巴结较大而放弃根治手术的机会。因此，掌握肿瘤的病理生物学特征是决定治疗方针的一个重要依据。

另外，肿瘤的发生是一个多阶段发展过程，大致可分为四个阶段：诱发期，原位癌，侵袭期和播散期。在诱发期和原位癌期，单纯外科手术治疗不仅可以预防肿瘤的发生，还有可能达到治愈肿瘤的可能。但是随着肿瘤进入侵袭期，其淋巴结和血道转移增多，并进一步进展至失去手术根治可能的播散期。一般在手术时发现肿瘤侵袭组织周围，即意味着术后有很大可能发生远处转移。此时，若只是一味地扩大手术范围，不仅不能够获得满意的治疗效果，甚至可能使患者的预后更为恶化，加速患者的死亡。这就是为什么肿瘤的外科治疗要遵循多学科综合治疗这一理念，在手术尽可能完整切除肿瘤的基础上，配合化疗、放疗、生物治疗等多种手段，控制肿瘤的局部复发和远处转移。

3. 注重肿瘤外科的免疫学概念，使肿瘤的外科治疗具有更强的目的性和准确性　免疫力是人体对外来刺激的抵抗能力。在肿瘤的发生发展过程中，机体的免疫反应具有重要的作用，正常的免疫组织被破坏，可能是肿瘤发生的重要因素。机体的免疫功能一方面能抵御病原的侵袭，另一方面可防止体细胞由于基因突变向恶性转化。在肿瘤的发生、发展过程中，机体的免疫反应也经历了非常复杂的变化。机体免疫功能正常时，即使存在致癌因子，也未必一定发生恶性肿瘤；即便是已经发生了肿瘤，免疫功能也能够限制其生长，不至于短期内发生侵袭和转移。而当机体免疫功能有缺陷或减弱时，肿瘤的生长和转移则难以受到有效抑制，癌肿迅速变大并扩散，进一步打击机体的免疫系统。因此，肿瘤的逐步发展可以使机体的免疫功能降低，而手术切除肿瘤和有效的放疗、化疗可使病情得到缓解，免疫功能则获得不同程度的改善和恢复。Fisher 等认为手术切除肿瘤的目的是，为了提高机体的免疫功能。这与我国金元时期张从正"祛邪即是扶正"的观点吻合。

另外，有学者曾做过这样的研究：将恶性肿瘤手术切除的淋巴结分别做免疫学测定，结果证明有癌转移的淋巴结或靠近肿瘤的淋巴结免疫功能是低下的，而远离肿瘤的没有癌转移的淋巴结免疫功能是正常的。根据淋巴结距离肿瘤的远近及转移的难易，将肿瘤周围淋巴结分为一、二、三站，第一、二站淋巴结靠近肿瘤，免疫功能低下，应随同肿瘤整块切除。第三站及其以远的淋巴结，如果手术中发现有癌转移，应该切除。外科手术对淋巴结广泛的切除，虽然能够防止肿瘤的淋巴结转移，但对免疫系统造成的损伤使肿瘤很容易复发和转移，并不能取得很好的远期手术效果。同时，外科手术也不可能完全清除体内所有癌细胞，少量的癌细胞最终还是靠机体的免疫功能来杀伤。在切除肿瘤后，改变了机体与肿瘤的比势，只有在免疫功能恢复的情况下，才能将残留的癌细胞杀灭。因此，手术时必须权衡肿瘤的进展程度、手术侵袭范围及机体免疫状态三者间的关系，以达到最大限度地切除肿瘤的同时保护机体免疫状态的目的。

综上，肿瘤外科治疗已从单纯解剖学模式，逐步转变为与生物学、免疫学相结合的观念。设计合理的手术不单切除肿瘤，同时还是提高机体免疫力的一种手段；在决定手术治疗时，不仅要依据肿瘤的期别和不同肿瘤的生物学特性，还要符合根治性、安全性、功能性的三条基本原则，注重综合治疗，保护机体的免疫功能，以达到防止肿瘤发生、转移、复发的目的，最终才能取得理想的效果。

（高艳伟）

第二节　肿瘤外科患者的术前评估

各种肿瘤手术治疗前必须对病变做出正确的分期，以选择恰当的手术治疗方法。术前应综合许多重要的指标充分估计手术切除的可能性，应做根治性切除还是姑息性切除，或者与其他方法综合治疗。

（1）分期是选择治疗方法的重要指标，也是比较各种治疗方法的效果，以及做出预后估计的依据。目前，常用的肿瘤分期方法是国际抗癌联盟制定的 TNM 国际分期法。有些肿瘤还有一些特殊的分期方法，如直肠癌的 Duke 分期法等。在国际分期法中有治疗前的临床分期（cTNM）和手术探查后的手术分期（sTNM），而术后分期是根据术后组织学检查原发灶的侵犯程度、淋巴结的转移程度以及转移部位和转移数量的术后病理分期（PTNM）。临床复发后病例常不做分期。现代影像学如 CT、MRI 和血管造影，已经能在术前对肿瘤做出准确分期。

（2）肿瘤手术前应考虑到许多因素的影响：①患者的一般情况，如年龄、重要脏器的功能等。年龄越大，机体免疫功能较低，对手术的耐受性也随之降低，重要器官的功能不全常使患者难以耐受手术。②手术对正常生理功能的扰乱程度。③手术的复杂性和手术的死亡率，艰难而复杂的手术创伤有较高的并发症和死亡率，单纯追求手术切除率是不可取的。④如果患者一般情况较差，近期有重要脏器功能不全，作任何麻醉都应该慎重考虑。

（高艳伟）

第三节　肿瘤外科的治疗原则

肿瘤外科的治疗主要分为良性肿瘤治疗和恶性肿瘤治疗两种，但因为良性肿瘤与恶性肿瘤的生长方式、生物学特性及预后存在很大区别，所以在治疗上也存在着很大的差异。

一、良性肿瘤的外科治疗原则

良性肿瘤主要呈膨胀性生长，一般边界较为清楚，多数有完整的包膜，没有明显侵袭，除生长巨大对周围器官产生压迫外，一般很少出现全身症状，不会发生淋巴和血行转移，治疗上主要以手术切除为主。手术原则是完整切除肿瘤，切除范围包括肿瘤包膜及少量正常组织，一般情况下禁忌做肿瘤挖出术，必要时可切除包膜外少量正常组织，防止局部复发。如甲状腺瘤要求做肿瘤所在的腺叶及峡部切除；卵巢囊肿则作单侧卵巢切除，并避免术中囊肿破裂。神经鞘瘤发生在不重要的皮肤神经上，可将该神经的一段连同肿瘤一并切除，但如果位于较为重要的神经上，则需要沿神经走行方向切开肿瘤包膜，行包膜内肿瘤切除。然而有些肿瘤部位特殊，如神经鞘瘤、垂体瘤等，不允许大范围切除，有时只能剥离肿瘤或行大部分切除。此外，切除的肿瘤必须送病理检查，明确其病理性质，以避免将恶性肿瘤误诊为良性肿瘤而错失进一步治疗的机会，一旦经病理证实所切除的"良性肿瘤"实则为恶性肿瘤，则应按恶性肿瘤原则处理。对于某些良性肿瘤有可能发生恶性变者以及交界性肿瘤，如成人的声带乳头状瘤、膀胱乳头状瘤、胃肠腺瘤、卵巢皮样囊肿等，其切除范围亦应适当广泛。

二、恶性肿瘤的外科治疗原则

我们一般意义上所说的肿瘤外科治疗主要指针对恶性肿瘤的外科治疗。恶性肿瘤在生物学特性上具有浸润性和扩散性，绝大多数的实体瘤或肉瘤，不仅在局部出现浸润扩散，还常出现区域淋巴结和血行转移，预后较差。基于恶性肿瘤以上特性，其外科治疗除具有一般外科的基本特点外，无论在观念还是具体操作方面均具其自身特点，如需要遵循"无瘤原则（tumorfree principle）""两个最大原则"等，因此严格掌握其治疗原则尤为重要。恶性肿瘤的外科治疗原则主要包括以下几点。

（一）取得明确诊断的原则

为提高肿瘤的治疗效果、避免误诊误治，一般情况下要求明确病理组织学类型后方能开始治疗。临床对肿瘤的诊断包括病理诊断、临床诊断及临床或病理分期。

1. 明确病理诊断　肿瘤外科治疗与病理诊断密切相关，我们要正确认识病理学诊断在肿瘤外科中的作用。病理学诊断能提供肿瘤组织学类型及分级、原发部位和手术切缘是否安全等信息。医师术前通常根据患者的主诉、症状、体征及各种检查结果来做出具体的诊疗计划，而其中最重要的依据就是病理诊断，也被人称之为诊断的"金标准"。恶性肿瘤的外科治疗往往创伤较大且致残率高，如喉癌行全喉切除术后发音障碍需终生气管造口、直肠癌 Miles 手术后失去肛门需终生肠造瘘、肢体的骨肉瘤手术后会导致终生肢体残疾等，这类手术术前一般需有明确的病理诊断支持，否则会因误诊误治而给患者带来一些不良后果。然而，个别情况下，在面临术前难以取得明确病理诊断的窘境时，需在术中取材，通过冷冻切片以确定肿瘤的性质，为制订确切的手术方式和切除范围提供依据。

2. 临床诊断与分期　临床诊断包括肿瘤原发灶的部位及大小、区域淋巴结情况、继发转移部位以及相应的临床分期，能较为全面地反映患者的具体情况，有助于医师对手术的取舍和对手术范围的确定。目前最为常用的分期手段为国际抗癌联盟制订的 TNM 国际分期法（少数肿瘤采用特殊的分期法如大肠癌的 Duke 分期、乳腺癌的 Columbia 分期）。当今肿瘤外科越来越重视取得准确的术前临床分期（TNM）并由此制订最为恰当的治疗方案。而术后根据术中所见及病理诊断所做出的病理分期（pTNM）应视为最准确的分期，是术后辅助治疗及预后评估的根本依据。

（二）明确外科作用，合理制订综合治疗的原则

肿瘤的治疗提倡多学科综合治疗，外科治疗是其重要组成部分。肿瘤综合治疗方案的确立直接影响到患者的治疗效果及预后。综合治疗方案的制订主要是依据肿瘤的病理类型、侵犯深度及范围、临床病理分期以及患者的全身情况。肿瘤外科曾经有过为提高疗效而尽量扩大手术切除范围，但最终并未达到满意效果的教训。随着医学影像诊断技术的发展、手术器械的改进，外科治疗水平的日益提高，肿瘤外科越来越向个体化、精确化的方向发展。外科在肿瘤综合治疗中的一般原则是：针对较早期病变，通过手术切除以达根治目的；对于术后病理证实有淋巴结转移或是局部有癌残留的病例则需辅助治疗；局部较晚的病变，通常行术前放疗、化疗或联合化放疗，即所谓的新辅助治疗，待肿瘤降期后再考虑手术切除，另外外科联合分子靶向治疗也逐渐成为主流的肿瘤治疗手段之一。

1. 手术与放疗的结合　某些肿瘤病变局部外侵严重，无法行根治性切除，且对放疗敏感者，可考虑先行放疗，控制好局部病变后再行根治性扩大切除，如食管癌、直肠癌等；有些病变在手术切除之后发现局部有残存或存在广泛淋巴结转移，可考虑术后在肿瘤残存局部或区域淋巴结转移处行术后放疗，以改善局部控制率。

2. 手术与化疗的结合　为了减少术后的局部复发和降低远处转移率，可考虑行术后辅助化疗；有些肿瘤行术前新辅助化疗可以达到缩小瘤体、降低分期，杀灭微小转移灶的作用，以助手术达到根治性切除。

3. 手术与放化疗的结合　此三者治疗手段的综合运用不太常见，但对某些肿瘤的治疗确实提高了治愈率。如性腺外非精原细胞瘤性生殖细胞癌采用手术—放疗—化疗及最后再用手术治疗方式，已取得了令人满意的疗效；此外关于一些肿瘤如食管癌的术前同步放化疗也成为目前研究的热点之一。

4. 手术与分子靶向治疗的结合　分子靶向治疗主要是通过特异性的阻断肿瘤细胞的信号转导通路，以控制其基因表达并改变生物学特性，或是通过抑制肿瘤新生血管的生成，从而抑制肿瘤细胞的生长和增殖来达到抗肿瘤的作用。目前已有研究指出在晚期肝细胞癌（HCC）的治疗中，外科手术结合分子靶向治疗可以有效延长患者的总生存时间和疾病进展时间。

（三）全面考虑，合理选择术式的原则

肿瘤外科医师在制订手术方案时应考虑到以下几点：患者的生理状况、肿瘤的生物学特性和病理特征、肿瘤的部位与分级、肿瘤治愈和缓解的可能性等。手术方式的选择正确与否将会给患者术后的生活带来极大的影响，例如，中段直肠癌的手术是否保留肛门直接涉及手术的根治性及术后排便，这将对患者术后的生活质量产生巨大的影响。所以选择合理的术式就显得极为重要。手术式的选择必须遵守下列原则。

1. 依据肿瘤的病理及生物学特性选择术式　不同组织来源的肿瘤其生物学特性也不同。上皮来源的癌常发生淋巴道转移，手术时常需清扫相应区域的淋巴结；间质来源的肉瘤，肿瘤切除后容易复发，却较少出现淋巴转移，所以手术需行扩大切除术兼行淋巴结清扫；肉瘤或软组织肉瘤侵犯肌肉时，肿瘤

易沿肌间隙扩散，应将肌肉连同筋膜从起点到止点全部切除；有些肿瘤常出现多中心的病灶如食管、胃、肠道肿瘤，手术切除范围应尽量保证切缘的干净；皮肤的基底细胞癌以局部浸润为主，很少出现淋巴道转移，所以手术以局部治疗为主，而皮肤恶性黑色素瘤则需要做局部的广泛切除，并根据肿瘤浸润深度决定是否做淋巴结的清扫。

2. 最大限度切除肿瘤、最大限度保留正常组织的肿瘤外科原则　Halsted 指出在手术切除恶性肿瘤时，要广泛整块切除肿瘤，连同周围软组织、筋膜及肌肉，同时清扫区域性淋巴结。由他所创立的乳腺癌根治术就是一个典型的肿瘤根治术。肿瘤切除范围遵循"两个最大"，即最大限度地切除肿瘤和最大限度地保留正常组织的原则已为广大肿瘤外科工作者所推崇。原则上当两者发生矛盾时，后者应服从于前者。但是，如因切除过多的组织影响到器官功能甚至有可能威胁到生命时，则需相应减小手术范围。如肺癌患者根据其肿瘤侵犯情况需行全肺切除术，但患者呼吸功能较差，术后仅凭对侧健肺难以代偿，有出现呼吸衰竭的危险，手术则不能采用全肺切除的术式。对肿瘤局限于原发灶及区域淋巴结、未发现其他部位远处转移且患者自身情况能耐受者，均适合行肿瘤根治术。值得注意的是，许多肿瘤外科的手术需根据术中探查的情况来决定具体的手术方式。如肿瘤侵犯的范围、是否存在转移、术中快速冰冻病理切片结果等。

3. 依据患者年龄、全身情况和伴随疾病选择术式　肿瘤患者以中老年人群居多，其全身各个器官功能状态及储备能力相对差，手术风险明显增大。但是，高龄并非手术禁忌，关键在于患者的综合评分情况。对合并有其他器官功能障碍的患者，术前宜需积极控制和治疗以改善其功能，且术中和术后需加强监护和抢救措施。原则上年龄过大、身体状况过差的患者不适合较大手术，恶病质的患者则属手术禁忌。对于有些并发症如高血压、冠心病、糖尿病等，可在术前给予积极控制，待平稳后再行手术。另外，有些患者虽然全身情况较差（如肺癌患者合并全肺不张、食管癌患者不能进食、肠道肿瘤患者合并大出血等），但经手术治疗后全身情况反会好转。此外，选择手术术式时还应考虑到术者的手术技巧和经验、麻醉师的水平以及手术室设备的配置情况等多发面因素，如果条件不具备，不应勉强施行大手术。

（四）防止肿瘤的医源性播散的无瘤原则

医源性播散是指医护人员在为肿瘤患者诊治的过程中，由于检查或操作不当而造成的肿瘤细胞的播散。肿瘤外科除了要遵循一般外科所要求的无菌原则、避免损伤要保留的正常组织等原则外，还要遵循"无瘤操作"的原则，而无瘤原则也是肿瘤外科最重要的原则。因为恶性肿瘤在治疗后会有复发和转移的可能，任何不当的检查或治疗都有可能增加肿瘤局部复发和远处转移的风险。当然，肿瘤的播散还与肿瘤自身的生物学特性、肿瘤患者的机体免疫功能水平有很大关系。因此，在肿瘤诊治的操作过程中，既要防止肿瘤细胞的播散，又要注意维护患者机体本身的器官功能。遵循无瘤原则，要贯穿整个诊治过程的始终。

（1）术前检查要轻柔，防止粗暴的检查，减少检查次数，如肢体肿瘤就需要尽量减少肢体的活动。

（2）肿瘤活检术与根治术间隔时间越短越好，在有条件的单位能一次性完成活检与治疗则更为理想，术中快速冰冻病理检查应积极提倡。

（3）恶性肿瘤手术尽量减少局部麻醉，因为局麻后可造成局部组织水肿，影响到解剖层次。另外，局麻可使局部组织压力增高，增加肿瘤细胞播散的风险。除此以外，除抗癌药物外不应向肿瘤内注射其他药物。

（4）手术探查的顺序应由远及近，注意动作的轻柔。例如，腹腔内肿瘤的探查需要从远隔器官开始，按照由远及近的顺序，最后探查肿瘤及转移灶。

（5）"不暴露不接触"的隔离技术。创面及切缘应用纱布垫保护，对于伴有溃疡已破溃的以及浸透胃肠道浆膜者，术中应用纱布或无菌薄膜覆盖，肠道肿瘤离断后的远、近两端肠管应用橡胶套或是手套予以包裹，以期减少术中肿瘤细胞的脱落、种植。

（6）手术时应多采用锐性分离，少用钝性分离。锐性分离解剖较为清楚，特别是用电刀可使小的淋巴管或血管封闭，减少癌细胞进入脉管的机会，同时具有杀灭癌细胞的功能。而钝性分离则容易引起肿瘤的播散，切除的彻底性较差。

（7）处理血管时应尽量先结扎静脉，再结扎动脉，这样可以减少术中瘤细胞进入血液循环的概率，减少肿瘤血行转移的机会。

（8）手术操作也应从肿瘤周围的正常组织向中央区解剖，切忌切入肿瘤内部。淋巴结的清扫也应由远及近，这样可以减少因术中挤压而导致肿瘤细胞沿淋巴管向更远的淋巴结转移，并且尽量做到肿瘤和淋巴结整块切除。

（9）切除范围要充分，可适当切除病变周围一定范围的正常组织。

（10）标本切除取出后，应更换手套、器械，创面或体腔内需用大量无菌盐水冲洗，也可用氮芥、顺铂或是碘附水冲洗，以减少创面或体腔肿瘤细胞残存的可能。

（11）肿瘤手术后，创面或体腔内搁置引流管引流也能减少肿瘤细胞种植或复发的机会。

（五）记录及术后随访的原则

肿瘤手术术后其术者必须针对原发肿瘤的部位、形状、大小、质地、侵犯范围以及区域淋巴结清扫情况，如淋巴结数目、部位、大小、颜色、质地等，做好详细的记录。这些内容将会对患者以后的疗效评估及随后治疗提供重要的依据。

此外，恶性肿瘤的治疗不能以患者手术后顺利恢复而告终，应对患者进行定期的随访调查，其主要目的一是为了督促身体情况允许的患者术后进行必要的综合治疗，二是及时发现肿瘤的复发或转移，采取积极的治疗对策，三是通过了解患者的生存情况评定各种治疗的疗效，为进一步改进治疗方法提供依据。术后随访在最初的两年内应每3个月进行一次，之后两年可以每6个月一次，再之后应每1年一次。一般来说，肿瘤患者的随访应持续终身。

（高艳伟）

第四节　肿瘤外科的手术分类及应用

肿瘤外科的手术方式包括很多种，对于不同类型的肿瘤其作用也有所不同，例如，对于呼吸、消化、泌尿等一些系统的早期肿瘤外科主要起根治作用；对于淋巴系统的淋巴瘤主要是诊断作用。所以肿瘤外科手术有些意在预防，有些旨在诊断，有些为了达到根治，而有些仅以缓解症状、解除生命威胁为目的。总之，我们应根据患者个体化的病情和不同的治疗目的而采用最适合的手术方式。以下是最常见的几类肿瘤外科手术方式。

一、预防性手术（preventive surgery）

所谓的预防性手术不是用于治疗肿瘤，而是用于预防肿瘤的发生。有些先天性或遗传性疾病发展到一定程度时，可能会恶变，如能提早手术，则可以防止其向恶性发展。肿瘤外科医师有责任教育患者及时治疗一些有恶变可能的病变，以防止肿瘤的发生。例如，隐睾症是睾丸癌相关的危险因素，在幼年行睾丸复位术可使睾丸癌发生的可能性减小；家族性结肠息肉病的患者，到40岁时约有一半将发展成结肠癌，而70岁以后几乎100%发展成结肠癌，行预防性结肠切除，可有效地防止本病患者发生结肠癌；多发性内分泌增生症常伴有发生甲状腺髓样癌的风险，对这些患者定期检测血清降钙素水平，如降钙素水平增高，应做预防性甲状腺切除，以防止甲状腺髓样癌的发生；在经常易受摩擦部位的黑痣，如位于指甲下、足底、外阴等部位的黑痣，尤其是交界痣，有发展成为恶性黑色素瘤的危险，应考虑行手术切除；此外，为包茎者及早做包皮环切术也是预防阴茎癌的有效措施。临床较为常见的预防性手术还有溃疡性结肠炎的患者做结肠切除术；口腔、外阴白斑者行白斑切除术；重度乳腺囊性增生且有多项乳腺癌高危因素者做乳房切除术。此外，成年人的声带乳头状瘤、膀胱乳头状瘤、卵巢皮样囊肿、结直肠腺瘤等均有潜在的恶性趋势或已属低度恶性肿瘤，都需做彻底的预防性切除。因此，肿瘤外科医师必须非常熟悉哪些疾病具有恶性倾向或为癌前病变，恰当掌握预防性手术原则，从而防止肿瘤进一步发展。

二、诊断性手术（diagnostic surgery）

为获得检查用的组织样品而进行的手术称为诊断性手术。诊断性手术能为确定诊断、明确分期，进而采取合理的治疗提供可靠的依据。诊断性手术的主要目的在于诊断，所以应尽量选择创伤和风险较小的术式。近年来腔镜技术逐渐用于肿瘤诊断。如电视胸腔镜下胸膜病变活检术、纵隔镜下纵隔淋巴结活检术等。但是，无论选择何种术式，如需第二次手术，则两次手术时间的间隔越短越好。常用的诊断性手术方法有细针吸取、针穿活体组织检查、切取活检及切除活检等。

1. 针吸活检术（fine－needle biopsy）、针穿活检术（needle biopsy）　对于体表一些肿块可考虑行细针穿刺吸取来做诊断，主要是对被怀疑的组织活检来获取一些组织细胞，以确定是否为肿瘤细胞。此种方法相对简单可靠，但由于取材有限，故存在一定的假阳性或假阴性。为了取得更多的组织，一些较为特殊的穿刺针如 Turle－Cut、Core－Cut 被应用于临床，穿刺针的结构可分为针芯和套管，针芯上带有倒钩，这样就可以取出细条状组织用于病检，活检的准确性较高。因为上述两种方法都存在肿瘤随针道转移的可能，故较少用于要行手术治疗的内脏肿瘤患者。除体表肿瘤可直接穿刺外，对于较深的肿瘤组织或淋巴结，临床常在 B 超或是 CT 定位下行穿刺诊断。目前，还有一些方法如经支气管镜针吸活检术（TBNA）、支气管镜超声引导下针吸活检术（EBUS－TBNA）等相继用于临床的诊断和分期，方法简单易行，效果切实可靠。

2. 咬取活检（bite biopsy）　用活检钳通过内镜或其他器械来咬取或钳取病变组织做组织病理学诊断，如鼻咽癌、胃、宫颈等处的活体组织检查。

3. 切取活检（incisional biopsy）　指在病变部位切取一块组织做组织学检查以明确诊断。切取活检可用于体表肿瘤，也可用于内脏肿瘤。对体表肿瘤如骨肿瘤行活检时应注意在止血带的远端进行。而在一些内脏肿瘤的手术中，因肿瘤较大或切除困难时可通常先切取部分肿瘤组织以明确诊断，然后根据术中快速冰冻病理决定下一步手术方案。切取时应注意保护周围组织和脏器，以避免发生肿瘤的转移和播散。同时应注意活检部位最好能选在肿瘤和正常组织交界处，以便能够观察到从正常向异常过渡的变化过程。做切取活检时必须注意手术的切口和进入途径，要考虑到活检切口即进入的间隙必须在以后手术时能一并切除，不要造成肿瘤的播散。

4. 切除活检（excisional biopsy）　指将肿瘤完整切除进行组织学检查。切除活检主要适用于一些体积较小、位置较浅的肿块或淋巴结，既达到活检目的，同时也达到了切除肿瘤的治疗目的，是肿瘤活检的首选方式。肿块切除的范围应包括肿瘤组织及周边的少许正常组织，淋巴结的活检则要求必须切除整个完整的淋巴结。还有一些皮肤肿瘤如黑色素瘤的活检需要慎重，不当的活检方式会造成其扩散，必须行切除活检术，并且切除范围需要相对扩大。切除活检的切口须仔细设计，以适合再次扩大手术之需要。

三、根治性手术（radical surgery）

肿瘤根治性手术的原则是指将原发肿瘤行广泛切除的同时连同区域淋巴结一并作整块切除，即遵循 Htalsted 原则。一般来说，对局限于原发部位及区域淋巴结而未发现有远处转移的肿瘤，在患者全身状况能耐受手术的情况下，均可行根治性手术。

原发灶的切除主要是切除原发病灶及可能受累的周围组织，并且必须保证足够的切除范围。如胃癌侵及肝左叶需联合切除部分肝左叶、食管癌侵及心包需切除部分心包、纵隔肿瘤侵及肺需联合切除部分肺组织、腹膜后肿瘤侵及结肠需联合切除部分结肠等。当然，手术切除的范围还需要考虑到肿瘤的生物学特性及病理组织学类型等因素。例如，皮肤基底细胞癌主要表现为局部浸润，很少发生淋巴道转移及血行转移，所以不必行区域淋巴结清扫，局部切除即可，而皮肤黑色素瘤则需要根据病变大小、深度决定切除范围以及是否行淋巴结清扫。根治性切除对肉瘤而言为广泛切除术，所谓的广泛切除术指广泛切除肉瘤所在组织的全部及大部分邻近深层软组织。例如，肢体横纹肌肉瘤应将受累的肌肉起止点及深层筋膜一并切除，有时甚至须将一组肌肉全部切除，以免肉瘤沿肌间隙扩散。

区域淋巴结清扫在肿瘤治疗过程中的作用主要有二：一是清除转移的淋巴结，避免残留，以提高治疗的效果；二是清扫下来的淋巴结术后做病理可帮助明确分期，为下一步治疗的评定提供依据。淋巴结的清扫范围一般依据其解剖和引流情况而定，如胃癌需清扫到第2、第3站淋巴结，肺癌需常规清扫6站淋巴结。理论上，区域淋巴结清扫对临床未触及肿大淋巴结，但病理上已有转移的患者意义最大，而对于临床淋巴结未有明确转移的患者，是否清扫则需要根据肿瘤的生物学特性、病理类型、部位及扩散情况。如皮肤的基底细胞癌无须行预防性清扫，而乳腺癌在临床上未触及淋巴结者，术后病理检查却发现30%有肿瘤转移，并已有报道证实淋巴结内存在微小转移灶（直径<0.2cm），对其预后影响有显著差异。所以，在肿瘤的治疗中，清扫区域淋巴结的地位相当重要，对预后会产生很大的影响。随着对淋巴结清扫的认识不断加深，近些年来有人提出"前哨淋巴结活检"（sentinel lymph nodebiopsy）的概念，并逐渐应用于临床。肿瘤细胞随着淋巴管首先回流到某一个淋巴结或某站特定的淋巴结，此淋巴结被称之为"前哨淋巴结"。前哨淋巴结无转移，从理论上来说更远一站的淋巴结出现转移的可能性很小，可考虑不行广泛的淋巴结清扫；而如果前哨淋巴结出现转移，则更远一些的淋巴结转移的可能性很大，则需进一步扩大清扫范围，明确淋巴结转移情况并加强局部控制。前哨淋巴结的检测方法有染色法和核素标记两种，各有优缺点，如果两种方法能同时应用，则准确率更高。但前哨淋巴结的检测仍存在假阴性的可能，故目前尚未作为判断淋巴结转移的常规检查手段。

从20世纪50年代以后，随着肿瘤综合治疗水平的不断提高，一些外科医师对手术方案也做了相应的改进，缩小了切除范围，保存了器官功能，在不影响根治原则的基础上，提高了患者治疗后的生活质量。这一方法，我们称之为功能保全性肿瘤根治术。例如，乳腺癌以往根治手术要求在肿瘤外3～5cm切除肿瘤，手术将全乳腺、胸大肌、胸小肌切除，加上腋下淋巴结清扫术，现在已常规行乳腺癌改良根治术，不用再切除胸大肌及胸小肌，对整个胸部外形和功能的保留都有了很大的提高，现在针对单一病灶的早期乳腺癌（肿瘤直径≤3cm，术前临床检查腋窝淋巴结无转移），可行局部区域性切除，然后再加上放疗和化疗，既保留了乳房又达到了根治的目的，并且与经典根治术的预后基本相同。肝癌的不规则切除替代了以往的肝规则切除；喉癌的喉部分切除替代全喉切除术；低位直肠癌的保留肛门手术随着低位吻合技术的提高也逐渐替代了一些腹壁人工肛门的术式；四肢肉瘤的局部切除结合放化疗，既保全了肢体又提高了疗效。

四、姑息性手术（palliative surgery）

姑息性手术是指对原发病灶无法彻底切除，难以达到根治的目的。姑息切除肿瘤的目的主要是为了缓解某些无法耐受的症状、减轻痛苦、防止一些可能发生的严重并发症以及提高患者的生活质量。例如，对于很多消化道肿瘤，姑息性切除虽不能根治，但能在一定程度上防止消化道的出血、穿孔及梗阻的发生。

五、减瘤性手术（cytoreductive surgery）

对于有些肿瘤体积较大、外侵犯严重的肿瘤，手术已不能达到根治，肿瘤无法完全切除，手术切除大部分原发病灶后以便于应用其他方法来控制残存的瘤细胞，此类手术称为减瘤性手术。这种手术仅适合于原发病灶大部分手术切除后，残留肿瘤能用其他治疗方法控制的病例。临床上适合做减瘤性手术的肿瘤有卵巢癌、软组织肉瘤及Burkitt淋巴瘤等。卵巢肿瘤及Burkitt淋巴瘤在巨大的肿瘤被切除后，残存的肿瘤需应用放疗或化疗达到有效的治疗目的。而软组织恶性肿瘤如恶性纤维组织细胞瘤、横纹肌肉瘤等在手术将大的肿瘤切除后，怀疑残存的部位可以用后装或体外照射等方法来进行局部控制。

六、复发或转移病变的外科治疗

转移性肿瘤属晚期肿瘤，难以手术治愈，但转移性肿瘤并非手术治疗的绝对禁忌证，转移瘤是否行手术治疗需要根据原发性肿瘤的生物学特征以及原发肿瘤经手术或其他治疗后的效果来决定。一般来说，转移性肿瘤的手术适应证包括：①原发灶控制良好。②肿瘤转移灶为单发。③无其他转移灶。④除手术外无其他有效的治疗方法。⑤患者一般状况良好，能耐受手术。临床上常见的孤立性肺、肝、脑、骨转移，施行切除术后可获得良好效果。肺的孤立性转移病灶应用手术切除效果较为肯定，而在病例选择上从手术时间到复发时间间隔越长效果越好，间隔一年以上效果最佳，此外肿瘤生长越缓慢、倍增时间越长手术效果越好。肝脏的转移瘤对生命威胁较大，其中以消化道肿瘤来源最多，原发灶最常见的是结肠或直肠癌。若肝转移与原发灶同时发现，可在切除原发灶的同时局部楔形切除肝转移灶，若在原发灶切除后发现肝转移（通常表现为术后 CEA 水平急剧升高），但只要转移灶为单发或局限在一叶内也可考虑手术切除。脑转移的风险最大，严重威胁着生命，单发转移是手术指征，最常见的原发灶来源于肺。肺转移癌术后 5 年生存率 15%～44%；肝转移癌术后 5 年生存率 20%～30%；肺癌脑转移术后 5 年生存率 13%，有时可多达两到三个转移灶，如果局限在同一肺叶或是同一肝叶上也可考虑手术切除。但是，如果皮下出现多发转移灶，则无手术指征。

复发性肿瘤的治疗效果也较差，手术切除配合其他治疗也能达到一定的治疗效果。如食管癌术后吻合口复发可根据病变的位置行空肠或结肠代食管术；胸壁的纤维肉瘤术后常反复复发，可反复手术切除；直肠癌保肛手术后局部复发可考虑再次行 Miles 手术。

总之，转移性肿瘤和复发性肿瘤均属晚期肿瘤，预后较差，再次手术效果欠佳，需配合其他治疗进行。

七、重建与康复

肿瘤患者治疗后的生存质量非常重要，肿瘤外科医师应尽可能地使手术后的外形和功能接近正常。随着外科显微技术的不断进步，肿瘤切除后修复、重建的水平也不断提高，特别是在一些头颈部肿瘤和体表肿瘤中更为常见。如：口腔部肿瘤侵犯下颌骨后需用游离腓骨肌皮瓣来修补；舌癌行舌切除术后应用带状肌肌皮瓣行舌再造术；乳腺癌根治术后应用腹直肌或背阔肌皮瓣行乳房重建；胸壁巨大肿瘤切除术后用钛合金板行胸壁修复等。当然，修复和重建术是能很好地保存其外形和功能，但必须注意的是，首先得满足肿瘤根治性切除范围的要求，决不能因为重建困难而缩小肿瘤切除范围。

八、内分泌器官切除治疗激素依赖性肿瘤

激素依赖性肿瘤通过切除内分泌器官，使其退缩缓解或减少复发。临床上常用内分泌器官切除的方法，通过切除卵巢治疗绝经前的晚期乳腺癌。1896 年，Beatson 首先报道 2 例晚期乳腺癌患者应用切除卵巢的方法，使肿瘤得以缓解，此种方法对那些激素依赖性的乳腺癌可达到 50% 左右的有效率。近年来，随着激素拮抗剂的发展和应用，此术式也只在个别病例中采用。此外，晚期男性乳腺癌应用双侧睾丸切除可获得良好效果。在 Crichlow1972 年收集的文献中，261 例晚期男性乳腺癌切除双侧睾丸后有效率达 55%；前列腺癌的发生和发展与内分泌有着密切的关系。对晚期不适合手术以及年龄较大无法耐受根治性手术者，可考虑行双侧睾丸切除术。术后配合放疗及药物治疗，有时也可达到满意的效果。目前已经发现，很多肿瘤和内分泌有着一定的关系。随着激素受体测定的不断发展，内分泌治疗肿瘤将会更为广泛地应用于临床。

九、肿瘤外科急症

肿瘤外科急症是指肿瘤在发生、发展以及治疗过程中出现一些紧急情况需要应用外科手术予以解决的急症，因其可突然导致严重并发症甚至死亡，故较癌症本身更需紧急处理。这些常见的急症有憋气、呼吸困难、出血、消化道梗阻、空腔脏器穿孔、破裂以及肿瘤引起的继发感染等。如喉癌、甲状腺癌侵犯、压迫气道导致憋气时需紧急气管切开解除气道梗阻；较大的气管肿瘤堵塞气道导致呼吸困难时需紧急行手术切除；胃肠道肿瘤引起消化道大出血、肺癌侵犯血管导致大咯血都需急诊手术切除肿瘤；消化道肿瘤引起梗阻时也需及时处理，患者一般状况良好时可考虑一期手术切除肿瘤，对于那些不能耐受一期切除的患者，可一期先行造瘘术解决症状，待情况好转后再行二期手术切除；空腔脏器穿孔亦为肿瘤急症，胃肠道肿瘤引起穿孔需急诊手术，如一期无法切除肿瘤也可先行修补或引流术；中心型肺癌堵塞

支气管导致肺叶不张、肺部感染，出现高热时，需急诊行手术切除；还有一些颅内肿瘤或脑转移瘤引起颅内压增高威胁生命时，可考虑急诊行颅骨开窗减压术以解除紧急状况。肿瘤外科的急症常出现在一些病期较晚的肿瘤患者中，乃肿瘤发展到一定程度所致。然而，有些肿瘤由于生长的部位较为特殊，早期就有出现急症的可能。在手术解除紧急症状后，再配合一些其他的根治性治疗的手段，仍可以达到较好的治疗效果。

（高艳伟）

第五节　肿瘤外科的展望

随着新理念、新技术的不断涌现，肿瘤外科学蓬勃发展起来，且成绩斐然，目前肿瘤外科已经进入到一个崭新的阶段。在这个阶段中，一个个过去的疑难问题被逐一解决，而新的问题又层出不穷。因此，有识之士的交流、分享、剖析和总结肿瘤外科各领域的成果、经验和不足，将有利推动肿瘤外科的巨大发展。

目前，外科手术仍是肿瘤治疗的基本手段，而放化疗、分子靶向治疗及生物基因治疗等综合治疗手段将使肿瘤亚临床病灶及播散转移的控制成为可能，使肿瘤的治疗也趋于个体化。在新理念及新技术的引领下，肿瘤外科也在微创外科、功能外科、修复与重建外科发展中不断实现自我完善。

（一）更加注重功能保全

肿瘤外科的发展经历了肿瘤单纯切除、肿瘤扩大切除、肿瘤适度切除（功能保全）三个阶段。传统的肿瘤外科治疗理念是：如果手术切除不彻底，将会导致肿瘤残存、复发、转移，进而影响生存。因此，手术范围宁大勿小，不断扩大手术范围的手术方式，严重地影响了患者的术后生理功能、生活质量和心理健康。随着医学科学的进步以及治疗理念的更新，即以人为本的思想深入人心，肿瘤外科广泛切除提高疗效的观点已发生改变。力求保存功能、提高生活质量将是今后一段时期内肿瘤外科的发展方向。

（二）更加注重综合治疗

两个多世纪以来，大多数实体肿瘤的治疗模式已由单纯外科手术发展成为以外科手术为主的多学科综合治疗。根据肿瘤的生物学行为、临床病理特征、患者的身心状况制订了以循证医学证据为基础的综合治疗方案，有序地、合理地、有选择地使用手术、放疗、化疗、生物靶向治疗等治疗手段，提高疗效，改善生活质量。

（三）微创肿瘤外科的兴起

微创并不仅仅是技术，更是一种理念。微创理念决定了腔镜技术应用于传统术式的根本目的在于确保手术安全和治疗效果的前提下，最大限度减小创伤，以求"微创"。内腔镜在肿瘤性疾病的应用已从单纯的肿瘤诊断扩展到筛查、早期干预、分期以及手术治疗等诸多领域。通过内镜可以完成消化道、泌尿道等早期病变的切除，在晚期恶性肿瘤的姑息治疗中也起到了一定作用，许多常规的肿瘤外科手术也可以通过腔镜技术完成，其安全性和有效性已得到证实，但其长期疗效问题尚受关注。

不过，微创外科很可能还只是外科治疗从有创过渡到无创的中间阶段，未来外科极有可能继续向微创甚至无创化发展。如尽可能利用人体的自然腔道如食管、肛门、阴道等开展自然腔道内镜外科手术（natural orifice transluminal endoscopic surgery，NOTES），该技术已成为目前国际微创外科界的一大热点。目前的 NOTES 手术尚处于探索和初步实践阶段，其发展前景仍有待进一步观察，但是值得关注的是，NOTES 手术的兴起推动了各种内镜下手术器械的新一轮飞速发展，从而进一步确立了内镜外科技术在微创外科中的重要地位。

（四）组织修复、器官移植外科的应用

随着新型手术材料的出现、显微外科手术技术的成熟和分子免疫学理论的发展，近年来组织修复、器官移植外科取得了突破性进展，在肿瘤外科中也发挥了重要作用。胸部肿瘤切除术后采用人工材料修

复胸壁缺损、重建大血管，头颈部肿瘤切除术后采用自体肌皮瓣、自体骨骼修复缺损，都取得了良好的效果。肝脏、肾脏、胰腺等器官的移植在肿瘤外科中也取得了初步的成效。

（五）更加注重个体化外科治疗

肿瘤内科经历了经验医学、循证医学、个体化医学三个时代，肿瘤外科其实也在经历类似的发展历程。由于外科手术在切除肿瘤病变的同时，也对机体组织和免疫系统造成创伤，因此，根据术前机体情况和肿瘤生物学行为进行综合评估以确定手术方案，成为肿瘤外科个体化治疗的"萌芽阶段"。随着分子生物学的发展，"分子分期"、"分子定界"、"分子病理"、"分子预后"等概念不断介入，正在推动肿瘤外科向个体化治疗的方向进展。

（六）机器人手术（robotic surgery）

计算机辅助的手术系统（computer–assisted surgery systems）俗称机器人手术，也是一种腔镜手术，外科医师离开了传统意义上的手术台，使用专门的操作控制台对腔内手术器械发出指令以完成手术操作。这种新颖的手术系统可能会引起肿瘤外科的革命性变化，但因其设备和维修费用昂贵，对手术团队的技术也提出了更高的要求。所以，该技术的普及使用可能需要一段时间。

此外，除了上述提及的肿瘤外科治疗进展外，其他有如移植外科、手术方案个体化、预防性手术等都将成为肿瘤外科的发展趋势。在历经了一个多世纪的变革，肿瘤的外科治疗日趋走向成熟，已然由广泛切除的肿瘤外科转向保存组织及功能的肿瘤外科、适度根治的肿瘤外科发展。在相当长的一段时期内，外科手术仍将是实体瘤的主要治疗手段。

诚然，恶性肿瘤的发生与发展是一个多基因、多因素相互促进、相互作用而形成的复杂事件。在当今时代，肿瘤治疗的必然趋势是多学科综合治疗，因此任何单一的学科都不能单独完成整个治疗过程。癌症疗效的提高、患者生存质量的改善有赖于多学科综合治疗的实施，而其中肿瘤外科占有举足轻重的主导地位，并逐渐向微创化、个体化和人性化的方向前行。可以预见，在不久的将来，随着基因遗传学、分子生物学、远程机器人等新理论、新技术等的不断进展将彻底变革肿瘤外科的理论与实践，并且必将给肿瘤外科的发展带来更为广阔的天空。

（高艳伟）

第二章

肿瘤诊断

第一节　肿瘤的基本特征

一、肿瘤学基本术语

良性肿瘤（Benign tumor）：无浸润和转移能力的肿瘤。通常呈膨胀性生长，生长速度缓慢，边界清楚或有包膜，瘤细胞分化成熟，对机体危害主要表现为局部占位压迫效应。

恶性肿瘤（Malignant tumor）：具有湿润和转移能力的肿瘤。通常呈浸润性生长，生长速度快，边界不清或无包膜，瘤细胞分化不成熟，常因局部复发、远处转移而导致死亡。

交界性肿瘤（Borderline tumor）：组织形态和生物学行为介于良、恶性之间的肿瘤，也称中间性肿瘤（Internediate tumor）。这类肿瘤具有局部侵袭性，转移的发生率＜2%。

癌症（Cancer）：泛指一切恶性肿瘤，包括癌和肉瘤。常被用作癌（Carcinoma）的同义词。

癌（Carcinoma）：上皮性恶性肿瘤。如果癌变仅限于动膜上皮层或皮肤表皮层内尚未浸润到骸膜下层或真皮，称为原位癌；如果突破基膜侵犯间质，称为浸润性癌（invasive carcinoma）。浸润性癌可根据浸润的深度分为早期癌和进展期癌。

间变（Anaplasia）：恶性肿瘤细胞失去分化，称为间变。间变性肿瘤（Anaplasia tumor）通常指瘤细胞异型性非常显著的未分化肿瘤。

肉瘤（Sarcoma）：间叶来源的恶性肿瘤。

畸胎瘤（Teratoma）：发生在性腺（卵巢、睾丸）和性腺外中线部位，由外、中、内3个胚层的胚细胞所形成的肿瘤。

错构瘤（Hamartoma）：正常器官原有的两种或两种以上细胞增殖且排列紊乱形成的肿块。

癌肉瘤（Carcinosarcoma）：由癌和肉瘤两种不同成分形成的肿瘤。

碰撞瘤（Collision tumor）：两种不同的肿瘤发生在同一部位。

迷离瘤（Choristoma）：胚胎发育过程中，某些组织异位到正常部位增生形成的肿块。

上皮内瘤变（Intraepithelial neoplasia）：指上皮性恶性肿瘤浸润前的肿瘤性改变，其含义与异型增生非常近似，有时可以互用。

瘤样病变（Tumor – like lesion）：指非肿瘤性增生所形成的肿块。

二、肿瘤的结构与特征

恶性实体瘤由实质和间质两部分组成，实质为恶性肿瘤细胞间质则是分布于恶性肿瘤细胞之间的正常宿主组织。

（一）恶性肿瘤细胞的生物学特征

细胞分化异常：肿瘤细胞缺乏成熟的细胞形态，缺乏成熟细胞的完整功能。

细胞增生失控：控制正常细胞增生的神经体液调节因素，对肿瘤细胞不能发挥有效的控制作用，表现为肿瘤细胞的自主性增长。即使宿主体内多种组织细胞处于消耗性萎缩状态，肿瘤细胞也能摄取宿主的营养物质而不断增生。

接触抑制丧失：在体外培养的正常细胞，当细胞相互接触时，细胞分裂和运动即行停止，称为接触抑制。肿瘤细胞则不同，即使细胞间相互接触仍能继续生长、堆积，形成多层细胞群。肿瘤细胞之间相关的信号传导调节作用丧失。

密度依赖性抑制降低：培养的正常细胞增生到一定细胞密度后，由于培养液中血清营养成分的消耗导致细胞停止生长，称为细胞密度依赖性抑制作用。肿瘤细胞的生长对血清需求降低，细胞密度依赖性抑制作用降低。肿瘤细胞可以自分泌某些生长因子并可表达相应受体，表现为自分泌刺激作用，对外界的依赖降低。

依赖性生长丧失：正常细胞必须依附于适宜的表面才能生长。肿瘤细胞却可以在液体特别是半固体（如软琼脂）中生长。该特点与体内成瘤性具有相关性，是判断肿瘤细胞体内成瘤性的可靠指征。

可移植性：将肿瘤细胞移植于同种或同基因动物或免疫缺陷动物体内，细胞能不断增长繁殖形成移植瘤。

侵袭性和转移性：肿瘤细胞表面的熟附分子表达下降，与细胞外基质的附着减弱；癌细胞能够分泌蛋白酶降解细胞外基质；分泌生长因子促进血管和淋巴管生成。这些变化导致了恶性肿瘤细胞的侵袭和转移。

（二）实体瘤间质的组成与作用

间质是由肿瘤细胞诱导产生的正常组织，是肿瘤细胞与宿主相互作用的产物。肿瘤的间质包括组织液、血管、淋巴管、间质细胞（纤维母细胞、肥大细胞、巨噬细胞、淋巴细胞及其他炎性细胞）和细胞外基质。

肿瘤间质构成肿瘤细胞的微环境，对肿瘤生长、侵袭与转移具有重大影响。间质的作用可以表现为以下两方面：其一，为肿瘤提供营养和支架，促进肿瘤细胞的生长。其二，为机体提供纤维屏障、免疫活性细胞和抗体，对肿瘤具有一定防御作用。

1. 肿瘤血管生成（Angiogenesis） 早在20世纪70年代，Folkman就提出了肿瘤的生长和转移依赖于肿瘤组织的新生血管。肿瘤的生长可分为无血管期和血管期，前者肿瘤细胞依赖周围组织的弥散获取营养，当肿瘤直径达到2mm之后即进入血管期，肿瘤细胞周围出现新生毛细血管，细胞获得营养支持，并可进一步发生转移。

肿瘤血管生成包括以下步骤：①肿瘤附近血管的内皮基质膜溶解；②内皮细胞向肿瘤组织迁移；③内皮细胞在迁移前沿增生；④内皮细胞管道化、分支形成血管环；⑤形成新的基底膜。

肿瘤血管生成是由一系列的血管刺激因子和抑制因子调控作用的综合结果。①血管生长刺激因子：主要有血管内皮生长因子（vascular endothelial growth factor，VEGF）、血小板源内皮细胞生长因子（plateler－derived endothelial cell growth factor，PLLECGF）和成纤维母细胞生长因子（fibroblast growth factor，FGF）。目前研究最深入的是VFGF，肿瘤细胞可分泌大量VEGF，能特异地结合血管内皮细胞，促进其增殖，并有促进内皮基质膜溶解的作用。肿瘤细胞分泌的PD－ECGF和FGF等因子也有促进内皮细胞增殖的作用。②血管生成抑制因子：主要有血管抑素（angiostatin，AS）、内皮抑素（Endostatin，ES）和金属蛋白酶组织抑制因子（tissue inhibitors of metalloproteinases，TIMPs）。它们通过不同机制抑制内皮细胞增生和迁移。该法通过抑制肿瘤新生血管的生成来治疗肿瘤，是肿瘤治疗领域的一个新策略。

2. 肿瘤淋巴管生成（Lymphangiogenesis） 肿瘤间质内存在条索状的淋巴管，肿瘤组织周围淋巴管呈管腔状，密度增加。肿瘤毛细淋巴管生成的研究在近年开始受到重视，发现在结构上毛细淋巴管缺乏完整的基膜，淋巴管内皮细胞间有裂隙。这些特点使淋巴管通透性增高，有利于肿瘤细胞进入。

肿瘤淋巴管生成的分子调控机制尚不清晰。有研究表明VEGF－C和VEGF－D在促进肿瘤内淋巴管新生中发挥一定作用。对淋巴管生成的进一步研究，有可能开辟肿瘤治疗的一个新的领域。

3. 细胞外基质（Extracellular，ECM） ECM主要包括胶原、蛋白多糖、糖蛋白、糖胺多糖和弹力纤维 5 大类物质，在肿瘤细胞间构成栅栏状的网，形成分隔。ECM 在上皮或内皮细胞的基底部特化形成基底膜（basement membranes，BM）。BM 主要有 Ⅳ 型胶原，此外还有 Ⅷ 型胶原、糖蛋白如层粘连蛋白、接触蛋白等成分。BM 除了起分隔作用外，在肿瘤细胞侵袭和转移过程中发挥重要作用。肿瘤细胞或间质细胞可以通过分泌 ECM 降解酶，破坏 ECM 网络与分隔，促进细胞移动和转移。已知与肿瘤细胞侵袭有关的 ECM 降解酶主要有尿激酶（urine – type plasminogen activator，u – PA）、组织蛋白酶 B（cathepsin B）、组织蛋白酶 D（cathepsin D）和基质金属蛋白酶类（matrixmetalloproteases）。对上述诸酶的检查有助于判断肿瘤细胞的侵袭性，抑制其活性是抑制癌细胞转移的一种治疗思路。

（三）肿瘤的异质性

肿瘤细胞源于正常细胞恶性转化后的克隆性增生。在细胞生长与演进过程中，可能由于不同的附加基因作用于不同的细胞亚群，赋予肿瘤的异质性（Heterogenelty）特征，表现为细胞形态学、表面标志、分化程度、增生能力、转移潜能、药物敏感性等多方面差异。因此，不同肿瘤患者之间、肿瘤病灶内部不同细胞之间，均可以表现出以上各方面的差别。同样是胃癌，有的生长较为缓慢，有的则早期就表现出远处器官转移一部分患者对化疗反应良好，另一部分则难以见效。迄今，临床上肿瘤治疗任一手段只能够解决一部分问题。充分认识肿瘤的异质性特征，对肿瘤的治疗采取多种治疗方式的综合措施必将有深一层次的认识。

（高艳伟）

第二节　肿瘤发生的原因

一、肿瘤发生的原因

（一）环境因素

根据流行病学调查，发现人类常见多数肿瘤的发生是外源性多种致癌因素作用于正常细胞、经过多步骤病理过程产生的细胞恶变。引起肿瘤的环境出素有化学致癌、物理致癌和生物致癌 3 类。根据国际癌症中心（IARC）公布的报告，在化学致癌方面，对人类有致癌作用的化学物质有 75 种，可以通过以下 3 种方式引起肿瘤的发生：第一，生活方式与肿瘤发生有密切关联，如烟草与肺癌、口腔癌、咽喉癌、食管癌和膀胱癌关系密切；黄曲霉素与肝癌发生有关等。在长期饮用污染的水或长期食用腌鱼的地区，食管癌和胃癌发生率显著升高。第二，职业性接触是化学致癌的另一重要途径。由于工作环境中长期接触某些致癌物质而发生的特定部位的肿瘤，称为职业性肿瘤。我国政府 1986 年规定的职业性肿瘤的致癌物有 8 种，分别是联苯胺、石棉、氯乙烯、砷、苯、铬酸盐、氯甲醚和焦炉逸散物。第三，长期接触某些具有致癌作用的药品，如环磷酰胺、噻替哌、米尔法兰、己烯雌酚及口服避孕药等。常见环境致癌因素及其引起相应的肿瘤见表 2 – 1。

表 2 – 1　环境因素与相关的肿瘤

分类	致癌物	肿瘤
化学致癌	联苯胺	膀胱癌
	石棉	肺癌、间皮瘤
	氯乙烯	肝血管肉瘤
	砷	肺癌、皮肤癌
	铬酸盐	肺癌
	氯甲醚	肺癌
	焦炉逸散物	肺癌
物理致癌	电离辐射	甲状腺癌、骨髓癌、肺癌、乳腺癌

续 表

分类	致癌物	肿瘤
生物致癌	紫外线	皮肤癌
	乳头瘤状病毒	宫颈癌
	肝炎病毒	肝癌
	EB 病毒	鼻咽癌、淋巴癌
	人类 T 细胞白血病病毒	人类 T 细胞白血病
	幽门螺杆菌	胃癌
	黄曲霉毒素	肝癌

（二）遗传性因素

随着对肿瘤细胞生物与分子遗传学研究的深入，通过对肿瘤的种族分布差异、癌的家族聚集倾向和遗传缺陷易致肿瘤形成等现象的深层次研究，已有越来越多的证据表明肿瘤与遗传因素有关。但是，肿瘤不同于一般遗传性疾病，符合孟德尔遗传规律的单基因遗传性肿瘤或肿瘤综合征只占少数，90% 以上的肿瘤是环境因素与遗传因素相互作用的结果，属于多基属遗传范畴。遗传因素在肿瘤发病中起多大的作用，因不同类型的肿瘤而异。此外，不同个体对环境致癌因素反应的遗传差异也与肿瘤发生有关。

1. 遗传性肿瘤与遗传性肿瘤综合征 遗传性肿瘤是以常染色体显性遗传方式传递的肿瘤，遗传性肿瘤综合征指除了原发肿瘤之外，常伴发其他病症。遗传性肿瘤综合征通常具有以下特点：家族成员患某种肿瘤的危险明显高于一般人群，发病年龄显著低于一般人群，且可患有一些罕见肿瘤；对可累及双侧器官的肿瘤，肿瘤常为双侧独立发生；遗传的不是肿瘤本身，而是肿瘤易感性。常见的遗传性肿瘤与遗传性脚瘤综合征见表 2-2。

表 2-2 遗传性肿瘤与遗传性肿瘤综合征

名称	原发肿瘤	伴发肿瘤	基因
视网膜母细胞瘤	视网膜母细胞瘤	骨肉瘤	Rb
Wilms 瘤	肾母细胞瘤	WAGR 综合征	WTI
遗传性非腺瘤病性结直肠癌	结直肠癌	子宫内膜癌、输尿管癌、肾盂癌、小肠癌	HMLH
家族性结肠息肉病	结直肠腺瘤恶变	胃、小肠、软组织肿瘤	APC
Gardner 综合征	结肠多发腺瘤恶变	胃、结肠息肉	FPC
Peutz - Jegher 综合征	小肠多发息肉	黏膜、手足色素斑	PJS
Li - Fraumeni 综合征	肉瘤、乳腺癌	白血病、脑肿瘤	p53
神经纤维瘤病 I 型	神经纤维瘤	神经鞘瘤、白血病	NF2
神经纤维瘤病 II 型	神经纤维瘤、脑膜瘤	胶质细胞瘤、室管膜瘤	NF2
家族性乳腺癌 1	乳腺癌	卵巢癌	BRCA1
家族性乳腺癌 2	乳腺癌	胰腺癌	BRCA2
家族性黑色素瘤	黑色素瘤	胰腺癌	P16
Von Hippel - Lindau 综合征	肾癌	嗜铬细胞瘤、血管瘤	VHL
多发性内分泌腺瘤 I 型	胰岛细胞瘤	甲状旁腺瘤、垂体瘤	MEN_1
多发性内分泌腺瘤 II 型	甲状腺癌	甲状旁腺瘤、嗜铬细胞瘤	MEN_2

2. 肿瘤的家族凝集现象 人类常见肿瘤大多数呈散发，只有少数具有家族聚集现象，其近亲发病率高于一般人群。根据文献报道，美国乳腺癌、肺癌、子宫内膜癌、结肠癌、前列腺癌和黑色素瘤的成年患者中，其一级亲属发生同一种癌比一般人群高 3 倍。肿瘤的这种家族聚集现象多数不符合孟德尔遗传规律，通常由包括环境因素在内的多因素引起。

（三）关于肿瘤发生的学说

揭示肿瘤发生的本质是人类彻底征服癌症的关键。在研究肿瘤发生的过程中，由于研究的侧重点不同，曾经出现过很多学说。到目前为止，被学术界肯定并沿用至今的有以下几种。

1. 三阶段学说　　该学说是在研究化学致癌过程中总结出来的肿瘤发生过程，包括 3 阶段。

启动阶段：一般是外界因素引起正常细胞关键性的基因突变，形成变异细胞。

促进阶段：在促癌剂作用下已经形成的变异细胞分裂增长形成癌前期病变。

发展阶段：变异细胞获得不可逆转的遗传物质的重大改变，导致细胞获得肿瘤的恶性特征。

2. 两次突变学说　　两次突变学说又称克隆起源学说，是在研究遗传性肿瘤发生过程中总结来的细胞癌变规律。遗传性肿瘤第一次关键性的基因突变发生于生殖细胞，成为法基因的杂合子，但不足以引起细胞恶性变，第二次突变发生于体细胞，两次突变相加，完成癌变的启动过程，正常细胞转变为恶性细胞。恶性细胞在一定条件下形成增生优势，进而形成恶性细胞克隆。故遗传型肿瘤发病年龄早，肿瘤表现为多发性和双侧性；散发性肿瘤的两次突变均发生于体细胞，需要经过漫长的过程积累，肿瘤发生迟，多为单发性或单侧性。

3. 多阶段学说　　随着细胞分子生物学的迅速发展，人们对肿瘤发生的认识发展到了新的阶段。人类肿瘤的发展具有多阶段性，是癌基因、抑癌基因和修复基因等多个细胞生长调控基因异常共同作用的结果。对某些肿瘤的研究已经相当深入，并形成了肿瘤发病分子谱的新概念。

4. 干细胞起源学说　　近年研究证实，正常组织器官存在有一定数量的干细胞，具有潜在自我更新和分化能力。通过比较正常组织干细胞与恶性肿瘤细胞的生物学特点，发现两者有极其相似的生长调控机制。肿瘤的发生与组织干细胞有密切联系，有以下特点支持肿瘤细胞源于组织干细胞恶性转化。

（1）肿瘤细胞具有无限增生能力，而已经丧失这种能力的成体细胞若要发生恶性转化必定需要一系列基因突变才能重新获得。相对而言，组织干细胞本身具有自我更新机制，比成体细胞容易发生恶性转化。

（2）一个正常细胞成为转化细胞至少需要 4 ~ 7 次突变，需要几年甚至几十年时间。正常组织中的分化细胞通过自我更新不断被替代，而干细胞通过自我更新可以长期存在，使得突变更容易在干细胞中得以积累。

肿瘤组织内部不同细胞之间存在"等级现象"。在肿瘤细胞体外培养时通常只有少数肿瘤细胞（1/5 000 ~ 1/1 000）可以形成细胞克隆，在动物体内可以移植成瘤的细胞更少（1/1 000 000 ~ 1/10 000）。肿瘤组织中绝大多数肿瘤细胞增生能力有限、少数细胞具有干细胞特征，称为肿瘤干细胞（tumor stem cell）。肿瘤干细胞是肿瘤无限增殖的源泉，也是肿瘤治疗的新的靶标。

二、癌基因与抑癌基因

（一）癌基因

细胞中有一类调控细胞增生与分化的基因，当基因结构和功能发生变异时具有使细胞发生恶性转化的作用，这样的基因称为癌基因（Oncogene）。癌基因在未发生变异的情况下具有重要的生理功能，细胞进行正常生命活动所必需，称为原癌基因。原癌基因可以通过基因突变、基因易位及基因扩增等方式激活成为癌基因。癌基因按照基因产物的功能可分为生长因子、生长因子受体、蛋白激酶、转录分子、细胞程序性死亡和细胞周期蛋白等几类。常见的癌基因有以下几种。

ras 基因：包括 H - ras、K - ras 和 N - ras。Ras 编码产物为鸟苷酸结合蛋白，具有 GTP 酶活性，定位于细胞膜的内侧面，是细胞的第二信使，参与生物信息的信号传递，启动细胞分裂。在肿瘤组织中，有 50% 的结肠癌、70% ~ 90% 的胰腺癌及 30% 的肺腺癌发生 K - ras 基因突变。

myc 基因：编码相对分子质量为 62 000 的核蛋白（p62 蛋白），使细胞从 G_1 期进入 G_1 期，故称为细胞分裂信号效应蛋白。有 30% ~ 40% 小细胞肺癌发生 myc 基因扩增，在神经母细胞瘤和胶质细胞瘤中也发生扩增。

HER-2 基因：又称为 c-ErbB-2 基因，编码的蛋白质与表皮生长出子受体（EGFR）非常相似，相对分子质量为 185kDa，称为 p185，为一磷酸化蛋白质。在乳腺癌、卵巢癌和胃癌等多种肿瘤细胞中有过度表达，是预后不良的分子标志之一。采用抗 HER-2 基因蛋白的单克隆抗体可以改变或抑制依赖于 HER-2 基因过度表达的肿瘤细胞恶性生长。

C-met 基因：C-met 基因在细胞恶变中可出现基因扩增、重排和过量表达。

bcl-2 基因：绝大多数结节型非霍奇金淋巴瘤有易位活化的 bcl-2 基因表达。该基因还与细胞程序化死亡相关。

mdm-2 基因：mdm-2 基因蛋白可与 p53 和 Rb 蛋白结合使其功能失活，从而促进肿瘤细胞生长。

细胞周期蛋白：即 cyclin 蛋白，是一组细胞周期正性调节因子。细胞受刺激进入细胞周期后最早表达的是 cyclin 蛋白，在一部分淋巴瘤、乳腺癌、胃癌和食管癌中可检测到该蛋白的过度表达。

端粒酶：端粒（Telomere）是染色体末端由端粒 DNA 和端粒蛋白质构成的一种特殊结构。正常情况下，随着细胞分裂，端粒进行性缩短并诱发一系列分子事件，最终导致细胞凋亡。端粒酶是一种能延长端粒末端的核糖蛋白酶，主要成分是 RNA 和蛋白质，含有引物特异识别值点，以自身 RNA 为模板，合成端粒 DNA 并整合到染色体末端，使端粒延长，从而延长细胞寿命甚至使细胞永生化。在大多数肿瘤组织中可以检测到活化状态的端粒酶，绝大多数正常体细胞组织端粒酶为阴性。

（二）抑癌基因

抑癌基因（tumor suppressor gene）是细胞生长的稳定因素，它的失活可以使细胞发生恶性转化。目前已经克隆的抑癌基因至少有三十余种，研究较多的有以下几种。

Rb 基因：视网膜母细胞瘤（retinoblastoma gene，Rb）基因在视网膜母细胞瘤中有高频率的缺失，在骨肉瘤、肺癌、软组织肉瘤等肿瘤中也存在该基因缺失或基因突变。

p53 基因：p53 基因是研究最为广泛的肿瘤基因之一，人类肿瘤 >50% 与该基因突变或缺失有关。涉及肿瘤有结肠癌、胃癌、乳腺癌、膀胱癌、肺癌、肝癌等。p53 基因有抑制细胞生长、促进细胞凋亡等作用。

INK4 基因家族：INX4（inhibitors of cyclin-dependent kinases-4，INK4）基因家族包括 p16、p15、p18 和 p19 基因，在细胞周期调控中发挥重要作用，能特异性抑制细胞周期依赖性蛋白激酶（cyclin-dependent kinase，CDKs）的活性。

CIP-KIP 基因家族：该基因家族包括 p21、p27 和 p57 基因，能抑制多种细胞周期依赖性蛋白激酶（cyclin-dependent kinase CDKs）的活性，在细胞分化、细胞周期及控制肿瘤发生中有重要作用。

PTEN 基因：PTEN 基因（gene of phosphate and tension homology deleted on chromsometen，PTEN）的缺失、突变或甲基化失活发生于胶质母细胞瘤、前列腺癌、子宫内膜癌、肾癌等。

FHIT 基因：FHIT（fragile histidine triad，FHIT）基因缺失发生于肺癌、乳腺癌、消化道肿瘤等。

BRCA 基因：BRCA（breast and ovarian cancer susceptibility gene，BRCA）基因在 50% 乳腺癌、57% 卵巢癌发生杂合型缺失，在家族性乳腺癌和卵巢癌中缺失发生率 >90%。

APC 基因：APC（adenomatous polyposis coli，APC）基因是家族性肿瘤样息肉病的始动基因，在大肠癌发生的早期阶段也发挥重要作用。

DCC 基因：DCC（deleted in colorectal cancer）基因的缺失参与大肠癌发生。

WT-1 基因：是与肾母细胞瘤（Wilm's tumor，WT）发生相关的基因。

三、信号传导与肿瘤

细胞接受细胞外信号刺激后产生相应的反应是细胞的基本生命活动之一，细胞与环境之间、细胞与细胞之间的通讯和信息交流就是信号传导（signal transduction）。信号传导的概念是：细胞外因子通过与受体（膜受体或核受体）结合，引发细胞内一系列生物化学反应，直至细胞生理反应所需基因的转录表达开始的全过程在细胞生长相关的信号传导途径中，很多癌基因和抑癌基因产物就是其中的一分子，信号传导的异常与肿瘤发生密不可分。

（一）主要信号传导通路

细胞外因子与细胞表面受体结合，进而激活细胞内效应酶，作为信号传递分子起始连锁反应扩增和信号传导，最终调节基因表达。已经发现的信号传导通路很多，分类也不统一。与肿瘤生长有关的细胞传导途径主要有：蛋白酪氨酸激酶系统，主要有 MAP 激酶途径和 PI3K/Akt/mTOR 途径；TNF 通路；G 蛋白耦联受体通路；Wnt/β – catenin 通路等。

（二）蛋白酪氨酸激酶系统

蛋白酪氨酸激酶（protein tyrosine kinase，PTK）受体通路是细胞信号传导网络中最重要的传导通路之一。几乎所有的生长因子刺激信号、大部分细胞因子的信号、抗原结合淋巴细胞表面受体诱发细胞各种反应，都离不开酪氨酸激酶受体通路。包括：表皮生长因子受体家族；胰岛素受体家族；血小板衍生生长因子受体家族；神经细胞生长因子受体家族；肝细胞生长因子受体家族；血管内皮生长因子受体家族等。

1. 丝裂原激活蛋白激酶途径　丝裂原激活蛋白（mitogen activated protein，MAP）激酶级联反应途径是经典的细胞质信号传导模式，在哺乳动物细胞中，至少有 3 种这样的模式已被阐明，这些途径负责将众多的细胞外信号传送至细胞核以改变基因的表达。其中最典型的 MAP 激酶途径是 Raf/MEK/ERK 途径，它在应答多种生长因子时被激活。在上述级联反应中，Raf 是 ras 癌基因的一类直接效应器；MEK 为胞外丝裂原激活蛋白激酶（extracellular mitogen activated protein kinase）；ERK 为细胞外信号调节蛋白激酶（extracellular signal regulation protein kinase）。该通路在肿瘤学上的重要意义在于 Raf 是常见的疡基因 Ras 的直接效应器。Raf 是丝氨酸/苏氨酸激酶，它随着和细胞质膜上激活的 Ras 结合而被激活。激活后的 Raf 使 MEK 磷酸化，MEK 是酪氨酸/苏氨酸激酶，激活的 MEK 又使 ERK 磷酸化，后者是丝氨酸/苏氨酸激酶，激活的 ERK 使许多蛋白底物，包括转录因子亚单位 ELK – 1 磷酸化。MAP 激酶级联反应的激活所引起的细胞反应可以使早期基因转录增加、DNA 合成增加和细胞转化。

生长因子刺激所致的激活 MAP 激酶级联反应受到很多因素调节，包括负反馈环和蛋白磷酸酶等。例如：鸟苷酸交换因子 SOS 的磷酸化使 Ras 及 MAP 激酶级联反应下调；c – AMP 的水平升高时，蛋白激酶 A（protein kinase A，PKA）使 Raf 磷酸化，导致 Raf 催化活性减退；蛋白磷酸酶能使 MAP 激两级联反应的成分脱磷酸。可以设想，这些途径中的任何一个的缺失将导致 MAP 激酶级联反应的异常激活。

2. PI3K/Akt/mTOR 途径　PI3K/Akt 信号传导通路是与细胞增殖及调节细胞凋亡关系密切的另一种通路 PI3K（phosphoinositol 3' – kinase，磷酸肌醇 3' – 激酶）是一种酪酶，可以使磷酸肌醇在 D3 位磷酸化，从而影响多种和细胞生长及分化有关的细胞功能。Akt 是一个丝氨酸/苏氨酸蛋白激酶，是 PI3K 的下游分子，可以通过 PH 区域（Pleckstrin homology）和 H3K、PIP2、PIP3 的产物结合，从而通过 3 – 磷酸激酶依赖的激酶 PDK1 和 PDK2 被磷酸化，因而被激活。可被 Akt 直接或间接影响的下游分子可分为 2 类，分别是生存和死亡因子及控制翻译的蛋白。前者已知包括 Bad 蛋白和蛋白水解酶 9、β_3 生长抑制蛋白糖原合成筋激酶、forkhead 转录因子 FKHR、JFKR – L1、AFX、IKKα 激酶、NF – kappaB 正向调节因子等。后者包括 mTOR 激酶及其下游分子和 4E – BP – 1，可以分别控制特定亚组的 mRNAs 的翻译。

哺乳动物雷帕霉素靶分子（mammalian target of rapamycin，mTOR）又称 FRAP、RAFT$_1$ 或 RAPT$_1$，是一个相对分子质量为 289kDa 的丝氨酸/苏氨酸蛋白激酶，属于 PIKKs（磷酸肌醇激酶 3 相关激酶）。mTOR 的基本结构为催化结构域 CD（catalytic domain）；一个 FRB（FKBP – 12 – rapamycin binding）结构域；N 端有 20 个串联重复的 HEAT 模体；靠近 C 端有一个自抑制结构域 RD（repressor domain）和 FATC（FATCterminal）结构域参与催化活性的调节，最后还有 FAT（FRAPATM – TRRAP）结构域 TOR 基因序列从酵母到哺乳动物都十分保守，具有 95% 的同源性。mTOR 在真核细胞中最基本的功能是耦联增生刺激，促进与细胞周期进展有关的 mRNA 翻译，后者的蛋白产物，如 cyclinD$_1$、c – myc 等，是细胞周期跨越 G$_1$ 期所必需。mTOR 在肿瘤组织中的表达和活性显著高于癌旁组织和正常组织，mTOR 的抑制剂 sirolimus（Rapamycin）或衍生物 temsirolimus（CCI – 779）、everolimus（RAD001）可显著抑制肿瘤的生长，并增加对化疗自物的敏感性，诱导凋亡。mTOR 过度活化还可刺激 VEGFR 和 MMPl（matrix metalloproteinases 1，基质金属蛋白酶1）的表达，诱导血管生成促进肿瘤的侵袭和转移。

（三）信号传导与肿瘤发生

在研究肿瘤发生分子机制的初期阶段，人们发现了很多与肿瘤发生相关的癌基因与抑癌基因，通过对癌基因产物 – 癌蛋白（Oncoprotein）的功能分析，发现许多癌蛋白位于细胞信号传导通路的不同部位，如生长因子、生长因子受体、细胞内激酶、核内转录因子等，对促进细胞分裂增殖起重要作用；抑癌基因蛋白则主要是抑制细胞增殖、在细胞周期中发挥负性调节作用。一般而言，在肿瘤发生中，正常的基因调控紊乱，细胞信号传导网络异常，一些通路处于异常活跃状态，而有些通路却传递受阻。常见的异常有：

1. 增殖失控与细胞生长、分裂和增殖有关的信号传导通路　多处于异常活化状态，包括生长因子、生长因子受体、蛋白激酶、G 蛋白、细胞周期调控因子等。

2. 凋亡受阻　肿瘤细胞常有多种凋亡途径受阻，或拮抗正常的诱导凋亡，主要有 TNF、Fas、Bcl – 2、IAP、p53 等。

3. 侵袭与转移　肿瘤细胞的侵袭、转移和细胞新附，与细胞之间、细胞与基质之间的信号传导通路异常有关，包括 Integrin、E – Cadherin. MMP、nm23、VEGF 等。

近年来，针对肿瘤信号传导异常活跃通路中的某些关键分子设计新型分子靶向药物，特异性地抑制肿瘤细胞生长，正在成为肿瘤治疗领域的一种新的策略。针对表皮细胞生长因子受体和血管内皮细胞生长因子的治疗，已经获准常规在临床应用，肿瘤治疗效果获得显著提高。

（高艳伟）

第三节　肿瘤细胞的生长动力

一、肿瘤的生长曲线

肿瘤细胞增殖是肿瘤生长的基础。由于肿瘤细胞数量不断增加，肿块增大，出现相应临床症状。当肿瘤在体内时，并不是所有肿瘤细胞都在增殖。在肿瘤生长早期，绝大多数细胞处于增殖状态，肿瘤呈指数增长。达到一定体积后，很多细胞进入非培植状态（G_0 期），生长趋缓。一个肿瘤临床可被检出时，约有 1.0g 或 10^9 个细胞，这时肿瘤已经倍增 30 次左右，不再呈指数生长。当肿瘤细胞数量达到接近引起死亡的 10^{12} 个时，还需要 10 次倍增，但是后 10 次倍增比前 30 次要慢得多，肿瘤在体内的生长可用 Gompertzian 曲线表示。从单个肿瘤细胞增殖至患者死亡是肿瘤的自然病程，临床观察到的肿瘤生长期通常仅为自然病程的后 1/4 部分。

二、肿瘤细胞动力学

肿瘤的生长是细胞增殖和细胞损失的失衡，细胞增加超过细胞损失。肿瘤的生长可用以下肿瘤细胞动力学参数表示：肿瘤细胞倍增时间；肿瘤增殖比率；细胞群体中细胞损失的速度。

（一）肿瘤细胞倍增时间

肿瘤生长速率可用瘤体的倍增时间（doubling time，DT）反映。如果用 Do 表示初次测得的肿瘤直径（cm）。经过若干天（t）后测得的肿瘤直径为 Dt（cm），倍增时间可以按照 Gerstenberg 公式计算：

$$倍增时间（天数）=\frac{0.1 \times t}{logDt - logDo}$$

假设某一部位肿瘤直径 90 天内由 2cm 增至 4cm，根据以上计算公式就可算得倍增时间为 30 天。临床通常讲的肿瘤倍增时间就是指肿瘤体积增加 1 倍所需的时间。人体常见肿瘤倍增时间参见表 2 – 3。在肿瘤早期，倍增时间短，生长快，随着肿瘤体积的增大，倍增时间逐渐延长，肿瘤生长趋缓。

表 2-3　人体常见肿瘤倍增时间

肿瘤类型	倍增时间/天
肺腺癌	147
肺鳞癌	84
肺间变性癌	77
乳腺癌原发灶	98
乳腺癌肺转移	77
乳腺癌软组织转移	21
大肠癌原发灶	630
大肠癌肺转移	98
淋巴瘤	28
睾丸癌肺转移灶	28
成人肉瘤肺转移灶	49

（二）肿瘤增殖比率

在一个肿瘤组织中，并非所有肿瘤细胞处于增殖周期之中。事实上仅有少部分肿瘤细胞处于增殖状态。增殖比率（growth fraction, GF）是指肿瘤中分裂增殖的细胞占肿瘤细胞总数的比例。如以 P 代表增殖细胞群，Q 代表非增殖细胞群，则 GF = P/（P + Q）。在肿瘤生长的早期阶段，几乎所有细胞处于增殖周期中，GF 高。随着肿瘤的生长，细胞丢失增加或离开增殖周期进入 G_0 期，GF 可比肿瘤初期小，但仍高于正常细胞。GF 是反映肿瘤生长速度的常用指标。临床上生长迅速的肿瘤 GF 一般为 20 左右。

（三）细胞丢失速度

肿瘤生长到达一定体积后，细胞由于坏死、凋亡所致增加，生长趋于缓慢。肿瘤细胞丢失的原因有：①肿瘤生长超过血供导致细胞缺氧；②营养与生长激素缺乏；③毒性代谢产物的蓄积；④细胞通讯抑制。

熟悉肿瘤生长曲线和肿瘤细胞动力学特点对临床肿瘤的治疗有重要指导意义。目前临床使用的化疗药物主要针对细胞增殖周期的 DNA 合成、细胞分裂等环节发挥抑制作用，对具有高 GF 的肿瘤效果较好。临床检出的肿瘤已处于 Gomperzian 曲线上段，G_0 期较低。如果通过手术等局部治疗使瘤体缩小，理论上肿瘤可以回到 Gomperzian 曲线低段，使处于 G_0 期的细胞重新进入细胞增殖周期，肿瘤的 GF 升高，生长速度加快，因而对化疗变得敏感。以上观点已经成为肿瘤辅助化疗的理论基础。

三、细胞周期与肿瘤

（一）概念与分期

细胞周期（cell cycle）指细胞增殖过程中一次有丝分裂结束到下一次有丝分裂结束的过程。大多数人类正常细胞的细胞周期时间为 1~2 天，绝大多数恶性肿瘤细胞的细胞周期为 2~3 天。

为了方便描述，根据细胞增殖不同阶段的功能特点，将细胞周期分为 5 个时段：G_0 期：细胞处于静止状态，对启动 DNA 合成的信号无反应，仅有 RNA 和蛋白质合成活动。G_0 期细胞在适当刺激下可进入细胞周期循环。G_1 期：为 DNA 合成前期。此期长短差距很大，可以从数小时至数年不等。S 期：为圆 DNA 合成期。持续时间 8~30 小时，个别为 60 小时。G_2 期：有丝分裂前期。此期染色体加倍，为分裂准备，时间持续 1~1.5 小时。M 期：有丝分裂期。先由核开始分裂，继而细胞质，最终分裂成 2 个子细胞，约需要 1 小时。

（二）细胞周期的调控

细胞周期的调控机制十分复杂，目前认为主要是通过细胞周期素（Cyclins）、细胞周期依赖性蛋白激酶（cycLin dependent kinase, CDKs）和细胞周期依赖性蛋白激两抑制因子（cyclin dependent kinase inhtbitors，CDKIs），通过对有丝分裂促进或抑制通路的调节来完成。调节作用主要发生在 G_1 期和 G_2 期。CDKs 是相对分子质量仅有 $32 \sim 40kDa$ 的丝氨酸/苏氨酸激酶，是调控细胞周期的核心。细胞周期素是 CDKs 的正性调节因子，细胞周期素与 CDKs 结合才使得 CDKs 发挥作用。细胞周期素在细胞周期中的表达水平波动较大，水平最高时，CDKs 的活性也达到最大。

在细胞由 G_1 期进入 S 期过程中，CDKs 的活性受到细胞周期家 D、E、A 的精细调节。细胞周期家 D 通过与 CDK - 2、4、5、6 结合，引起 pRB 蛋白磷酸化，pRB 蛋白与转录因子 E2F 解离，使得进入 S 期所必需的蛋白质的转录过程得以顺利进行。在细胞由 G_0 期进入细胞周期过程中，细胞周期家 D/CDKs 复合物也发挥重要作用。细胞周期家 B/CDK - 1 结合可促进细胞由 G_1 期进入 M 期，而细胞周期素 B 的快速降解可以促使细胞终止有丝分裂。

CDKIs 是 CDKs 的负性调节因子。CDKIs 可分为两大类：KIP（kinase inhibitoryprotein）和 INK4（inhibitor of CDK4）家族。KIP 家族包括 CIP/WAF1、p21、SDI1、KIP1 和 KIP2，这些蛋白通过与 cylcin - CDKs 复合物结合，抑制其活性。KIP1 水平升高可使细胞停滞于 G_1 期。转化生长因子（transforming growth factor beta）可通过上调 KIP1 表达抑制细胞生长。INK4 家族包括 $p15^{INK4b}$、$P16^{INK4a}$、$P18^{INK4c}$ 和 $P19^{INK4d}$，通过干扰 cyclinD - CDK4 或 cyclinD - CDK6 复合物的结合，阻止细胞离开 G_1 期。

在肿瘤发生中，调节细胞周期的基因发生异常。cyclinD 表达可出现于 45% 的乳腺癌细胞中；INK4a 基因突变或缺失也较常见。调节 pRB 通路异常也在肿瘤发生中发挥一定作用。

四、细胞凋亡与肿瘤

（一）凋亡的概念与特点

细胞死亡通过两种途径完成：一种是坏死（Necross），是对损伤的被动反应，表现为细胞肿胀、裂解、释放内容物到间质，通常诱发局部炎性反应。另一种是凋亡（Apoptosis），即程序化细胞死亡，是机体清除细胞的主动性过程。凋亡细胞有以下形态学特点：染色体固缩、细胞核碎裂、细胞皱缩、与周围细胞脱离连接，接着出现细胞膜发泡（Blebbing）形成凋亡小体（apoptosis bodies），凋亡小体由部分碎裂的染色质覆以细胞膜组成，小体被周围的吞噬细胞摄取、清除，整个过程几乎不诱发局部炎性反应。

（二）凋亡的发生机制

细胞凋亡的发生可以由外源性和内源性因素引起的损伤、细胞膜损伤、生长因子信号传导途径异常等因素引起，通过凋亡相关信号传导途径完成细胞凋亡的过程。迄今，人们对凋亡相关信号传导过程的认识还很初步，这里仅简要叙述一下目前研究较多的几个方面。

1. caspases 家族　细胞凋亡主要包括两个途径：外源通路死亡受体途径和内源通路线粒体途径。死亡受体（Death receptor）是一大类传递细胞凋亡信号的膜蛋白，属于肿瘤坏死因子受体（TNFR）超家族。死亡受体的一个特点是其脑质区包含了由 $60 \sim 80$ 个氨基酸组成的结构域，称为死亡结构域（Death domain）。在死亡受体中，研究最多的是 Fas 和 TNFR。Fas 及其配体途径在免疫系统的发育和功能调节方面发挥重要作用。TNF 通过与 TNFR 结合发挥促凋亡作用。无论是死亡受体途径还是线粒体途径，都导致 caspases 的活化。caspases 是天冬氨酸特异性半胱氨酸蛋白酶（Cysteinyl aspartate - specific proteinases）的统称，是细胞凋亡的核心成分，活化的 caspases 在细胞凋亡的过程中发挥核心作用。

2. Bcl - 2 蛋白　Bcl - 2 是一种细胞内膜蛋白，主要定位于线粒体、内质网和核膜。Bcl - 2 是内源性凋亡途径的主要负性调节因子。哺乳动物细胞的 Bcl - 2 同源蛋白至少有 20 个，其中 Bcl - 2、Mcl - 2、Bcl - XL 抑制凋亡，另外一些如 Bax、Bcl - Xs 则有促进凋亡作用。这些蛋白相互作用形成同二聚体（homodimer）或异二聚体（heterodimer），抑制性因素和促进性因素的比例决定了细胞凋亡是否发生。Bax/Bax 二聚体可以诱导凋亡，Bcl - 2/Bax 二聚体无诱导凋亡作用，单纯 Bcl - 2 表达增高不足以抑制细胞凋亡。有研究表明，Bcl - 2 在很多肿瘤细胞中高表达，并能增加肿瘤细胞对化疗药物如环磷酰胺、喜树碱、足叶乙苷、卡铂、甲氨蝶呤和阿霉素的耐药性。

3. p53 蛋白　p53 是凋亡活化基因。化疗药物或放射线引起 DNA 损伤可诱导 p53 表达增多，使细胞停滞于 G_1 期，以便提供足够的时间对损伤的 DNA 进行修复，在细胞损伤严重无法修复的情况下，p53 则通过抑制 Bcl－2、促进 Bax 等多种作用引发细胞凋亡。在肿瘤细胞中，p53 基因经常发生突变或缺失，导致 p53 阻遏细胞生长、诱导细胞凋亡的正常功能丧失。

4. DcR3 受体　诱导受体 3（decoy receptor 3，DcR3）是 1998 年确定的新的抗凋亡分子，成熟 DcR3 是一种由 271 个氨基酸组成的分泌蛋白。DcR3 基因在正常组织中不表达或呈低表达，在消化、呼吸及其他系统的肿瘤细胞中表达显著增高。DcR3 受体能够与 Fas L 结合，竞争性地阻断 Fas L 通过 Fas 诱导的细胞凋亡；与 LIGHT 结合阻断细胞凋亡；与 TLIA 结合，竞争性地阻断死亡受体 3 通过 TLIA 诱导的细胞凋亡。

通过研究细胞凋亡的机制，对揭示肿瘤的恶性生物学本质、阐明抗肿瘤药物诱发细胞凋亡的作用环节、寻找新型抗肿瘤药物均有裨益。

（高艳伟）

第四节　肿瘤的侵袭和转移

肿瘤侵袭是指恶性肿瘤细胞脱离原发肿瘤，侵犯和破坏周围正常组织进入血循环的过程。肿瘤转移是指侵袭过程中的癌细胞通过各种方式迁移到继发组织或器官得以继续增殖生长形成与原发肿瘤相同性质的继发肿瘤的过程。侵袭和转移是一个过程的两个阶段，侵袭是转移的前奏；转移是侵袭的结果。肿瘤侵袭和转移的结果是使侵犯和转移的器官组织破坏，功能逐渐丧失，直至全身衰竭死亡。研究肿瘤的侵袭和转移对预防、诊断、治疗恶性肿瘤，提高患者生活质量，延长生存期有着十分重要的意义。

一、肿瘤转移的基本过程

肿瘤转移包括多个步骤，被形象地称为多阶梯瀑布过程。每个步骤都具有频率限制特性，只要某一步骤未独立完成，肿瘤转移就不能实现。

（一）细胞变异和培植

细胞基因变异促进肿瘤发生的同时，也使肿瘤细胞获得了转移潜能。细胞增殖是肿瘤侵袭和转移的前提。在原发肿瘤的早期，直径 2mm 的肿瘤靠周围组织器官微环境弥散的养料维持生长，此期恶性肿瘤称为原位癌。

（二）肿瘤细胞的分离脱落并侵入基质

肿瘤细胞通过分泌一些物质，使细胞运动能力增强，从肿瘤母体中脱离成为游离肿瘤细胞，完成侵袭第一步。游离的肿瘤细胞分泌各种蛋白溶解酶，破坏细胞外基质导致肿瘤细胞突破结缔组织构成的屏障。

（三）肿瘤血管形成

当肿瘤直径≥2mm 时，原弥散提供养分的方式已不能满足肿瘤生长的需要，肿瘤周围原有的血管在肿瘤细胞、血管内皮细胞和周围基质释放多种生物分子的调节下，以芽生的方式长入肿瘤形成毛细血管网肿瘤毛细血管网的形成不仅提供肿瘤增殖所需的养分，还为肿瘤细胞在向周围组织侵袭进程中进入毛细血管，从而为进入循环系统完成转移提供了条件。

肿瘤毛细血管芽生形成方式包括以下步骤：①血管内皮基膜溶解；②内皮细胞向肿瘤组织迁移；③内皮细胞在迁移前沿增殖；④内皮细胞管道化；⑤分支形成血管环；⑥形成新的基膜。新形成的肿瘤毛细血管有明显的缺陷，其基膜的不完整性使肿瘤细胞易于进入血循环而产生转移。

（四）肿瘤细胞进入脉管系统

肿瘤组织进入的脉管系统主要是肿瘤内新生的毛细血管（基膜缺陷）、与肿瘤周围薄弱的小静脉（有裂隙）和微小的淋巴管（缺少完整的基膜和铰链复合物）。肿瘤细胞在溶解酶破坏脉管基膜以后进入脉管。

（五）癌栓形成

进入循环系统的癌细胞绝大多数被杀死，只有极少数转移潜能极高的肿瘤细胞相互聚集形成微小癌栓在循环系统中存活下来。导致癌细胞绝大多数被杀死的原因有：肿瘤细胞本身缺乏变形和形成癌栓的能力或肿瘤细胞表面缺乏黏附因子；宿主的免疫系统在清除肿瘤细胞的过程中扮演了重要角色；血液湍流加速了肿瘤细胞的破损；由内皮细胞产生的 NO 非特异杀伤作用等。

（六）癌栓在继发组织器官脉管锚定

当癌栓经循环系统到达特定的组织和器官时，由于毛细血管内皮周期性频繁脱落更新或因磨损撕裂的内皮形成暂时裂隙，使基膜暴露，癌栓与血小板相互作用并交结成簇，在损伤内皮表面黏附锚定；高转移潜能的肿瘤细胞还可以形成同类较大癌栓被微小脉管截获通过楔入附着于管壁上。

肿瘤转移有明显的器官选择性，不能单纯通过解剖学或血液流体学来解释。肿瘤细胞表型差异对器官的选择性起重要作用。同一种肿瘤中包含不同脏器转移的选择性亚系，如同为 B16 黑色素瘤细胞有肺转移亚系和脑转移亚系。表型差异性表现在细胞表面糖蛋白复合物、细胞表面抗原表达、细胞膜神经节苷脂含量、细胞表面酶活性和细胞转运能力等方面。组织器官微环境的差异对器官选择也起重要作用，表现在继发肿瘤器官微环境对转移肿瘤组织具有特殊亲和力，继发器官组织结构和功能、局部间质作用、局部免疫特性共同形成是否适应肿瘤继发生长的微循环，结缔组织、骨、肝、肺、脑较易形成转移灶，而软骨、心、肌肉组织、脾和甲状腺相对不易形成转移灶。

（七）肿瘤细胞逸出循环系统

当肿瘤细胞与脉管内皮熟附锚定后，可进一步导致内皮细胞回缩，暴露细胞外基质，肿瘤细胞分泌和释放多种蛋白溶解酶（与肿瘤细胞侵入脉管时分泌释放的溶解酶相类似）分解脉管基底膜和脏器细胞外基质，逸出脉管，并与细胞外基质，如纤维结合素、层黏素和血小板反应素结合，定位转移在已选择的特定脏器组织中。

（八）肿瘤细胞定位增殖完成转移

肿瘤细胞进入继发脏器基质后并不意味着转移成功。肿瘤细胞与继发脏器细胞接触时，可反应性通过自分泌、旁分泌或内分泌方式产生多种信号因子。这些因子包括正调节信号（促进肿瘤生长）和负调节信号（抑制肿瘤生长因子）并处于一种动态平衡状态，如结果使肿瘤细胞增殖形成转移灶则完成了转移。宿主自分泌和旁分泌基质产生的生长因子在促进正常组织修复和更新同时，也刺激肿瘤灶细胞生长。

肿瘤细胞转移完成后，转移肿瘤可重复以上步骤产生二级转移癌灶。肿瘤细胞还可以长期处于休眠状态，不形成转移，其机制目前尚不明了，可能因素为：①肿瘤细胞停留在 G_0 期；②肿瘤细胞分裂和死亡处于动态平衡；③毛细血管床始终未能长入肿瘤为其提供养分，使微小肿瘤灶一段时间内不能迅速生长；④机体的免疫功能状态抑制了肿瘤生长。目前认为，肿瘤毛细血管形成阙如和正常的机体免疫功能状态是促使肿瘤休眠的重要因素。

二、肿瘤转移的分子基础

肿瘤转移过程的不同阶段，均有很多基因参与，目前研究发现参与肿瘤转移的基因主要有以下类型。

（一）癌基因

诱发和促进癌转移的基因有 ras、Bcl-2、CD44V、突变型 p53、nm-23 基因等。ras 基因包括：K-ras、N-ras、H-ras3 类；ras 基因 12、13、61 位点的基因突变后，可表达异常的 ras 蛋白，其中最重要的是膜转运蛋白（与 G 蛋白类似），参与腺苷酸环化酶的激活。由于突变型 ras 引起的信号传导通路异常，产生与迁移有关的效应蛋白和细胞因子，肿瘤发生转移。K-ras 基因过度表达常显示肿瘤晚期或有淋巴结转移，可作为判断卵巢癌、胰腺癌、结肠癌预后的指标。nm-23基因表达产物是膜蛋白核苷酸二磷酸激酶（NDPK），NDPK通过信号传导影响肿瘤细胞微管的组合和细胞骨架蛋白的活动，抑制细胞活动能力，抑制转移。NDPK还参与G蛋白的信号传递，最终抑制细胞增殖和蛋白结合GDP的磷酸化过程。nm-23基因表达水平在不同转移能力的肿瘤细胞中差异很大，多达10倍，与肿瘤转移呈负相关。

（二）黏附分子

肿瘤转移过程中，黏附着的肿瘤细胞从原发肿瘤脱落（解聚）变为游离的肿瘤细胞，完成肿瘤侵袭第一步；进入循环系统的癌栓，肿瘤细胞穿出脉管后定位增殖（黏附），完成肿瘤转移的最后一步。这些肿瘤转移过程中的关键步骤都与黏附因子有关。

1. 钙连接素　跨膜糖蛋白家族成员，有E、P和N 3种。E-钙连接素分布在各种上皮组织，是影响肿瘤侵袭转移较重要的一种，基因位点在16q 22～q 23.1。钙连接素是同源肿瘤细胞间的黏附因子，维持着肿瘤细胞的连接，使肿瘤细胞不容易从母体脱落。钙连接素基因丢失与肿瘤的分化程度和侵袭能力相关，低分化肝细胞癌88% E-钙连接素丢失；高分化仅有18% E-钙连接素丢失。

2. 整合素　一种膜镶嵌蛋白。有18α和8β 2个亚单位共价形成异二聚合体复合物，亚单位的变异使整合素形成庞大家族。它们调节细胞内信号通道，控制细胞骨架变形和能量代谢；诱导活化蛋白溶解酶促进细胞外基质和基膜溶解；启动某些细胞逃逸机制抑制细胞的凋亡，促进肿瘤转移。各种肿瘤细胞表面整合素不同表达水平也不一样，这种差异决定肿瘤细胞有不同的转移潜能。

3. 免疫球蛋白类黏附因子　这类黏附因子结构上同源，除主要参与细胞之间连接，还有其他影响肿瘤转移的作用。①免疫细胞黏附因子-1（ICAM-1）从肿瘤细胞表面脱落进入循环系统形成可溶性分子，帮助肿瘤细胞逃逸Tc和NK细胞免疫杀伤效应；②血管内皮细胞黏附因子-1（VCAM-1）可能协助肿瘤细胞逸出脉管，进入继发器官，增加肿瘤转移概率；③神经细胞黏附因子（NCAM）可能起信号传导调控细胞生长的作用；④其他，包括CEA、MVC-18和DCC这3种免疫球蛋白黏附因子参与黑色素和肠道肿瘤的侵袭和转移过程。

4. 选择素　由植物凝集素样末端和表皮生长因子（EGF）样结构共同组成。由于附属调节蛋白不同，选择素可分为L、E和P 3种。L选择素参与白细胞和有寡糖分子的其他细胞结合；E选择素参与内皮细胞与肿瘤细胞和白细胞结合；P选择素参与肿瘤细胞与血小板结合。选择素主要在血管内癌栓形成，以及肿瘤细胞选择性脏器脉管内皮的锚定过程中发挥作用。所以，选择素与肿瘤器官选择性有关。

（三）血管生成相关分子

肿瘤内血管生成不仅是肿瘤生长、营养供给的需要，更是肿瘤细胞进入循环系统完成远处转移的门槛，是当今研究肿瘤转移和治疗的热点。

（四）纤维蛋白溶解酶

纤维蛋白溶解酶原是纤维蛋白溶解酶的前体，分布广泛，并与细胞外基质有形成分，例如层黏素、胶原蛋白Ⅳ和纤维结合素紧密相连。在其激活因子PA作用下形成纤维蛋白溶解酶，可稀释和消化大多数基质物质，并促进胶原酶原变为活性的胶原酶共同参与消溶作用，对肿瘤侵袭和转移起正调节作用，其抑制因子PAI则起负调节作用。PA系统有组织型（t-PA）和尿激酶类（u-PA），两者结构类似，区别在于t-PA有2条激酶胶原分子，而u-PA仅1条。t-PA和u-PA都可促使肿瘤细胞外基质降解，u-PA还可参与细胞分化、血管形成、细胞迁移和组织重建。t-PA和u-PA过度表达，可作为判断肿瘤恶性度的重要指标。PAI包括PAI-1、PAI-2和PAI-3，前两者属于蛇毒类，可抑制PA的活性，PAI-1高表达在大多数肿瘤提示预后良好，PAI-2高表达在乳腺、胃、胰、卵巢、皮肤癌患者提示预后良好，而在结肠和皮肤黑色素瘤则相反。而PAI-3属于蛋白酶连接素，功能尚不清楚。

（五）基质金属蛋白酶

基质金属蛋白酶（MMPs）是一个庞大的蛋白溶解两家族。按结构和基质特性不同可分为胶原酶（MMP-1，-8，-13，-18）、明胶酶（MMP-2，-9）、基质降解素（MMP-3，-7，-10，-11）

和膜型 MMP（MT - MMP）4 类。关键酶是 MT - MMP 和 MMP2。MMPs 功能主要为降解基质膜和细胞外基质，还可促进肿瘤血管生成，调节原发和继发肿瘤的生长。基质金属蛋白酶组织抑制剂 TIMPs 有 TIMP - 1（抑制活化的胶原酶）和 TIMP - 2（抑制 MMP - 2 活性），关键酶是 TIMP - 2。

（六）机体免疫状态

进入循环的肿瘤细胞需逃逸机体细胞和体液免疫抗肿瘤作用，才能在继发器官定位生长。只有极少的肿瘤细胞能获得这种能力最终形成转移瘤处。在特定的局部组织，肿瘤细胞逃逸免疫系统的排斥作用，往往通过调控一些特殊生长因子的产生以及这些因子参与下的信号传递，在肿瘤周边形成一种免疫特定环境。

基因突变、血管生成、细胞熟连是肿瘤转移的 3 个关键环节，针对这些环节发挥作用的生物分子进行深入研究，在进一步揭示肿瘤转移规律的基础上，有利于发现发挥侵袭与转移核心作用的靶点，特异性地抑制肿瘤的生长和转移。

（高艳伟）

第五节　肿瘤与宿主

一、肿瘤对机体的影响

恶性肿瘤在自身生长的同时对机体会产生严重影响，主要表现为肿瘤直接局部压迫与刺激引起的异常改变；肿瘤通过分泌某些物质扰乱机体内环境产生的相应症状。肿瘤对患者心理方面的影响也会左右患者的生活质量。

（一）局部压迫

肿瘤对病灶所在局部器官的影响由病灶大小、部位和局部血供特点等因素决定。主要归纳为：①占位效应：如颅内肿瘤引起颅压增高、肝肿瘤引起肝功能减退或衰竭；②阻塞效应：空腔器官肿瘤可以引起管腔阻塞，出现相应症状；③癌性疼痛心肿瘤侵犯或压迫局部神经引起，为晚期肿瘤最严重的影响生活质量的原因之一；④出血感染：常因肿瘤生长快、血供不足引起器官表面的肿瘤坏死、糜烂所致。

（二）癌性发热

肿瘤通过外源或内源性发热机制引起机体发热，称为癌性发热。癌性发热通常为低 - 中度热，快速生长的肿瘤也可出现高热。

（三）食欲不振与恶病质

恶病质（Cachexia）是指患者由于食欲缺乏、乏力、贫血等原因引起极度消瘦和全身衰竭的状态。肿瘤患者在就诊时 25% ~40% 有食欲缺乏，晚期患者占 80% 以上。食欲不振与恶病质常伴随出现，是肿瘤患者最常见的晚期病症和直接死因之一。

（四）激素效应

少数内分泌肿瘤可分泌大量激素而引起内分泌功能失调，出现相应症状。如胰岛细胞瘤可分泌大量胰岛素引起低血糖休克；胃泌素瘤可分泌大量胃泌素引起顽固性消化性溃疡（Zollinger - Ellison 综合征）；嗜铬细胞瘤分泌大量儿茶酚胺引起阵发性高血压等。

（五）肿瘤伴随综合征

肿瘤伴随综合征（paraneoplastic syndrome）是指肿瘤通过分泌异位激素或其他活性产物引起的内分泌异常，出现的肿瘤伴随性病变。大约有 15% 的肿瘤患者到了晚期可出现肿瘤伴随综合征，常见肿瘤有肺癌、肝癌、肾癌、乳腺癌等。临床上可出现肾上腺皮质功能亢进、高钙血症、低钾血症、低钠血症、高血糖、肌无力、皮肌炎等。有时肿瘤伴随综合征可以成为患者的首发症状。

二、机体对肿瘤的反应

机体对肿瘤在体内发生、增殖和转移过程的影响，主要表现为针对肿瘤的免疫应答。对某些激素敏感性肿瘤，体内的激素分泌状况影响肿瘤的生长。

（一）肿瘤免疫

肿瘤可以诱发机体的免疫应答（immune response）。免疫应答包括非特异性免疫应答和特异性免疫应答两大类。非特异性免疫应答是机体在进化过程逐渐建立起来的一系列天然防御功能，对抗原无特异性。特异性免疫应答是指免疫活性细胞对抗原分子的识别、自身活化、增殖、分化及产生效应的全过程，抗原是启发特异性免疫应答的始动因素。特异性免疫应答又可分为由 B 细胞介导的体液免疫和 T 细胞介导的细胞免疫两部分，对肿瘤免疫应答而言，非特异性免疫应答和体液免疫应答发挥的效应较弱，细胞免疫应答在肿瘤免疫应答中发挥着主要作用。

1. 肿瘤抗原　肿瘤抗原是指细胞癌变过程中出现的新抗原物质的总称。肿瘤抗原可分为肿瘤特异性抗原（tumor – specific antigen，TSA）和肿瘤相关抗原（tumor – associated antigen，TAA）两大类。TSA 只存在于癌变细胞表面，在正常细胞中不表达。TAA 不是肿瘤细胞所特有，正常细胞也存在，只是在细胞癌变时其含量明显增加。在肿瘤免疫治疗领域，通常不强调某一种肿瘤抗原是 TSA 还是 TAA，只要具有激活机体的细胞免疫功能，诱发排斥肿瘤细胞的免疫应答，就有实际应用的潜能。这一类抗原被称为肿瘤排斥抗原（tumor rejection antigen，TRS）。

2. 肿瘤抗原的递呈过程　在以往较长时间里，人们对肿瘤抗原递呈过程的认识不够深入，认为肿瘤在 MHC – I 分子协同下可直接与 CD8$^+$T 细胞表面的 TCR 受体结合进而引起 CD8$^+$T 细胞的活化，发挥细胞毒作用。这一过程也被称为肿瘤抗原的直接递呈过程。经过近 10 年的研究，已经明确，在自然状态下，肿瘤细胞不具备将肿瘤排斥抗原直接递呈给 T 细胞的能力。肿瘤抗原需经过抗原递呈细胞（antigen presenting cell）的摄取、加工，才能够完成抗原向 T 淋巴细胞的有效递呈。APC 细胞在肿瘤抗原的递呈中发挥了关键作用。

具有抗原递呈作用的细胞主要有树突细胞、B 细胞和单核巨噬细胞 3 类，它们最主要的特征是能够加工处理摄入的抗原和表达 MHC – I、II 类分子，还表达共刺激分（Costimulator）如 B$_7$ 分子等，使 T 细胞充分活化。

树突细胞（dendritic cell，DC）是迄今为止发现抗原递呈作用最强的细胞，可通过胞饮或利用其树突捕捉和滞留抗原异物，其表面有丰富的 MHC – I、II 类分子，能有效地把抗原决定簇以多肽 – MHC – I 或 II 类分子复合体的形式递呈给 CD8$^+$T 细胞或 CD4$^+$T 细胞。该细胞也表达 B$_7$（CD80）分子，作为第二信号，使 T 细胞充分活化。单核吞噬细胞和 B 细胞也具有较强的抗原递呈功能。

T 细胞识别的是经过 APC 处理并与 MHC 分子结合的抗原肽，抗原被摄入 APC 细胞内，经蛋白水解酶降解成多肽片段（8～12 个氨基酸），在粗面内质网与新合成的 MHC – I 类分子形成多肽 – I 类分子复合体，或者与 MHC – II 类分子形成多肽—II 类分子复合体，并从粗面内质网移入高尔基体，最后移到细胞表面，将多肽 – I 类分子复合体递呈给 CD8$^+$T 细胞，将多肽—II 类分子复合体递呈给 CD4$^+$T 细胞。

3. T 细胞活化与增殖　肿瘤抗原经过 APC 细胞的加工，以多肽 – MHC 类分子复合体的形式递呈给 T 细胞，与细胞表面的 T 细胞受体（T cell receptor，TCR）结合，构成向 T 细胞信息传递的第一信号。这是 T 细胞活化的基础，TCR 接受刺激后，苏氨酸激酶首先被活化，使苏氨酸磷酸化，进而激活磷酸酯酶，将磷酰肌醇二磷酸盐转变为三磷酸肌醇和乙酰甘油。前者可显著增加细胞内钙含量，后者能够激活蛋白酶 C。在两者协同作用下最终激活白细胞介素 –2（interleuken – 2，IL –2）基因转录因子，使 T 细胞产生 IL –2。但是仅凭此途径尚不足以引起 T 细胞活化。相反，容易引起免疫耐受。T 细胞至少需要来自肥细胞的 B$_7$ 分子与 T 细胞表面的 CD28 结合，形成第二信号后，才能够充分活化。

B$_7$ 分子是最先证实可以引起 T 细胞活化的第二信号分子。虽然现已明确除了 B$_7$ 分子以外尚有不少分子可以起到第二信号分子的作用，但是 B₇ 分子与 CD28 之间形成的第二信号传递途径发挥着主要作用。CD28 与 B₇ 分子的结合，可以使 T 细胞表达 IL－2 量至少增加 30 倍。IL－2 等细胞因子含量的增多可以进一步促进 T 细胞的分裂及活化，成为具有杀伤靶细胞功能的细胞毒 T 淋巴细胞（CTL），使细胞免疫效应得以充分发挥。

B₇ 分子表达于树突细胞、单核吞噬细胞和活化的 B 细胞，肿瘤细胞由于不表达 B₇ 分子，不具备抗原递呈的能力。

4. 活化的 T 细胞对肿瘤细胞的杀伤作用　CD4⁺T 细胞活化后，产生一系列淋巴因子，激活其他效应细胞如 CD8⁺T 细胞、巨噬细胞、自然杀伤细胞及 B 细胞等，共同发挥抗肿瘤效应，如 IL－2 能诱导细胞毒 T 细胞分泌 IFN－Y 等淋巴因子，增强巨噬细胞和自然杀伤细胞的抗肿瘤作用；淋巴毒家能特异地抑制瘤细胞的代谢与分裂；炎症因子使肿瘤局部血管通透性增加，有利于免疫活性细胞进入肿瘤组织；移动抑制因子使巨噬细胞停留于病灶局部发挥作用；巨噬细胞活化因子、特异性巨噬细胞武装因子使巨噬细胞特异性地发挥细胞毒活性等。

CD8⁺T 细胞活化后，成为具有较强杀伤靶细胞活性的细胞毒 T 淋巴细胞（CTL），这种杀伤有 MHC 限制性和抗原特异性。CTL 可通过以下两种机制发挥细胞毒作用：一种是 CTL 细胞可直接与靶细胞通过抗原受体和抗原紧密结合在一起，在 Ca^{2+} 的参与下，CTL 细胞释放穿孔素介质进入细胞间隙并迅速嵌入靶细胞膜，在 Ca^{2+} 和 ATP 依赖下，多个穿孔素单体聚合成跨膜孔道，引起靶细胞膜的不可逆损伤，大量 Ca^{2+}、Na^+ 及水分进入靶细胞内，靶细胞内部的电解质及大分子代谢产物不断流失，导致细胞死亡，裂解成碎片，此过程一般需要 1 小时或稍长一点时间。CTL 细胞自身具有保护性蛋白，能防止穿孔素等物质对自身的裂解，与行将裂解的靶细胞分离后，又可攻击其他靶细胞。1 个 CTL 在数小时内可以杀伤数十个靶细胞。另一种途径是通过 CTL 的 Fas 配体激发 Fas⁺ 肿瘤细胞死亡信号系统，引起细胞凋亡。

5. 肿瘤免疫逃逸　虽然有免疫系统的存在，但是事实上肿瘤患者仍然发生了细胞癌变、肿瘤生长甚至转移。肿瘤细胞能够成功逃避机体免疫监视系统抑制作用的现象称为免疫逃逸。免疫逃逸的发生与以下因素有关：①肿瘤抗原无法被免疫系统识别：肿瘤抗原性弱、MHC－Ⅰ类分子表达缺陷、缺乏第二信号等，使肿瘤细胞不被免疫系统认识；②肿瘤细胞干扰机体免疫反应：肿瘤细胞能够分泌抑制免疫反应的分子如前列腺素 E_2、白细胞介素－10、转化生长因子等抑制抗肿瘤免疫应答；肿瘤细胞通过表达 Fas 配体与肿瘤浸润 CTL 细胞的 Fas 结合引起 CTL 细胞凋亡；③机体免疫功能低下。

（二）激素

一些肿瘤如乳腺癌、子宫内膜癌、卵巢癌、睾丸肿瘤、前列腺癌和甲状腺癌，肿瘤细胞的生长与激素水平关系密切，称为激素依赖性肿瘤。一般而言，激素可以通过以下机制促进肿瘤细胞增殖：①促进癌基因表达；②促进表皮生长因子（EGF）和胰岛素样生长因子（IGF－Ⅱ）的表达而促进细胞增殖。不同的激素作用的靶器官有所差异，雌激素分泌过多可促使子宫内膜癌和乳腺癌的发生和发展，雄激素分泌过多与前列腺癌有一定关系。临床上可根据肿瘤细胞激素受体表达情况选择激素受体拮抗剂进行抗肿瘤内分泌治疗。

（高艳伟）

第六节　肿瘤诊断的基本原则

肿瘤的诊断一般遵循以下基本原则：①重视肿瘤筛查：通过健康查体和对高危人群的筛查可以发现无症状的亚临床肿瘤病灶；②重视肿瘤的早期信号：对患者表现出来的症状要提高警惕，首先宜排除肿瘤再考虑良性疾病，减少对肿瘤的漏诊；③全面准确把握病情：对肿瘤的临床诊断要求定性、定位和定量。

一、肿瘤的筛查

无症状人群肿瘤的筛查包括健康查体和高危人群筛查两方面内容。随着我国经济的发展和人口老龄化，健康查体日益受到重视，在部分地区已经成为定期进行的常规工作。健康查体能对多器官、脏器进行检查，较为全面。由于肿瘤是威胁人类生命的主要疾病，肿瘤相关的检查已经成为健康查体的主要内容之一，对提高肿瘤检出率十分有益。

高危人群的筛查是针对特定的、肿瘤发生率较高人群进行的定期筛查，这种方式的筛查肿瘤检出率较高。首先需要根据流行病学资料确定肿瘤的高危人群。在美国和欧洲国家，乳腺癌、大肠癌、前列腺癌等肿瘤的高危因素及筛查流程已经写进肿瘤临床指南之中。我国医务人员针对我国常见肿瘤的高危因素也开展了长期保人的研究，确定了肝癌、胃癌、食管癌和肺癌等肿瘤发生的高危因素。

（一）乳腺癌高危因素

女性 35 岁以上，月经初潮 <12 岁或绝经 >55 岁，或月经不规则者；没有生育或 >30 岁生育者；乳腺良性增生性性病变者如乳腺导管内乳头状瘤；接受过放疗者；有乳腺癌家族史者；有 BRCA1、BRCA2、p53 或 PTEN 基因突变者；接受雌激素或孕激素替代治疗者。

（二）大肠癌高危因素

大肠腺瘤患者；家族性腺瘤样息肉病（FAP）家族成员；遗传性非腺瘤病性结直肠癌（HNPCC）家族成员；有慢性炎症性肠病史和相应肠道症状；有 APC、hMSH2 或 MLH1 基因变异者。

（三）肝癌高危因素

肝炎病毒携带者；有肝炎肿硬化病史；肝癌高发地区的人群；有长期酗酒史。

（四）肺癌高危因素

有长期吸烟史者；有长期吸入有害物质经历；肺部良性疾病反复发作。

（五）其他肿瘤高危因素

男性 >50 岁，血清 PSA 升高，宜警惕前列腺癌的发生；长期饮用污染的水、食用熏烤食物者警惕食管癌和胃癌发生；慢性溃疡者警惕皮肤恶性肿瘤的发生等。

二、肿瘤的早期发现

肿瘤生长到一定程度就会引起人体不适，出现相应的症状。虽然患者表现出来的症状常不具有肿瘤特异性，但应引起接诊医师的高度重视，以期尽早发现肿瘤。经过临床长期观察，以下表现可以被视为常见肿瘤的早期信号，需要引起高度警惕，做进一步检查，小心甄别。

贫血、发热、淋巴结肿大：警惕消化系统肿瘤、淋巴瘤、恶性血液病。

吞咽不畅、上腹饱胀：警惕食管癌、胃癌。

肝区疼痛、消化不良：警惕肝胆系统肿瘤。

咳嗽血痰、胸闷胸痛：警惕肺癌。

鼻涕带血、鼻塞耳鸣：警惕鼻咽癌。

乳房肿块、乳头溢液：警惕乳腺癌。

无病血尿、间歇出现：警惕泌尿系统肿瘤。

白带增多、阴道流血：警惕宫颈癌。

大便变形、尿液带血：警惕大肠癌。

慢性溃疡、久治不愈：警惕恶变。

三、肿瘤的临床诊断

肿瘤的诊断要以临床表现和体格检查为线索，结合实验室、影像学和病理学检查，做到定性诊断：明确肿瘤的良恶性、组织学分类、分化程度及肿瘤细胞其他生物学行为特点；定位诊断：明确肿瘤的原发部位；定量诊断：明确肿瘤的侵犯和转移程度。

（一）临床表现

肿瘤引起的症状可以分类为：①肿瘤引起的局部症状：根据肿瘤发生的部位不同，表现为消化道狭窄引起进食或排便不畅、呼吸道狭窄引起肺不张或继发感染症状、肿瘤压迫周围血管引起静脉怒张及局部肿胀、压迫神经引起疼痛、肿瘤局部糜烂引起溃疡及病理性分泌物、破坏靶器官引起器官功能障碍等。浅表肿瘤可以以肿块为主诉；②全身症状：贫血、乏力、消瘦、发热、多发性疼痛是恶性肿瘤常见的全身症状；③肿瘤伴随综合征：表现较为复杂，可以为皮肤色素沉着、红斑、关节疾病、肌炎、神经炎、静脉炎以及高血糖症、血清离子异常等内分泌与代谢紊乱。当患者出现上述症状时宜进行必要检查排除恶性肿瘤的可能，免致漏诊。

（二）体格检查

体格检查的重点在于发现浅表或深处肿块。如果发现肿块则需要描述：部位、大小、形状、质地、边界、活动度，以及是否伴随红、肿、热、痛等症状。

（三）实验室检查

实验室检查包括：①肿瘤相关血清标志物的检查，不仅有益于肿瘤的诊断，在肿瘤治疗效果评价、预测肿瘤复发等方面也有意义；②患者排泄物检查，如痰液和尿液查肿瘤细胞、类隐血检查对肿瘤的诊断有重要价值；③器官功能测定，对肿瘤治疗模式的选择有帮助。

（四）影像学检查

影像学检查是判断肿瘤原发部位和转移范围的主要手段。根据患者的临床表现和体格检查结果，可以选择适宜的影像学检查方法。包括：①内窥镜影像：如胃镜、肠镜、支气管镜、膀胱镜等。内镜检查不仅能够发现病灶，还可以钳取可疑组织送病理检查；②常规影像检查：如 X 摄片、计算机 X 线断层扫描（CT）影像、磁共振（MRI）影像、超声影像等；③功能影像检查：如核医学的 ECT、PET - CT 扫描等。

（五）病理学检查

病理学检查是肿瘤获得明确诊断的最终依据。主要检查方法有：①脱落细胞学检查对于肺癌、宫颈癌、膀胱癌、恶性浆膜腔积液的诊断有决定意义；②活检诊断：对于影像学发现的病灶，通过活检获得组织，明确肿瘤的性质。如果是恶性肿瘤，需进一步明确其组织来源、分化程度。现代医学追求在肿瘤治疗决策之前获得肿瘤的病理学诊断，以期尽可能减少因诊断的失误导致治疗上的错误，增加患者痛苦；③术中快速冷冻病理学检查：内脏肿瘤术前难于获得病理诊断者，在手术时需进行术中快速冷冻病理学检查，确定肿瘤性质，指导手术方式的选择。

四、肿瘤病情评估

恶性肿瘤诊断成立之后，必须经过全面地检查的评估，根据国际抗癌联盟（UICC）的标准进行临床分期，才能够科学地、个体化地指导治疗。国际统一的临床分期为 TNM 分期（表 2 - 4）。

表 2 - 4　TNM 与分期的对应关系表

	T_0	T_1	T_2	T_3	T_4	M_1
N_0	0	I	II A	III A	III B	IV
N_1	II A	II A	II B	III A	III B	IV
N_2	III A	III A	III A	III A	III B	IV
N_3	III B	III B	III B	III B	III B	IV
M_1	IV	IV	IV	IV	IV	

T 表示原发肿瘤的范围，用 $T_1 \sim T_4$ 表示浸润范围的递增，T_0 表示未发现原发灶，T_{is} 表示原发癌，T_x 为原发病灶无法评估。

N 表示区域淋巴结情况，用 $N_1 \sim N_3$ 表示转移程度的递增，N_0 表示无区域淋巴结转移，N_x 为区域淋巴结转移情况无法评估。

M 表示远位转移情况，M_0 表示无远位转移，M_1 表示有远位转移，M_x 为无法评估远处转移的情况。

如分期需要参考组织学分级时，用 G 表示。G_1 为高分化，G_2 为中分化，G_3 为低分化，G_4 为未分化。

临床 TNM 分期需要通过体格检查和影像学检查才能完成。随着影像学技术的进步，尤其是 PET - CT 的日益广泛应用，TNM 分期的精确性明显提高，对肿瘤治疗决策的指导作用越来越大。需要指出的是，不同的肿瘤由于生物学行为有各自特点，检查方法也有所不同。

（高艳伟）

第七节　肿瘤病理学与肿瘤诊断

临床病理学诊断通常包括组织病理学和细胞病理学。组织病理学诊断（histopathology diagnosis）通常称为肿瘤诊断的"金标准"。缺乏组织病理或细胞病理学诊断（cytopathology diagnosis），无论临床如何怀疑为肿瘤，都不能确诊。肿瘤的病理诊断，直接影响着治疗决策和患者的预后。

一、肿瘤的组织病理学诊断

（一）标本采集

10% 标本可以通过针切穿刺活检、切开活检和切除活检等方式获得。标本获得后应立即浸入 10% 中性福尔马林中。外科医师应对标本做适当标记，以提供病变解剖方向、切缘等信息，并记录于病理申请单上。

（二）大体观察

病理医师应了解病史、实验室及影像学检查结果，以便确定如何取材，是否需要做特殊研究。病理医师需对标本（形状、大小、重量、色泽、质地、表面及切面形态、病变距切缘最近的距离与周围组织的关系等）进行细致的解剖、取材、记录和摄影。达到的目标有：首先，要确定是否为有代表性的组织，判断标本是否适合进一步的研究；其次，切缘要用擦洗不掉的墨水做标记，以便在以后组织学分析时保持标本的方向；最后，打开标本用刀切成断面，记录肿瘤的质地、色泽及生长范围。将肉眼特点与已知的临床情况相结合，做出初步的诊断，为确定这一诊断而选取适当的标本。如腹膜的软组织肿瘤肉眼上可呈现平滑肌肉瘤的外观，但要确定它应取组织放置于特殊的固定液，日后进行电镜检查。有时仅凭肉眼便足以提示最终的诊断。

（三）组织切片

1. 常规石蜡切片　石蜡切片（paraffin embedded tissue section）又称常规切片，是病理学中最常用的制片方法。基本过程包括将肉眼确定为病变的组织取材、中性甲醛溶液固定、石蜡包埋制成切片，再经不同的方法染色后用光学显微镜观察。目前最常用的染色方法是苏木精 - 伊红（hematoxylin and eosin，HE）染色。HE 染色可基本上观察到各种组织和细胞的一般形态、组织结构特点和病变的发生、发展及修复的全过程。通过对 HE 染色的组织切片进行综合分析可做出肿瘤的病理学诊断。全部制片过程一般 1 天左右，3 天内可完成病理诊断。石蜡切片的优点为取材广泛，制片质量稳定，阅片清晰，适用于切取、切除等各种标本的组织学检查。在 HE 染色基础上，对于区分或确定病变组织或细胞中出现的异常物质、病原体及需要鉴别的病变的组织成分，可以进一步选择特殊染色的方法。

2. 冷冻切片　冷冻切片（frozen section）是术中快速诊断最常用的一种方法，在恒冷切片机上完成切片。制片质量稳定良好，与石蜡切片相似，并可用于组织化学和免疫组织化学的制片。单个组织块可在 15～30 分钟发出报告，诊断准确率 >98%。

3. 印片和刮片　在没有条件进行冷冻切片时，可根据大体检查取可疑组织做印片或刮片（imprint and smear）。此法一般属应急措施，其确诊率要低于冷冻组织学诊断，诊断医师需具备足够的经验。

（四）病理报告

一项完整的组织学诊断应包括：标本性质、大体标述、组织学类型、病理分级、浸润深度、脉管神经是否受累、淋巴结转移情况、标本切线是否有肿瘤细胞浸润等。此外，还需提供与肿瘤生物学行为相关（治疗靶点、预后指标）的免疫组织化学检查结果。

二、肿瘤的细胞病理学诊断

（一）标本采集

1. 脱落细胞　对体表、体腔或与体表相通的管腔内的肿瘤，留取其自然脱落或分泌排出物，或用特殊器具吸取、刮取、刷取表面细胞进行涂片检查，如痰液、尿液、乳头分泌物，宫颈刮片、食管拉网涂片、各种内镜下刷片，抽取胸水、腹水、心包液涂片等。此法诊断阳性率较高，如宫颈癌、食管癌可高达 90% 以上，也适用于宫颈癌和食管癌的普查。

2. 穿刺细胞　细针穿刺吸取（fine neddle aspiration，FNA）细胞学检查技术指采用外径≤0.7mm 的细针刺入实体瘤内吸取细胞进行的涂片检查，阳性检出率高达 80% ~90%。FNA 的适应证很宽，凡是手可触及或影像介导下穿刺针可安全到达的肿块均可穿刺。由于穿刺采用的是细针，而肿瘤数量＞106 才能形成种植转移，曾经担心的穿刺引起肿瘤沿针道播散的现象罕有发生。目前仅在怀疑下列疾病时将 FNA 列为禁忌：颈部副神经节瘤—化学感受体瘤，嗜铬细胞瘤、肝包虫病、血管性疾病及有出血倾向的患者。

浅表肿块穿刺方法：皮肤常规消毒，包块用一手手指固定，另一手持配细针头的 10mL 注射器刺入肿块，拉出针芯维持负压吸取，在不改变针道方向的情况下来回移动针头若干次，最后释放负压，退出针头，棉球压迫止血。在吸取中若需改变针道方向，需将针退出肿块至皮下调整角度再进针，避免针道拓宽增加风险。体表穿刺适用于浅表淋巴结、涎腺、甲状腺、乳腺、皮肤及浅表软组织肿块的检查。深部肿块穿刺需要在 B 超、CT 定位下穿刺，适用于甲状腺、乳腺、肺、纵隔、肝、胰、肾、肾上腺、后腹膜等处的深部肿瘤。

（二）涂片制作

获取标本后应立即涂片。涂片操作宜轻巧，避免损伤细胞。涂片后应在干燥前立即置于 95% 乙醇或乙醇乙醚（各 50%）固定 15 分钟。常用染色法有苏木精 – 伊红（HE）、巴氏（Papanicoloau）法和瑞氏（Wright）法等。

（三）病理报告

1. 三级法　具体如下。

（1）阳性：找到肯定的癌细胞。

（2）可疑：为难以确诊的异型细胞，但不能肯定为高度异型细胞或癌细胞。

（3）阴性：为正常或炎症变性细胞。

2. 四级法　具体如下。

（1）阳性：找到肯定的癌细胞。

（2）癌疑：涂片内异型细胞的形态基本上符合癌细胞的标准，但由于数量过少或形态不十分典型，还难以完全排除重度间变细胞。

（3）间变：涂片中找到间变细胞。

（4）阴性：为正常或炎症变性细胞。

3. 五级法　又称 Papanicolaou 法，国内外广泛应用。Ⅰ级：无异型或不正常细胞；Ⅱ级：细胞学有异型，但无恶性证据；Ⅲ级：细胞学疑为恶性，但不能确定；Ⅳ级：细胞学高度怀疑为恶性；Ⅴ级：细胞学确定为恶性。

4. Betheda 分级　为美国国家癌症研究所 1988 年在 Bethesda 会议上制定的宫颈和阴道细胞病理学诊断报告方法，其中包括涂片满意程度的标准和诊断名称的定义。诊断名称包括良性细胞变化（感染及反应性）、不典型鳞状/腺细胞（轻、重度病变）以及浸润癌。

需要说明的是，肿瘤的细胞学诊断阴性结果不能否定肿瘤的存在，对临床高度怀疑为肿瘤而细胞学检查为阴性者应复查或行进一步检查。

三、肿瘤病理诊断的特殊检查技术

（一）免疫组织化学技术

免疫组织化学（immunohisto chemistry）是利用抗原抗体的特异性结合反应来检测和定位组织或细胞中的某种化学物质的一门技术。免疫组织化学除了具有特异性强和灵敏度高的特点外，最大优点是将形态与功能代谢相结合，一方面保持了传统形态学对组织和细胞观察客观细致的优点；另一方面克服了传统免疫学反应只能定性和定量，而不能定位的缺点。免疫组化与光镜、电镜已成为在病理学诊断中不可缺少的三大基本技术。

1. 淋巴瘤的分型和鉴别诊断　免疫组化在当前恶性淋巴瘤的分类和淋巴瘤与淋巴结反应性病变的鉴别诊断中起着重要的作用。B 细胞淋巴瘤常表达 B 细胞标记，如 CD20、CD79a；而 T 细胞淋巴瘤表达 T 细胞标记，如 CD3 和 CD45RO。Bcl－2 可区分滤泡性淋巴瘤和淋巴结滤泡性反应性增生。B 细胞淋巴瘤由于其单克隆特性，常显示 κ 或 λ－种轻链阳性，据此可与反应性增生鉴别。

2. 肿瘤的组织起源　应用一组免疫组织化学抗体，可用以区分不同组织起源的肿瘤，如上皮性表达 EMA、CKpan，间叶性表达 VIM，肌源性表达 MyoD1、desmin 和 SMA，血管源性表达 CD34 和 CD31，神经内分泌源性表达 NSE、Syn 和 CgA 等。

3. 内分泌肿瘤的功能分类　检测内分泌腺肿瘤细胞内各种激素的类型，有助于了解其组织起源和进一步的功能分类。如甲状腺髓样癌常分泌降钙素，脑垂体肿瘤可根据分泌的激素分为促生长素腺瘤、催乳素腺瘤、促性腺激素腺瘤等。

4. 肿瘤细胞的增殖活性　恶性肿瘤的生物学行为很大程度上与肿瘤细胞的增殖活性有关。通过免疫组化检测肿瘤细胞中 Ki－67、PCNA 等抗体的表达，可间接确定肿瘤细胞的增殖活性，从而为临床估计肿瘤的恶性程度和确定治疗方案提供重要的资料。

5. 指导临床治疗　如检测乳腺疡患者 ER 和 PR，ER 阳性者可采用三苯氧胺治疗，c－erbB－2 阳性者可用 Herceptin 治疗，胃肠道间质瘤 CD117 阳性者可采用格列卫治疗。

6. 确定病原体与肿瘤的关系　应用免疫组化方法可以在组织切片上证明人乳头状瘤病毒（HPV）在尖锐湿庞和宫颈癌中的存在；乙肝病毒（HBV）在肝细胞肝癌中的存在，EB 病毒在鼻咽癌和伯基特淋巴瘤中的存在等，为肿瘤的病毒病因学研究提供了有力的手段。

7. 判断肿瘤预后　如目前开展的癌基因的免疫组化检测、肿瘤细胞抗药性的检测等。

（二）电子显微镜技术

电子显微镜（electron microscopy），简称电镜，分辨率高，能观察细胞的超微结构，尤其是细胞质内细胞器和分泌颗粒，还能观察细胞膜表面特殊结构和细胞间的相邻关系，能为肿瘤的诊断和鉴别诊断提供极有价值的信息。对于常规石蜡切片光学显微镜甚至免疫组化检查后仍难确诊的病例，电子显微镜技术对提供最后诊断具有重要使用价值。不同组织起源的肿瘤具有各自的超微结构特征，因此可根据电镜观察超微结构以资鉴别肿瘤的组织学类型。

（三）原位杂交技术

原位杂交技术（in situ hybridization，ISH）是以标记的特定的已知序列核酸为探针与细胞或组织切片中核酸进行杂交，以检测组织细胞中有无此种相应序列的存在。其优点为特异性强、应用范围广。同时原位杂交不需要从组织中提取核酸，可完整地保持组织和细胞的形态，因此能更准确地反映出组织细胞的相互关系及功能状态。此外，新鲜组织和石蜡组织、穿刺涂片或细胞涂片均可检测。

（四）流式细胞技术

流式细胞技术（flow cytometry，FCM）是利用流式细胞仪进行的一种单细胞定量分析和分选技术。FCM 主要用于细胞核 DNA 含量的测定。根据细胞周期中各种细胞 DNA 含量不同，把 DNA 直方图分解

为 G_0/G_1 期、S 期和 G_2+M 期，并以 DNA 指数表示倍体。如出现 DNA 异倍体则表示有异常 DNA 下系存在，而大量研究结果表明恶性肿瘤细胞 DNA 大多表现为异倍体，而良性肿瘤细胞多为二倍体。此外，FCM 中 S 时相细胞在细胞周期中百分比可反映细胞增殖活力，而恶性肿瘤细胞大多增殖活力强，因此测定肿瘤细胞的 DNA 倍体和增殖活力不仅可以作为诊断恶性肿瘤的参考指标之一，而且可以反映肿瘤的恶性程度和生物学行为，对肿瘤治疗和预后判定提供依据。FCM 在淋巴样及其他造血系统恶性肿瘤诊断中已较完备地建立细胞表面抗原分析的方法。利用一组针对表面抗原的单克隆抗体进行多参数评估利于作不同亚型的淋巴瘤、白血病的分类，并在许多医学中心成为诊断的常规方法。

（五）生物芯片技术

生物芯片技术（biochip tecbnique）是近年来才发展起来的生物医学高技术系列，是将以往需要进行成千上万次实验的材料，大规模地集成在微小的芯片上，一次实验即可完成以往若干次的实验。具有快速、大规模、高通量、同步性好和节省经费等优点。生物芯片技术包括基因芯片（gene chips）又称 DNA 阵列（DNA array）、蛋白质芯片（protein chips）又称蛋白质微阵列（protein microarray）和组织芯片（tissue chips）又称组织微阵列（tissue microarray）技术。

基因芯片可用于基因功能的研究，遗传病、代谢病和某些肿瘤的诊断或病原微生物的检测等，是研究细胞分化过程中最理想的工具．在临床上可用于抗生素和抗肿瘤药物的筛选和疾病的诊断等方面。对新鲜组织或培养细胞样本的研究相对容易，但对实体瘤的研究受到限制。蛋白质芯片适合于蛋白表达的大规模、多种类筛查，并能用于受体－配体、多种感染因素的筛选和肿瘤的诊断。组织芯片在科研工作中可单独或与基因芯片配套用于基因及其人蛋白表达产物的分析和基因功能的研究，也可用于基因探针的筛选和抗体等生物制剂的鉴定，还可作为组织学和病理学实习材料、外科病理缩微图谱等。

（六）显微切割技术

显微切割术（Microdissection）是 20 世纪 90 年代初发展起来的一门新技术，它能够从组织切片或细胞涂片上的任一区域内切割下几百个、几十个同类细胞，甚至单个细胞，再进行有关的分子生物学方面的研究，如 PCR、PCR－SSCP 及比较基因组杂交等。

用于显微切割的组织切片可以是冷冻切片、石蜡包埋的组织切片或细胞涂片。显微切割的方法有手工操作和激光捕获显微切割（laser capture microdissecton，LCM）技术。显微切割术的特点是可从构成复杂的组织中获得某一特定的同类细胞或单个细胞，尤其适用于肿瘤的分子生物学研究，如肿瘤的克隆性分析、肿瘤发生和演进过程中各阶段细胞基因改变的比较研究和肿瘤细胞内某些酶活性的定量检测等。

四、临床与病理的联系

正确和及时的病理诊断需要临床和病理工作者良好的合作。临床医师应当主动与病理医师联系，提供临床表现和各种检查结果；病理医师不仅应当熟悉各种类型肿瘤的组织形态特点和诊断指标，还应熟悉肿瘤的临床表现和影像学改变。在疑难病例的诊断中，病理医师的亲自检查和询问，常常是解决诊断难题的关键：在病理诊断时，病理医师应常存同临床医师商讨有关的发现，进一步了解病灶，只有全面掌握了必要的临床资料，具备了较丰富的临床经验，病理医师所做的诊断报告才能完整、准确。

完整、准确的病理诊断固然依赖于病理医师对疾病的临床及病理形态的了解及正确判断，也取决于临床医师对病理诊断的全面了解及积极参与。对于临床医师来说，要想获得一个快速、可信的病理诊断，首先，应认真填写好病理申请单。患者姓名、性别、年龄及部位对于诊断皆有重要意义，因为形态相似的肿瘤，发生于不同的年龄，不同的部位病理医师可能会有不同的诊断考虑。其次，临床医师在计划实施获得病理标本前应该熟悉各种病理技术的能力及局限性。再次，所取的病理标本应具有代表性。最后，还要求临床医师将病理标本及时送检。

此外，临床医师掌握一些必要的病理诊断知识对于正确理解病理诊断是至关重要的。例如，很多肿瘤都有一些介于良、恶性之间的交界性病变，如卵巢潜在恶性的乳头状囊肠瘤，它不是完全良性的肿瘤，但与一般的囊腺癌生物学行为也不同，因此治疗方法也应有所不同。若将潜在恶性的肿瘤或低度恶性的肿瘤与典型的或高度恶性的肿瘤做同样的公理，将会由于过度治疗给患者带来一些不良后果。

（高艳伟）

第八节　肿瘤诊断的影像技术

在现代临床肿瘤诊疗过程中，影像学检查已经成为必不可少的组成部分，主要用途有以下 4 个方面：筛查与明确诊断、病情评价与分期、影像学引导下的微创诊疗、疗效评价与随访。临床常用的肿瘤影像学检查技术，包括：X 线成像、CT 成像、磁共振成像、超声成像和核医学成像。

一、X 线技术

（一）透视

透视的优点在于能够观察器官的动态变化，费用低，常用于体检筛查；但难以清晰显示细小病变，不易随访对比，射线辐射量较 X 线摄影大。

（二）摄影

尽管在对比度与清晰度上不如 CT 成像，普通 X 线摄影因费用较低、操作简易等待点，仍是临床最常用的影像学检查之一。胸部平片是发现肺部病变最常用、最基本的方法，可以观察胸部各结构和全貌。椎体和骨筋摄片有助于发现局部病灶。腹部立位片若出现多发性气液平面则可以判断肠梗阻，若有腹下积气则有助于消化道穿孔等病变的诊断。

（三）造影

消化道 X 线造影通常采用钡剂或碘剂作为对比剂。硫酸钡剂最为常用，但是在消化道穿孔或高度怀疑穿孔时忌用，代之以 40% 碘油或 60% 泛影葡胺，以免引起腹膜炎和肠粘连。怀疑消化道完全梗阻时也不宜用钡剂造影。上消化道造影通常于检查前 12 小时禁食，可以显示食管、胃及十二指肠病变。钡灌肠者检查前需要行肠道准备。尿路造影则是经静脉注入碘对比剂，待对比剂经肾代谢排入尿路内摄影而成，主要用于判断泌尿系统功能及尿路梗阻程度。

（四）数字减影血管造影（digital subtraction anaiography，DSA）

在血管造影过程中，利用计算机图像处理技术消除成像中骨骼与软组织影，从而使血管清晰显示。为有创性检查手段，常用于显示肿瘤血供、诊断肿瘤相关性血管疾病及介入治疗等。

将造影导管经股动脉置入腹主动脉，选择性进入肝固有动脉后注入造影剂，可以显示血管密集、排列紊乱的肿瘤供血区域，因造影剂浓聚成为特有的肿瘤染色表现。

二、CT 技术

CT 是 X 线计算机体层摄影术（x－ray computed tomography）的简称。CT 检查获得为是数字化的图像，类似但并非真正的解剖断面图像，而是人体中具有一定厚度层面的图像重建。某一组织器官或病变在图像上的描述有形态大小和密度高低两个方面。CT 密度采用 CT 值为尺度，单位是 HU（Hunsfield U-nit）。设定水的 CT 值为 0HU，人体中密度最高的骨皮质 CT 值为 +1 000HU，密度最低的气体 CT 值为 -1 000HU。通常软组织的 CT 值介于：0～50HU，脂肪组织在 -90～-70HU。CT 值的测定有助于病变区域组织构成的辨别。不同部位的 CT 成像应采用相应的窗宽、窗位进行观察，以获取更多的成像细节。

CT 的检查方式包括：

平扫：用于骨骼系统、尿路及胆道结石的检查，有时用于肿瘤治疗后的疗效评价。

增强扫描：即从静脉注入造影剂后进行扫描，能更好地显示血管、实质性脏器及肿瘤病吐的血供特点，为肿瘤 CT 检查的主要方式。

其他方式：包括图像重建技术、血管成像技术、仿真内镜技术等。

三、磁共振

磁共振成像（magnetic resonance imaging，MRI）的原理是利用原子核在磁场内共振立生信号，经处理形成的数字化图像。当原子核受到外加磁场射频脉冲激发，原子核在特定的条件下将产生共振现象，激发停止后，原子核相位和能级恢复到原来状态的时间，称为弛豫时间，长短不同的弛豫时间产生高低不同的 MRI 信号。弛豫时间分为两种：T_1 和 T_2。体内不同组织在周围环境中有特定的 T_1、T_2 值（表 2－5）。

表 2－5　人体正常组织在 T_1WI 与 T_2WI 上的成像信号差异

加权像	脑白质	脑灰质	脑脊液	脂肪	骨皮质	骨髓质	脑膜
T_1WI	白灰	灰	黑	白	黑	白	黑
T_2WI	灰	白灰	白	白灰	黑	灰	黑

磁共振成像序列较多，对各部位肿瘤显示主要涉及 T_1WI、T_2WI、DYN/C＋（同层动态增强）、FLAIR（压水）、STIR（压脂）、MRA（表 2－6）。其中前 3 种加权成像方法最为基本。判断序列方法很多，最直接的办法是找相应图片的序列名。如果没有标示序列名则可通过组织信号特点来判断，要熟记几种常见组织如水和脂肪的信号特点，有助于判断序列。

表 2－6　MRI 特殊序列临床应用

序列	含义	临床应用
DYN/C	同层动态增强	恶性肿瘤血供特点分析，尤其是肝癌动脉供血特点显示具有明确的鉴别诊断价值
FLAIR	压水成像	鉴别游离水及细胞内结合水，提高肿瘤诊断敏感性
STIR	压脂成像	抑制高信号脂肪背景，提高肿瘤诊断敏感性，对于观察肿瘤向周围侵犯程度方面具有极大的诊断价值
MRA	磁共振血管成像	不需造影剂即可使血管成像
PWI	MRI 灌注成像	对各部位良恶性肿瘤首次通过血供特点分析，可以作为鉴别诊断依据

四、超声及腔内超声检查

超声检查具有费用低廉、方便快捷、无创的优点。B 超检查能明确肿瘤的位置、数目和大小，并能通过观察肿瘤内部回声来初步判定肿瘤的性质，分辨肿块是实性还是囊性。彩色多普勒超声在二维超声图像的基础上，采用彩色多普勒血流显像图和彩色多普勒能量图技术，通过观察肿瘤内部及周边彩色血流信号多少或有无，进一步判断肿瘤的血供及与大血管关系。超声检查常用于体检筛查，也可以在超声引导下行细针穿刺活检、微创治疗。近年来，随着胸腹腔镜、胃镜、纤支镜等内镜检查技术的发展，腔镜超声成为重要的诊断手段，对精确分期诊断及引导内镜下穿刺活检与治疗很有价值。

五、ECT 及 PET－CT 检查

发射型计算机断层（emission computed tomography，ECT）是核医学显像技术的重要组成部分，又称单光子发射型计算机断层（single photon emission computed tomography，SPECT），属于功能成像，可以反映肿瘤细胞的某些代谢特点，因而与通过组织的密度或信号获得解剖学信息进行诊断的 CT、MRI 等影像技术比较，SPECT 具有独特的优势，但空间分辨率较低。PET－CT 是将正电子发射断层扫描（positron emission tomography，PET）和电子计算机断层扫描（computed tomography，CT）两种影像技术有机地结合在一起的一种新型影像设备，既能进行功能成像，又有较好的对比度与分辨率，因而更有助于恶性肿瘤的精确诊断，已经广泛应用于恶性肿瘤的定位、定性诊断、疗效评价、判断预后等各个方面。

（高艳伟）

第九节　肿瘤血清标志物

一、肿瘤标志物的概念

肿瘤标志物（tumor marker）是在肿瘤发生、发展过程中，肿瘤细胞合成、释放或是宿主对肿瘤反应性释放的，反映肿瘤存在和生长的一类物质。肿瘤患者血液或体液中肿瘤标志物的检测，对肿瘤的辅助诊断、鉴别诊断、疗效观察、病情监测以及预后的评价具有一定的价值。

理想的肿瘤标志物应具有以下特性：

（1）灵敏度高，使肿瘤能早期发现，早期诊断。

（2）特异性好，能对良、恶性肿瘤进行鉴别。

（3）能对肿瘤进行定位，即具有器官特异性。

（4）与病情严重程度、肿瘤大小或分期有关，即肿瘤越大或越晚期，肿瘤标志物浓度越高。

（5）监测肿瘤治疗效果，即肿瘤标志物浓度增高或降低与治疗效果密切相关。

（6）监测肿瘤的复发，肿瘤治疗后浓度降低，肿瘤复发时明显升高。

（7）预测肿瘤的预后，即肿瘤标志物浓度越高，预后越差，反之亦然。

近10年来，伴随着免疫学相关技术的迅速发展，肿瘤标志物得到广泛应用。在这里重点介绍常用的肿瘤血清标志物。

二、常见的几类肿瘤血清标志物

肿瘤标志物根据其性质可分为蛋白质类、糖类、酶类、激素类、病毒类等。

（一）蛋白质类

1. 胚胎蛋白（alpha-fetoprotein，AFP）　AFP 是胚胎发育早期由 590 个氨基酸组成，分子质量为 69kDa 的糖蛋白。这种蛋白在胎儿发育到 6 周时开始出现，新生儿 AFP 在 1 周后消失。成人血清中的 AFP 含量极微，患恶性肿瘤的成人、妊娠 2~3 个月或患有肝硬化、肝坏死患者的血清中 AFP 水平可升高。AFP 是原发性肝细胞肝癌的最灵敏、最特异的肿瘤标志物，可用于原发性肝癌的诊断和鉴别诊断。目前多认为 AFP >300ng/mL 且持续 4~8 周者不排除肝癌，低浓度（50~200ng/mL）持续 >2 个月阳性的患者，应视为肝癌高危者。结合临床，如 AFP >400ng/mL 即可确诊为原发性肝癌。睾丸、卵巢、腹膜后恶性畸胎瘤、消化道肿瘤如胃癌伴肝转移，AFP 亦有升高。AFP 还可用于鉴别绒毛膜癌与妊娠。值得注意的是，统计表明，AFP 对原发性肝癌的敏感性也只有 70%~75%，因此，对于 AFP 阴性、临床怀疑为原发性肝癌的患者，应结合其他检查或用多指标联合检测以避免漏诊。

2. 癌胚抗原（carcino embryonic antigen，CEA）　CEA 是一组主要存在于结、直肠癌组织和胚胎黏膜细胞上的酸性糖蛋白，分子质量 180~200kDa，易被癌细胞分泌或脱落至血液或其他体液中。CEA 从发现至今已有 30 余年历史，目前较为公认的认识有：①CEA 是一种广泛使用的肿瘤相关抗原，是各脏器恶性肿瘤的广谱肿瘤标志物；②CEA 不是结肠癌及胃肠道肿瘤的特异性抗原，不适用于这方面的肿瘤筛查，但可作为肿瘤患者手术前后的监测指标；③CEA 虽无助于肿瘤的早期发现，但对鉴别良、恶性肿瘤有价值，可有助于肿瘤术后观察、判断根治性手术的成败及肿瘤复发的早期发现等；胆汁中 CEA 浓度可用于结、直肠癌肝转移的预测。

3. 前列腺特异性抗原（prostate specificantigen，PSA）　正常人血清中 PSA 含量很低，升高仅见于前列腺癌、前列腺良性增生及相邻泌尿生殖系统炎症，对前列腺癌的检出率大大高于直肠指检。应注意的是 PSA 不能作为良、恶性前列腺病变的诊断标记；少数前列腺癌 PSA 阴性，可与前列腺酸性磷酸酶（PAP）同时检测，提高诊断准确率。

4. 细胞角蛋白 19 片段（CYFRA21-1）　CYFRA21-1 在非小细胞肺癌患者血清中明显升高，阳性率可达 60%~75%，对小细胞肺癌的检出率为 21%，特异性高于 CEA 和 SCC。该项目也可用来筛查膀胱癌、鉴别乳腺癌和乳腺良性疾病。

5. β$_2$ – 微球蛋白（β$_2$ – microglobulin，β$_2$ – M）　β$_2$ – M 是一种组织相关性抗原的轻链，在急性、慢性单核细胞性白血病和慢性淋巴细胞性白血病明显升高，在多发性骨髓瘤、脑瘤、霍奇金淋巴瘤和其他多种肿瘤中也有一定程度的升高。血清 β$_2$ – M 还有助于鉴别良、恶性口腔肿瘤。

（二）糖类抗原

1. CA199　CA199（carbohydrate antigen 199）是由结肠癌细胞株免疫小鼠所获得单克隆抗体识别的抗原。血清中 CA199 的升高可见于多种肿瘤，但升高幅度和概率最大的是胰腺癌。胰腺癌手术后 CA199 迅速降低，若重新上升往往是肿瘤复发的先兆。此外，CA199 对胆管癌、结肠癌、胃癌等也有较高的灵敏度，特别是对 AFP 阴性的好癌患者，CA199 有相当的阳性检出率。

2. CA50　表达无器官特异性，许多肿瘤患者的血清水平均可升高，特别是胃肠道肿瘤患者。与 CA199 不同，非胃肠道肿瘤也可出现 CA50 水平升高。临床上，CA50 的诊断应用价值不大，但对于胰腺癌患者的随访有一定作用。肝胆系统良性病变，特别是黄疸患者可有血清 CA50 水平的升高。

3. CA125　是卵巢癌最敏感的指标，对卵巢上皮腺癌有重要的诊断价值。血清 CA125 水平升高检测出的肿瘤复发比临床发现早 1~14 个月。尤其是卵巢癌发生远处转移时血清 CA125 更明显升高。肺癌、乳腺癌、其他妇科肿瘤及一些炎症患者中血清 CA125 水平也可升高。用于乳腺癌的预后判断和疗效观察。

4. CA724 和 CA242　CA724 也是肿瘤相关糖蛋白抗原，称为 TAG – 72；CA724 在胃肠、结肠、乳腺、卵巢肿瘤中均有增高。CA242 是从人结直肠癌细胞系 CoLo205 单克隆抗体发现的，也是一种唾液酸化的鞘糖脂抗原，它是胰腺癌和结直肠癌的肿瘤标志。

（三）酶类

1. 神经元特异性烯醇化酶（neuron speafic enolase，NSE）　是神经元和神经内分泌细胞持有的酶，在小细胞肺癌和神经母细胞瘤中有异常过量的表达。对于小细胞肺癌诊断灵敏度达 80%，特异性达 80%~90%；诊断神经母细胞瘤灵敏度达 90%。同时也可作为精原细胞瘤的肿瘤标志物。

2. 前列腺酸性磷酸酶（prostate acid phosphatase，PAP）　为酸性磷酸酶的一种同工酶，是前列腺分泌的正常成分。血清 PAP 列高多见于原发性和转移性前列腺癌，也可见于部分膀胱癌和有些部位的类癌。因此最好与 PSA 同时应用以提高诊断准确率。

3. 岩藻糖苷酶（α–L–fucosidase，AFU）　AFU 是原发性肝癌的一种标志物，在原发性肝癌患者血清 AFU 活性明显升高，但与 AFP 之间无一定相关性。在 AFP 检测结果正常的原发性肝癌患者 AFU 阳性率为 90%，两者联合检测诊断率可达 93.4%。原发性肝癌患者血清 AFU 活性与肿瘤是否转移分化程度有关，肿瘤切除后 AFU 下降，复发时重新升高。

4. 碱性磷酸酶（alkaline phosphatase，ALP）及其同工酶　血清 ALP 总活力测定对肝及骨骼系统疾病的诊断具有一定价值。当恶性肿瘤累及骨或肝时 ALP 常明显升高达正常的 4~10 倍。>90% 的活动性精原细胞瘤患者胎盘型 ALP 升高，并随病情或治疗的好转而同步降低。

5. 乳酸脱氢酶（lactate dehydrogenase，LDH）及其同工酶　恶性肿瘤患者血清 LDH 活力常明显上升，恶性淋巴瘤患者 LDH 明显升高者往往提示预后较差。此外，恶性肿瘤累及中枢神经系统常可测出脑脊液 LDH 活力升高。转移至胸、腹膜者，胸水和腹水 LDH 的活力也有不同程度的升高。

6. M$_2$ 型丙酮酸激酶（tumor M$_2$ pyruvate kinase，TU M$_2$ – PK）　丙酮酸激酶（PK）是糖酵解途径的一个关键酶有 4 种同工酶，分别为 L 型、R 型、M$_1$ 型和 M$_2$ 型。在正常细胞中，M$_2$ – PK 主要以三聚体形式存在，而在肿瘤细胞中，M$_2$ – PK 大量表达并转变为主要以二聚体形式存在，这有利于肿瘤细胞进行有氧酵解。几乎所有的不同组织来源的肿瘤均伴有 M$_2$ – PK 的过度表达。尽管不同组织来源的肿瘤或同种肿瘤的不同阶段，其血清中 M$_2$ – PK 的平均水平有一定差别，但作为一个广谱的肿瘤标志物，M$_2$ – PK 是有一定应用价值的。

7. 基质金属蛋白酶 2（matrix metalloproteinase2，MMP$_2$）　基质金属蛋白酶中的 MMP$_2$ 和 MMP$_2$ 是

降解Ⅳ型胶原最主要的酶，在肿瘤的血管生成、肿瘤细胞的侵袭和转移灶的形成过程中起重要作用。血清 MMP_2 和 MMP_9 水平在多种肿瘤均有增高并与预后有关。

（四）激素类

1. 绒毛膜促性腺激素（human chorionic gonadotrophin，HCG） HCG 是由胎盘滋养层细胞所分泌的糖蛋白类激素，是睾丸肿瘤和胎盘肿瘤即绒毛膜上癌或葡萄胎最基本的标志物。在乳腺癌、卵巢癌、子宫颈癌、子宫内膜癌、肝癌、肺癌、血病及淋巴瘤患者常有 HCG 升高。

2. 降钙素（calcitoin，CT） 是由甲状腺滤泡旁 C 细胞合成和释放。甲状腺髓样癌患者的 CT 升高，由于其半衰期短，可作为观察临床疗效的标志物。肺癌、乳腺癌、胃肠道肿瘤及嗜铬细胞瘤患者可因高血钙或异位分泌而使血清 CT 增加。

3. 儿茶酚胺类 儿茶酚胺的代谢产物香草扁桃酸（VMA）可作为嗜铬细胞瘤的首选诊断标志物，且约有 70% 的神经母细胞瘤患者 VMA 增高。在神经母细胞瘤、儿童交感神经肿瘤时高香草酸（HVA）常作为诊断和随访的一种主要标志物。

（五）病毒类

1. 单纯疱疹 2 型病毒（HSV – 2） 生殖道单纯疱疹病毒感染的女性比正常女性发生宫颈癌的危险度高 6 倍，宫颈癌患者血清中对 HSV – 2 的各种特异性抗体都显著高于正常人；从宫颈癌的脱落细胞中可检出 HSV – 2 抗原。

2. EB 病毒 EB 病毒与鼻咽癌关系密切。与 EB 病毒相关的抗原有衣壳抗原（VCA）、膜抗原（MA）、早期抗原（EA）、核抗原（EBNA）等。虽然 >40 岁的成人几乎都曾有 EB 病毒感染，但感染后宿主多产生 IgG 类 EA 的抗体，无 IgA 类抗体。VCA – IgA 抗体对鼻咽癌的诊断特异性最高，对鉴定头颈部原因不明的淋巴结肿块等有积极意义。EA – IgA 抗体对鼻咽癌具有诊断价值。此外，EB 病毒与伯基特淋巴瘤也有密切的关系。

3. 肝炎病毒 慢性乙肝病毒感染和丙肝病毒感染和肝癌有着密切的关系。我国乙肝病毒感染是发生肝癌的主要因素，肝癌患者中检出乙肝病毒标志物的可达 70% ~90%。

三、肿瘤标志物的用途

（一）早期诊断

用免疫学或生物化学方法在血清中检出一个显著增高的肿瘤标志物将有助于该肿瘤的诊断，有助于高危人群的甄别和群体随访监测的实施。用于普查的肿瘤标志物种类不多，CEA、AFP、CA125、PSA 等较为实用；对于无症状或有症状的肿瘤则相应地选择一些器官特异性标志物。

（二）疗效判断和随访

肿瘤标志物是肿瘤细胞本身或宿主针对肿瘤细胞产生的物质。当外科手术将肿瘤根治性切除后，这些标志物也随之减少并逐渐消失，在排除了这些标志物半衰期的影响之外，其含量无变化或再度升高应考虑到残存病灶或术后复发。同时，一些公认的肿瘤标志在血清中的含量往往和肿瘤组织的生长、消退或转移有直接的定量关系。因此，对于已确诊的患者，动态测定肿瘤标志物水平的变化，可作为一方便经济的预后或疗效观察指标。由于 22% ~35% 的病例肿瘤标志物的升高出现在临床或影像学检查出复发之前，因此对于肿瘤患者在随访中定期复查相关肿瘤标志物具有一定意义。

四、肿瘤标志物的联合应用

一种肿瘤可分泌多种肿瘤标志物，而不同的肿瘤或同种肿瘤的不同组织类型可以有相同的肿瘤标志物，在不同的肿瘤患者体内，肿瘤标志物的质和量变化也较大。因此，单独检测一种肿瘤标志物，可能会因为测定方法的灵敏度不够而出现假阴性，联合检测多种肿瘤标志物有利于提高检出的阳性率。为此，选择一些特异性较高，可以互补的肿瘤标志物联合测定，对提高肿瘤的检出率有很大的价值（表 2 – 7）。

表2-7 常用肿瘤标志物联合检测的临床应用

肿瘤	主要标志物	补充标志物
肺癌	CEA, NSE, CA125, CYFRA21-1	TPA, SCC, ACTH, 降钙素, TSA
肝癌	AFP	AFU, γGT, CEA, ALP
乳腺癌	CA15-3, CEA	CA549, hCG, 降钙素, 铁蛋白
胃癌	CA72-4, CEA	CA19-9, CA242
前列腺癌	PSA, f-PSA	PAP
结直肠癌	CEA, CA242	CA19-9, CA50. CA724
胰腺癌	CA19-9	CA50, CEA, CA125
卵巢癌	CA125	CEA, hCG, CA19-9
睾丸肿瘤	AFP, hCG	
宫颈癌	SCC	CA125, CEA, TPA
膀胱癌	/	TPA, CEA
骨髓瘤	本-周氏蛋白 β_2-M	

（高艳伟）

第三章

头颈部肿瘤

第一节 颅内肿瘤

颅内肿瘤（intracranial tumors）是神经外科最常见的疾病之一，分原发性和继发性两大类。颅内肿瘤发病率为（7~10）／（10万·年），其中半数为恶性肿瘤，约占全身恶性肿瘤的1.5%。

颅内肿瘤的发生率以神经上皮组织起源的肿瘤（脑胶质瘤）占首位，脑膜瘤居第二位，然后依次为垂体腺瘤、先天性肿瘤、神经鞘膜肿瘤、继发性肿瘤及血管成分起源的肿瘤。在神经上皮组织起源的肿瘤中以星形细胞瘤为最多，其次为胶质母细胞瘤、室管膜瘤、髓母细胞瘤和少突胶质细胞瘤。在先天性肿瘤以颅咽管瘤最多见，其次为表皮样囊肿、皮样囊肿、畸胎瘤和脊索瘤；而在继发性肿瘤中则以肺癌脑转移最多见。

颅内肿瘤可发生于任何年龄，但以20~50岁常见。少年、儿童以后颅窝及中线肿瘤较多见，主要为髓母细胞瘤、颅咽管瘤及室管膜瘤。成人以大脑半球胶质瘤最为多见，如星形细胞瘤、胶质母细胞瘤；其次为脑膜瘤、垂体腺瘤及听神经瘤等。老年人以胶质母细胞瘤和转移癌为多。颅内原发性肿瘤发生率在性别上差异并不明显。

颅内肿瘤的病因尚无定论，可能与遗传因素、环境因素和胚胎残留有关。

一、诊断要点

（一）病史

依病变部位及性质而表现各异，位于脑脊液通道附近的肿瘤，因继发脑积水而病史较短。

（二）症状和体征

1. 颅内压增高　症状的发展通常呈进行性加重，少数有中间缓解期。典型表现为头痛、呕吐和视盘水肿。

2. 局灶症状和体征　具体如下。

（1）大脑半球肿瘤：位于功能区或其附近，可早期表现有神经系统定位体征：①精神症状。②癫痫发作。③椎体束损伤症状，力弱，偏瘫，病理征阳性。④感觉异常。⑤失语和视野改变。

（2）三脑室后部肿瘤：①颅内压增高症状和体征。②四叠体症状：a. 双眼上视障碍；b. 瞳孔对光反射及调节障碍；c. 小脑体征，步态不稳，眼球水平性震颤。

（3）后颅窝肿瘤：①小脑半球症状，患侧肢体共济失调。②小脑蚓部症状，躯干性共济失调。③脑干性症状，交叉性麻痹。

（4）小脑脑桥角症状：病变同侧中后颅神经症状，耳鸣、耳聋、眩晕、面部麻木、面肌抽搐、面肌麻痹、声音嘶哑、进食呛咳等。

（三）辅助检查

1. 神经影像　具体如下。

（1）头颅 X 线平片：可表现颅内生理钙化移位，局限性骨质改变，肿瘤钙化，鞍区或内听道骨质改变等。

（2）头颅 CT 和 MRI：根据肿瘤组织形成的异常密度和信号区，以及肿瘤对脑室和脑池系统的压迫和移位来判断。

（3）血管造影（DSA）：表现为正常血管移位和曲度改变、病变的新生血管形成。

2. 脑电图　可有慢波、棘波等表现。

（四）活检

采用立体定向活体组织病理检查可获确诊。

（五）颅内肿瘤通常应与以下几种疾病进行鉴别

1. 脑脓肿　常有原发性感染灶，如耳源性、鼻源性或外伤性。血源性初期可有急性炎症的全身症状，可有脑膜刺激征，但脓肿成熟期后，上述症状和体征可能消失。部分病例可始终无明显颅内感染症状，只表现为慢性颅内压增高。脑脓肿病程一般较短，患者精神迟钝较严重。脑血管造影显示为无血管的占位病变，CT 扫描典型表现为圆形或卵圆形密度减低阴影，增强 CT 扫描呈现壁薄而光滑的环形密度增高阴影；此外，脓肿周围的低密度水肿带较明显。

2. 脑结核瘤　很难与脑肿瘤鉴别，结核感染史或身体其他部位发现结核病灶有助诊断。结核瘤发病年龄较低，30 岁以下者占 80% 以上，单发者居多，呈圆形或卵圆形，中心常有干酪坏死，故 CT 扫描为高密度病变而中心为低密度区。

3. 慢性硬膜下血肿　青年到老年均可发生，通常外伤较轻微，伤后数周或数月之后出现症状，表现为亚急性或慢性颅内压增高并逐渐加重，少数可有局灶体征，晚期可出现脑疝。CT 扫描和 MRI 可确诊。

4. 脑寄生虫病　有疫水接触史或流行区生活史，临床表现与颅内肿瘤相似，免疫学检验常能帮助诊断。

5. 良性颅内压增高　又称作"假性脑瘤"，系指患者仅有颅内压增高症状和体征，但无占位性病变存在。病因可能为蛛网膜炎、耳源性脑积水、静脉窦血栓等，但常查不清病因。临床表现除慢性颅内压增高外，一般无局灶性体征。必须通过辅助检查排除颅内占位病变之后才能做出诊断。

6. 高血压脑出血　有高血压病史，起病前无神经系统症状，发病常有明显诱因，发病多为急性或亚急性起病，有剧烈头痛，可伴呕吐，并有一侧瘫痪、失语等，严重时迅速进入昏迷，一侧瞳孔散大。出血部位多见于丘脑 - 基底节区，头颅 CT 可见高密度的脑实质内血肿影。

7. 脑血栓形成　多发生在动脉硬化的基础上，可能伴有高血压病，发病多在休息或血压偏低之时。患者常无明显意识障碍，腰穿脑脊液压力不高，化验基本正常。通常 1 周后症状可逐渐缓解。

8. 脑栓塞　为栓子脱落突然阻塞脑血管所致，故发病急，表现为突然偏瘫，继之头痛、呕吐，严重时出现意识障碍。由于脱落栓子多来自于风湿性心脏病，尤其在发生心房纤颤时，因此鉴别诊断不难。

二、颅内肿瘤的病理学分类和临床分期

中枢神经系统肿瘤最早的分类系统是 Bailey 和 Cushing 根据 Cohnheim（1877）关于胚胎残留细胞形成肿瘤的假说，提出了神经外科初期胶质瘤类比较系统的完整分类。以后 Hortega（1932—1935）根据 Bailey 等人学说，又提出了自己的分类方法。1949 年 Kernohan 等根据肿瘤细胞的分化程度，以间变学说为基础，提出了胶质瘤的 Ⅰ～Ⅳ 级分类法，在国际上有一定的影响。以后 Ressell 和 Robinsteine（1959—1977）根据上述两种分类法，提出了神经外胚层源肿瘤分类法。国际抗癌协会于 1965 年曾提出全部神经系统肿瘤分类，但未被人们所采用。由于颅内肿瘤的病理学分类相当复杂，上述各种方法因有较大的局限性和缺点，1977 年世界卫生组织（WHO）委托有关专家经过 15 年的工作，提出了新的中枢神经系统肿瘤分类，经数次修订，现已公布 2007 年世界卫生组织（WHO）修订的中枢神经系统肿瘤分类及分级方法。该分类方法特点为细致全面、安排合理、符合实际见表 3 - 1。目前，该分类及分级方法被公认为最具有权威性的分类及分级方法。

表 3 - 1　WHO 中枢神经系统肿瘤的分级（2007 年）

肿瘤分类	ICD - O	WHO 分级
I 神经上皮组织肿瘤		
1. 星形细胞肿瘤		
毛细胞型星形细胞瘤	9421/1	I
毛细胞黏液型星形细胞瘤	9425/3	II
室管膜下巨细胞型星形细胞瘤	9384/1	I
多型性黄色瘤型星形细胞瘤	9424/3	II
弥漫性星形细胞瘤	9400/3	II
纤维型	9420/3	II
肥胖细胞型	9411/3	II
原浆型	9410/3	II
间变性星形细胞瘤	9401/3	III
胶质母细胞瘤	9440/3	IV
巨细胞型胶质母细胞瘤	9441/3	IV
胶质肉瘤	9442/3	IV
大脑胶质瘤病	9381/3	
2. 少突胶质细胞肿瘤		
少突胶质细胞瘤	9450/3	II
间变性少突胶质细胞瘤	9451/3	III
3. 少突星形细胞肿瘤		
少突 - 星形细胞瘤	9382/3	II
间变性少突 - 星形细胞瘤	9382/3	III
4. 室管膜肿瘤		
室管膜下室管膜瘤	9383/1	I
黏液乳头状室管膜瘤	9394/1	I
室管膜瘤	9391/3	II
细胞型	9391/3	II
乳头状型	9393/3	II
透明细胞型	9391/3	II
伸长细胞型	9391/3	II
间变性室管膜瘤	9392/3	III
5. 脉络丛肿瘤		
脉络丛乳头状瘤	9390/0	I
非典型性脉络丛乳头状瘤	9390/1	II
脉络丛癌	9390/3	III
6. 其他神经上皮肿瘤		
星形母细胞瘤	9430/3	
第三脑室脊索瘤样胶质瘤	9444/1	II

肿瘤分类	ICD - O	WHO 分级
血管中心型胶质瘤	9431/1	
7. 神经元及混合性神经元 - 胶质肿瘤		
小脑发育不良性神经节细胞瘤	9493/0	I
促纤维增生性婴儿星形细胞瘤/神经节细胞胶质瘤	9412/1	I
胚胎发育不良性神经上皮肿瘤	9413/0	I
神经节细胞瘤	9492/0	I
神经节细胞胶质瘤	9505/1	I
间变性神经节细胞胶质瘤	9505/3	III
中枢神经细胞瘤	9506/1	II
脑室外神经细胞瘤	9506/1	II
小脑脂肪神经细胞瘤	9506/1	II
乳头状型胶质神经元肿瘤	9509/1	I
第四脑室菊形团形成型胶质神经元肿瘤	9509/1	I
副神经节瘤	8680/1	I
8. 松果体区肿瘤		
松果体细胞瘤	9361/1	I
中等分化的松果体实质肿瘤	9362/3	II ~ III
松果体母细胞瘤	9362/3	IV
松果体区乳头状肿瘤	9395/3	II ~ III
9. 胚胎性肿瘤		
髓母细胞瘤	9470/3	IV
促纤维增生/结节型髓母细胞瘤	9471/3	IV
髓母细胞瘤伴广泛结节	9471/3	IV
间变性髓母细胞瘤	9474/3	IV
大细胞型髓母细胞瘤	9474/3	IV
中枢神经系统原始神经外胚层肿瘤	9473/3	IV
中枢神经系统神经母细胞瘤	9500/3	IV
中枢神经系统神经节细胞神经母细胞瘤	9490/3	IV
髓上皮瘤	9501/3	IV
室管膜母细胞瘤	9392/3	IV
非典型性畸胎样/横纹肌样肿瘤	9508/3	IV
II 颅神经和脊旁神经肿瘤		
1. 许旺细胞瘤（神经鞘瘤）	9560/0	I
细胞型	9560/0	I
丛状型	9560/0	I
黑色素型	9560/0	I
2. 神经纤维瘤	9540/0	I
丛状型	9550/0	I
3. 神经束膜瘤		
神经束膜瘤，不另行说明	9571/0	I
恶性神经束膜瘤	9571/3	II ~ III

肿瘤分类	ICD－O	WHO 分级
4. 恶性外周神经鞘膜肿瘤		
上皮样型	9540/3	Ⅱ～Ⅳ
伴有叶间分化	9540/3	Ⅱ～Ⅳ
黑色素型	9540/3	Ⅱ～Ⅳ
伴腺状分化	9540/3	Ⅱ～Ⅳ
Ⅲ 脑膜肿瘤		
1. 脑膜皮细胞肿瘤		
脑膜瘤	9530/0	
脑膜皮型	9531/0	Ⅰ
纤维型（纤维母细胞型）	9532/0	Ⅰ
过渡型（混合型）	9537/0	Ⅰ
砂粒体型	9533/0	Ⅰ
血管瘤型	9534/0	Ⅰ
微囊型	9530/0	Ⅰ
分泌型	9530/0	Ⅰ
富淋巴细胞浆细胞型	9530/0	Ⅰ
化生型	9530/0	Ⅰ
透明细胞型	9538/1	Ⅱ
脊索瘤样型	9538/1	Ⅱ
非典型性	9539/1	Ⅱ
乳头状瘤型	9538/3	Ⅲ
横纹肌样型	9538/3	Ⅲ
间变性（恶性）	9530/3	Ⅲ
2. 间叶肿瘤		
脂肪瘤	8850/0	Ⅰ
血管脂肪瘤	8861/0	Ⅰ
冬眠瘤	8880/0	Ⅰ
脂肪肉瘤	8850/3	Ⅳ
单发纤维性肿瘤	8815/0	Ⅰ
纤维肉瘤	8810/3	Ⅳ
恶性纤维组织细胞瘤	8830/3	Ⅳ
平滑肌瘤	8890/0	Ⅰ
平滑肌肉瘤	8890/3	Ⅳ
横纹肌瘤	8900/0	Ⅰ
横纹肌肉瘤	8900/3	Ⅳ
软骨瘤	9220/0	Ⅰ
软骨肉瘤	9220/3	Ⅳ
骨瘤	9180/0	Ⅰ
骨肉瘤	9180/3	Ⅳ
骨软骨瘤	9210/0	Ⅰ
血管瘤	9120/0	Ⅰ

肿瘤分类	ICD－O	WHO 分级
上皮样血管内皮瘤	9133/1	Ⅱ
血管外皮瘤	9150/1	Ⅱ
间变性血管外皮瘤	9150/3	Ⅲ
血管肉瘤	9120/3	Ⅳ
卡波西（Kaposi）肉瘤	9140/3	Ⅳ
尤文肉瘤－原始神经外胚层肿瘤	9364/3	
3. 原发性黑色素细胞性病变		
弥漫性黑色素细胞增生症	8728/0	
黑色素细胞瘤	8728/1	
恶性黑色素瘤	8720/3	
脑膜黑色素瘤病	8728/3	
4. 其他脑膜相关性肿瘤		
血管母细胞瘤	9161/1	Ⅰ
Ⅳ淋巴和造血组织肿瘤		
1. 恶性淋巴瘤	9590/3	
2. 浆细胞瘤	9731/3	
3. 颗粒细胞肉瘤	9930/3	
Ⅴ生殖细胞肿瘤		
1. 生殖细胞瘤	9064/3	
2. 胚胎性癌	9070/3	
3. 卵黄囊瘤	9071/3	
4. 绒毛膜癌	9100/3	
5. 畸胎瘤	9080/1	
成熟型	9080/0	
未成熟型	9080/3	
伴有恶性转化	9084/3	
6. 混合性生殖细胞肿瘤	9085/3	
Ⅵ蝶鞍区肿瘤		
颅咽管瘤	9350/1	Ⅰ
造釉细胞瘤型	9350/1	Ⅰ
乳头状型	9352/1	Ⅰ
颗粒细胞瘤	9582/0	Ⅰ
垂体细胞瘤	9432/1	Ⅰ
垂体前叶梭形细胞嗜酸细胞瘤	8291/0	Ⅰ
Ⅶ转移性肿瘤		

三、治疗思路、程序与方法选择

颅内肿瘤的治疗依据患者的年龄和全身情况、患者对治疗的期望、肿瘤的性质、解剖部位的不同而各不相同。总的治疗原则是：根据个体化的治疗原则，采取以微创神经外科手术为主的综合治疗，良性肿瘤尽可能全切，恶性肿瘤切除获得充分的脑减压，并发脑积水时，可行分流术缓解颅内高压。颅内肿瘤的常规治疗流程见图 3－1。

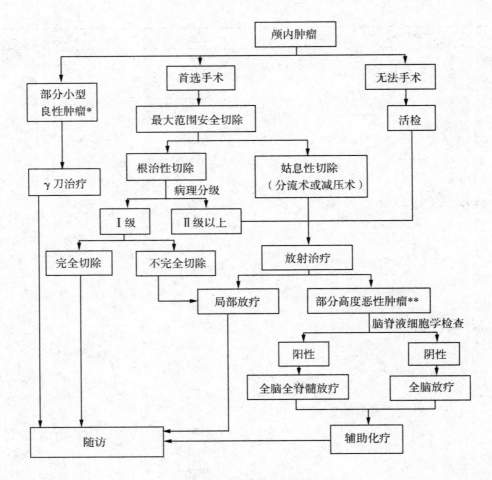

图 3-1 颅内肿瘤的常规治疗流程

* : 部分小型良性肿瘤包括垂体微腺瘤, 直径小于 3cm 的听神经瘤和脑膜瘤

* * : 部分高度恶性肿瘤包括髓母细胞瘤、松果体母细胞瘤、室管膜瘤、中枢性神经系统淋巴瘤、生殖细胞肿瘤、高度恶性的位于后颅窝的室管膜瘤、原始神经外胚层瘤

四、外科手术治疗

手术在当今仍然是颅内肿瘤最常用也是最有效的治疗方法, 对良性肿瘤尤其如此, 即便是恶性肿瘤也有不少能够通过手术治疗, 至少可以收到延长寿命的效果。

(一) 手术治疗的时机选择

对于颅内肿瘤手术时机的选择原则是:

(1) 一般状况允许的前提下, 尽早手术。

(2) 血供非常丰富的巨大脑膜瘤可先行部分供血动脉栓塞治疗后再行手术。

(3) 对有 γ 刀治疗适应证的肿瘤患者, 可先行 γ 刀治疗, 然后视疗效决定是否须进一步手术治疗。

(二) 手术的适应证

一经确诊为颅内肿瘤, 除非有手术禁忌证, 如果患者及家属要求手术, 原则上均应首先采取手术治疗。

(三) 手术的禁忌证

(1) 患者全身情况不能耐受手术。

(2) 患者及家属放弃手术治疗。

（3）肿瘤位于重要神经功能的解剖部位，手术可能严重影响生活质量。

（4）复发的恶性胶质瘤患者，再次手术亦难延长生命。

（四）主要术式

1. 肿瘤切除术　颅内肿瘤切除手术的原则是尽可能多地切除肿瘤，以缓解颅内压升高，并尽可能保护大脑功能区。有研究表明，肿瘤全切后生存期明显长于次全切除和部分切除的患者。手术操作中要严格执行微创神经外科理念，以免损伤重要功能的脑组织而造成术后永久性重要神经功能障碍。在手术中，将肿瘤及其周围组织进行快速冷冻病理切片检查，对手术全切肿瘤有指导意义，可在手术中常规应用。

根据肿瘤被切除的程度大致可分为：肿瘤全切（显微镜下全切）、肿瘤次全切（大于肿瘤的95%）、部分切除（大于肿瘤的50%）和肿瘤活检。

2. 内、外减压术　目前，以减压为主的胶质瘤手术已逐渐减少甚至被逐渐淘汰，现仅限于手术前已有脑疝、肿瘤切除后脑压仍高的患者。

3. 脑脊液分流术　此手术仅适应于术前有梗阻性脑积水且预计脑肿瘤切除术后梗阻仍难以解除者。

五、放射治疗

放射治疗是治疗颅内肿瘤的重要方法之一，适用于各种胶质瘤、垂体瘤、室管膜瘤、松果体瘤、脑膜瘤、髓母细胞瘤、颅咽管瘤、脊索瘤、胚胎细胞瘤及脑转移瘤等。近十几年来，由于电子计算机技术的迅速发展，使影像诊断学和放射治疗设备及技术得到很大改进，出现了立体定向放疗、三维适形放疗、调强适形放疗和组织间插植放疗等多项新技术。这些技术在理论上可以提高肿瘤靶区剂量，且不增加周围正常组织受量，以达到提高肿瘤局部控制率，改善患者生活质量的目的。

（一）放射治疗适应证

（1）手术切除不彻底的恶性肿瘤，包括肿瘤肉眼全切除或部分切除术。

（2）肿瘤位置深在或肿瘤侵犯重要功能区而不能手术切除者。

（3）不适合手术切除而对放疗敏感的肿瘤，如生殖细胞瘤、室管膜瘤、髓母细胞瘤、原发性恶性淋巴瘤、垂体腺瘤、转移瘤等。

（4）恶性肿瘤术后复发者。

（二）放射治疗技术

1. 体位及固定方法　一般采用仰卧在头部托架上，热塑面罩固定。若为后颅窝肿瘤或全中枢神经系统照射，则可采取俯卧位。

2. CT 模拟定位　扫描范围应从第 2 颈椎下缘向上一直扫描至颅顶，扫描层距一般为 3mm，需注射造影剂作增强扫描。将图像进行重建，获得肿瘤及正常解剖结构的三维图像。

3. 确定靶区　低级别胶质细胞瘤、少突胶质细胞瘤以及垂体腺瘤，其 CTV 一般在肿瘤边界外扩 1 ~ 2cm；高级别的胶质细胞瘤的 CTV 应包括 GTV 边界外扩 2 ~ 3cm。计划靶区（PTV），即考虑系统误差，一般为 CTV 外扩 5mm。DT 50Gy 后将 CTV 缩小为 GTV +1cm。脑干、视交叉限量低于 54Gy，垂体限量低于 50Gy。

原发性淋巴瘤、生殖细胞瘤（局限型）、颅内转移瘤，其 CTV 为全脑；髓母细胞瘤、松果体母细胞瘤（播散型）、生殖细胞瘤（播散型）、间变性室管膜瘤以及白血病，其 CTV 为全脑全脊髓。

4. 常用照射野　具体如下。

（1）全脑照射：一般适用于分化差的胶质瘤、脑转移瘤、恶性程度较高的生殖细胞瘤及髓母细胞瘤等。全脑放疗剂量一般在 35 ~ 40Gy/3 ~ 4 周，然后进行 CT 或 MRI 检查，使用立体定向方法局部追加剂量至 50 ~ 60Gy。

全脑照射野界：上、前、后界沿颅骨外放 1cm，下界沿筛板下 0.5cm，同侧骨性外眦后 1.5cm 至中、后颅窝底下 0.5cm。

（2）全中枢神经系统照射：即包括全脑至第二骶椎的照射。治疗体位为俯卧位，全脑采用 SAD 照射技术。下界达颈 4 颈 5 椎体。铅挡颅底线以下部位及椎体前 1/2。脊髓上、下部野采用 SSD 照射技术。野间间距 1cm，每照射 10Gy，将野界向上移动 1cm。全脊髓照射剂量在 30~40Gy/3~4 周。

（3）两野或多野照射：两野对穿或两野、三野、四野交叉照射，注意配合使用楔形板以调节各野权重，使肿瘤剂量分布更均匀、更合理。

（4）立体定向放疗：立体定向放疗技术由计算机系统控制，根据 CT、MRI、PET 等扫描图像进行三维重建，确定病灶区及正常组织器官范围，使射线从三维方向对病变实施"手术"式照射。包括立体定向手术（SRS）——单次大剂量放疗，小野、集束、大剂量，强调手术概念如 γ 刀；立体定向放射治疗（SRT）——分次大剂量放疗，高剂量、低分次、短时间，强调放疗概念，如 X 刀，常使用多弧非共面旋转聚焦技术，附加的三级准直器一般都为圆形，常要求病变直径≤3cm；三维适形放疗（3DCRT）——分次常规剂量不规则野放疗，其临床适应证主要针对头颈及体部形状复杂、体积较大（≥3cm）且相对固定的肿瘤；适形调强放疗（IMRT）即 3DCRT + 靶区内剂量均匀分布。适用于靶区形状不规则，而且沿患者纵轴方向扭曲时，如食管、气管、中枢神经系统、淋巴系统等部位的肿瘤；或者病变周围有很多重要器官，靶区成凹形，如前列腺癌、鼻咽癌等。

5. 照射剂量及生存率　见表 3-2。

表 3-2　颅内肿瘤常用治疗剂量及生存率

颅内肿瘤	照射剂量（常规分割）	生存率（SR）
星形细胞瘤 I、II 级	54~59.4Gy/30~33 次	SR_5 50%~79%，SR_{10} 30%~70%
星形细胞瘤 III、IV 级	60Gy，残留灶（GTV+5mm）10Gy	III SR_2 35%，IV SR_2 15%
少突胶质细胞瘤	60Gy/30~33 次	SR_5 48.5%，SR_{10} 36.2%
髓母细胞瘤	全脑 35~40Gy，全脊髓 30~35Gy，局部瘤床加量至 50~60Gy	SR_3 68.8%，SR_5 57.8%
室管膜瘤	全中枢 30~36Gy，局部加量至 50~54Gy	SR 60%~70%
脑膜瘤	54~60Gy/6.5~7 周	SR_5 良性 89%，恶性 49%
生殖细胞瘤	全中枢 25~30Gy 局部加量至 45~50Gy	SR_8 91%
颅咽管瘤	成人 55~60Gy/6~7 周，儿童 50~55Gy/6~6.5 周	
脑干肿瘤	54~60Gy，分次剂量 1.6~1.8Gy	弥漫浸润型 SR_2 10%
垂体腺瘤	45~50Gy，分次剂量 1.8~20Gy，直径大于 4cm，54Gy	SR_{10} 69%~76%

（三）放疗合并症

（1）恶心和呕吐：多发生在放射治疗过程中，由于颅内压增高所致。可用 20% 甘露醇或激素对症治疗。

（2）骨髓抑制：多发生在全脑和全中枢照射过程中。

（3）放射性皮炎及脱发：放射过程中可出现轻度放射性皮炎，脱发多为暂时性，若提高放射剂量，可致永久性脱发。

（4）亚急性神经功能损伤：一般发生在治疗后 6~12 周，表现为头晕、肢体短暂性麻痹、低头时有腰部触电感等。用类固醇皮质激素治疗可使症状缓解。

（5）放射性坏死：为最严重的并发症。通常发生在放射后 6 个月，高峰期为 3 年。最好的治疗方法是手术切除坏死灶并予类固醇皮质激素治疗。

表 3-3　中枢神经系统的放射耐受剂量（$TD_{5/5}$）

器官	观察终点	剂量（Gy）
脑	坏死、梗死形成	60（1/3 脑）
		45（全脑）
视神经、视交叉	失明	50
视网膜	失明	45

续　表

器官	观察终点	剂量（Gy）
眼晶体	白内障	10
脑干	坏死、梗死形成	60（1/3 脑干）
		50（全脑干）
脊髓	脊髓炎、坏死	50（5~10cm 长）
		47（20cm 长）

（6）白内障、视力下降及视野改变：因眼晶体、视网膜、视神经和视交叉受照射所致。

（7）内分泌功能紊乱：因下丘脑垂体系统受照射所致。

（8）神经精神方面异常改变：表现为学习能力、瞬间记忆和解决问题的能力下降。

（四）联合治疗

1. 星形细胞瘤　加速超分割或结合放射增敏剂与常规放疗比较，对胶质母细胞膜瘤患者生存率和局部控制率的改善并无优势。辅助化疗对高级别星形细胞瘤儿童患者有效，但对成人患者无明显益处。

有报道，应用新型口服化学药物替莫唑胺联合放疗，可以明显延长胶质细胞瘤患者的生命。

2. 髓母细胞瘤　放疗后再行辅助化疗已证明对高危患者（即年龄 <2 岁，肿瘤部分或次全切除、累及脑干，T_3、T_4 期）有好处。常用化疗方案为 CCNU + VCR，CCNU + VCR + DDP 等。

3. 生殖细胞瘤　放疗前诱导化疗（DDP + VP16 或 IFO + DDP + VP16）3~5 个疗程，有助于减少放疗体积（代替脊髓预防性照射，减少局部照射野体积）和剂量。

六、化学药物治疗

在颅内恶性肿瘤的综合治疗中，化疗已成为重要的治疗手段，并取得一定的疗效，研究得出了辅助化疗可带来生存受益（1 年生存率 60%，中位生存期延长 2 个月）的结果，动物实验显示，经动脉用高渗性药物如甘露醇可开放血 - 脑屏障脊液（BBB）。

颅内恶性肿瘤的治疗，目前大家有所共识，以手术 + 化疗 + 放疗 + 化疗最为理想。且化疗剂量要足，疗程要够。化学治疗应采用联合用药，从不同作用途径杀死或抑制肿瘤细胞的生长，局部化疗能达到最大药物浓度，又能减少不良反应，疗效优于全身化疗。

抗肿瘤新药替莫唑胺（TMZ）是一种口服的第二代烷化剂，是 1999 年 8 月经 FDA 批准用于恶性胶质瘤的首选治疗药物，主要用于恶性程度较高或复发的胶质瘤，有效率约 35%，且不良反应轻微。而 PCV 方案对成人复发或进展的低级别胶质瘤的有效率为 65% 左右。

（一）单药化学药物治疗及注意事项

表 3-4　卡莫司汀单药方案

药物名称	剂量	给药方式	实施计划	有效率
卡莫司汀	80mg/m² 或 200mg/m²	加入 0.9% NS 500mL 静滴 30~45 分钟	第 1~3 天或第 1 天	33%

注：①每 8 周重复；②主要不良反应：骨髓抑制、胃肠道反应、皮肤毒素；③累剂量不超过 1 000mg/m²，防止肺及肾毒性发生。

表 3-5　替莫唑胺单药方案

药物名称	剂量	给药方式	实施计划	有效率
替莫唑胺	200mg/m²（对初治者）	口服	第 1~5 天	35%
	150mg/m²（对复治者）	口服		

注：①每 4 周重复；②主要不良反应：胃肠道反应，可能会出现骨髓抑制；③如中性粒细胞 $<1.0 \times 10^9$/L，或血小板 $<50 \times 10^9$/L 时，建议下一周期的剂量减少 50mg/m²，但不低于最低推荐剂量 100mg/m²。

（二）联合化学药物治疗方案及注意事项

表 3 - 6 PCV 联合方案

药物名称	剂量	给药方式	实施计划	有效率
洛莫司汀	$110mg/m^2$	口服	第 1 天	
甲基苄肼	$60mg/m^2$	口服	第 8 ~ 21 天	42%
长春新碱	$1 ~ 4mg/m^2$（最大 2mg）	加入 0.9% NS 40mL 静推	第 8 ~ 29 天	

注：①每 6 ~ 8 周重复；②主要不良反应：胃肠道反应、骨髓抑制、脱发及神经毒性；③长春新碱应慢推，避免外渗，如发生外渗，常用透明质酸酶或 NS1mL 局部皮下注射；也可局部热敷，不宜使用冷敷和皮质类固醇。

表 3 - 7 AVM 联合方案

药物名称	剂量	给药方式	实施计划	有效率
嘧啶亚硝尿（ACNU）	$90mg/cm^2$	加入 NS 40mL 静推	第 1 天	43%
替尼泊苷（VM26）	$60mg/（m^2 \cdot d）$	加入 NS 100mL 静推	第 1 ~ 3 天	

注：①每 6 ~ 8 周重复；②主要不良反应有迟发性骨髓抑制、胃肠道反应；③嘧啶亚硝尿禁止肌注或皮下注射，避免血管外渗漏，如渗出，可用 1% 的硫代硫酸钠 4mL 与 6mL 蒸馏水混合，局部注射及静滴，同时局部冰敷 6 ~ 12 小时。

（三）转移性脑肿瘤

由于多数脑转移肿瘤对化疗不甚敏感或之前已使用有效药物予以化疗，因此，化疗通常不作为转移性肿瘤的首选治疗，目前同步放、化疗的方案具有较好的安全性。

七、基因治疗

基因治疗是指采用分子生物学技术，向体内导入目的（治疗）基因对体内异常或缺陷的基因进行纠正、修复或补充，以达到治疗疾病的目的。

脑胶质瘤是颅内主要恶性肿瘤，外科手术、放疗和化疗以及其综合应用都很难将其根除，因而成为基因治疗的适应证。采用多项治疗策略从不同环节入手杀伤肿瘤或抑制其发展：①药物敏感基因治疗，亦称自杀基因治疗。以 $U_1RV/HSV - IK/GCV$ 系统为例，即用反转录病毒（RV）为载体将单纯疱疹病毒 – 胸腺嘧啶核苷凝酶基因（HSV – tR）转染到分裂的肿瘤细胞内，然后给以丙氧乌苷（ganciclovir, GCV）转染到细胞内的 HSV – tK，基因使 GCV 磷酸化，生成有细胞毒性的代谢产物，阻断肿瘤中 HSV – tK 阳性细胞的 DNA 合成而导致细胞死亡。毒性产物还可通过细胞间隙杀伤邻近的肿瘤细胞，发生所谓"旁观者效应"以扩大其杀伤范围。类似的治疗系统还有 $V_2 V - tK$、aram，系统和 EL – CD/5 – FL 系统等。②反义寡脱腺氧核苷酸（ODNs）或反义 mRNA 抑制癌基因表达，根据癌基因的特异碱基因序列合成互补的寡核苷酸或反义 mRNA，导入肿瘤细胞以封闭癌基因的翻译进程。③抑制肿瘤的血管生成（angiogenesis），抑制肿瘤的血管生成能有效地抑制肿瘤生长，导入血管生成抑制因子以抑制血管生长，如 angiostatin、AGN – 1470 等。④促进肿瘤细胞凋亡，用 AV 导入野生型 p53 可抑制肿瘤细胞生长并促其凋亡。⑤增强机体耐受化疗，引入多耐药基因（MDR – L）至骨髓造血干细胞，增强机体耐受化疗药物的能力。⑥抗肿瘤活性因子，将抗肿瘤活性因子如肿瘤坏死因子（TNF）或白介素 2（IL – 2）导入肿瘤浸润淋巴细胞（TIL），然后植入肿瘤组织以杀死肿瘤细胞。其他策略还有：①增强肿瘤的免疫原性。②增强免疫细胞的抗癌活性。③阻断肿瘤细胞的信号传递系统。

目前，许多基因治疗方法尚处于实验阶段，临床肿瘤基因治疗的效果尚不能令人十分满意。相信在不久的将来，对于颅内恶性胶质瘤，基因治疗将是继手术、放疗和化疗这三大治疗之外的又一重要治疗方法。基因治疗将成为一个新的医学里程碑。

八、降低颅内压治疗

颅内压增高是产生临床症状并危及患者生命的直接原因，因此，降低颅内压治疗在颅内肿瘤的治疗中始终是个中心问题。降低颅内压最根本的办法是彻底摘除肿瘤，而术前、术中、术后采取其他降低颅内压的措施也是十分必要的。

（一）脱水治疗

不应将脱水治疗看作单纯使用脱水药物的问题，而应该视为一组综合治疗措施。

1. 合理体位　除合并休克者外，如需采取体位治疗时应将床头抬高 15°~30°，避免颈部扭曲及胸部受挤压，以利于颅腔静脉回流。

2. 限制水入量　对于需要强烈脱水的患者应严格限制入量，不能进食者每天输液量应限制在 1 500~2 000mL（小儿按 60~80mL/kg 计算）。

3. 保持呼吸道通畅　对于昏迷患者尤为重要，气管切开同时吸氧通常是必要的。

4. 脱水药物的应用　具体如下。

（1）高渗性脱水药物：①20% 甘露醇：1g/kg（成人剂量，下同），静脉快速点滴或推注，3~4 次/天。②25% 山梨醇：1g/kg，静脉快速点滴或推注，3~4 次/天。③30% 尿素：1g/kg，静脉快速点滴或推注，3~4 次/天。④50% 葡萄糖：60~100mL，静脉快速点滴或推注，4 次/天。⑤50% 甘油盐水：100mL，口服，2~3 次/天。⑥甘油 – 抗坏血酸钠：2mL/kg，静脉注射，2 次/天。

（2）利尿性脱水药物：①呋塞米：20mg/次，静脉或肌内注射，1~2 次/天。②利尿酸钠：25~50mg 次，静脉或肌内注射，1 次/天。③双氢克尿噻：25~50mg/次，肌内注射或口服，3 次/天。④氨苯蝶啶：50mg/次，口服，3 次/天。⑤醋氮酰胺：250~500mg/次，口服，3 次/天。

强烈脱水时应特别注意防止水、电解质平衡的紊乱。对于老弱患者及小儿应注意勿因脱水导致休克、虚脱。休克及严重脱水患者未得到纠正前不能应用脱水药物。

（二）冬眠降温

冬眠降温可降低脑组织的代谢率，从而提高脑神经细胞对缺氧的耐受力，改善脑血管及神经细胞膜的通透性，减少脑水肿的发生。冬眠降温多用于高热、躁动及有去大脑强直的患者，持续时间不宜过长，一般为 3~5 天。

（三）激素应用

肾上腺皮质激素有调节血脑屏障、改善脑血管通透性、抑制垂体后叶素、减少储钠和排钾以及促进细胞代谢、增强机体对伤病的应激能力等作用，因而可防治脑水肿的发生。常用的肾上腺皮质激素有地塞米松和氢化可的松。地塞米松成人首次用量 10mg 静脉点滴，以后每 6 小时肌内注射 5mg，和维持静脉点滴，每天总量 20mg。氢化可的松稀释后静脉点滴，100~200mg/d，最大可达 300mg。应用肾上腺皮质激素治疗应注意预防感染，大剂量用药还应注意水、电解质平衡失调问题。一般大剂量用药时间不可持续过久，以 3~5 天为宜。

（郝　林）

第二节　颅内转移性肿瘤

一、概述

颅内转移瘤（intracranial metastatic tumors）为身体其他系统的肿瘤转移至颅内，即转移性脑肿瘤（metastatic braintumors）和原发中枢神经系统恶性肿瘤转移（metastases of primary CNS tumors）。颅内转移瘤可在原发病的任何时间表现出症状和体征，一般肺癌、黑色素瘤和胃癌易早期转移至颅内，而乳腺癌、肉瘤和其他胃肠道肿瘤转移则较晚。不同国家和地区颅内转移瘤的发生率差别很大，多数报道转移瘤占颅内肿瘤的 10% 左右，但随着生活水平和医疗条件的发展，颅内转移瘤的发生有增高趋势。发病年龄与全身肿瘤相同，男性多于女性，男女比例约为 1.5∶1。最多见于 40～60 岁。恶性肿瘤转移至颅内有 4 条途径：①经血流。②经淋巴。③直接侵入。④经蛛网膜下隙。其中经血流为最多见的途径。转移途径和转移部位与原发瘤的部位有关，如肺癌、乳腺癌、皮肤癌等主要经血流转移，易在脑内形成多发转移癌；消化道癌瘤较易经淋巴系统转移，而播散于脑膜；室管膜瘤和髓母细胞瘤可经蛛网膜下隙播散。临床表现主要为颅内压增高、精神症状、神经功能障碍及脑膜刺激症状等。

二、诊断（Diagnosis）要点

1. 临床表现　年龄多为 40～60 岁，急性起病占 40%～50%，出现颅内压增高和神经系统定位体征，并呈进行性加重。临床症状广泛复杂，不能用单一病灶解释，常提示为多灶性。

2. 既往史　有或无癌瘤病史，部分首先出现颅内症状，诊断为转移瘤后才在其他部位找到原发病灶。

3. 辅助检查　头部 CT 可见脑实质内圆形占位，多为高密度或混杂密度，中心时有坏死囊变，强化明显，病灶周围水肿明显；头部 MRI T_1 和 T_2 弛豫时间延长，T_1 图像为高信号或与灰质信号相仿，强化可发现颅内微小和多发病灶，水肿区不强化；正电子发射断层扫描（positron emission tomography，PET）是一种安全无创伤的影像技术，可以获得全身图像，早期发现肿瘤的原发、转移或复发病灶，对转移脑瘤术前及术后评估很有价值；脑脊液细胞学检查是脑膜转移瘤的主要诊断方法，反复多次查找肿瘤细胞，阳性率约为 80%。另外身体其他部位的辅助检查也是不可缺少的。

4. 鉴别诊断　具体如下。

（1）胶质瘤：一般很少多发，无身体其他部位的癌瘤史，肿瘤周围水肿较转移瘤轻。

（2）脑脓肿：囊性转移瘤在影像学上不易与转移瘤区分，但追问病史就不难作出辨别。

（3）脑出血：当转移瘤卒中出血时需与脑出血鉴别，但根据出血部位、形态，有无高血压病史可判断。

三、治疗思路、程序与方法选择

对脑转移瘤患者来说积极、恰当的治疗措施不仅能阻止或延缓严重的神经系统症状（如偏瘫等）的出现、改善患者的生存质量，同时脑部病灶的控制也可以为治疗原发灶争取时间，有利于延长患者的生存时间。颅内转移瘤治疗困难，不易治愈，经过临床实践，综合治疗是脑转移瘤的较为理想的方法。图 3-2 是颅内转移性肿瘤的治疗流程。

四、手术治疗

对于单发转移瘤，手术治疗的指征主要包括：

（1）原发病基本稳定，得到控制。

（2）手术可达到的病变。

（3）颅内高压有脑疝形成危险或威胁生命。

（4）原发病灶不明，为获得病理诊断者。

（5）全身状况好，估计能耐受手术。手术切除脑转移可以消除脑水肿的根源。对颅内压增高症状明显者，手术切除肿瘤可迅速降低颅内压，缓解症状。术前定性诊断不清者可以明确组织学诊断。对放射性治疗不敏感的肿瘤，手术切除是治疗的唯一方法。

对于多发病，因其预后常较单发者差，所以通常建议行放射治疗。其手术指征主要包括：定性诊断不明者；可经单一手术入路切除者；多发转移瘤中，某一肿瘤为主要临床症状源且可经手术切除者。

手术入路的设计主要根据病变的部位，通常遵循病变距离最短的原则，位于功能区或功能区附近的病变除外。术中可见转移瘤边界较清楚，可沿肿瘤与脑组织的分界面进行分离和切除，通常可获得大部切除。

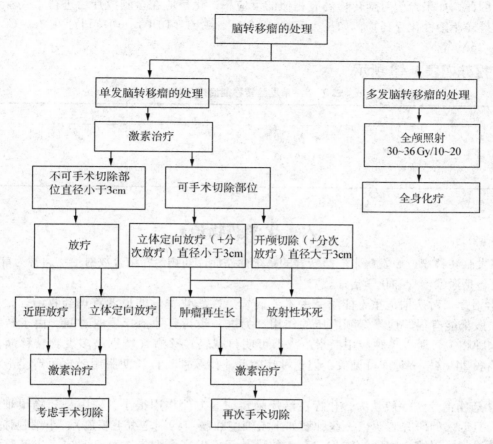

图 3-2 颅内转移瘤的治疗流程

五、放射治疗

放射治疗是脑转移瘤的主要治疗方法。单发或多发脑转移瘤不能手术切除或不全切除，在并用激素或减压术后采用放疗，即使某些原发灶尚未完全控制的脑转移瘤患者也可选择应用。此外，放疗是脑转移瘤手术切除后的重要辅助治疗。

（一）放射治疗技术

1. 照射靶区　全脑放疗为脑转移患者的常规治疗方式。但全脑放疗有约 1/3 以上的病变未达到局部控制，故为了提高肿瘤照射剂量，可应用精确放疗作补充。包括 3DCRT、X 刀、γ 刀等技术。Andrews 等于 2004 年报道了 RTOG9508 的结果，单发脑转移者用全脑加 X 刀比单纯全脑照射疗效好，中位生存时间分别为 6.5 个月和 4.9 个月（P = 0.039），而且加 X 刀者的卡氏评分也得到了明显改善（43% 和 27%），建议全脑放疗加 X 刀或 γ 刀肿瘤局部加量，应作为脑单发转移癌的标准治疗，而对 2～3 个病灶者也可考虑作为标准治疗。

2. 放疗剂量　一般认为，全脑放疗应以 DT 4 000cGy/20 次或 3 000cGy/10 次为宜，分割剂量不宜大于 300cGy/次。对于多发转移瘤，因转移数目多不宜应用精确放射，可适当增加到 5 000cGy/25 次。在常规全脑放疗后再行精确放疗（3DCRT、X 刀、γ 刀），周边剂量宜达 16Gy 左右（CTV）。

（二）放疗并发症

可出现脱发，治疗早期有短期头痛、恶心等神经系统症状。在生存 1 年以上的患者可能出现 10% 左右晚期并发症，特别在分割剂量大于 300cGy/次者。

（三）全脑放疗加化疗

脑转移癌本身与其他部位转移癌有一样的化疗敏感性，而对化疗药物抗拒的主要原因是血-脑脊液屏障问题。因此，如果希望对脑转移癌有相似的反应率，化疗应在全脑放疗后进行，或者用能够通过血 – 脑脊液屏障脂溶性化疗药物，如长春新碱（VCR）、顺铂（DDP）、司莫司汀（Me – CCNU）、替尼泊苷（VM – 26）等。

（四）疗效如表 3 – 8 所示

表 3 – 8　单发脑转移瘤治疗疗效情况

治疗方式	中位生存（周）	野内复发（%）
全脑 + X 刀	48 ~ 56	8 ~ 14
手术 + 全脑	40 ~ 43	20
单纯全脑	15 ~ 30	52 ~ 100

六、化学药物治疗

对于多发脑转移瘤或原发病未广泛转移的系统性癌症，药物治疗结合放射治疗通常为首选方案。药物治疗主要包括激素治疗和化学治疗。

1. 激素治疗　对病情危重不能耐受手术或病情急性恶化垂危的患者首选药物治疗，如激素、脱水药等，一般都能有很好地降低颅内压的作用，为进一步行其他治疗争取时间。由于转移瘤的症状多与瘤周水肿相关，所以单独应用激素治疗即可明显减轻转移瘤（特别是多发脑转移瘤）的神经系统症状，一般 24 ~ 48 小时即可见效，但这种疗效并非持续性，且长期服用激素可产生应激性溃疡等副作用。

2. 化学药物治疗　一般认为，化疗在治疗脑转移瘤方面作用很小，原因是药物很难透过血 – 脑脊液屏障。但近来的研究表明，一些肿瘤如生殖细胞肿瘤（特别是绒毛膜癌）、小细胞肺癌及一些乳腺癌，化学治疗可以缩小肿瘤的体积，有些肿瘤甚至可以完全消失。对于颅内多发转移瘤，化疗不失为一种可选择的治疗方法。常用的化疗药物有氮芥、环己亚硝脲等。可根据原发肿瘤的组织学类型选用适宜的抗癌药物。化疗药物一般为 BCNU（卡氮芥）125mg/d 连续 3 天静滴，注意血象及肝肾功能改变。

（郝　林）

第三节　鼻咽癌

鼻咽癌（nasopharyngeal carcinoma）是来自鼻咽黏膜被覆上皮的恶性肿瘤。其恶性程度较高，世界各地均有发病，但发病率较低，在我国是多发肿瘤之一，特别是我国的广东、广西、湖南、福建等省。其在我国发病率由南向北逐渐降低，广东部分地市可达 11.84/10 万，而北方不到（2 ~ 3）/10 万。鼻咽癌的死亡率在全国占全部恶性肿瘤死亡率的 2.81%，居第 8 位。可发生于各种年龄，国内报道最小 3 岁，最大 90 岁，以 30 ~ 50 岁为多见。病因不明确，可能与 EB 病毒感染、环境因素及遗传因素有关。

一、诊断要点

（一）临床症状表现

1. 鼻出血　鼻咽癌早期即有鼻出血症状，常表现为回吸性血涕或擤鼻时血涕，晚期可表现为大出血。

2. 鼻塞　肿瘤阻塞后鼻孔而出现鼻塞，多为单侧性，当肿瘤增大而阻塞双侧后鼻孔时出现双侧鼻塞。

3. 耳鸣、耳闭塞或听力障碍　肿瘤压迫咽鼓管口所致，常表现为分泌性中耳炎症状，单侧性耳鸣、耳闭、耳塞及听力障碍。

4. 颈淋巴结肿大 鼻咽癌患者以颈淋巴结肿大为首发症状的约占1/2，颈淋巴结肿大多发于颈深淋巴结上群，即位于乳突尖下方或胸锁乳突肌上段前缘处的淋巴结。开始为一侧，渐发展到对侧。肿块为无痛性，质较硬，活动度差。颈淋巴结转移率高达70%～80%。

5. 头痛 多为偏头痛，是由于肿瘤破坏颅底累及三叉神经或其他脑神经所致。可为间歇性头痛，晚期为持续性头痛，头痛偏向患侧，多见于颞部、顶部或枕部，也可能为海绵窦受侵、三叉神经眼支、上颌支受侵导致上颌至额部皮肤疼痛、麻木，一般不导致下颌部症状，因下颌支不经过海绵窦，下颌疼痛多为牙源性。

6. 眼部症状 是鼻咽癌侵犯眼眶或累及三叉神经眼支或视神经或海绵窦段展神经所致，可出现眼球突出、活动障碍，复视，视力下降，视野缺失等。

7. 脑神经症状 肿瘤经破裂孔进入颅内或破坏颅底骨质进入颅中窝，压迫邻近组织，出现脑神经症状。

8. 远处转移 是鼻咽癌患者治疗失败和死亡的主要原因之一。鼻咽癌远处转移率较高。

（二）体征

鼻咽癌好发于咽隐窝、鼻咽顶后壁及鼻咽侧壁，可用间接鼻咽镜、纤维鼻咽镜和鼻内镜进行检查。鼻内镜近年在耳鼻咽喉头颈外科发展很快，应用该技术除了检查鼻腔、鼻窦病变外，对发现鼻咽部病变有独到之处。鼻咽癌早期病例可见鼻咽部局部黏膜粗糙不平，肉芽组织或小结节状肿物。肿瘤逐渐发展可呈菜花型、结节型、溃疡型或黏膜下型等不同类型。

1. 间接鼻咽镜检查 是一种简便、有效的检查方法，是耳鼻喉科常用检查方法之一。可依次观察双侧咽隐窝，咽鼓管口，咽鼓管隆突，鼻咽顶后壁、底壁及后鼻孔等部位并进行双侧对比是否对称，观察鼻咽黏膜是否光滑，表面有无肿物。检查时部分患者咽反射较敏感，可用1%丁卡因溶液喷雾后再检查。

2. 纤维鼻咽镜检查 先用2%麻黄碱溶液收缩鼻黏膜后再用1%丁卡因溶液做鼻黏膜表面麻醉。将纤维镜从前鼻孔进入鼻腔，边观察边将镜推进至鼻咽部，仔细观察双侧鼻咽侧壁、咽隐窝、咽鼓管口、咽鼓管隆突、鼻咽顶后壁及后鼻孔等处。

3. 鼻内镜检查 鼻内镜检查对张口受限、病变较隐蔽的患者来说有独到之处。鼻内镜检查先在鼻腔内喷1%丁卡因溶液、1%麻黄碱溶液，然后选用30°鼻内镜自一侧鼻腔进入，仔细观察后鼻腔鼻咽顶壁、侧壁、咽鼓管圆枕、咽鼓管口、咽鼓管窝等处。鼻内镜检查亮度高、观察结构清晰并有放大作用，可发现较小病灶及黏膜下病变。

（三）特殊检查

1. X线检查 目前大部分医院基本不用。

2. CT诊断 CT扫描能显示鼻咽部表层结构的变化，并能明确肿瘤所在部位及侵犯的范围，是早期诊断鼻咽癌最优方法之一。鼻咽癌好发于鼻咽腔的咽隐窝，早期表现为咽隐窝变浅，双侧不对称。另外，患者咽旁间隙变窄及向外移位是鼻咽癌的特征表现之一。后期肿瘤不断增大表现为局部软组织肿块，并向四周蔓延，向后累及椎前肌群并引起椎前淋巴结肿大，向外侵犯翼内、外肌，甚至翼腭窝，直接累及颈鞘，向上直接侵犯颅底的破裂孔、颈动脉管、卵圆孔和颈静脉窝，CT常能观及这些结构的骨质破坏，严重者甚至侵及颅内。

3. MRI成像 MRI检查可以确定肿瘤部位及侵犯范围，对放疗后复发鼻咽癌的观察，可以鉴别放射性组织纤维化和复发的肿瘤，并能清楚显示复发性肿瘤的范围及周围结构的侵犯。鼻咽癌肿块可能引起鼻咽腔变形。肿块在T_1加权成像表现与周围正常黏膜信号相似，高于肌肉信号，T_2加权成像表现较邻近黏膜信号稍低。

4. 血清学诊断 1966年Old首先报道鼻咽癌患者血清中有EB_2病毒抗原的沉淀抗体，以后又发现其血清中还有EB病毒高滴度的多种抗体，鼻咽癌EB病毒特异性抗原的抗体水平明显高于其他恶性肿瘤患者及健康人，在鼻咽癌的诊断上有实用价值。

（1）IgA/vcA 抗体检测：作为辅助诊断指标，人群筛查手段及早期诊断。IgA/vcA 阳性检出鼻咽癌的临床分期，Ⅰ期为 77.5%（31/40），Ⅱ期 17.5%（7/40），Ⅰ～Ⅱ期早期诊断为 95%（38/40）。另外 IgA/vcA 对临床发现与转移有一定价值，可作为追踪观察的指标之一。鼻咽癌放疗后，血清中 IgA/vcA 抗体水平逐渐降低，但当肿瘤复发或有远处转移时，则可重新升高。

（2）IgA/EA 抗体检测：EA 抗体在鼻咽癌患者主要是抗 D 成分抗体，罕见于正常人，而在鼻咽癌患者则有特异性。

IgA/vcA 具有敏感性较高，而 IgA/EA 特异性较高，两者同时进行检测，对鼻咽癌的及时诊断是有用的辅助指标。

5. 组织病理学诊断　组织病理学检查是诊断的依据，应尽量在鼻咽原发灶取组织送检，以明确诊断。鼻咽活检可以经口，也可以经鼻，还可以在鼻内镜下鼻咽活检。当肿瘤位于黏膜下鼻咽活检失败，可考虑鼻咽部及颈淋巴结穿刺活检。在找不到原发灶情况下，也可行颈部淋巴结活检。

二、病理学分类与临床分期

（一）病理学分类

根据癌细胞的分化程度与生物特性，将鼻咽癌分化程度分为分化好、分化差和未分化 3 大类。

鼻咽癌组织学分型包括：原位癌和浸润癌

1. 原位癌　略。

2. 浸润癌　具体如下。

（1）微小细胞癌。

（2）鳞状细胞癌。

（3）腺癌。

（4）泡状细胞癌。

（5）未分化癌。

（二）临床分期

迄今国内外尚未能取得鼻咽癌临床分期统一的标准。现将我国应用的 1979 年长沙分期标准 UICC 分期标准及福州 1992 年鼻咽癌分期介绍如下。

1. 长沙分期法（1979 年）　具体如下。

（1）T——原发癌

T_0——未见原发癌

T_1——肿瘤局限于鼻咽腔或两壁交界处的局限性病灶

T_2——肿瘤侵犯两个壁以上，但未超腔

T_3——原发癌超腔，有脑神经侵犯或颅底骨破坏之一者

T_4——有 T_3 的两项以上者

（2）N——颈淋巴结转移

N_0——未摸到颈淋巴结肿大

N_1——颈深上组有活动的肿大淋巴结，小于 3cm×3cm

N_2——颈深上部以下至锁骨上有淋巴结转移，或肿大淋巴结活动受限或固定

N_3——颈肿大淋巴结大于 8cm×8cm，或锁骨上窝有转移

（3）M——远处转移

M_0——无远处转移

M_1——有远处转移

（4）临床分期组合

Ⅰ期 $T_1 N_0 M_0$

Ⅱ期 $T_2 N_0 M_0$，$T_{0～2} N_1 M_0$

Ⅲ期 $T_3 N_0 M_0$，$T_1 N_1 M_0$，$T_{0～3} N_0 M_0$

Ⅳ期 $T_4 N_0 M_0$，$T_{0～4} N_{2～3} M_0$，$T_{0～4} N_3 M_0$，M_1

2. UICC 分期法 具体如下。

T：原发肿瘤

T_1 肿瘤局限于鼻咽腔内

T_2 侵及口咽和鼻腔的软组织

T_{2a} 未侵犯咽旁间隙

T_{2b} 侵犯咽旁间隙

T_3 侵犯骨质结构或副鼻窦（侵犯颅内、颞下窝、下咽或眼眶除外）

T_4 侵犯颅内和（或）脑神经、颞下窝、下咽或眼眶

N：区域淋巴结转移

N_0 无颈淋巴结转移

N_1 单侧上颈部（锁骨上窝以上），直径≤6cm

N_2 双侧上颈部（锁骨上窝以上），直径≤6cm

N_3（a）上颈部，直径≥6cm

N_3（b）锁骨上窝淋巴结转移

M：远处转移

M_0 无远处转移

M_1 有远处转移

分期

Ⅰ $T_1 N_0 M_0$

Ⅱa $T_{2a} N_0 M_0$

Ⅱb $T_1 N_1 M_0$，$T_{2a} N_1 M_0$，$T_{2b} N_{0～1} M_0$

Ⅲ $T_3 N_{0～2} M_0$，$T_{1～2} N_2 M_0$

Ⅳa $T_4 N_{0～2} M_0$

Ⅳb 任何 $T N_3 M_0$

Ⅳc 任何 T 任何 $N M_1$

3. 福州 TNM 分期法 具体如下。

T：原发肿瘤

T_1 局限于鼻咽腔内

T_2 鼻腔、口咽、咽旁间隙 SO 线以前

T_3 咽旁间隙 SO 线以后，颅底翼腭窝，单一前组或后组脑神经损害

T_4 前后组脑神经同时受损，鼻窦、海绵窦、眼眶、颞下窝损害

SO 线为茎突至枕骨大孔中线后缘的连线，上下颈部的分界线为环状软骨下缘。

N：区域淋巴结转移

N_0 未扪及肿大淋巴结

N_1 上颈淋巴结直径 <4cm，活动

N_2 下颈淋巴结，或直径 4～7cm

N_3 锁骨上区淋巴结，或直径 >7cm

M：远处转移

M_0 无远处转移

M_1 有远处转移

分期

Ⅰ $T_1N_0M_0$

Ⅱ $T_2N_{0\sim1}M_0$，$T_{1\sim2}N_1M_0$

Ⅲ $T_3N_{0\sim2}M_0$，$T_{1\sim2}N_2M_0$

Ⅳa $T_4N_{0\sim3}M_0$，$T_{1\sim4}N_3M_0$

Ⅳb 任何 T_x 任何 N_xM

4. 2003 版国际抗癌联盟（UICC）鼻咽癌 TNM 分期法　具体如下。

（1）原发肿瘤（T）分期

T_x 原发肿瘤大小无法测量；或痰脱落细胞，或支气管冲洗液中找到癌细胞，但影像学检查和支气管镜检查未发现原发肿瘤

T_0 没有原发肿瘤的证据

T_{is} 原位癌

T_1 肿瘤局限于鼻咽腔内

T_2 肿瘤侵犯鼻腔和/或口咽

T_{2a} 无咽旁间隙侵犯

T_{2b} 有咽旁间隙侵犯

T_3 肿瘤侵犯颅底骨质和/或鼻旁窦

T_4 肿瘤侵犯颅内、脑神经、下咽、颞下窝、眼眶、咀嚼肌

（2）淋巴结转移（N）分期

N_x 淋巴结转移情况无法判断

N_0 无颈淋巴结转移

N_1 单侧颈淋巴结转移，最大径≤6cm，位于锁骨上窝以上部位

N_2 双侧颈淋巴结转移，直径≤6cm，位于锁骨上窝以上部位

N_3 颈淋巴结转移：a，直径 >6cm；b，锁骨上窝转移

（3）远处转移（M）分期

M_x 无法评价有无远处转移。

M_0 无远处转移。

M_1 有远处转移。

TNM 分期

Ⅰ 期 $T_1N_0M_0$

Ⅱa 期 $T_{2a}N_0M_0$

Ⅱb 期 $T_1N_1M_0$，$T_{2a}N_1M_0$，$T_{2b}N_{0\sim1}M_0$

Ⅲ 期 $T_1N_2M_0$，$T_{2a\sim2b}N_2M_0$，$T_3N_{0\sim2}M_0$

Ⅳa 期 $T_4N_{0\sim2}M_0$

Ⅳb 期 $T_{1\sim4}N_3M_0$

Ⅳc 期 $T_{1\sim4}N_{0\sim3}M_1$

三、治疗原则、程序与方法选择

鼻咽癌治疗包括放疗、化疗。鼻咽癌对放射线有一定敏感性，放疗是治疗鼻咽癌首选的方法。

四、外科手术治疗

外科手术仅限于局部软组织或淋巴结活检，忌手术切除治疗。

五、放射治疗

鼻咽癌早期一般采用单纯根治性放射治疗，晚期采用同步放化疗，远处转移的鼻咽癌患者，根据转移部位和数目可采用敏感方案化疗结合国产伽马刀、适形放疗、强调放疗或放射性粒子植入治疗等手段，除非残留灶、转移灶表浅，易完全 Ro 切除，一般不手术治疗。

（一）放疗适应证

对鼻咽癌患者，除非有明显的放疗禁忌证，都可给予放射治疗，但应根据患者的具体情况，选用何种治疗手段。

（二）放疗禁忌证

一般情况极差，有严重的难以控制的合并症可能危及生命者；恶病质；肿瘤广泛、弥漫转移或浸及脊髓、脑干，放疗反应可能导致严重后果者。

（三）放射治疗技术

1. 体外照射　具体如下。

（1）靶区：目前国内确定 GTV（大体肿瘤体积）最常用的工具是 CT，但 MRI 对判断肿瘤侵犯周围软组织、鼻腔、副鼻窦、颅内和颈部或咽后淋巴结转移比 CT 更准确，PET 主要用于对肿瘤特定放射性显像剂吸收活性的判断和远处转移灶的早期发现。

鼻咽部包括肿块及其周围 0.5~1.0cm 的区域和整个鼻咽黏膜下 0.5cm 的范围应给予较高剂量照射，即 CTV 包括鼻腔后份、翼腭窝、口咽、咽旁和咽后间隙、颅底、蝶窦、斜坡、斜坡前部等部位，即使肿瘤局限于鼻咽腔内，这些部位也应给予预防剂量照射。考虑到患者移动、摆位及系统误差，在计划肿瘤体积（PTV）的设置时应取 CTV 外扩 0.5cm，但出于保护脑干的目的，在向后方向上仅外扩 0.2~0.3cm。

颈部照射范围：无论颈部有无转移，均应照射全颈。淋巴结转移的颈区给予治疗剂量，无淋巴结转移的颈区给予预防性照射。

（2）基本照射野及剂量：应用低熔点铅挡块或多叶光栅面颈联合野等中心技术，第一段采用面颈联合＋下颈前野，予 34~36Gy；第二段采用面颈联合缩野（避开脊髓）＋颈后电子线野＋下颈前野（或采用双耳前野十全颈或半颈前野），予 14~16Gy，使鼻咽中心和颈部剂量达 50~52Gy；第三段设双耳前野（18~20Gy）＋颈局部电子线（10~20Gy），使鼻咽中心剂量达 68~70Gy，颈部淋巴结转移灶局部达 60~70Gy。若疗程结束时鼻咽肿瘤残留可加第四段针对肿瘤残区局部野，予 8~10Gy，如颅底骨质广泛破坏或蝶窦侵犯者应常规采用颅底野补充剂量。颈动脉鞘区受侵犯预示着预后较差，可在基本野照射结束后加耳后野照射。有条件者应综合采用三维适形放射治疗或 IMRT 技术。

中山大学肿瘤中心采用双侧面颈联合野＋鼻前面颈联合野的方法，经剂量学研究证实，靶体积剂量分布均有所提高，脑干受照剂量稍高，但在耐受范围内。颞颌关节及腮腺的受照体积和剂量明显降低，平均剂量减少 10%~20%，但该技术不适于眼球及球后侵犯的患者。

（3）照射的分割方法

1）常规分割法：每天 1 次，每次 1.8~2.0Gy，每周 5 天，连续照射。

2）超分割照射法：每周 5 天，每天 2 次，每次 1.1~1.2Gy，两次间隔时间 6~8 小时，总量在 7 周内可达 76~82Gy/68 次。目前该方法建议用于放疗敏感性较差、肿瘤消退较慢、晚期或复发后再程放疗的患者。

3）后程加速超分割法：适用于细胞增殖较快的肿瘤。

每周 5 天，周天 2 次，每次 1.2Gy，两次间隔 6~8 小时，剂量达 48Gy/4 周时，改为每次 1.5Gy，予 30Gy/2 周，总剂量达 78Gy/6 周。

4）逐步递量加速超分割法：从放疗开始日起，分割剂量逐步递增，1~5 周分割剂量分别为 1.2Gy、1.3Gy、1.4Gy、1.5Gy、1.6Gy，2 次/天，两次相隔 6~8 小时，每周 5 天，总量 70Gy/5 周，上颈部总量 54Gy/4 周。主要为了克服肿瘤的加速再增殖，提高局部控制率。

2. 腔内放疗　目前多采用高剂量率近距离后装治疗机。

（1）适应证：①初程根治性放疗的 T_1、T_2 早期病变可计划性外照射 DT 50～60Gy 后（茎突前间隙受侵者 DT 60～66Gy）加腔内放疗。②初程根治性放疗后鼻腔内肿瘤残存，经病理检查确证后可补充腔内放疗。③根治量放疗后局部复发时，再程外照射超分割放疗 DT 50～60Gy 后补充腔内放疗。④有蝶窦或咽侧间隙的茎突前间隙受侵，在外照射后仍有残存，经病理检查证实后，可试用窦腔插植或经下颌骨后、颌下区行茎突前间隙组织间插植置管的方法予以局部补量，以获得较好疗效。

（2）剂量分割方法：国内常用的分割方法有：①大分割法，即每周 1～2 次近距离治疗。总疗程：每周 1 次者，共治疗 2～3 次，6～8Gy/次；选用每周两次者，则为 4～6 次，4～5Gy/次。②间插法，即在外照射疗中或疗毕各行近距离治疗一次，总疗程两次。

（四）放射反应及处理

1. 放射性皮肤黏膜反应　放射性口腔黏膜炎一般在放疗 1～2 周开始出现 I 级损伤，如轻度味觉改变、口干、唾沫黏稠，到 5～6 周（50～60Gy）出现黏膜炎 III 级（口干、咽喉疼痛加剧，大块假膜形成）：主要是对症处理，可采用漱口水、消炎的喷剂、含麻醉剂的含漱液、促进黏膜愈合的制剂，严重者可使用抗生素治疗，涂片有真菌感染者可用制霉菌素或碳酸氢钠液体漱口。

皮肤放射反应：I 度者，一般不用处理，如瘙痒可用冰片滑石粉，3% 薄荷淀粉局部使用。II、III 度者，可用氢地油外用，同时局部使用促进表皮生长的药物。必要时暂停放疗。

2. 急性放射性腮腺炎　一般出现在放疗的第 1～3 天，主要表现为一侧（个别为双侧）的腮腺区肿胀、疼痛，严重者局部皮肤红，皮温增高，并伴有发热。主要由于放疗使腺导管上皮细胞水肿致唾液潴留所致。无特效治疗手段，关键在于预防，在放疗前几次，尽量不要吃任何可能导致唾液分泌增加的食品。

3. 放疗后期毒性及防治　具体如下。

（1）口干燥症：在放疗同时可使用阿米福叮或放疗后应用盐酸匹罗卡品。

（2）颞颌关节纤维化导致张口困难：加强张口功能锻炼。

（3）放射性颌骨损伤或坏死：放疗后尽量避免拔牙。

（4）神经系统损伤

1）丘脑下部－垂体损伤：可影响生长发育，导致内分泌功能紊乱。对早期患者特别是应注意保护垂体。

2）放射性脑－脊髓病：是最严重的后期毒性，与脑组织受到过高剂量有关，发生率为 0.3%～1.6%。放射性脊髓病可在放疗后数月至数年后发生，一旦出现，往往呈进行性改变，严重者可致截瘫。临床治疗无特效药，可用大剂量维生素、血管扩张剂、神经营养药及皮质激素。重在预防。

（五）放疗与化疗联合治疗

1. 新辅助化疗　随机研究均显示新辅助化疗可以降低远处转移率，而且对提高局部控制率和无瘤生存率也有一定作用，但未提高总生存率。

2. 同步化疗放疗　对于中晚期鼻咽癌，大多数研究支持同步放化疗可获得更好的临床疗效，包括局部控制率和远处转移率，但要注意局部和血液学毒性的处理。

用药方法：①每周 1 次单药，如顺铂 30～50mg，紫杉醇 30～60mg。②联合方案正规化疗，在放疗第一天同时化疗，在放疗全程中进行 2～3 个周期。国外 Geara 等应用 PF 方案同步放化疗治疗 61 例晚期鼻咽癌，5 年生存率为（69±6）%，对照组（48±7）%（P=0.012），差别非常显著。③后期同步化疗，在放疗至 40Gy 时进行正规化疗方案治疗。

（六）放疗与分子靶向治疗

现在发现的与鼻咽癌预后相关的基因有：表皮生长因子受体（EGFR）、HER2/neu、血管内皮生长因子（VEGF）以及 c－KIT 等等。目前，研制成功并已开始应用于临床的有 EGFR 单克隆抗体 Erbitux

（C-225）和利妥珠单抗（Nimotuzumab，泰欣生），这两种抗体联合放化疗治疗头颈肿瘤取得了较好的疗效。

（七）放疗增敏剂

较为成熟的放疗增敏剂主要有希美钠（CMNa），化学名甘氨双唑钠，硝基咪唑类化合物，乏氧细胞增敏剂。实体瘤中存在10%~50%的乏氧细胞，它们对射线具有抗拒作用，其氧增强比为2.5~3。硝基咪唑类化合物有亲电子作用，其和放射线引起的生物大分子电离后产生的电子结合，使细胞放射损伤不能修复。CMNa在肿瘤组织中持续时间长，代谢速度慢，静脉给药48小时后仍保持较高浓度。对头颈部肿瘤、食管癌和肺癌等都有较好疗效。

（八）放射治疗疗效与预后因素

1. 疗效 中国医学科学院肿瘤医院自1990年1月至1999年5月共收治的接受足量放疗的905例鼻咽癌患者分析结果显示：I至IV期5年生存率分别为95.5%、87%、76.9%和66.9%。

鼻咽癌的疗效与分期呈负相关。放疗后局控率与剂量呈正相关。随着对疾病认识不断地增加、影像技术的发展、治疗技术的改进，特别是调强适形技术的应用，可以更加准确地确定靶区和分期，在保证正常组织剂量在可接受范围的情况下，使肿瘤区域的剂量提高，有望进一步提高局控率，而对晚期病例采用同步放化疗，有望进一步提高生存率。

2. 影响预后的因素 具体如下。

（1）患者相关性因素：年龄与性别对预后的影响，文献中有争论。行为状态评分（KPS）：中国医学科学院肿瘤医院905例鼻咽癌患者分析结果显示，KPS>70分和<70分的总生存率分别为77.8%和64.2%。疗前血红蛋白<110g/L，5年生存率（OS）为43%，无贫血者（OS）为69%。

（2）疾病相关因素：已有证据证明分期、病理类型、原发肿瘤体积、颅底和颅神经受损、咽旁间隙受侵等是影响鼻咽癌放射治疗疗效的因素。

（3）治疗相关因素：放疗的方式（分段放疗、连续放疗、加速超分割放疗）总剂量、化疗与否等均对预后有影响。

（九）足量放疗后复发癌的处理

首程根治量放疗后鼻咽和（或）颈转移灶复发率为20%~40%。诊断复发除依据症状和CT/MRI体征等外，必须取得活检病理证实。再程放疗原则上设小野、多野且与首程放疗不同的入射角度投照，应尽量采用国产伽马刀或调强适形放疗，一般不做颈预防照射。放疗总剂量应达到DT 60Gy或更高，超分割照射或连续照射。放疗后1年内复发无5年存活，放疗后大于2年复发者，再放疗后5年生存率15%~30%。

六、化学药物治疗

目前，国内外广泛开展了鼻咽癌新辅助化疗、同期化疗、辅助化疗、姑息化疗、化疗增敏以及上述不同化疗方式联合使用的临床研究，化疗不仅仅只能作为姑息治疗，如应用合理可能使鼻咽癌患者获得根治。

1. 新辅助化疗 新辅助化疗是指放疗前使用的化疗，又称诱导化疗。鼻咽癌失败的主要原因是远处转移和局部复发。因此，在首次放疗时就可能有隐匿灶存在。所以，对局部晚期鼻咽癌采用新辅助化疗是合理的。优点：①放疗前患者的一般状态良好，对化疗有较好的耐受性。②没有放疗造成的纤维化，肿瘤血供好，有利于化疗药物的分布和发挥作用。③对局部晚期鼻咽癌可在短时间减轻肿瘤负荷及各种临床症状，增强随后放疗的敏感性。④化疗是一种全身治疗，能有效杀死亚临床病灶。完全缓解率为10%~66%，总缓解率为75%~98%，并且以铂类为基础的新辅助化疗联合放疗显著改善了晚期鼻咽癌患者的生存期及生活质量。

2. 辅助化疗 辅助化疗是指在鼻咽癌放疗结束后进行的化疗。其目的在于杀灭放疗后局部残留的肿瘤细胞及全身亚临床转移灶，并有可能推迟远处转移的发生时间。适用于高度血行转移倾向的病例

（如 N_3，临床Ⅲ～Ⅳ期，有放疗前颈部淋巴结穿刺或切取活检史）。

3. 常用化疗方案及注意事项（表3-9至表3-12）　如下所示。

表3-9　FP方案

药物	剂量	给药方式	实施计划
顺铂	80～100mg/m² 或 30 mg（m²·d）	加入0.9%生理盐水500mL 静注	第1天 第1～3天
氟尿嘧啶	1 000mg/m²	加入5%葡萄糖500mL 持续静注	第1～4天

注：①每3周重复；②主要不良反应有骨髓抑制、胃肠道反应、皮肤黏膜反应等；③顺铂水化，止呕。

表3-10　PFB方案

药物	剂量	给药方式	实施计划
顺铂	80～100mg/m² 或30mg/（m²·d）	加入0.9%生理盐水500mL 静注	第1天 第1～3天
博莱霉素	10mg/m²	加入0.9%生理盐水或5%葡萄糖10～20mL 静注或肌注	第1、8天
氟尿嘧啶	1 000mg（m²·d）	加入5%葡萄糖500mL 持续静脉滴注	第1～5天

注：①每3～4周重复；②主要不良反应有骨髓抑制、胃肠道反应、皮肤黏膜反应、过敏及肺毒性等；③博莱霉素静脉注射应缓慢，不少于10分钟，常见有注射后发热反应，长期用药可致肺纤维化，累积剂量不可超过400mg；④顺铂水化，止呕。

表3-11　PC 或 DC方案

药物	剂量	给药方式	实施计划
紫杉醇	135mg/m²	加入5%葡萄糖500mL 静脉滴注3小时	第1天
或多西紫杉醇	100mg/m²	加入5%葡萄糖250mL 静脉滴注1小时	第1天
顺铂	75mg/m²	加入0.9%生理盐水500mL 静脉滴注	第1天

注：①每3周重复；②主要不良反应有过敏反应、粒细胞减少、胃肠道反应，紫杉醇可引起关节肌肉酸痛，多西紫杉醇可有体液潴留；③顺铂水化，止呕；④紫杉醇易引起过敏反应，多西紫杉醇使用前1天，口服地塞米松7.5mg，每天2次，连用3天预防体液潴留。

表3-12　PEB方案

药物	剂量	给药方式	实施计划
顺铂	80～100mg/m² 或30mg（m²·d）	加入0.9%生理盐水500mL 静脉滴注	第1天 第1～3天
博莱霉素	10mg/m²	加入0.9%生理盐水或5%葡萄糖10～20mL 静脉注射或肌注	第1、第8天
素柔比星	70mg/m²	加入5%葡萄糖40mL 静脉推注	第1天

注：①每3～4周重复；②主要不良反应有骨髓抑制、胃肠道反应、皮肤黏膜反应、过敏及肺毒性等；③博莱霉素静脉注射应缓慢，不少于10分钟，长期用药可致肺纤维化，累积剂量不可超过400mg；④顺铂水化，止呕，如患者体质差，顺铂也可分次给予应用，如40mg，$d_{1～3}$。

（郝　林）

第四节　脑胶质瘤

胶质瘤来源于神经上皮，是颅内最常见的恶性肿瘤，占颅内肿瘤的40%～50%。随着对脑胶质瘤研究的深入，许多新的诊疗方法逐渐出现并不断完善，如射频热疗、基因治疗、光动力学治疗、免疫治疗、神经干细胞治疗等。

（一）临床表现

胶质瘤患者常有头痛、呕吐、视盘水肿等一般症状，局部症状因肿瘤侵犯部位不同而表现不同，如癫痫、视力视野改变、偏瘫、共济失调、生命体征改变等。其中，胶质母细胞瘤及髓母细胞瘤恶性程度较高，病程较短，颅内压增高症状较明显；少突胶质细胞瘤常以癫痫为首发症状，也是最常见症状；室管膜瘤，恶心、呕吐、头痛是最常见的症状，而在患儿中，视盘水肿是最常见的体征。

（二）影像学检查

1. MRI 和 MRS 联合应用　单一代谢形式对肿瘤类型诊断依然有限，而在常规 MRI 影像的基础上借助于 MRS 信息而诊断正确的病例不断增加。对于患者来说，MRI 的增强对比、水肿、异质性、囊肿或坏死皆为评估要素，且成为 MRS 的分组标准，再依据 MRS 数据计算每个代谢物在病变和侧体素之间的比值，相对 IRS 定量线性判别分析，将诊断正确率由 87% 提升至 91%。MRS 通过检测特定代谢变化，可帮助 MRI 影像进一步精确诊断颅内病变的性质，合理地应用 MRS 能在临床实践中提高诊疗效率，同时可避免不必要的手术，减少手术并发症的发生。

2. PET - CT　18FDG - PET - CT 是一种能够检测胶质瘤复发的技术，它能有效地区分反射性坏死与治疗导致的其他损伤。FDG - PET 可确认机体代谢活动的损害情况，故能鉴别复发肿瘤和放射后或手术后的改变。有研究显示，18FDG - PET - CT 的准确度（80.85%）高于增强 MRI（68.09%），且 18FDG - PET - CT 对 WHO Ⅲ 级复发肿瘤有较高的诊断准确度（91.43%）和特异度（94.74%），但这仍需要增大亚组样本量，做进一步研究。18FDG - PET - CT 的优点还在于早期描述肿瘤的活动情况，有效地指导手术及放疗。虽然 18FDG - PET - CT 诊断的效果很明显，但临床上还要考虑其较高的假阳性率，而且，因脑组织对 FDG 摄取率高和 CT 缺乏明确的病灶，故有遗漏病灶的可能。18FDG - PET - CT 的敏感度较低，不建议作为检查复发的初级筛选手段，但可在 MRI 检查出病灶后，再行 18FDG - PET - CT 作一定的特性描述。

（三）治疗

1. 外科手术治疗　手术是治疗胶质瘤最基本、最直接的方式，是最关键的一步，也是首选治疗方法。尽管显微手术技术在不断进步，但术后早期 MRI 复查证实，仅 60% 左右的脑胶质瘤可达到影像学全切除。近年来，随着显微神经外科与功能影像学技术的迅速提高，胶质瘤手术治疗正由"解剖模式"向"解剖 - 功能"模式加速转化，向着"保障功能的前提下最大程度切除肿瘤"进一步迈进。目前已经采用的手术新技术主要有：①术前应用功能影像学技术，包括功能性磁共振成像（fMRI）、磁共振波谱（MRS）、磁共振弥散张量成像（DTI）等；②以神经导航为主的影像学引导手术（IGS）的手术计划制定及术中应用；③唤醒麻醉技术在术中的安全应用；④术中成像技术，包括术中超声、术中 MRI 等；⑤以直接皮质电刺激技术为代表的术中脑功能定位；⑥术中荧光造影及荧光显微镜的使用。

2. 射频热疗技术　射频（RF）热疗技术的出现已经有一百多年历史，目前已应用于临床治疗的多个方面，如实体肿瘤、心血管系统、骨骼系统、妇科疾病、疼痛医学及医学美容等领域，但在神经外科肿瘤方面，尤其是对发病率最高、预后差的脑胶质瘤的治疗，还处于试验摸索阶段。

（1）热疗与放化疗的协同作用：热疗联合放疗具有协同增敏作用，可增强对肿瘤细胞的杀伤效应，临床效果显著。热疗联合化疗也可增强灭活肿瘤细胞效果，有研究显示，单独通过动脉内用药可延长生存期，但单独通过静脉内化疗无效，联合热疗则可增强静脉内及动脉内化疗的效果。

（2）联合应用热感受性脂质体：脂质体是一种人工生物膜，作为抗癌药物载体，能降低药物毒性，保护被包封药物，且具有良好的天然通透性及靶向性，临床上已逐渐开展应用。热敏脂质体是脂质体靶向研究领域的一个热点，并一开始就与肿瘤热疗结合起来。应用温度敏感脂质体载药，结合病变部位升温，以实现药物的靶向投递，成为一种全新的脂质体靶向策略。将抗癌药封入热敏脂质体，在恶性脑胶质瘤热疗过程中，肿瘤部位被加热到设定温度以上，在加热杀死肿瘤的同时，脂质体打开并释放抗癌药，靶向性地在加热肿瘤部位高浓度释放抗癌药。

随着射频消融技术的改进、对脑胶质瘤发病机制研究的深入，以及对热敏脂质体的不断探索，以射频热疗技术联合热敏脂质体为基础的靶向热化疗技术有望成为一种有效治疗脑胶质瘤的新方法。

3. 免疫治疗 以树突状细胞（DC）为基础的肿瘤疫苗是目前免疫治疗研究的热点。DC 疫苗可激活免疫细胞，且激活的免疫细胞能精确、特异地监测整个中枢神经系统，并于首次治疗后获得免疫记忆功能，具有潜在的持久反应能力。目前，国际上正有十几项应用 DC 疫苗治疗胶质瘤的临床研究。部分已结束的研究表明，DC 疫苗治疗脑胶质瘤是安全的，在诱导抗肿瘤免疫的同时没有诱发自身免疫性疾病；部分临床研究结果显示，肿瘤疫苗延长了患者的生存时间。但免疫治疗的具体机制仍未完全明晰，并缺乏标准、有效的监测疗效的免疫学指标，且自身免疫性破坏、选择性免疫抵抗，以及患者的免疫调节之间的平衡问题有待于进一步的研究。

4. 分子靶向治疗 恶性胶质瘤的靶向治疗是全新的治疗理念。2009 年，美国 FDA 批准贝伐单抗用于在常规治疗条件下病情仍继续恶化的多形性胶质细胞瘤患者，但目前关于贝伐单抗治疗复发胶质母细胞瘤的研究仍仅限于少数几项 II 期临床试验，大型随机对照研究尚在进行中，缺乏有力的临床数据表明其可显著缓解病情或明显延长患者生存期，而国内推荐使用贝伐单抗同样是基于美国 FDA 的标准，尚存在争议。有个别研究者认为，应用贝伐单抗后肿瘤缩小可能是一种影像学上的假象，实际上肿瘤并未缩小，而是正在"积极"地向远处播散。

5. 氩氦刀冷冻消融治疗 目前，氩氦刀仅作为手术治疗的辅助手段，肿瘤经冷冻消融后术中出血减少，便于肿瘤切除，在提高了手术安全性的同时减少了术后并发症。术中 CT 和 MRI 可清晰地显示病变范围，实时监控冷冻消融形成冰球的大小，也可提供三维图像。MRI 对冰球的实时监测优于 CT，冷冻过程中的实际坏死范围与 MRI 监测图像接近，MRI 还可通过恰当的模拟软件预测并绘区。对于病灶较小或难以耐受开放性手术者，可选 CT 及 MRI 引导下微创氩氦刀冷冻消融治疗，手术可在局部麻醉下进行，肿瘤消融较为彻底，术后患者恢复快，可明显提高患者生存质量。虽然氩氦刀冷冻消融治疗恶性胶质瘤具有诸多优势，但疗效仍难以令人满意。

氩氦刀作为一种新型、有效的治疗手段，正逐渐为神经外科医生所重视。大量的基础及临床研究已经证实了氩氦刀外科辅助治疗和立体定向微创介入治疗的有效性和可行性。氩氦刀与化疗、放疗、基因治疗等其他治疗联合应用是冷冻治疗胶质瘤的未来发展方向。

（郝 林）

第五节 颅内神经鞘瘤

神经鞘瘤来源于施万细胞，又称施万细胞瘤，神经鞘瘤通常发生于脑神经末梢的胶质－施万结，多为良性肿瘤，WHO I 级。各种年龄、不同性别均可发生，患者多为 30～40 岁的中年人，无明显性别差异。肿瘤通常为单发，有时可多发，大小不等。有细胞型、丛状型、黑色素型 3 种亚型。肿瘤累及不同脑神经，出现不同临床症状及体征。以听神经鞘瘤为多发，其次是三叉神经鞘瘤，主要介绍听神经鞘瘤。

听神经鞘瘤起源于听神经的神经鞘，多位于上前庭神经，少数位于该神经的耳蜗部。约占颅内肿瘤的 8.43%。听神经鞘瘤开始时多局限于内耳道，引起内耳道直径扩大并破坏内耳门后唇，而后向阻力较小的内耳道外、桥小脑角方向发展，故瘤体常为两部分，一部分在内耳道，一部分在内耳道外、桥小脑角。肿瘤充满桥小脑角池，后可向脑干和小脑方向发展，压迫耳蜗神经核和面神经核。若肿瘤继续增大，向小脑幕上扩展，甚至可达枕骨大孔附近，压迫三叉神经和后组脑神经。肿瘤可压迫脑干和小脑，当第四脑室受压时可导致梗阻性脑积水。约 10% 的听神经瘤为双侧听神经瘤，双侧听神经鞘瘤与神经纤维瘤病 2 型（NF-2）密切相关。

1. 临床表现 临床早期特征为进行性耳鸣伴听力丧失，之后可出现感觉性平衡失调和发作性眩晕。大多数瘤体较小者表现为单侧听力丧失、耳鸣、前庭功能异常；瘤体较大者出现三叉神经、面神经功能异常以及颅内高压的症状；最后肿瘤体积增大，可出现脑干和小脑受压。

（1）听力丧失：听力丧失是听神经鞘瘤最常见的症状，患者出现渐进性、高频感音神经性听力丧失。

（2）耳鸣：常见，于听力下降之前或同时出现，多为单侧持续性高调耳鸣。

（3）前庭功能异常：约50%的患者会出现前庭功能失调，表现为眩晕、平衡功能障碍。早期瘤体较小，患者眩晕症多见；晚期瘤体大，患者平衡功能障碍多见。

（4）三叉神经功能异常：约50%的患者出现三叉神经功能异常，以角膜反射消失最常见，其他症状如面颊部、颧骨隆突处感觉麻木或麻刺感。三叉神经症状与肿瘤体积密切相关，听神经瘤直径在1cm以下者几乎不出现三叉神经症状，直径在3cm以上者48%出现三叉神经症状，特大肿瘤者还可出现咀嚼肌薄弱，甚至萎缩。

（5）面神经功能异常：常于晚期出现，瘤体较小的患者很少有此症状。患者常出现面部肌肉抽搐、麻痹。

（6）其他症状：肿瘤占位效应可导致颅内高压、脑积水、脑干和小脑受压症状。颅内高压表现为渐进而持久的头痛、恶心、呕吐、感觉迟钝等。脑干受压出现患侧上、下肢功能障碍。小脑受压出现步态紊乱、共济失调。

2. 辅助检查　具体如下。

（1）神经耳科学检查

1）一般听力检查：出现气导大于骨导并一致下降，双耳骨导比较试验偏向健侧，提示内耳病变；纯音听阈检查表现为以高频为主的听力减退，气导与骨导听力曲线一致或接近一致。若肿瘤压迫内耳道血管，影响耳蜗血液循环，可产生重振现象。

2）语言听力检查：神经性耳聋不仅出现纯音听阈下降，同时还有语言审别能力的下降，即能听到谈话声，而不理解谈话的内容。

3）前庭功能检查：目前多采用微量冷水试验法。大多数正常人在耳内注入0.2mL的冰水后可出现水平性眼震。若注入量达2mL仍未出现反应，则认为注水侧前庭功能丧失。肿瘤越大，前庭功能障碍越严重。

4）听觉脑干诱发电位：它是反应脑干内听觉过程神经机制的客观指标。声音由外界传入内耳后，用头皮电极记录耳蜗至脑干的电生理反应。诊断听神经瘤主要依靠波幅和峰潜伏期改变：无反应；仅有Ⅰ波；仅有Ⅰ~Ⅱ波；Ⅰ~Ⅴ波间潜伏期延长。

（2）影像学检查：内耳道X线平片包括通过眼眶显示岩锥的前后位或后前位、汤氏位、斯氏位、颅底位，其中以斯氏位最好，前后位和汤氏位可发现约75%的听神经瘤，其他不能增加诊断率。CT能发现约80%的听神经瘤，直径在1.5cm以下的肿瘤很难发现。MRI可提供肿瘤的早期诊断，特别是内耳道内的小肿瘤。

3. 诊断及鉴别诊断　中年以上患者出现耳鸣、耳聋、眩晕、平衡障碍等表现，影像学显示桥小脑角（CPA）占位时，应考虑听神经瘤。NF-2型听神经瘤具有一定特点：最常见于青年人，双侧发病多于单侧。双侧肿瘤可同时发生，也可先后发生，两侧肿瘤的大小和听力可明显不同。需与以下疾病相鉴别。

（1）脑膜瘤：为桥小脑角第二好发的肿瘤。脑膜瘤的特点为：肿瘤钙化、岩骨侵蚀或增生，且CT比MRI更明显。33%~75%的患者听力丧失，与内耳门之间存在一定距离，且跨过内耳门而不进入。在所有磁共振（MR）序列中几乎均为等信号，因血管变化，在T_2上呈高信号。增强后，脑膜瘤比听神经瘤均匀。

（2）表皮样囊肿：由进入神经管的上皮细胞聚集而成，在颅内最常见于桥小脑角。特点为：沿蛛网膜下隙生长且压迫周围脑组织。CT上呈水样均匀影像，MRI上呈典型沿蛛网膜下隙见缝就钻的表现。听力、前庭功能障碍均不明显。

（3）三叉神经鞘瘤：以三叉神经症状起病，早期无耳鸣、听力下降等症状。内耳道无扩大，可向颅中、后窝两个方向发展。

4. 治疗　对大型肿瘤，尤其有脑干、小脑明显受压症状者，只要无手术禁忌证，不论年龄大小都应争取手术切除。对于中小型肿瘤，选择治疗方式应考虑肿瘤的大小、年龄、症状出现时间的长短、同侧及对侧听力状态、有无合并其他内科疾病、患者的意愿、经济状况等因素，设计个性化的治疗方案。若暂时无法决定，可用神经影像学动态观察。

（1）姑息疗法：对于65岁以上、体质虚弱且肿瘤较小的患者，除非肿瘤生长较快，否则密切的临床观察是最好的选择。年轻人采用姑息疗法尚存在争议。

（2）立体定向放射外科治疗：立体定向放射外科治疗听神经瘤具有时间短、无痛苦、手术风险低、神经功能保留较好等优点，但存在某些局限性而不能取代手术：①治疗后占位效应仍存在，不适用于伴有脑积水、脑干受压的患者；②适用于体积较小的肿瘤；③增加了面神经、三叉神经的不必要放射性损伤；④若需要手术介入，可能增加手术难度。

（3）显微神经外科手术治疗：1964年，House首次在经迷路入路手术中应用显微镜，听神经瘤手术治疗开始了显微外科时代。近年来，随着神经影像技术、现代显微神经外科技术的不断发展，听神经瘤的手术治疗方式发生了巨大的变化，不但可以完全切除肿瘤，还可保留面神经甚至听神经功能。

1）手术入路的选择：听神经鞘瘤手术入路主要包括经枕下开颅乙状窦后入路、经迷路入路和经颅中窝入路。对于大型或巨大型肿瘤，有人还采用经岩骨乙状窦后入路、经岩骨部分迷路切除入路，甚至经岩骨乙状窦前入路。经枕下开颅乙状窦后入路是最常用的入路，优点是该入路显露好，肿瘤与脑干和内听道的关系显示较为清楚，适合切除任何大小的肿瘤，并可保留面神经和耳蜗神经；缺点是手术创伤大，必须暴露、牵拉小脑，手术时间也较长。经迷路入路适用于小肿瘤伴听力完全丧失者，也适用于老年患者。其优点为手术完全在硬膜外操作，对脑干和小脑影响小，危险性低；缺点为听力永久性丧失。经颅中窝入路适用于小肿瘤，手术主要在耳上硬脑膜外操作，优点是可保留听力，缺点是需牵拉颞叶。

2）神经内镜在术中的应用：神经内镜适用于保留听力的听神经鞘瘤切除，尤其是直径在1.5cm以下的听神经瘤。显微镜下肿瘤全切除，暴露内听道底部时必须打开迷路，这样就会损伤迷路，而使用神经内镜则多可发现并切除内听道内的残留肿瘤。神经内镜辅助显微手术提高了手术的安全性和有效性，但也有学者提出，应用神经内镜并不提高术后听力保留率。

（郝　林）

第六节　其他颅内原发肿瘤

（一）中枢神经系统淋巴瘤

中枢神经系统淋巴瘤是原发于中枢神经系统的恶性淋巴瘤，占恶性淋巴瘤的0.2%～2%，少数可转移至中枢神经系统以外其他部分。目前，原发中枢神经系统淋巴瘤发病率逐渐升高，与艾滋病（AIDS）及移植患者人数增多不无关系。幕上以额叶、深部神经核团最常见，其次是脑室周围；幕下以小脑半球最常见。2007年，WHO未给出明确分级。

1. 临床表现　患者主要表现为后背疼痛、不规则发热、不同程度脊髓受压引起的神经功能障碍、癌性脑膜炎、癫痫、颅内压增高，以及葡萄膜炎和亚急性脑炎伴室管膜下浸润等特征性综合征。

2. 辅助检查　具体如下。

（1）CT：广泛性溶骨破坏，或局限性溶骨破坏边缘硬化，椎旁软组织肿胀。

（2）MRI：病灶呈不均匀长T_1长T_2信号，增强后病灶强化明显，病灶呈"握雪状"，胼胝体区病灶呈"蝴蝶状"为该病典型表现。病灶周围出现"绒毛样"或"火焰样"水肿对诊断也有帮助。

（3）脑脊液检查：仅当病灶无明显占位效应时可行，一般检查结果均有异常，但无特异性。常见异常有蛋白升高、细胞计数升高等。约10%的患者细胞学检查可见淋巴细胞。

（4）其他检查：询问病史、查体、实验室检查，中枢神经系统淋巴瘤患者均应检查是否存在隐匿性全身淋巴瘤，进行眼科检查以便发现可能存在的葡萄膜炎。

3. 治疗　治疗方案的选择取决于神经组织受压程度。若脊髓受压明显且存在神经功能障碍，应首选手术治疗；若脊髓受压不明显，或无神经系统阳性体征，应首选放疗。恶性淋巴瘤对放疗和化疗非常敏感。近来文献多主张采取以甲氨蝶呤为主的化疗方案。对不能耐受放、化疗的患者，激素可控制症状，但由于该病对激素极其敏感，使用激素后肿瘤可消退，给诊断带来困难，所以诊断未明确、未行立体定向穿刺检查前应尽量避免使用激素。

手术全切或部分切除肿瘤进行减压并不能改善患者预后，其主要作用在于肿瘤活检，大多采用立体定向技术。活检证实后的标准治疗是全脑放射治疗，剂量通常低于原发脑肿瘤，180～300cGy/d，总剂量 4 000～5 000cGy。非艾滋病患者，放疗联合化疗的生存期长于单纯放疗。

（二）生殖细胞肿瘤

生殖细胞肿瘤是来源于生殖细胞的肿瘤，包括生殖细胞瘤、胚胎瘤、内胚窦瘤、畸胎瘤、绒毛膜上皮癌、混合性生殖细胞肿瘤，其中 2/3 为生殖细胞瘤。颅内生殖细胞性肿瘤通常生长于脑中轴线附近，绝大多数生长于松果体区，部分生长于鞍区、基底节区及脑中线其他部位。

1. 临床表现　绝大多数松果体区生殖细胞瘤的首发症状为颅内高压，其后有四叠体受压症状，少数可有性征发育紊乱。个别患者以四叠体受压症状为首发，其后出现颅内高压症状。

（1）颅内压增高：松果体区肿瘤突向第三脑室后部可阻塞导水管腔，向前下发展可使导水管狭窄及闭锁，导致早期发生梗阻性脑积水及颅内压增高，出现头痛、呕吐、视盘水肿、意识状态改变、展神经麻痹等症状。小儿患者颅内高压可见头颅增大、前囟张力增高等。

（2）邻近脑组织受压：肿瘤破坏上丘和顶盖区，引起眼球活动障碍，两眼上视不能，瞳孔对光反射障碍。若肿瘤侵犯皮质顶盖束，则出现 Parinaud 综合征，表现为两眼上视不能；若肿瘤侵犯上丘后半部，则出现两眼下视不能。若肿瘤侵犯导水管周围，包括导水管前部和第三脑室后下部，则出现 Sylvian 导水管综合征，除了上视不能外，还可伴有瞳孔对光反射改变、眼球会聚功能麻痹或痉挛、眼球震颤等症状。肿瘤较大时可压迫上丘及内侧膝状体，出现双侧耳鸣及听力减退，但儿童阳性率较低，可能与表述不正确或检查不合作有关。肿瘤直接侵犯或瘤细胞沿脑脊液播散种植于丘脑，或肿瘤阻塞导水管，或第三脑室前部扩大而影响丘脑下部，则出现尿崩症、嗜睡、肥胖等症状。颅内高压或肿瘤直接侵犯脑干，可引起意识障碍；下丘脑后半部或中脑前半部及腹侧受损，可引起嗜睡、癫痫、单侧锥体束征、双侧锥体束征等。

（3）内分泌失调：突出表现为性征发育紊乱，多有性早熟，以男孩松果体区畸胎瘤为甚。原因为儿童及青春前期，松果体区非松果体细胞肿瘤破坏了松果体腺的正常分泌，使其性征发育提前，出现性早熟。也可出现性征发育停滞，甚至不发育。

（4）瘤细胞种植：松果体区的生殖细胞瘤细胞可种植于椎管内而发生脊髓症状，出现神经根痛或感觉障碍。

2. 辅助检查　具体如下。

（1）CT：畸胎瘤在 CT 上呈多房、密度不均的肿块，可有囊变，并可显示来自第三胚层的骨骼、牙齿、脂肪，以及钙化等。胚胎癌的 CT 表现与生殖细胞瘤相似，但常见钙化，且囊变多见。

（2）MRI：MRI 能发现远处传播，且较 CT 敏感，目前是判断有无远处播散转移的首选检查方式。生殖细胞瘤、绒毛膜上皮癌和胚胎癌等因常有出血，MRI 信号强度多变或呈混浊信号。畸胎瘤多房，故信号不均，可见囊变和钙化。因正常松果体腺无血脑屏障，能被造影剂强化，故出现强化松果体结构并不一定为异常表现。

（3）脑血管造影：一般生殖细胞瘤的供血血管在造影片上较少显影，若出现明显肿瘤新生血管，提示肿瘤恶性倾向。

（4）脑脊液细胞学检查：生殖细胞肿瘤具有沿脑脊液向远处传播的特性，故采用脑脊液细胞学检查寻找肿瘤细胞，对病变性质的判断、治疗方案的选择及预后判定均有重要参考价值，有报道称阳性率约60%，采用微孔过滤脑脊液组织培养技术，瘤细胞检出率明显提高。

（5）内分泌功能检查：检查脑脊液和血浆中黄体激素、促卵泡素、催乳素、生长激素、褪黑激素、睾酮等，对肿瘤性质、疗效的判断，以及随访均有重要参考价值。

（6）肿瘤标志物检查：生殖细胞肿瘤标志物，如甲胎蛋白、绒毛膜促性腺激素、胎盘碱性磷酸酶等，在生殖细胞肿瘤患者的脑脊液和血清中均可检测到。卵黄囊瘤可产生甲胎蛋白；绒毛膜上皮癌可产生绒毛膜促性腺激素；生殖细胞瘤可产生胎盘碱性磷酸酶；胚胎癌含有合体滋养层和内胚窦成分，故具有甲胎蛋白和绒毛膜促性腺激素两种标志物。松果体实质细胞肿瘤、胶质瘤等，上述标志物检查均呈阴性。肿瘤标志物的水平与肿瘤组织中所对应的分泌细胞成分的多少呈正相关。脑脊液检查比血清更敏感，血清正常，脑脊液可能升高。

3. 诊断及鉴别诊断　具体如下。

（1）松果体区生殖细胞肿瘤：患者出现四叠体上丘综合征、Sylvian 导水管综合征，以及内分泌功能障碍时，应考虑此区肿瘤。头颅 CT 和 MRI 可明确肿瘤位置，再有临床表现，结合其他检查，特别是脑脊液、血清中肿瘤标志物的检查，可做出初步诊断。松果体区的畸胎瘤几乎全为男性，而胚胎癌大多发生于 20 多岁的男性。松果体区和第三脑室后部肿瘤的生长方式有助于肿瘤类型的判断：生殖细胞瘤常向第三脑室内生长；多数胶质瘤和恶性淋巴瘤浸润脑实质而不侵犯第三脑室；畸胎瘤和脑膜瘤边界清，与脑实质间存在界面，有别于胶质瘤和其他恶性肿瘤。

（2）鞍区生殖细胞瘤：鞍区生殖细胞瘤以尿崩症、视觉障碍及内分泌功能紊乱为特征，部分患者可有颅内高压。主要与好发于鞍区的颅咽管瘤相鉴别：鞍区生殖细胞瘤好发于儿童，成年人极少见，颅咽管瘤在青年也较多见；鞍区生殖细胞瘤颅内高压症状不明显，而颅咽管瘤常阻塞室间孔，出现颅内高压症状；鞍区肿瘤在 CT 上常呈圆形、边界清的高密度影，肿瘤明显均匀一致的强化效应，钙化少见，而颅咽管瘤在 CT 上多呈囊性低密度改变，仅肿瘤包膜呈环形增强，钙化多见。此外，还应与鞍区的垂体瘤、鞍结节脑膜瘤、视神经胶质瘤等相鉴别。

（3）基底节区生殖细胞瘤：基底节区生殖细胞瘤以男性多见，主要特点为偏侧肢体乏力、不全瘫痪。病程进展相对缓慢，病史可迁延数年，病情突然加重常与瘤内出血有关。CT 上常在基底节区呈混杂密度影，形态不规则，占位效应明显，瘤内常有出血。增强可有不规则强化现象，瘤周水肿极不明显。基底节区生殖细胞瘤主要与好发于该区的胶质瘤和转移瘤相鉴别。基底节区胶质瘤以成人多见，无明显性别差异，病程较短，且呈进行性加重，CT 可见明显瘤周水肿。基底节区转移瘤以老年人多见，神经症状起病快、进展迅速、症状较重，CT 呈小病灶、大范围水肿特点。

4. 治疗　因生殖细胞肿瘤放疗敏感度高，故成人首选放疗。其中，生殖细胞瘤更是放疗可治愈的肿瘤。在儿童，多采用化疗 + 放疗 + 化疗的方法以减少放疗的远期不良反应。除畸胎瘤以外的非生殖细胞瘤性生殖细胞肿瘤，首选化疗。成熟畸胎瘤最好的治疗方法是手术全切，恶性畸胎瘤应最大程度切除肿瘤，术后辅以放疗，剂量 40Gy/次，然后再行化疗。一般生殖细胞瘤放疗总量为 45～50Gy，全脊髓放疗量为 20～30Gy。3 岁以下不主张放疗，5 岁为成人剂量的 75%，8 岁以后与成人相同。

颅内生殖细胞肿瘤病理类型多样，其中在生殖细胞瘤的治疗已取得较高生存率的现状下，目前的研究方向多侧重于减少放疗照射剂量及缩小照射范围方面。

（郝　林）

第七节　脑干肿瘤

脑干肿瘤（brainstem tumors）主要包括星形细胞瘤、室管膜瘤、胶质母细胞瘤、海绵状血管畸形、血管网状细胞瘤、结核瘤、脑囊虫及转移瘤等。以往认为脑干肿瘤不能手术切除，现在国内外已有大量手术切除成功的报道。脑干肿瘤的典型症状为"交叉性瘫痪"，即同侧颅神经下运动神经源性瘫伴对侧肢体上运动神经源性瘫。

一、发生率

脑干肿瘤约占颅内肿瘤的 1%～8%，其中胶质瘤占 40% 以上。

二、病理

脑干肿瘤多位于脑桥，呈膨胀性生长，可沿神经纤维束向上或向下延伸。一般将脑干肿瘤分为三型：①弥漫型：约占 67%，肿瘤与周围正常的脑干神经组织无分界，瘤细胞间存在有正常的神经元细胞和轴突。肿瘤的病理类型常为不同级别的星形细胞瘤（Ⅰ~Ⅳ级）。②膨胀型：约占 22%，肿瘤边界清楚，瘤体与周围脑干神经组织之间有一致密的肿瘤性星形细胞轴突层（肿瘤膜囊壁）。肿瘤的病理学类型多为毛细胞型星形细胞瘤（Ⅰ级），约有 40% 的肿瘤含有血管性错构瘤，称之为血管星形细胞瘤。③浸润型：约占 11%，肿瘤肉眼观似乎有一边界，但实际上瘤细胞已侵入到周围的脑干神经组织内，神经组织已完全被瘤细胞破坏。肿瘤的病理学类型多见于原始神经外胚层瘤。一般弥散型多为恶性，膨胀型多为良性。

肿瘤大体可见脑干呈对称性或不对称性肿大，表面呈灰白色或粉红色。如肿瘤生长快，恶性程度高，可见出血、坏死，甚至囊性变，囊液呈黄色。

三、临床表现

（一）性别、年龄

男女发病无明显差异。脑干肿瘤可发生在任何年龄，但以儿童多见；高峰年龄在 30~40 岁或 5~10 岁。其中星形细胞瘤多发生于儿童及青年，海绵状血管畸形及血管网状细胞瘤常发生于成年人，室管膜瘤中年人多见。

（二）病程

病程一般为 1 个月至 2 年，平均 5.3 个月。由于儿童以恶性胶质瘤多见，故病程短、进展快，病程常在数周至数月内；成年则以星形细胞瘤为多，病程长、进展慢，病程可达数月甚至 1 年以上。

（三）好发部位及生长方式

半数以上脑干肿瘤位于脑桥，尤其是儿童患者。一般星形细胞瘤及胶质母细胞瘤可发生于脑干的任何部位，可向任何方向发展，即向上、向下、向侧方、向前及向后发展，多呈浸润性生长。室管膜瘤多发生于第四脑室底部的室管膜或发生于颈髓中央管向延髓发展。血管网状细胞瘤多由延髓背侧长出，向第四脑室发展，也可完全在延髓内，还可由延髓 - 颈髓接合部的背侧部分或颈髓的背侧部分长出，常常露出表面，呈膨胀性生长。海绵状血管畸形大多数在脑桥，其次在中脑，延髓较少。

（四）症状、体征

其症状、体征与肿瘤的发生部位、病理类型及恶性程度等有密切关系。可分为一般性和局灶性症状、体征两类。

1. 一般性症状、体征　以后枕部头痛最为常见，其他有呕吐及精神、智力和性格改变，不少患者伴有排尿困难。早期颅内压增高并不常见，但是，中脑肿瘤极易阻塞导水管，故早期可出现颅内压增高症状。

2. 局灶性症状、体征　具体如下。

（1）中脑肿瘤：根据肿瘤侵袭部位不同，常表现为：①Weber 综合征：即动眼神经交叉性偏瘫综合征，出现患侧动眼神经麻痹，对侧上、下肢体和面、舌肌中枢性瘫痪。②Parmnaud 综合征：即四叠体综合征，表现为眼睑下垂、上视麻痹、瞳孔固定、对光反应消失、汇聚不能等。③Benedikt 综合征：表现为耳聋、患侧动眼神经麻痹及对侧肢体肌张力增强、震颤等。

（2）脑桥肿瘤：儿童患者早期常以复视、易跌跤为首发症状，成年人则常以眩晕、共济失调为首发症状。常表现为 Millard - Gubler 综合征，即脑桥半侧损害综合征。90% 以上患者有颅神经麻痹症状，约 40% 患者以外展神经麻痹为首发症状，随着肿瘤发展出现面神经、三叉神经等颅神经损害和肢体的运动感觉障碍。

（3）延髓肿瘤：表现为延髓半侧损害，即 Jackson 综合征（舌下神经交叉瘫）、Avellis 综合征（吞咽、迷走交叉瘫）、Schmidt 综合征（病侧Ⅸ～Ⅶ颅神经麻痹及对侧半身偏瘫）、Wallenberg 综合征（延髓背外侧综合征）。成人延髓肿瘤首发症状常为呕吐，较早出现后组颅神经麻痹的症状。若肿瘤累及双侧时则出现真性延髓麻痹，同时伴有双侧肢体运动、感觉障碍及程度不等的痉挛性截瘫，早期即有呼吸不规则，晚期可出现呼吸困难或呼吸衰竭。

四、辅助检查

（一）CT 检查

脑干肿瘤多表现为脑干增粗、第四脑室受压变形，肿瘤常为低密度、等密度或混杂密度影，偶有囊性变。

通常脑干胶质细胞瘤表现为低密度影和脑干肿胀，少数呈等密度或稍高密度影，囊变甚少，向上可侵及视丘，向后外可发展至脑桥臂及小脑半球。强化扫描可有不均匀增强或环形增强。

海绵状血管畸形在出血的急性期为均匀的高密度影，在亚急性及慢性期为低密度影。

室管膜瘤多呈高密度影，均匀强化，边界相对清楚。

血管网状细胞瘤常为高密度影，可伴囊性变，显著强化。

结核球呈环形高密度影，中央为低密度影，多环状强化。

根据 CT 强化情况将脑干肿瘤分为 3 型：Ⅰ 型为无强化病灶，表现为低密度病变；Ⅱ 型弥漫性强化；Ⅲ 型为环形强化。其中 Ⅰ 型多见，Ⅱ、Ⅲ 型较少见。

（二）MRI

一般表现为脑干增粗，其内有长 T_1、长 T_2 不均信号，肿瘤可突向第四脑室、桥小脑角或沿脑干 - 小脑臂发展。

脑干胶质细胞瘤常呈长 T_1 和长 T_2 信号改变，多无囊变或出血，边界一般不清，形态不规则，多数肿瘤有不同程度的强化。

海绵状血管畸形在出血的急性期 T_1 和 T_2 加权像上皆为均匀的高信号影，轮廓清晰，常呈圆形；在亚急性及慢性期 T_1、T_2 加权像上也皆为高信号影。

室管膜瘤表现为 T_1 加权像低信号影和 T_2 加权像高信号影，可向脑干外发展至第四脑室内或桥小脑角，多均匀强化。

血管网状细胞瘤为 T_1 加权像低信号影和 T_2 加权像高信号影，多呈球形位于延髓后方。

结核球在 T_1 加权像上为低或略低信号，在 T_2 加权像上大多信号不均匀，表现为低、等或略高信号，环状强化。

MRI 检查是诊断脑干肿瘤的主要手段。

五、诊断

对于出现进行性交叉性麻痹或多发性颅神经麻痹合并锥体束损害，无论有无颅内压增高均应首先考虑脑干肿瘤的可能，应进一步检查明确诊断。MRI 检查可判断肿瘤的病理类型及生长类型，为下一步治疗和预后评价提供资料。

六、鉴别诊断

脑干肿瘤应与脑干血肿、脑干脑炎相鉴别，仅根据临床症状及体征有时难以鉴别，需要借助 CT 或 MRI 检查。有时脑干脑炎的 CT 或 MRI 表现与脑干弥漫性胶质瘤极为相似，只有进行治疗性鉴别。脑干脑炎经临床应用激素、脱水、抗感染治疗后症状可以减轻、缓解，而脑干肿瘤虽症状可暂时缓解但总的病情是进行性加重。

在脑干肿瘤性质不能确定时，可以通过直接手术或立体定向手术活检加以明确诊断。

七、治疗

（一）一般治疗

包括支持治疗和对症治疗、预防感染、维持营养和水电解质平衡。对于有延髓性麻痹、吞咽困难和呼吸衰竭者，应给予鼻饲、气管切开、人工辅助呼吸等。有颅内压增高者，应给予脱水剂，并加用皮质类固醇药物，以改善神经症状。

（二）手术治疗

1. 手术目的　①明确肿瘤性质，为下一步治疗及判断预后提供依据。②建立脑脊液循环通路，解除脑积水。③全切除良性肿瘤可望获得治愈效果。④不同程度地切除恶性肿瘤达到充分内减压效果，为放疗争取机会。

2. 手术适应证　①良性肿瘤。②外生型肿瘤，尤其是突向第四脑室、一侧桥小脑角或小脑半球者。③局限型非外生型肿瘤。④有囊性变或出血坏死的肿瘤。⑤弥漫性恶性肿瘤不宜手术。⑥胶质母细胞瘤，一般不主张手术治疗。

3. 手术入路选择　脑干肿瘤手术入路应选择最接近瘤体的途径。中脑及脑桥腹侧肿瘤，可取颞下或颞下翼点入路；中脑背侧肿瘤由枕下小脑幕上入路；脑桥及延髓背侧肿瘤采取颅后窝正中入路；脑干侧方肿瘤由幕上幕下联合入路。

4. 手术并发症　具体如下。

（1）颅神经损害：常为术后Ⅸ、Ⅹ颅神经损害加重，应行气管切开及鼻饲，以防止感染并维持营养。

（2）胃肠道出血：脑干肿瘤手术几乎均出现术后胃肠道出血，尤以延髓部位手术更为明显。多在术后4~5d出现，轻者可自动停止，重者可持续数月，可选用奥美拉唑等药物治疗。

（3）呼吸障碍：术后常有呼吸变慢或变浅，可用人工同步呼吸机加以辅助呼吸，保持正常氧分压。

（4）术后意识障碍：常因术后脑干水肿所致，术后可应用脱水剂及激素治疗。

（5）高热：多为中枢性高热，其次是术后肺部、泌尿系或颅内感染等引起的感染性高热。应严密监测体温变化，采用综合措施有效降温。对中枢性高热者可采用亚冬眠降温。感染性高热应用抗生素。

5. 手术效果　手术死亡率为1%~8%。

（三）放射治疗

放射治疗是治疗脑干肿瘤的主要手段之一。放疗可以单独进行，亦可与手术后治疗相配合。脑干胶质瘤术后放疗可提高疗效，一般总剂量为55~60Gy，在30d内给予。

一般采用放射总量为50~55Gy（5 000~5 500rad），疗程5~6周。

绝大多数适合放疗的脑干肿瘤经过放射治疗可以缓解症状、体征。

（四）化学治疗

化学治疗配合手术及放射治疗，可提高脑干胶质瘤患者的存活率。化学治疗常用药物有尼莫司汀（ACNU）、卡莫司汀（BCNU）、环卫亚硝脲（CCNU）、替莫唑胺等，依患者肿瘤类型、年龄及体重等合理用药。

八、预后

脑干肿瘤的预后取决于肿瘤的病理性质、部位、大小、患者术前状况以及治疗措施等。

海绵状血管畸形、血管网织细胞瘤手术切除后可获得痊愈。低级别局限性星形细胞瘤、室管膜瘤切除后，配合放、化疗，患者可获得长期生存。高级别星形细胞瘤手术能起到减压效果，暂时缓解患者神经功能障碍，远期效果不佳。Ⅰ~Ⅱ级星形细胞瘤预后优于多形性胶质母细胞瘤。

脑干肿瘤的手术预后与其部位也关系密切，中脑病变切除术后并发症较少，而延髓病变切除术后并发症相对较多、较重。中脑肿瘤相对好于脑桥及延髓肿瘤。

延髓脑桥下部肿瘤手术效果差，术后病死率高，如术前及术后出现呼吸、吞咽功能障碍，预后很差。恶性肿瘤术后效果较良性肿瘤明显差，而胶质细胞瘤（Ⅳ级）患者术后生存期一般不超过6个月。成人患者的手术危险性比儿童大。

脑干上段肿瘤的复发率为6%，脑干下段肿瘤的复发率为21%。

脑干胶质瘤手术后放疗的1年、3年和5年生存率分别为56.3%、43.8%和31.3%。

总之，绝大多数脑干肿瘤预后不良，存活者多遗有不同程度的神经功能障碍。

（郝　林）

第八节　易引起颅内压增高的颅内肿瘤

在正常情况下，成年人的颅腔容积为1 400～1 500mL。其中脑体积在1 150～1 350cm³。颅内血容量变动较大，占颅腔容积的2%～11%。脑脊液约占颅腔容积的10%，约150mL，其中1/3于颅腔内，2/3在脊髓蛛网膜下隙中。颅内压增高是指引起颅内压增高的各种原因导致颅腔内的容积（或空间）代偿失调所致的临床综合征。颅内压的生理调节失控是产生颅内压增高的关键。凡是颅内压超过2.0kPa（200mmH₂O）时，即可称为颅内压增高。凡促使颅腔容积缩小或颅腔内容物容积增大的因素，均可导致颅内压增高。

一、颅内肿瘤引起颅内高压的机理

（1）肿瘤呈扩张性或是浸润性生长，其体积超过颅腔容积的8%～10%，即超代偿限度。

（2）肿瘤压迫脑脊液循环通路，造成部分性或是完全性梗阻性脑积水。

（3）肿瘤压迫较大的静脉或是静脉窦，发生静脉回流障碍和瘀血，静脉压增高，尤其以较大的大脑大静脉系统受压更为严重。

（4）肿瘤的毒性反应或是异物刺激，使肿瘤附近发生较为广泛的严重脑水肿，多见于恶性胶质瘤或是转移瘤。

在肿瘤生长过程中，一些肿瘤如脑胶质瘤和脑转移瘤，约占40%，以破坏和浸润性生长为特点，发展很快，易出现瘤内出血病情突然加重，表现有时与脑血管的发病极为相似，严重时出现脑疝。肿瘤的部位以幕下占多数，多位于中线或后颅凹，容易导致脑脊液循环通路的阻塞，产生颅内压增高。小儿颅缝未完全闭合，颅内压增高时，颅腔扩大具有一定代偿作用，缓解了颅内压增高的症状，头痛早期往往不明显或呈间歇性，临床表现以脑积水征为主，呕吐为常见症状，甚至呕吐为唯一症状，常因呕吐而误诊为消化系统疾病，如急性胃肠炎、肠道寄生虫病等。

二、颅内肿瘤引起颅内高压的临床表现

一般颅内肿瘤的表现为缓慢发病，进行性加重的颅内压增高症状和神经系统局灶性体征。但少数颅内肿瘤的病例可在肿瘤生长过程中，发生肿瘤内出血并扩展至周围脑组织或蛛网膜下隙，表现为脑内血肿或蛛网膜下隙出血的症状和体征，此类称为"脑瘤卒中"。由于出血量大者可导致急性颅内压增高和脑疝，而与脑血管疾病或高血压所致的脑出血的表现过程极为相似，临床上常易误诊为脑出血或蛛网膜下隙出血，从而遗漏了颅内肿瘤的诊断。

三、颅内压增高的转归与预后

1. 脑血流量降低　颅内压增高引起脑灌注压下降，通过血管扩张，降低血管阻力，使脑血流量保持稳定。如果颅内压不断增高使脑灌注压低于5.3kPa（40mmHg）时，脑血管自动调节功能失效，脑血流量随之急剧下降，造成脑缺血。当颅内压升至接近动脉舒张压水平时，颅内血流几乎完全停止，患者就会处于严重的脑缺血状态，甚至出现脑死亡。

2. 库欣（Cushing）反应　颅内压急剧增高时，患者出现血压升高（全身血管加压反应）、心跳和

脉搏缓慢、呼吸深大、节律紊乱及体温升高等各项生命体征发生变化，称为库欣反应。这种危象多见于急性颅内压增高病例，慢性者则不明显。

3. 脑水肿　影响脑的代谢和血流量而产生脑水肿，使脑的体积增大，进而加重颅内压增高。血管源性脑水肿：液体的积聚在细胞外间隙。多见于脑损伤、脑肿瘤等病变初期。是由于毛细血管通透性增加，导致水分在神经细胞和胶质细胞间隙潴留，促使脑体积增加所致。细胞中毒性脑水肿：液体的积聚在细胞膜内。可能是由于某些毒素直接作用于脑细胞而产生代谢功能障碍，使钠离子和水分子潴留在神经细胞和胶质细胞内所致，但没有血管通透性的改变，常见于脑缺血、脑缺氧的初期。

4. 胃肠功能紊乱及消化道出血　与颅内压增高引起下丘脑自主神经中枢缺血而致功能紊乱有关。

5. 神经源性肺水肿　发生率高达 5% ~ 10%，是由于下丘脑、延髓受压导致。肺毛细血管压力增高，液体外渗，引起肺水肿，患者表现为呼吸急促，痰鸣音多，并有大量泡沫状血性痰液。

正因颅内肿瘤产生颅内高压若得不到很好控制将会产生严重后果，故以下讨论一些容易引起颅内压增高和脑疝的颅内肿瘤的临床病理特征及其急诊处理对策，以便对部分脑瘤提高警惕，及早治疗。

四、脑室系统肿瘤

（一）侧脑室内肿瘤

侧脑室左右各有一个，形状不规则，位于额叶、顶叶、枕叶及颞叶内。分为前角、体部、后角、下角和三角区 5 个部分，内含脑脊液，是由侧脑室内的脉络丛组织所分泌。

侧脑室内肿瘤指来源于侧脑室壁、脉络膜组织及异位组织的肿瘤。常见的有脑膜瘤、室管膜瘤、脉络膜乳头状瘤及上皮样囊肿，其中以脑膜瘤为最多见。

1. 临床表现　取决于肿瘤的大小和部位，当肿瘤阻塞了脑脊液循环通路，或当肿瘤压迫其周围脑组织时才出现相应的症状和体征。如颅内压增高症和局灶症状。

（1）颅内压增高：侧脑室内肿瘤体积很小或未引起脑脊液循环受阻时，患者可完全没有任何明显症状。当脑脊液循环发生障碍后（室间孔阻塞、脑室部分梗阻），而出现颅内压增高征，临床上则表现为头痛。头痛也是大部分患者的首发症状，常呈发作性、间歇性或阵发性加重。当室间孔或脑室的一部分（上角或下角）被阻塞时则造成梗阻性脑积水，因脑室的急剧扩张，患者头痛常难以忍受，头痛严重时患者出现恶心与呕吐。有的患者可因突然的颅内压增高产生脑疝导致昏迷甚至死亡。肿瘤在侧室内有一定的活动度，常呈活瓣状而突然阻塞脑脊液循环通路，造成急性颅内压上升，这也是发作性头痛产生的原因。当因体位或头位发生变动使脑室受阻的情况解除时，患者头痛可很快停止。如再次阻塞，随之头痛再次发生，如此可反复多次发作。因此有少数患者于每次发作时常以前额撞地或呈屈膝俯卧位。不少患者在剧烈头痛时常出现强直性痉挛或因脑疝形成而死亡。由于长期颅内压增高患者出现视力减退，小儿可有头颅的增大，叩之呈"破壶音"。

（2）局灶症状：局灶症状或称为定位体征，当肿瘤体积较小未压迫或未侵犯周围脑组织时不产生任何定位体征。由于肿瘤的不断生长对各不同部位的周围脑结构产生压迫或破坏，而出现各种不同的脑损害症状和体征。肿瘤可累及内囊、基底核，也可向脑实质内生长，从而患者出现半身或单肢型的瘫痪和感觉障碍，以及病灶对侧较轻的中枢性面瘫，同向性偏盲等。如果左侧颞、顶、枕交界区受到侵犯，患者将出现失认及失语症。脑室周围组织受累及所产生的临床症状的严重程度常随颅内压力的变化而变化。当颅内压严重升高时，症状变得明显，颅内压下降时可暂时得到缓解。

2. 诊断　脑室内肿瘤的诊断需结合影像学表现、发病部位、年龄及相关病史。了解肿瘤位于脑室的位置，与室间孔和导管的关系，是否合并脑积水等。脑膜瘤是成人侧脑室三角区最常见的肿瘤，CT表现为高密度、边缘光滑的均一强化的肿块。星形细胞瘤常累及侧脑室额角，室管膜瘤是幼年儿童四脑室内最常见的肿瘤，脉络丛乳头状瘤在儿童主要累及侧脑室三角区，并引起交通性脑积水，成人则多见于第四脑室。脉络丛乳头状瘤 MRI 上 T_1WI 信号高于脑膜瘤。MRI 上侧脑室星形胶质瘤与少枝胶质瘤、室管膜瘤、混合性胶质瘤以及神经细胞瘤外形多呈不规则形或分叶状，边界不清，囊变坏死多见。其影像学表现不尽相同，室管膜瘤、混合性胶质瘤以及神经细胞瘤增强后强化较前者明显。少枝胶质瘤钙化较明显，为条块状，此为少枝胶质瘤的特征性表现。室管膜下巨细胞星形胶质瘤常合并有结节硬化症。MRI 表现侧脑室壁上可见点状异常灶，CT 示为钙化灶。患者常伴有癫痫，弱智和皮疹。

3. 治疗　侧脑室肿瘤患者出现颅内压增高危象，尤其有阻塞性脑积水时，除了首先采取脱水降低颅内压等措施，如果患者因脑积水而出现昏迷，此时根据头部 CT，可行脑室穿刺外引流，但可能会出现刺破肿瘤引起瘤卒中，有时反而出现脑室内出血而形成血肿加重患者病情。该类患者应该尽快采取手术治疗。

选择适合的手术入路非常重要，应根据肿瘤的部位、大小、血供、脑室的大小、术后可能出现的并发症和手术者对选择的手术入路的熟悉程度来综合考虑。

三角区和后角的肿瘤常使用顶枕入路，经顶枕部切开脑皮层后进入肿瘤表面，在感觉区后方、角回、缘上回上方进行操作，脑组织破坏少，术后患者的神经功能障碍少，特别适合大型肿瘤。但是进入肿瘤表面时不能立刻显露肿瘤的供血，术后癫痫的发生率也较高。故切除肿瘤时有时需要分块切除来显露供血动脉。

经颞中回入路好处在于皮层切口平行于视放射纤维而不易损伤之，同时能显露脉络膜前、后动脉，便于控制出血，但在优势半球可能累及语言区出现语言功能障碍。

颞下回入路易显露供血动脉和肿瘤，但也容易损伤颞袢，产生象限性偏盲；经枕部或枕叶切除入路很难显露三角部肿瘤，难以控制供血动脉，并易产生同向偏盲。如果向前切除太多，还可产生失读症。经纵裂胼胝体后部入路易显露侧脑室，且容易到达脉络膜后动脉，因不切开皮层，不损伤视放射而避免了癫痫及偏盲的发生，特别适合于双侧侧脑室脑膜瘤，但术后胼胝体损伤出现的并发症也常见。额中回入路因易于显露脉络膜前动脉故适合累及三脑室的肿瘤。肿瘤显微手术时要注意：①切口尽量靠近肿瘤，在非功能区皮质上切开。②先从远离功能区的部分开始切除，向非功能区牵拉肿瘤，辨认并处理好肿瘤供血动脉，尤其是当肿瘤质地较硬时切忌盲目牵拉扯断供血血管。③应注意处理好供血动脉与引流静脉，尽可能先处理供应血管减少出血。注意保护脑室周围的重要结构以及深部静脉。④分块还是整体切除要根据肿瘤的深度、大小、是否侵入对侧脑室、肿瘤活动度、供血及个人的技术情况而定，原则是以保留神经功能为前提。肿瘤大者可通过肿瘤内减压的方法使较大肿瘤从相对较小的手术切口中取出；有时需要考虑整体切除肿瘤：肿瘤体积较小，活动度大，钙化严重。⑤尽量争取行肿瘤全切除术，术中务必打通室间孔，恢复脑脊液通畅。肿瘤切除后须电凝或切除脉络丛，防止术后脑积水。⑥进入侧脑室后，尽快将室间孔用棉条封闭，防止血液或肿瘤囊液进入脑室系统引起梗阻或产生无菌性脑膜炎。止血要彻底，术毕用生理盐水反复冲洗直至脑脊液清亮，术后脑室内最好放置外引流以减少血性脑脊液的影响，但防止引流过快而引起低颅压或颅内血肿，引流管的拔除要较一般手术的外引流时间适当延迟 1~2d，因为脑室室间孔容易因脑水肿等原因而导致再次阻塞而引起脑积水。

（二）第三脑室肿瘤

第三脑室位于两侧丘脑之间，为一个前后较长的纵行裂隙，其顶部有脉络丛和大脑内静脉，底部为视交叉、漏斗、灰结节、乳头体及丘脑下部。第三脑室以室间孔与左右侧脑室相通，并通过中脑导水管与第四脑室相连。第三脑室接受了侧脑室流来的脑脊液，加入由第三脑室脉络膜所产生的脑脊液后通过中脑导水管流向第四脑室。第三脑室肿瘤系指原发于第三脑室内或由第三脑室外突入第三脑室内生长的肿瘤两部分。原发于第三脑室内的肿瘤有胶质瘤、畸胎瘤、胆脂瘤和胶样囊肿。多见于儿童及青年人，男多于女。由于此处的肿瘤多较易阻塞脑脊液循环通路，因此常导致颅内压增高，这也是患者就诊的原因。由第三脑室外突入第三脑室内生长的肿瘤，除有因阻塞脑脊液循环通路造成颅内压增高外，还具有其原发部位脑组织受侵犯所产生的局灶症状和体征。

1. 临床表现　由于第三脑室腔隙狭小，早期肿瘤易于阻塞脑脊液循环通路，产生颅内压增高并逐渐加重。如肿瘤较小尚未产生阻塞情况，患者可无任何明显症状。当肿瘤侵犯第三脑室周围组织时则产生局灶症状。

（1）颅内压增高：肿瘤阻塞脑脊液循环通道引起颅内压增高，临床上患者首发症状表现为发作性的剧烈头痛、恶心呕吐。头痛往往因头位和体位的变动而暂时缓解，可能是由于呈活瓣状的肿瘤在脑室内发生移位使阻塞暂时缓解，脑脊液循环通路得到通畅从而使头痛减轻或停止。再次阻塞，头痛发作再次出现，严重者可出现昏迷甚至死亡。患者常表现强迫性头位及强迫性体位，多数患者在仰卧时头痛加重，俯卧时减轻。因此在睡眠时患者多采取面向下的姿势，以减轻头痛发作。

（2）局灶症状：当肿瘤侵及邻近脑组织时发生相应的局灶症状，由于肿瘤所在部位及发展方向不同，表现各异。最常见的是下丘脑损害症状，包括有内分泌代谢功能障碍，临床上表现为性欲减退、阳痿、月经不调或停经；在儿童发病者可出现性早熟；肥胖、尿崩症；当食欲中枢受侵犯时出现厌食，偶有食欲亢进者，在疾病过程中少数患者出现嗜睡。肿瘤向后发展使中脑、四叠体受损的患者出现上视困难、听力减退及动眼神经麻痹。第三脑室肿瘤常影响海马－丘脑－下丘脑及乳头体之间的联系，患者可出现记忆力的减退和精神变化。当肿瘤压迫脑干影响其血液供应时，将出现双下肢肌力减退，患者伴随有腿软而出现跌倒的情况。第三脑室前部肿瘤由于视神经、视交叉受侵犯而产生视力减退和视野缺损。少数患者有间脑性癫痫发作，临床上表现为恶心呕吐、出汗、面色潮红、瞳孔变化、心悸等自主神经症状。

（3）眼底变化：眼底改变主要为颅压增高所引起的视神经盘水肿，边界不清，生理凹陷消失。一些第三脑室外侵及第三脑室内生长的肿瘤，由于其对视神经的直接压迫，产生视神经的原发性萎缩，如颅咽管瘤，垂体腺瘤等。长期颅内压增高将发生继发性视神经萎缩，患者视力下降甚至失明。

（4）其他：第三脑室外侵及第三脑室内生长的肿瘤主要表现为原发部位的特殊临床表现，如颅咽管瘤和垂体腺瘤出现垂体功能障碍及紊乱以及视力视野发生改变。松果体区肿瘤患者除有丘脑下部受损症状外，还出现为四叠体受损的特殊体征：Parinaud 综合征。患者瞳孔大小不等或双侧瞳孔散大；生殖器官及第二性征发育，出现性早熟；骨骼生长异常。

2. 诊断　典型患者表现为梗阻性脑积水，Parinaud 综合征及性器官早熟等表现，结合内分泌检查及影像学资料可明确诊断。头部 CT，鞍区及松果体区生殖细胞瘤 CT 扫描可表现为类圆形高密度灶，常有斑块状钙化影。第三脑室内生殖细胞瘤表现为第三脑室及两侧脑室内壁呈均匀带状高密影，肿瘤前部形成楔形缺损，可作为生殖细胞瘤 CT 定性诊断的一种特殊征象。

第三脑室畸胎瘤多表现为囊、实性混杂密度肿块，CT 上可见部分肿瘤钙化，其中低密度影代表脂肪组织，等密度代表肿瘤的软组织成分，高密度代表瘤内钙化及骨骼成分，成熟的畸胎瘤内含有脂肪、骨骼、软骨、牙齿等多种成分，增强扫描强化不明显。CT 检查显示肿瘤内含各种成分之间的不同密度差异非常满意，较 MRI 显示钙化、骨化成分及脂肪、囊变结构更直观，一般多能定性诊断。

恶性畸胎瘤表现为边缘清楚的分叶状肿瘤，由实性部分和小囊变构成。MRI 平扫肿瘤呈混杂信号，肿瘤实质在 T_1WI 上表现为等信号或低信号，T_2WI 上表现为等信号或高信号，增强扫描肿瘤呈不均匀强化。畸胎瘤恶性变与未成熟性畸胎瘤有时均可显示为实性肿块，脂肪成分极少或无，但恶性者常侵犯邻近结构并可沿室管膜下种植，术前常易误诊为松果体区脑膜瘤或松果体细胞瘤，未成熟者一般不出现浸润现象。判断肿瘤的来源是定性诊断的关键，对此 CT 诊断有一定的困难，MRI 能清楚显示肿瘤与邻近组织的解剖关系，尤其是增强扫描后恶性肿瘤可见明显强化的转移灶沿着脑脊液通路种植转移，呈"镶框状"高信号，可为鉴别诊断提供依据。

第三脑室内脑膜瘤，MRI 扫描可显示第三脑室内明显强化的类圆形肿物，边缘清晰且游离，缺乏与硬脑膜附着的"脑膜尾征"，而后者为其他部位脑膜瘤的显著特征。术前应行磁共振静脉造影（MRV），更可明确大脑深静脉系统与肿瘤的解剖关系。

第三脑室表皮样囊肿 CT 扫描呈低密度病灶，无强化效应，肿瘤包膜常完整、光滑，MRI 上 T_1 低信号，T_2 为高信号，其包膜在 T_1、T_2 像上均为高信号。蛛网膜囊肿 CT 平扫为均一低密度，无强化效应，MRI 检查其信号同脑脊液。

第三脑室胶样囊肿为原始神经上皮组织在形成三脑室室管膜、脉络丛等结构过程中变异而成，囊肿多位于第三脑室前上方，靠近室间孔后方，且多附着于该处室管膜或脉络丛上，因囊肿常引起室间孔阻塞，导致阻塞性脑积水及颅内压升高，故多以头痛、呕吐为主要症状。肿瘤以室间孔为中心生长，均呈圆形，边界锐利，瘤内可有囊变坏死，可无钙化，双侧侧脑室均明显扩大。其内容物包括陈旧性血液、脂类、结晶状胆固醇及多种顺磁性金属离子。CT 影像上多呈三脑室内均一高密度囊性病变，少数为等密度圆形或类圆形，边界光滑；多数无明显强化，少数可见均一强化或囊壁强化。MRI 上肿瘤在 T_1 和 T_2 加权上均呈高信号。上述影像学表现较具特征性，与星形胶质细胞瘤易于鉴别。

3. 治疗　第三脑室肿瘤治疗的目的是全切或部分切除肿瘤，解除肿瘤的占位效应，疏通 CSF 的循环通路，明确病变的组织病理学诊断。外科治疗的选择应根据肿瘤的部位和生长范围，对手术入路的熟悉程度采取个体化治疗原则。目前有多种手术入路针对第三脑室内肿瘤，Dandy 主张顶部半球纵裂入路，切开胼胝体。此入路容易造成记忆障碍。Van Wagenen 主张经皮质一侧脑室入路，该入路术中将不可避免的碰到分离静脉系统及皮质损伤的问题。Poppen 主张枕下小脑幕上入路，此入路面临枕叶挫伤导致偏盲，难以切除第三脑室中前份向两侧生长的肿瘤。Krause 主张幕下小脑上入路，此入路面临解剖分离静脉系统及难以切除第三脑室中前份肿瘤。上述几种入路是目前临床较常用的手术入路，各有优缺点。

（三）第四脑室肿瘤

第四脑室是一菱形的室腔，宽而浅，位于脑桥、延髓与小脑之间。它下接脊髓中央管，上接中脑导水管，脑室向两侧扩展而成为第四脑室外侧隐窝。第四脑室的肿瘤，由于它的位置容易压迫中脑导水管或堵塞第四脑室侧孔和正中孔引起脑脊液循环受阻，产生梗阻性脑积水，因此颅内压增高常为突出的首发症状。

诊断上 MRI 显得尤为重要，平扫及强化扫描可了解肿瘤与周围脑内血管和神经的关系，而且对肿瘤的定性诊断有较大的帮助。对第四脑室肿瘤的立体位置显示更清晰。四脑室内的肿瘤 CT 多为等密度或稍低密度，MRI 可见肿瘤常侵犯脑干，但浸润较局限，常不出现颅神经受损和长束征，组织学检查很少浸润到附近正常的小脑组织。

1. 第四脑室肿瘤手术　第四脑室肿瘤手术入路多采取病灶在下方的侧卧位或是坐位，手术切口多采取后正中。第四脑室肿瘤切除，需要达到几个目的：①解决导水管下口梗阻，打通脑脊液循环通路。②最大限度切除肿瘤而尽可能地减少对脑干的损伤。

第四脑室肿瘤的手术主要取决于肿瘤的来源和肿瘤基底与第四脑室的关系，对粘连较紧或侵入脑干内全切除是很困难的。根据肿瘤基底不同可将第四脑室肿瘤分为两大类型：肿瘤起源于第四脑室底部和肿瘤起源于第四脑室顶和侧壁。基底位于第四脑室底的肿瘤最常见的是室管膜瘤、星形细胞瘤或为脉络丛乳头状瘤。基底位于第四脑室顶和侧壁，最常见的是髓母细胞瘤和星形细胞瘤，亦可为其他类型肿瘤。肿瘤位于第四脑室顶部及侧壁型，手术行肿瘤的全切除是可能的，且难度不太大。

位于第四脑室底上部肿瘤常向上长入中脑导水管而引起梗阻性脑积水，该部位肿瘤质地多数较软，与脑干粘连多不明显，只要手术野显露充分，在显微镜下行肿瘤全切除是可能的，且导水管内的肿瘤亦能安全的吸出。而基底位于第四脑室底下部的肿瘤其顶部和两侧较光滑，与脑干无明显粘连，但基底部位粘连较紧密，分界不清，分离有一定困难，尤其是底下部较大的向下方生长的肿瘤，常与延髓闩部有粘连或浸润，给手术带来极大的困难，特别是较硬的室管膜瘤，或肿瘤已侵入脑干内，手术难以全切除，即使勉强行全切除，术中容易损伤脑干一些神经核团，如舌咽、迷走、舌下神经核等和延髓闩部的损伤，导致术后严重的吞咽困难、消化道出血和难以恢复的呼吸功能障碍。因此既要全切第四脑室肿瘤，同时又要尽可能地保留脑干神经、血管的功能具有较高的挑战性。

2. 手术疗效的影响因素　具体如下。

（1）选择从正常组织受损最轻微，暴露肿瘤距离最短的部位分离、切除肿瘤。根据术前 MRI 的矢状位片提示肿瘤表面的蚓部变薄程度及范围，决定蚓部切开的长度及深度。变薄的蚓部切开受损伤相对较小，在已经明显变薄的蚓部中线最大可能地切开，有利于最大限度直视暴露肿瘤。在显微镜操作下确认在无血管中线区切开，避免损伤紧邻的纵形分布的蚓部血管。术后缄默症估计与损伤蚓部皮层的舌肌、口咽肌代表区、小脑半球深部的球状核、栓状核、齿状核有关。

（2）根据术前 MRI 三维扫描所示及暴露肿瘤所见，选择肿瘤与第四脑室底、小脑半球之间最易分离的界面做分离肿瘤的突破口。第四脑室肿瘤最常见的是髓母细胞瘤和室管膜瘤。此部位的髓母细胞瘤绝大多数生长在第四脑室顶之上的小脑蚓部，室管膜瘤则多起自第四脑室下角闩部周围的室管膜。只要找到正常界面，除了肿瘤起源处，大部分还是可以分离的。有时剪开硬脑膜即见到正中孔 – 枕大池区有肿瘤，可以直接以正中孔为突破口，逐渐向上探查，适当切开蚓部中线，同时了解肿瘤与脑干界面关系，很多时候并无粘连，可以分离。

（3）切除肿瘤技巧：术中见到肿瘤，首先不是切瘤，而是寻找供瘤血管，多为蚓部的小脑后下动脉和小脑前下动脉分支，紧贴肿瘤表面电凝阻断供瘤血管。无关的不影响切瘤的，特别是供应脑干的小分支不应阻断；寻找到肿瘤与蚓部、小脑半球、正中孔、第四脑室底的合适界面，逐渐向纵深、第四脑室界面分离，但不局限在一个方向；血供丰富的肿瘤尽量少行瘤内分块切除，应尽量阻断肿瘤血供，尽量多暴露界面，并电凝肿瘤表面让其缩小同时止血，减少切瘤时出血；术中应随时适当调整显微镜，特别注意正中孔、导水管下口、双侧侧孔、四脑室底这些最易残留肿瘤的部位。如确实难分离，不必勉强分离，招致正常组织损伤；分离体积巨大的肿瘤，应以棉片保护肿瘤，避免肿瘤因重力作用而下坠，牵拉损伤粘连部位的脑组织。

（4）脑压板牵拉的力度不能过大，操作要细致，轻柔，以减少对脑组织的损害，减轻术后的反应性脑水肿；术中止血必须确切可靠，以免术后由于血压升高，或麻醉结束时患者躁动，呛咳导致血压升高发生出血，形成术后脑内血肿，特别有高血压病史者更需注意。必要时可在小脑表面置一胶管引流，24～48h 后拔除，但是需要防止脑脊液漏及颅内感染。术后可短时间内给予镇静剂；术中在脑干或其周边进行电凝止血时，应一边电灼一边冲水降温，避免热效应对脑干的损伤；手术时争取肿瘤全部切除。但更重要的是考虑过度切除后对神经功能的影响，保证患者术后的生活质量；术前体质较差，伴有慢性病者，术前、术后均要积极纠正水电解质紊乱，加强全身支持疗法，增强机体免疫功能，使用有效的抗生素，以减少术后并发症的发生。

（5）按照病理结果，恶性肿瘤患者结合放疗和（或）化疗，以减少复发机会。

3. 术前、术后脑积水的处理 具体如下。

（1）术前脑积水的处理：第四脑室肿瘤患者术前多有不同程度的脑积水，如果患者术前出现颅内高压征，影像学检查示脑室壁有渗出、有扁桃体下疝者即行脑室穿刺外引流。目的在于尽快使脑室的解剖、生理功能受损状态恢复为正常状态。侧脑室穿刺后，并留置外引流管，放出脑脊液减压后暂时夹闭，以方便术中颅内压较高时，可随时开放引流管，降低颅内压，减少手术出血并利于暴露肿瘤。

（2）术中脑积水的处理：脑室引流管术前未置者术中置入，并保留作术后引流用；争取全切除肿瘤，即使未能全切，也要争取打通导水管下口、侧孔、正中孔；尽量保护蚓部、小脑半球正常界面及上述孔道附近正常结构，少电凝、压迫、牵拉损伤、减少术后粘连、闭塞机会；减少脑室内、蛛网膜下隙术中出血、术后积血；术中不应急于打通导水管下口，应在近全切除肿瘤后再进行，避免血性液流入幕上脑室。

（3）术后脑积水的处理：肿瘤切除后脑积水常在术后 1～3d 内缓解，但是随后又再次出现，推测可能与下列因素有关。

1）脑室内、蛛网膜下隙出血、积血，肿瘤毒素等作用使蛛网膜粒吸收脑脊液减少。

2）正中孔、侧孔、导水管下口术后粘连或被残留肿瘤、血块、贴敷物等堵塞；小脑组织被电凝过度或损伤致术后粘连等致脑脊液通路梗阻。

3）术前已有交通性脑积水。对此可以采取术毕开放脑室引流管；术后 48～72h 夹管，既可打通脑脊液通道，又可检查颅内压高低，决定是否拔管；经夹管试验不宜拔管又经 CT 或 MRI 检查证实脑积水，应尽早行分流手术，当然此时需要排除颅内感染及廓清脑脊液高蛋白情况；若分流经反复调整均不理想，而且估计为肿瘤残留引起脑脊液通路阻塞；如果手术不太困难，患者又具有手术适应证，可以再次切除残留肿瘤，解除脑脊液通路梗阻。

（郝 林）

第九节　颅咽管瘤

颅咽管瘤（craniopharyngioma）是发生于胚胎期颅咽管的残余上皮细胞的良性肿瘤，也是最常见的颅内先天性肿瘤。大多位于蝶鞍之上，少数在鞍内。儿童患者以发育障碍、颅内压增高为主要表现；青少年以内分泌障碍多见；成人则以视力、视野障碍及精神障碍为主要特点。

一、发生率

占颅内肿瘤的 2% ~7%，占先天性脑肿瘤的 45% ~80%，占鞍区肿瘤的 30%；在鞍区肿瘤中其发生率，在成人仅次于垂体瘤居第二位，在儿童青少年中则居首位，占儿童期颅内肿瘤的 13%。

二、发生学

（一）先天性剩余学说

该学说认为颅咽管瘤起源于正常垂体的结节部残存的鳞状上皮细胞。在胚胎时期的第 2 周，原始的口腔顶向上突起形成一深的盲袋，称为 Rathke 袋，随着进一步发育，Rathke 袋的下方变狭而呈细管状，即称之为颅咽管或垂体管。在正常情况下，胚胎 7 ~8 周颅咽管即逐渐消失，在发育过程中常有上皮细胞小巢遗留，即成为颅咽管瘤的组织来源。

（二）鳞状上皮化生学说

该学说认为鳞状上皮细胞巢是垂体细胞化生的产物，而不是胚胎残留。颅咽管瘤来自鳞状上皮细胞的化生。

三、病理学

（一）部位与分型

有人以鞍隔为界将颅咽管瘤分为鞍内型和鞍上型两型，鞍内型起源于鞍隔下的上皮细胞巢，易压迫垂体和视交叉出现内分泌及视力、视野障碍。鞍上型起自鞍隔上的上皮细胞巢，易向后生长侵入第三脑室。

也有人将之分为鞍上型、鞍下型、第三脑室内型、蝶骨型和鼻咽型等。鞍上型最多见，占 53% ~94%，第三脑室内型占 18% ~38%，鞍内型占 4.3% ~18%，其中突入颅前窝者占 5%、颅中窝 9%、颅后窝 4%，其余各型罕见。

（二）大小

颅咽管瘤大小悬殊，小者如豌豆，大者如鹅卵，可累及两个脑叶以上。一般直径在 4cm 左右，其囊液一般在 10 ~30mL，大者可在 100 ~200mL 以上。

（三）形态

通常为圆形或椭圆形，亦可呈不规则形或分叶状，其囊壁厚薄不一，表面光滑，薄者如同蛋壳内膜，呈半透明状，厚者包膜较韧，呈灰白色，并有多处散在钙化斑点，是颅咽管瘤的重要特征之一。可为单房性或多房性，腔内壁光滑或呈乳头状突起。

（四）组织学

颅咽管瘤可囊性、实性或混合性。囊性颅咽管瘤占 54% ~95%，实性者占 4.3% ~17%，混合性者占 32%；混合性者其囊性部分与实体部分比例不定，有的囊性部分很大，实性部分为较小的瘤体，有的囊性部分则很小。囊液呈黄色或棕色，含有丰富闪亮的胆固醇结晶，似机油，若近期有出血则呈鲜红色或暗红色。胆固醇为囊液中的特征性成分。

镜下颅咽管瘤由上皮细胞组成，主要由成片的鳞状上皮细胞构成，呈乳头状或索状排列。上皮细胞之间为胶质纤维或结缔组织。间质内含有丰富的血管，并有淋巴细胞、单核细胞和巨噬细胞浸润。亦可见到玻璃样变性、钙化和骨化及大量胆固醇结晶。约96%的囊性颅咽管瘤是由层叠的鳞状上皮细胞覆盖，其余4%则由呈纤毛状和含有杯状细胞的柱状细胞覆盖。实质性颅咽管瘤是由疏松结缔组织支持的成团或成束的上皮细胞构成，其内可有黏液瘤样变性或胆固醇裂隙。

一般在镜下可将颅咽管瘤分为釉质细胞型、鳞状上皮型和混合型。囊性颅咽管瘤常为成釉细胞瘤，由柱状上皮按卫星层状排列组成，颇似牙釉质；实性或混合性颅咽管瘤仅含有单纯的鳞状上皮细胞。釉质瘤型在细胞团周围为柱状上皮细胞，逐渐向中间移行，中央为多角形的星形细胞。鳞状上皮型则单纯由鳞状上皮组成。

四、临床表现

（一）性别、年龄

男多于女，男女之比约为2：1。本病可发生在任何年龄，从新生儿到70岁老人均可发病；70%是发生在15岁以下的儿童和少年，以后年龄越大发生率越低。5~20岁为本病的高发年龄段，占55%，40岁以上者占27%，平均年龄25岁左右。

（二）病程

生长缓慢，病程较长，一般在数年到十几年，有的病程可达20年。一般小儿病程比成人短。

（三）症状、体征

1. 内分泌功能障碍　①性功能障碍：青春期前发病者，主要表现为性器官发育障碍，外生殖器呈幼儿型，第二性征发育不全；而成人发病者，女性月经停止或月经失调，男性阳痿及性欲减退、胡须稀少、阴毛脱落、皮肤变细腻等。②生长发育障碍：儿童期发病者，表现为垂体性侏儒症，即骨骼生长迟缓，甚至停滞，有的至成年时身材仍如10岁左右儿童。但智力不受影响，身体各部大小比例正常。成人发病者一般无生长发育障碍。③代谢障碍：18%~30%患者出现脂肪代谢障碍，表现为身体发胖，脂肪呈异常分布。若儿童患者同时伴有性器官发育不良时，则称为肥胖性生殖无能综合征。约25%~32%的患者表现为尿崩症，尤其是鞍上型者更容易出现尿崩现象。其中10%患者以尿崩症为首发症状，表现为多饮多尿，尿比重低，每日尿量在3 000~4 000mL以上；成人表现为尿崩者比儿童多见。有时垂体前叶同时受损，因促肾上腺皮质激素（ACTH）分泌减少可不出现尿崩症。④其他：晚期可因丘脑下部严重受损或肿瘤侵入额叶而出现嗜睡（15%）或精神症状，表现为淡漠、记忆力减退、情绪不稳定，其他症状尚包括乏力、基础代谢降低、畏寒、血压低、黏液性水肿、体温调节障碍、糖耐量降低、瘦弱，甚至出现垂体性恶病质表现。

2. 视力、视野障碍　肿瘤可压迫视神经、视交叉而出现视力、视野障碍，尤其是鞍内型更易出现。成人较儿童常见。视力呈进行性减退，日久失明。视野改变多为不规则视野缺损，如不规则的单眼视野缺损、双颞侧或同向偏盲等，但仍以两颞侧视野缺损为常见（50%），第三脑室型常不出现视野缺损。40%患者有原发性视盘萎缩，47%患者可出现双侧视盘水肿和继发性萎缩，眼底正常者占11%左右。

3. 颅内压增高症状　常出现在晚期，且儿童更多见。因肿瘤突入第三脑室内阻塞室间孔或导水管的入口而出现梗阻性脑积水。

4. 头痛　90%患者出现头痛，其中63%为首发症状。同时伴恶心呕吐者占50%，儿童比成人更常出现头痛。头痛是由于肿瘤压迫鞍隔及局部脑膜、血管引起的，少数患者可长期头痛而无颅内压增高。晚期头痛多系颅内压增高所致，并呈进行性加重。颅内压正常者头痛常为额颞部疼痛，而颅内压增高所致头痛则为全头痛并伴有呕吐、颈硬、复视等。

5. 其他　肿瘤压迫一侧大脑脚可出现锥体束征，表现为轻偏瘫、病理征阳性等；肿瘤向两旁发展者可累及外展、动眼、三叉、面神经而出现相应的颅神经障碍症状；有的肿瘤可突入颅后窝产生小脑症状，如眼球震颤、共济失调等。13.2%患者可出现癫痫。

五、辅助检查

（一）内分泌功能检查

多数患者可出现糖耐量曲线低平或下降延迟，血 T_3、T_4、FSH、LH、GH 等各种激素下降。

（二）头颅 X 线平片

主要异常表现有：①肿瘤钙化：表现为鞍内或鞍上钙化斑，鞍后或全部鞍内钙化者罕见，钙化常出现在中线区。60% ~81% 的患者出现肿瘤钙化斑，呈单个或散在状，亦可融合成蛋壳状。钙化儿童比成人常见，儿童鞍内钙化时，应高度考虑为颅咽管瘤。小儿颅咽管瘤钙化率为 77.5%，2 岁以下者占 20%，2 岁以上儿童钙化者占 80%，15 岁以上者占 50%，成人钙化率为 35% ~45%。②蝶鞍改变：35% 患者蝶鞍呈盆形或球形扩大或破坏，后床突及鞍背可削尖、脱钙、消失。蝶鞍有明显的改变时，常提示有巨大的病变。③颅内压增高征象：60% 患者在头颅 X 线平片上可见颅内压增高的征象，表现为鞍背脱钙，颅骨内板脑回压迹明显，小儿可有颅骨骨缝分离等。

（三）CT 扫描

颅脑 CT 平扫实质性肿瘤表现为高密度或等密度影像，钙化斑为高密度，囊性者因瘤内含胆固醇而呈低密度像，CT 值为 −40 ~10Hu，囊壁为等密度。病变边界清楚，呈圆形、卵圆形或分叶状，两侧侧脑室可扩大。强化扫描时约 2/3 的病例可有不同程度的增强，CT 值增加 12 ~14Hu。囊性颅咽管瘤呈环状强化或多环状强化而中心低密度区无强化，少数颅咽管瘤不强化。一般具有钙化、囊腔及强化后增强三项表现的鞍区肿瘤，即可确诊为颅咽管瘤。

（四）MRI 扫描

多数颅咽管瘤囊性部分所含的物质呈短 T_1 与长 T_2，但也可呈长 T_1 与长 T_2 像，即 T_1 加权像上呈低信号，T_2 加权像上呈高信号；若为实质性颅咽管瘤，则呈长 T_1 与长 T_2。钙化斑呈低信号区。颅咽管瘤合并垂体瘤罕见。

六、诊断

根据发病年龄、部位、临床表现及辅助检查诊断颅咽管瘤并不困难。凡青少年儿童出现内分泌功能障碍，如发育矮小、多饮多尿、肥胖、生殖器发育不良等，均应首先考虑本病；若有鞍上或鞍内钙化斑，更有助于诊断。若成人出现性功能障碍或头痛及视力、视野障碍，也应考虑本病，少数临床表现不典型者应行辅助检查，如 CT 扫描。

七、鉴别诊断

（一）垂体腺瘤

垂体腺瘤多见于 20 ~50 岁成人，以视力、视野障碍为主要表现，多为双颞侧偏盲，眼底几乎均为原发性视神经乳头萎缩。垂体前叶功能低下为主，而无生长发育迟缓，一般不产生颅内压增高。蝶鞍多呈球形扩大而无钙化。CT 扫描表现为等密度或略高密度肿块，强化扫描可见均一增强。

（二）鞍结节脑膜瘤

鞍结节脑膜瘤以 5 ~50 岁为高发年龄。早期一般无内分泌障碍，可有视力障碍及头痛。晚期可出现视野障碍及眼底原发性视神经乳头萎缩。蝶鞍改变不明显，有的可见鞍结节增生或破坏，钙化少见。CT 扫描呈略高或等密度肿块，肿瘤呈均一明显强化。

（三）鞍区生殖细胞瘤

以 7 ~20 岁最常见。多有内分泌障碍，但以尿崩症为突出症状，可伴有性早熟，亦可有视力、视野改变。蝶鞍正常。

（四）视交叉胶质瘤

多发生在 7~20 岁，内分泌症状少见，多以视力改变为主，表现为单眼突出、视力障碍、头痛等。视神经孔多扩大，无钙化。CT 扫描为低密度肿块，一般无强化或轻度强化。

（五）鞍区表皮样囊肿

绝大多数发病年龄在 23~37 岁之间，以视力、视野障碍为主要表现，一般无内分泌障碍，颅内压增高症状也很少发生。蝶鞍正常，无钙化，CT 扫描示鞍区低密度病灶，CT 值多为负值，不强化。

（六）脊索瘤

多发生在 35 岁左右，以多条颅神经损害为主要表现，常有钙化，蝶鞍部及斜坡部有明显骨质破坏。CT 显示为不规则略高密度肿块，其中有钙化点，多数不发生强化，少数可有均一轻度强化。

（七）鞍区动脉瘤

多见于中年人，以突然发病、头痛、动眼神经麻痹为特征，蝶鞍一般无改变，脑血管造影可确诊。术中穿刺为鲜血，肿物不塌陷。

（八）第三脑室前部胶质瘤

多发生在成年人，一般无内分泌症状，以颅内压增高为主要表现。蝶鞍一般无改变，肿瘤很少有钙化，CT 扫描可以鉴别。

（九）视交叉蛛网膜炎

多见于成人，以视力、视野改变为主要表现。视野改变一般无规律，呈不规则变化，视野缩小，一般无内分泌障碍及颅内压增高。蝶鞍正常，CT 扫描无鞍区占位性病变。

（十）原发性空蝶鞍

中年发病，以视力、视野障碍及头痛为主要表现，有时出现内分泌症状。CT 扫描显示鞍内为脑脊液填充的空腔，无钙化。

（十一）鞍区蛛网膜囊肿

以小儿多见，亦可见于成人。主要症状为脑积水引起的颅内高压，可有视力、视野改变，少数患者有内分泌症状，蝶鞍扩大或双鞍底，CT 扫描见脑脊液密度的圆形低密度区。

八、治疗

目前以手术治疗为主，术后辅以放疗等。

（一）手术治疗

手术原则是尽量争取全切除肿瘤。显微技术的开展使肿瘤全切除率不断提高。由于高全切率伴随着高死亡率，因此，目前仍有不少学者认为部分切除术加术后放疗为最佳治疗方案。

1. 手术入路 颅咽管瘤的手术入路有：①经蝶窦入路：最适用于鞍内型且肿瘤较小者，特别是囊性者及蝶鞍已扩大者，即使有相当一部分肿瘤明显地向颅内扩展也可选用。对于复发性颅咽管瘤亦可行经蝶窦入路。经蝶窦入路手术方法可反复应用。②经额入路：若肿瘤较小且局限，暴露较好；若较大可先穿刺囊肿抽出囊液使之缩小以利暴露。③翼点入路：是目前视交叉周围肿瘤最常用的术式。适用于肿瘤向鞍上、鞍旁、鞍后，甚至突入第三脑室者。可用于切除巨大型肿瘤，亦可与胼胝体入路或经蝶窦入路联合应用。④皮层入路：即通过皮层经侧脑室一室间孔入路。适用于肿瘤突入第三脑室或侧脑室者或阻塞一侧或双侧室间孔产生梗阻性脑积水者。由于此术式易产生脑穿通畸形及术后癫痫，目前已较少采用。⑤经颞入路：适用于肿瘤位于视交叉后部者。⑥经大脑纵裂、胼胝体前部、室间孔入路：该入路适用于脑室内颅咽管瘤。⑦翼点-胼胝体联合入路：肿瘤扩展到室间孔，伴有一侧或双侧脑积水，可采用此入路。⑧经终板入路：适用于肿瘤突入第三脑室内而未阻塞室间孔者。视交叉前置者采用此入路更为方便。

2. 术后并发症　①下丘脑损伤：主要表现为术后神志、体温，血压、胃肠道等变化，以及出现尿崩症。术后出现体温失调者一般伴有意识障碍，多数死亡。血压低者可给予补液，注射垂体后叶素及肾上腺皮质激素。消化道出血及肠麻痹者可行对症治疗。尿崩症多数较轻，可于 2 周后自行恢复或给予垂体后叶素后很快恢复。术后持续低温者除保温外尚需要采用大剂量甲状腺素［0.4mg/（kg·d）］。个别病例可于术后出现食欲增加或拒食，多难以控制。②垂体功能低下：术后出现垂体功能低下的发生率约在 60% 以上。以肿瘤全切除及大部切除者多见。主要表现为抗利尿激素、生长激素、甲状腺素、ACTH、LH、FSH 分泌减少，以及性激素分泌不足。部分患者可因垂体功能低下而死亡，部分患者经对症治疗后好转，部分患者需要终生内分泌药物替代治疗，但这种垂体功能低下仍可危及生命。③视神经损害：多因术中误伤或牵位、电灼引起，术后给予神经营养药物。④术后血肿及感染：术后出血以预防为关键，术中充分止血，结束手术时确认已无出血才能关颅。发生血肿者应及时手术清除。术后感染为肺炎、刀口炎症等，经有效抗生素治疗多能控制。

总之，颅咽管瘤术前、术中及术后应用足够量的地塞米松是预防和治疗术后并发症的有效方法之一。

（二）放射治疗

对于巨大囊性、多囊性及复发性颅咽管瘤手术根治较为困难，术后放射治疗常作为颅咽管瘤一种辅助治疗。放疗在预防复发和提高生存期方面有肯定作用。

1. 外照射疗法　主要采用直线加速器，放射剂量为 40~65Gy，持续时间为平均 5~8 周，每次 1.8~2Gy。

2. 囊内放射疗法　目前用于此种放射治疗的放射性同位素主要有^{198}金、^{96}钇、^{186}铑、^{32}磷四种，其中^{32}磷和^{96}钇为 β 射线，^{198}金有 β、γ 射线两种。目前认为以^{96}钇为更合适的放射源。采用 Ommaya 囊置入帽状腱膜下，根据囊肿的位置、形态、厚度和大小决定注入放射性同位素的剂量，并可通过此装置反复抽液及注入同位素。也可采用立体定向术行囊内放疗，单囊性颅咽管瘤可先行立体定向穿刺，囊内注入^{96}钇；多囊性颅咽管瘤可立体定向活检后，置入^{60}钴作内照射治疗。放射性同位素的注入剂量范围为 100~200Gy，剂量过大易损害下丘脑及视神经，剂量低于 100Gy，则肿瘤易早期复发。

九、预后

（一）手术治疗与预后

近年来随着显微手术的临床应用，颅咽管瘤的手术根治率及手术效果有了明显的提高，大大改善了患者的预后情况。肿瘤全切率达 80%~100%，手术死亡率 2%~10%，10 年生存率达 58%~66%，复发率为 7%~26.5%。

（二）放射治疗与预后

从神经、智力、精神以及内分泌功能来评价颅咽管瘤放疗长期效果，在功能方面的变化不比手术治疗差。全切除与次全切除后辅以放疗的患者，结果相似。颅咽管瘤放疗后 10 年以上的生存率达 44%~100%。

（郝　林）

第十节　颅内原发性肉瘤

一、胶质肉瘤

胶质肉瘤（gliosarcoma）于 1895 年由 Stroebe 提出，是指由胶质细胞和肉瘤细胞两种成分组成的原发于中枢神经系统的恶性肿瘤。此类肿瘤的分类目前尚不统一，有些学者认为其具有独特的病理组织学内容，而不同于间变性星形细胞瘤或胶质细胞瘤。另外有些学者因其在临床、病理和预后方面很难与胶质母细胞瘤相区别，则认为应归属于胶质母细胞瘤。在世界卫生组织（WHO）1990年神经上皮肿瘤的分类中，胶质肉瘤排列在胶质母细胞瘤的变型。肉瘤成分一般依赖于胶质成分存在，通常来源于间变性星形细胞瘤中的内皮组织增生，偶见于相反的情况。因为肉瘤成分具有不同的生物学特性，所以胶质肉瘤发生颅外转移的比例较高。

（一）发病率

胶质肉瘤是颅内少见肿瘤，大宗病例统计发病率差异较大，Morantz报道占颅内肿瘤的2%，是同期星形细胞瘤的5%，间变性星形细胞瘤或胶质母细胞瘤的8%；北京天坛医院统计10年收治的7 467例颅内肿瘤中，胶质肉瘤仅15例，占0.2%，是同期星形细胞瘤的1.3%，胶质母细胞瘤的4.1%。

（二）病理

大体标本胶质肉瘤和胶质母细胞瘤相似，但其质地更均匀，有韧性。按病理诊断的观点，当肿瘤包含两种新生物的组织成分时即诊断胶质肉瘤。一种是胶质母细胞瘤或间变性星形细胞瘤的成分，可经常规的组织学标准确定；另一种是相似于纤维肉瘤的成分，包含有拉长或菱形的大细胞，中等大小的核质常呈分布平行排列的嗜伊红的粗糙纤维。这些纤维与结缔组织纤维相似，可被磷钨酸染成棕黄色，被偶氮胭脂染成蓝色。在许多部位两种成分紧密交织。每种成分都有组织学上的恶性表现，即病理性核分裂、密集的细胞结构、显著的间变特点和多变性。坏死区域在两种成分中均可见到。

应当指出，胶质肉瘤并非指转移性脑瘤引起内皮增生而形成的肉瘤，也不是指由于快速生长的胶质母细胞瘤中的坏死物的刺激而引起的纤维状反应。在肿瘤的间变区域内，显著的血管壁细胞的增生和肥大是胶质肉瘤的特点。在一些部位，这些血管的变化特点显著，呈肿瘤样增生，细胞呈多样化，有丝状分裂象、细胞崩解和畸变，大量异形细胞出现；在有些部位，这些细胞从血管壁向外扩延，构成肉瘤组织团块。肉瘤的浸润常围绕一簇肿瘤细胞组织形成圆形小结。

胶质肉瘤可以颅外转移，转移灶多数包含胶质瘤和肉瘤两种成分，也可以为单独的肉瘤成分。目前尚无单独胶质成分转移的报道。

（三）临床表现

在临床上胶质肉瘤的发病年龄、性别比例、表现方式与胶质母细胞瘤相似，但同胶质母细胞瘤相比，胶质肉瘤具有下列显著特点：①胶质肉瘤42%～50%发生在颞叶，而额叶（13%～19%）、顶叶（14%～20%）、枕叶（0～8%）则相对少见。而胶质母细胞瘤则以额叶最多见，约占40%；②胶质肉瘤的CT表现为混杂密度的团块，不均匀的密度区域伴囊变和周边增强。术中实质部分的肉瘤较韧、血运丰富，囊液多呈黄绿色或褐色。在50%的病例中，肿瘤似有边界和包膜，因此，半数患者手术可以做到肿瘤全切或近全切除；③胶质肉瘤颅外转移的发生率较高，虽然胶质肉瘤的发病率最多占胶质瘤的5%左右，但根据Smith统计，在胶质瘤颅外转移的总数中，胶质肉瘤占1/3以上，而转移灶多发生在肝脏和肺叶上。近年在这方面的报告不断增多。

（四）诊断

发病年龄、性别比例、表现方式同胶质母细胞瘤。CT表现为混杂密度团块伴区域囊变和周边增强。由于胶质肉瘤的临床表现与胶质母细胞瘤相似，所以很难在术前对此病做出正确诊断，多数病例被诊断为星形细胞瘤或多形性胶质母细胞瘤。由于肉瘤成分与胶质成分的比例不同，故其CT表现不甚相同，因此，术前误诊为脑膜瘤、转移瘤、星形细胞瘤或胶质母细胞瘤者屡有发生。

（五）治疗

手术切除是其主要的治疗手段，因肉瘤对化疗药不敏感，故其疗效不肯定。术后放疗对抑制肿瘤复发和生长有一定帮助。

（六）预后

胶质肉瘤的预后较差，术后存活时间与胶质母细胞瘤相似。

二、脑膜肉瘤

脑膜肉瘤（meningiosarcoma）是原发于颅内的恶性肿瘤，具有肉瘤的形态。脑膜肉瘤较少见，多见于儿童，术后易复发，可发生远处转移。

（一）发病率

世界卫生组织（WHO）根据组织病理学特点，将脑膜瘤分为4级，3级为恶性脑膜瘤，4级为肉瘤。也有人认为脑膜肉瘤不属于脑膜瘤，而是原发于颅内的恶性肿瘤。脑膜肉瘤（含原发脑膜肉瘤和恶变的脑膜瘤）的发生率不高，占脑膜瘤的3%，男性多于女性，这有别于良性脑膜瘤的女性占优势。

（二）病理

脑膜肉瘤多源于硬脑膜或软脑膜。而位于脑白质内的同硬脑膜无粘连的脑膜肉瘤，多源于脑内的血管周围的软脑膜组织。瘤体质脆易碎，边界不清，可向周围脑组织浸润。瘤内常有出血、坏死或囊变。镜下可见纤维形、梭形和多形的瘤细胞。瘤组织向四周浸润，致周围胶质增生。

（三）临床表现

脑膜肉瘤的临床表现与良性脑膜瘤基本相同，只是病史偏短。约半数以上的脑膜肉瘤位于大脑突面或矢状窦旁。因此，临床症状常见有偏瘫和（或）偏身感觉障碍；癫痫发作较常见，多表现为全身性发作或局限性发作；有头痛者约占1/3；临床检查部分患者有眼底水肿等颅内压增高表现。根据其临床表现，术前很难确诊为脑膜肉瘤，为明确肿瘤性质，必须依赖于特殊检查。

脑膜肉瘤有颅外转移的文献报告，主要是向肺和骨转移。

（四）诊断

1. 症状、体征　与脑膜瘤基本类同。

2. X线平片和脑血管造影　因脑膜肉瘤多位于大脑半球，因此，在X线平片上可见有广泛针样放射状骨质增生及不规则的颅骨破坏。病变周边不整齐，肿瘤可经破坏的颅骨向皮下生长。脑血管造影可见颈内动脉分支向肿瘤供血，肿瘤血管局部循环加速，管径粗细不均匀。

3. CT及MRI检查　CT可见"蘑菇样"（Mushrooming）肿瘤影，其周围水肿较脑膜瘤严重。肿瘤可深达脑实质内，颅骨可能出现破坏，肿瘤内出现坏死。上述特点在良性脑膜瘤是很少见的。MRI上脑膜肉瘤的 T_1 和 T_2 像是高信号，与良性脑膜瘤不易鉴别。但脑膜肉瘤可见颈内动脉向肿瘤供血比较显著。

（五）治疗

1. 手术治疗　手术切除是治疗脑膜肉瘤的重要手段。与良性脑膜瘤不同的是，脑膜肉瘤质地软，易破碎，向脑实质内浸润生长，有更多的颈内动脉分支供血。因此，术中不能像切除良性脑膜瘤时那样，仅沿肿瘤四周分离，应在切除肿瘤后，对其周围脑组织电凝或激光烧灼，而且要尽可能多地切除受累颅骨和硬脑膜。

2. 放射治疗　单纯手术切除难免复发，术后应常规辅以放疗。放疗可抑制肿瘤生长、延长复发时间以及防止肿瘤转移。近年来也有人报告应用立体定向技术向肿瘤内置入放射性核素碘（^{125}I）放疗，也取得了较好效果。

3. 化疗　因人体其他系统肉瘤对化疗不敏感，因此，化疗对脑膜肉瘤的效果也不肯定。

（六）预后

脑膜肉瘤预后较差，主要原因是复发率高。肿瘤浸润周围脑组织，手术难以彻底切除，少数病例出现颅外转移或颅内播散。一般良性脑膜瘤的5年复发率为3%，而脑膜肉瘤的5年复发率则高达78%。

三、神经源性肉瘤

神经源性肉瘤（neurogenic sarcomas）命名甚多，包括恶性周围神经鞘瘤，恶性施万细胞瘤、恶性神经鞘瘤、神经纤维肉瘤、间变性神经纤维肉瘤等。

（一）发病率

神经源性肉瘤极为罕见，发病率占总人口的 0.001%，占所有软组织肿瘤的 3%，而发生于脑神经和脊神经的病例更少见。

（二）病理

一般认为神经源性肉瘤起源于神经内的细胞，是独自起源还是由神经纤维瘤发生肉瘤变仍有不同的观点。加拿大多伦多大学的经验认为，若软组织肉瘤有如下特点应被视为神经源性：①大体或镜下与周围神经有关；②神经纤维瘤发生恶性转移；③免疫组织化学或超微结构有与周围神经有关的特征。发病前存在神经纤维瘤，后来在神经主干分布区又有恶性组织包块的表现，也可诊断为神经源性肉瘤。病理切片 HE 染色有纺锤形胞核及 Scant 胞质的束带型为其特征性表现。电子显微镜有助于诊断。该病原发于颅内或椎管内者更罕见。

（三）临床表现

中枢神经系统的神经源性肉瘤的临床表现与颅内或椎管内的神经鞘瘤或神经纤维瘤除有基本相似的临床表现外，还有病程进展快，其他部位出现转移等特点。

（四）诊断

原发于颅内、椎管内的神经源性肉瘤的诊断除依据临床症状、体征外，CT 及 MRI 检查是必不可少的诊断手段。但是术前确诊是非常困难的。术中可见肿瘤质地较脆，瘤内有坏死、出血现象。

（五）治疗

1. 手术切除　简单地活检会导致很高的复发及全身播散。因此，多主张手术应沿肿瘤周围边缘游离后整块切除。对于沿神经散布的肉瘤，主张离病变较远处切断神经并同肉瘤一起摘除，为防止复发和转移，以舍弃神经换取尽可能彻底切除肿瘤。

2. 放疗　为防止残存瘤细胞的复发，术后局部放疗十分必要。

（六）预后

神经源性肉瘤的预后与肿瘤大小、级别、有无边缘、组织亚型、治疗方法等有关。对病变小、边界清楚、切除彻底并局部足量放疗者，预后较好。多伦多大学统计的 18 例 5 年生存率达 64%。对于有全身转移（多见于肺部）和中枢神经系统播散者预后极差。

四、间叶性软骨肉瘤

间叶性软骨肉瘤（esenchymal chondrosarcoma）是一种含有软骨样组织的恶性间叶组织肿瘤。2/3 病例发生于骨，1/3 起源于软组织，个别病例源于颅内。本病好发年龄为 20～30 岁，女性多于男性。肿瘤一般呈结节或分叶状，境界较清楚、质硬，可有包膜或假包膜，切面常见钙化和软骨小灶，鉴于以上特点，临床常误诊为脑膜瘤。显微镜下结构主要是原始间胚叶细胞增生伴有岛状的软骨分化，并见两者之间有移行，有时瘤组织内血管较丰富。因瘤细胞异型性小、核分裂少，病理诊断也易误诊为良性瘤。

一般认为此肿瘤起源于多潜能的间充质细胞，Scheithauer 等认为随血管进入脑Virchow - Robin 间隙的成纤维细胞，是颅内此瘤潜在的细胞来源。

此瘤对放射线不敏感，外科切除辅助化疗是目前的治疗方法，但预后不佳。本病常趋于局部复发，偶有转移。

五、横纹肌肉瘤

颅内原发性横纹肌肉瘤（rhabdomyosarcoma）是一种高度恶性肿瘤，可发生于颅内不同部位和任何年龄组，但最好发于儿童的颅后窝。肿瘤多半界限清楚，但无包膜，质硬。位于小脑中线者，瘤体常突入第四脑室。有些病例，肿瘤位于软脑膜下的脑实质内，并可与硬脑膜和大脑镰粘连。显微镜下的形态与颅外胚胎性横纹肌肉瘤相似。较原始者，瘤细胞以未分化的小细胞为主，多呈圆形、椭圆形、星形或短梭形，核小而浓染，核分裂并不多见，偶能找到胞质红染或有横纹肌细胞。尽管如此，单凭光镜诊断容易误诊，需和髓母细胞瘤、髓肌母细胞瘤、原发性神经外胚层肿瘤、畸胎瘤、异位松果体瘤、黑色素瘤以及横纹肌样瘤相鉴别。最好的办法是通过免疫组织化学染色或电镜观察。横纹肌肉瘤的肿瘤细胞肌球蛋白阳性，电镜下可看到不同阶段的肌纤维生成。

CT 示横纹肌肉瘤为一均质或不均的密度增强的占位性病变，脑血管造影显示一个无血管或少血管区域。

对于横纹肌肉瘤的治疗尚无很好的办法，多采用手术加放疗和化疗相结合的方法。

六、血管肉瘤

原发性中枢神经系统血管肉瘤（hemangiosarcoma）目前国内外仅见 13 例报告。其中 10 例位于脑实质内，2 例脊髓血管肉瘤发生于硬脊膜，1 例位于硬脑膜。原发性中枢神经系统血管肉瘤的 CT 和 MRI 特征性表现为分界清楚的血管性病灶，手术也可见肿瘤分界明显，常有瘤内出血，较易切除。然而显微镜下可显示不同形态和管径的分化较好的血管网，腔内有核深染的内皮细胞，排列成乳头状结构，还可见有成群致密的低分化细胞鞘，呈上皮样或梭形结构，坏死和出血是大多数病例的显著特点。

中枢神经系统实质性低分化血管肉瘤应与退行性胶质瘤、转移瘤、无黑色素的黑色素瘤、成血管细胞瘤和各种血管丰富的肉瘤鉴别。Ⅷ因子相关抗原和荆豆凝集素 1（UEA－1）染色是内皮细胞的重要标志；细胞角蛋白、S－100 蛋白和嗅甲基后马托品－45 可用以鉴别血管肉瘤和转移瘤、恶性黑色素瘤。电镜检查可进一步证实中枢神经系统和其他组织血管肉瘤来源于血管内皮。该病的临床特点为突然起病，CT 和 MRI 特征性表现为分界清楚的血管性病灶。

手术切除和术后放疗是常用的治疗措施。多数病例平均生存期为 8 个月，少数病例可存活 3～9 年。

（郝　林）

第四章

甲状腺肿瘤

第一节 甲状腺癌的治疗

甲状腺癌（cancerous goiter）是最常见的甲状腺恶性肿瘤，约占全身恶性肿瘤的1%。除髓样癌外，绝大部甲状腺癌起源于滤泡上皮细胞。甲状腺癌的外科手术治疗是最重要、最根本的治疗措施，其他方法不能完全替代，而不同的病理类型和临床分期，手术方式有所不同。为了更加完善地根治性切除病灶，又保护好健康组织和器官，提高患者生存质量，现将其作系统归纳如下。

一、诊断要点

1. 发现肿块　甲状腺癌患者一般在无意之中发现颈前区肿块，随吞咽而上下移动，质地硬，单个，一部分患者有咽喉不适。随着肿块生长，出现压迫症状，压迫气管出现吸入性呼吸困难，压迫食道出现吞咽困难，压迫交感颈干，出现霍纳综合征。同时，因颈淋巴结转移，增生肿大，颈部出现多个结节。

2. 辅助检查　具体如下。

（1）B超和彩超检查：不仅可发现肿块部位大小，彩超可发现血流信号改变，还能发现肿块周围及颈部增大淋巴结是否改变。

（2）CT扫描：可直观地了解肿块大小、形态、包膜完整与否、气管受压情况，是否有胸骨后及纵隔淋巴结转移。

（3）X线片检查：能了解肺部是否有转移，气管是否偏斜。

（4）喉镜检查：有利于了解声带结构及活动情况是否正常。

（5）放射性同位素检查：肿块一般呈"冷结节"，但甲状腺瘤囊性变时也呈"冷结"表现，两者要予鉴别。

一般甲状腺瘤囊性变，有一个肿块突然增大过程，B超和彩超很容易发现囊肿液暗区；而甲瘤是实质性的多，部分患者有钙化点，肿块周围有声晕。

（6）MRI同CT扫描。

3. 化验检查　具体如下。

（1）BR在后期可出现Hb下降，合并有局部出血、坏死和感染时WBC可升高属应激反应性。

（2）TSH、T_3、T_4、TGA、TMA一般正常。

（3）CEA、CA-199可有升高。CA-199有时升高明显，手术后CEA不降低或升高提示有远处转移灶存在或局部复发。

（4）血清降钙素测定，对早期诊断甲状腺髓样癌十分重要，放射性免疫法测定患者大多在0.2μg/L（200pg/mL）以上。

4. 最后确定诊断　具体如下。

（1）术前行局部穿刺，一般选用细针穿刺涂片，也可以选用大号的穿刺针行局部取材活检，能行术前肿瘤分类。

（2）术中依靠冰冻切片快速病检，术后依靠蜡片染色较准确。

5. 鉴别诊断　甲状腺癌还须与甲状腺腺瘤、结节性甲状腺肿、淋巴结结核、淋巴瘤、转移癌、喉癌、上段食管癌、类癌等鉴别。

二、病理学分类与临床分期

（一）病理学分类

1. 乳头状癌　约占成人甲状腺癌的60%和儿童甲状腺癌的全部，是甲状腺癌最常见的类型，恶性程度也最轻。有些患者在儿童时期曾做过颈部X线治疗。肿瘤生长缓慢，可在甲状腺内局限生长数年，病灶可经腺内淋巴管自原发部位扩散至腺体的其他部位和局部淋巴结，也可局限数年未变，故易忽视其性质。病理可见分化良好的柱状上皮乳头状突起，较清晰伴嗜酸性的胞质，可见同心圆的钙盐沉积。临床上除扪及结节或局部淋巴结外表现较少。甲状腺核素扫描时是冷结节；颈部X线检查可显示瘤体有的有点状或同心圆钙盐沉着。乳头状癌可由TSH的刺激而生长，用甲状腺激素可使之缩小。手术如包膜完整而无转移者，寿限正常。如有血管侵犯则1/3患者约有10年存活率。

2. 滤泡状癌　占甲状腺癌总数的10%～15%，肉眼检查时看到滤泡状癌是一种实质的具有包膜的肿瘤，包膜上常密布着丰富的血管网，较小的癌肿和甲状腺乳头状癌相似。切面是红褐色，常可见到纤维化、钙化、出血和坏死。组织学上，由不同分化程度的滤泡所构成，分化良好者，滤泡结构较典型。分化不良者，滤泡结构较少，细胞异型较大，核分裂象亦不多见，可呈条索状实性的巢状排列。有时癌细胞穿出包膜进入多处静脉中形成癌栓。常常成为远处转移的起点，所以滤泡状癌多见于血行转移，文献报道占19%～25%。滤泡状癌多见于40～60岁的中年妇女，临床表现与乳头状癌相类似，但癌块一般较大，较少局部淋巴结转移，而较多远处转移，少数滤泡状癌浸润和破坏邻近组织，可以出现呼吸道阻塞等症状。

3. 髓样癌　恶性程度不一，90%肿瘤分泌降钙素，有时同时分泌CEA、生长抑制、前列腺素及其他多种激素和物质，故血液激素水平增高，表现为典型的多发性内分泌腺瘤，占全部甲状腺癌的3%～9%，可为家族性或散发性。

髓样癌肿瘤较常位于甲状腺上2/3的侧面。为灰白色或灰红色肿块，实体性，少数呈鱼肉样。肿块圆形或略呈分叶状。多为单个结节，少数为多结节，大小不一，境界清楚，少数有包膜。常因有钙化而呈砂粒感，但肿瘤内不见如乳头状癌那样的瘢痕灶。

髓样癌的镜下特点为实体性结构：无乳头或滤泡形成，间质有不等量的淀粉样物沉着，瘤细胞大小较一致，无明显间变，瘤细胞形态可为圆形、多边形、梭形、浆细胞样，癌细胞常以一种类型为主，其他类型为辅。以多边形为主者多见，梭形细胞为主者次之。癌细胞大小、染色一致，核较小，圆形、卵圆形或梭形，染色质较粗，核仁不明显，可有双核或多核，核分裂象少见。胞质多少不等，可呈嗜酸性颗粒状或水样透明，细胞境界不清。胞质内有嗜银和亲银颗粒。过半病例间质有灶性钙化，少数亦可有砂粒体存在。坏死灶少见。本型的重要特点为间质内有多少不等淀粉样沉着，为嗜酸性，无定形物，较多者可形成梁状或不规则团块，有时瘤细胞围绕淀粉样物形成假滤泡结构，淀粉样物可位于细胞间或细胞内。

4. 未分化癌　系高度恶性肿瘤，较少见，约占全部甲状腺癌的5%。好发于老年人。未分化癌生长迅速，往往早期侵犯周围组织。肉眼观癌肿无包膜，切面呈肉色、苍白，并有出血、坏死，组织学检查未分化癌可分为梭形细胞及小细胞类两种。主要表现为颈前区肿块，质硬，固定，边界不清。常伴有吞咽困难、呼吸不畅、声音嘶哑和颈区疼痛等症状。两颈常伴有肿大淋巴结，血行转移亦较常见。预后差，对放射性碘无效，外照射仅控制局部症状。

（二）临床分期

T：原发肿瘤大小

Tx 无法测定

T$_0$ 未发现原发肿瘤

T_1 肿瘤限于甲状腺，最大直径 ≤1cm

T_2 肿瘤限于甲状腺，最大直径 >2cm 而 ≤4cm

T_3 肿瘤限于甲状腺，最大直径 >4cm

T_4 肿瘤不论大小，超出甲状腺被膜

N：区域淋巴结

Nx 无法测定

N_0 未发现区域淋巴结转移

N_1 区域淋巴结转移

M：远处转移

Mx 不能确定有无远处转移

M_0 无远处转移

M_1 有远处转移

分化型甲状腺癌分期：

分期　44 岁及以下　45 岁以上

Ⅰ期　任何 TN、M_0　$T_1N_0M_0$

Ⅱ期　任何 TN、M_0　$T_2N_0M_0$　$T_3N_0M_0$

Ⅲ期　$T_4N_0M_0$ 任何 T，N_1M_0

Ⅳ期　任何 TN、M_1

所有未分化癌均为Ⅳ期

三、治疗原则、程序与方法选择

保证治疗效果，提高生存质量，延长生存时间是每个甲状腺癌治疗必须遵循的原则。对于Ⅰ期、Ⅱ期乳头状腺癌一般行患侧腺体加峡部全切术。作或不作对侧大部分切除或近全切视具体情况而定。肿块包膜完整，邻近没有淋巴结转移和侵犯的可不作对侧大部分切除或近全切除术。也可不作颈淋巴结清扫术。对Ⅲ期、Ⅳ期乳头状癌患者，行患侧甲状腺加峡部全切，对侧大部分切除，患侧颈部作改良或淋巴结清扫术。术后还可进一步做[131]I 治疗。

滤泡状癌的手术原则与乳头状癌一致，一般而言，对滤泡状癌甲状腺切除应力求彻底，已确诊者行患侧腺叶加峡部切除，对侧腺叶至少大部分切除，最好全切或近全切除，不能肯定为恶性时，也以患侧腺叶加峡部全切除为好，可减少再次手术难度。但滤泡状癌的局部淋巴结转移少见，实际上需要清扫淋巴结为者为 10% 以下。滤泡状癌的生物学特性（摄碘、肿瘤细胞富有 TSH 受体）决定手术后的[131]I 治疗和 TSH 抑制治疗（给予甲状腺素）是其治疗的重要组成部分，[131]I 治疗不仅对可能残留的原发癌有效，对局部复发转移者也有良好作用，但其前提是最小甲状腺残留量（残留量为零最理想）。有较多量腺组织残留时，必须先做残留腺体的杀灭治疗，然后[131]I 才能作用于肿瘤组织。必要时加用"Co"或高能 X 线对无法彻底切除肿瘤作外照射，也有一定的帮助。

髓样癌手术治疗原则：

（1）手术治疗本病，甲状腺髓样癌常有多发性病灶，并且早期出现颈淋巴结转移，故应尽早做甲状腺全切术加颈淋巴结清扫，必要时探查上纵隔。

（2）手术中应探查甲状旁腺，增生或腺瘤者需切除 3 枚，保留 1 枚或其大部。

（3）术前须检查有无嗜铬细胞瘤，如有应先切除肾上腺。

未分化癌：应争取全部切除肿瘤或尽可能多地切除肿瘤组织，术后行外放射治疗。亦可酌情行外放射治疗，待肿瘤缩小再行手术。手术方式选择根治性切除全部甲状腺和颈部区域淋巴结清扫。

四、外科手术治疗

（一）常用术式

1. 甲状腺肿块切除术　适应证如下。

（1）甲状腺良性肿瘤。

（2）甲状腺肿块性质不明，需行局部切除作快速病检者。

2. 患侧腺体加峡部全切术　适应证：甲状腺乳头状癌滤泡状癌Ⅰ期、Ⅱ期包膜完整、无区域淋巴结转移者和血行转移者。

3. 患侧腺体加峡部全切，对侧大部分切除　适应证如下。

（1）甲状腺乳头状癌或滤泡状癌Ⅲ期、Ⅳ期。

（2）甲状腺乳头状癌或滤泡状癌Ⅰ期、Ⅱ期包膜不完整者。

4. 甲状腺全切术　适应证如下。

（1）甲状腺髓样癌患者。

（2）甲状腺乳头状癌或滤泡状癌Ⅲ期、Ⅳ期患者。

5. 中央区颈淋巴结清扫术　是在行甲状腺手术后，将同侧的①～⑨组淋巴结予以清扫，如果对侧有淋巴结转移，也同样进行。该术式创伤小，能达到或接近到达区域淋巴结清扫术效果。

甲状腺淋巴结大致分9组：①喉前淋巴结。②气管前、气管旁淋巴结。③甲状腺上极淋巴结。④甲状腺下极及喉返神经旁淋巴结。⑤颈内静脉上淋巴结。⑥颈内静脉中淋巴结。⑦颈内静脉淋巴结。⑧颌下淋巴结。⑨颏下淋巴结。

适应证：甲状腺乳头状癌、滤泡状癌有淋巴结转移者和一部分髓样癌Ⅰ期、Ⅱ期患者。

6. 改良颈淋巴结清扫术　是甲状腺癌术后，将颈前外侧所有脂肪、疏松结缔组织内淋巴结、胸锁乳突肌外的颈前肌群一并清扫。该术式需要切断许多颈丛神经，仅保留颈动静脉，患侧膈神经、迷走神经和副神经，必要时只保留一侧颈内静脉。该术式创伤大，已很少使用。

适应证：

（1）甲状腺髓样癌Ⅲ期、Ⅳ期。

（2）甲状腺未分化癌早期。

实际操作中很多髓样癌Ⅲ期、Ⅳ期做改良清扫。未分化癌大部分做外照射放疗。

7. 气管永久性造瘘术　具体如下。

（1）适应证

1）各型甲状腺癌局部已广泛侵犯，不能切除者。

2）气管受压明显，有窒息倾向者。

3）为外放疗作准备者。

（2）手术禁忌证

1）全身营养不良，多器官功能不全，不能耐受大型手术者。

2）有严重出血倾向，如凝血功能严重障碍、血小板严重降低者。

3）急性心、脑梗死患者急性期者。

在所有甲状腺手术，特别在进行联合根治性切除手术中，需要注意保护甲状旁腺不至全部切除，双侧喉返神经不致损伤。喉上神经、喉外支损伤会使声音低沉无力，但喉内支损伤会出现呛咳，不易恢复，要尽量避免。需要切断一侧颈内静脉时，必须保留对侧颈内静脉。切断颈丛皮支时必须妥善保留副神经、膈神经、迷走神经和臂丛神经。在处理静脉角时，要尽量避免损伤胸导管主干，其侧支要结扎完善，防止发生术后乳糜瘘。不要损伤胸膜顶和锁骨下血管，也不要损伤颌下腺并保留双侧胸锁乳突肌。

（二）手术并发症及处理

（1）喉返神经损伤：在甲状腺手术中最常见，大部分是右侧喉返神经损伤，与右侧喉返神经绕右锁骨下动脉斜行入甲状腺下极有关，线扎伤居多，只要发现及时，松开结扎线，均可恢复，如切断，可立即出现声嘶，双侧损伤则出现窒息。

（2）术中大出血：是上极血管结扎时滑脱所致，行区域淋巴结清扫时损伤较大血管也可引起。

（3）甲状旁腺损伤：行甲状腺双侧全切时最易发生，是术中没有严格在包膜囊内切除甲状腺所致，切下的标本需要认真检查才可及时发现。患者术后出现低钙性抽搐。

（4）喉上神经损伤：相对喉返神经损伤来讲，出现较少。但在处理上极血管出现大出血时常易损伤。

（5）术中窒息：是牵拉过度引起喉痉挛，过度损伤喉外组织出现喉头水肿，结扎变异的穿喉血管不牢，血管缩回喉内出血。以及双侧喉返神经损伤、声门关闭等均可引起。如不及时发现后果十分严重。

（6）空气栓塞：在处理甲状腺中下极静脉以及峡部静脉时撕破血管易出现，此外在行改良颈淋巴结清扫时损伤颈内静脉和锁骨下大血管时也可发生。

（7）术后出血：一般为线结脱落所致，如未及时发现，易致患者窒息。

（8）甲状腺功能低下：切除甲状腺组织过多所致，行甲状腺双侧全切时不可避免，需终身服用甲状腺素片。

（9）乳糜瘘：在行改良颈淋巴结清扫时损伤胸导管所致，术中要尽量避免。

（10）气胸：在行改良颈淋巴结清扫时，损伤胸膜顶所致。

（11）肿瘤复发：与切除不彻底有一定关系，与肿瘤性质、分化程度关系更大。

根据以上情况，术后应注意：

患者取半卧体位，保持引流通畅和呼吸道通畅，常规备气管切开包。密切观察呼吸、脉搏和血压，防止窒息发生并及时处理，遇有血肿形成要及时拆开缝线，遇有声嘶和呛咳时，要及时探查，松开线结，如神经确定切断，可取一段静脉架桥修补，一般可望6个月内恢复。遇低钙性抽搐时，要静脉补钙，待有条件时再行甲状旁腺移植。

五、放射治疗

甲状腺癌对放射治疗敏感性差，单纯放射治疗对甲状腺癌的治疗并无好处，故放射治疗原则上应配合手术使用，主要为术后放射治疗。

（一）放射治疗的适应证

1. 术后放疗适应证　具体如下。

（1）术中肯定局部残存癌。

（2）广泛淋巴结转移，尤其是包膜受侵者。

（3）局部骨转移引起的疼痛。

（4）未分化癌应常规术后放疗，不能手术者可单行姑息放疗。

2. ^{131}I 治疗适应证　高分化乳头状癌和滤泡状癌，具有高浓缩吸收^{131}I 的功能，在行甲状腺次全切或全切术后4周，常规行^{131}I 扫描，如甲状腺区域外无任何吸收区，定期复查甲状腺扫描即可；如有超出甲状腺区域外的吸收区存在，常规给予100mCi 的^{131}I。所以，对其术后微小残存或复发转移者可行^{131}I 治疗，一般不行术后放疗，除非是有以下情况才考虑放射治疗：①病变穿透薄膜并侵及邻近器官，术后局部复发的可能性大。②肿瘤肉眼残存明显，而且不能手术切除，单纯靠放射性核素治疗不能控制者。③术后残存不吸碘者。

（二）放疗技术

1. 靶区设定　一般而言，对高分化癌用小野，低分化或未分化癌用大野。包括全部甲状腺体及淋巴引流区。上界至舌骨水平，下界可根据具体病变侵犯范围而定。最低至胸骨切迹即可。对未分化癌，上界应至下颌骨下缘上1cm，应包括上颈部淋巴结，下界应至气管分叉水平，应包括上纵隔淋巴结。

2. 体位及固定　取仰卧位，选用合适角度的头架，用面罩固定头部。

3. 照射野设计　目前较常用的设野方法如下几种。

（1）两前斜野交角楔形照射技术：仰卧，用直线加速器 4~8MV-X 射线，采用等中心两前斜野（60°，300°），楔形板（30°）剂量比（1∶1）。

（2）X 线与电子线混合照射：先高能 X 线前后大野或单前野照射到 36Gy 时颈前中央挡铅 3cm 继续照射，而挡铅部分用合适能量的电子线照射，既保证了靶区足够的剂量，又使脊髓受量处于安全范围。

（3）小斗篷野照射：先前后斗篷野，后野颈髓挡铅，前后野剂量比（4∶1），参考点剂量设在颈椎体前缘，剂量 40Gy。加量时改用双侧水平野或两前斜野，下界上移至胸骨切迹水平。

4. 调强适形放疗（IMRT）　CTV 包括甲状腺区域及所有有病理证实的淋巴结阳性区域，周围淋巴结引流区即包括 Ⅱ~Ⅵ 区及上纵隔淋巴结，必要时包括 Ⅰ 区和咽后淋巴结。

5. 放疗剂量　常规分割，每次 2Gy，每日 1 次，每周 5 天，大野照射 50Gy，然后缩野针对残留区加量至 64~70Gy。

正常组织耐受量：脊髓 ≤4 000cGy，腮腺 ≤2 600cGy，喉 ≤7 000cGy。

（三）转移癌的治疗

对发生远处转移包括肺、骨等部位的高分乳头状、滤泡状癌采用 [131]I 治疗，可取得较好的疗效甚至长期治愈。用 [131]I 治疗前需要手术切除残存腺体或先用 [131]I 破坏残叶功能，否则会影响聚碘功能。对分化差的乳头状癌、滤泡状癌和髓样癌由于其不吸碘或吸碘功能有限，故不宜采用碘治疗，可采用放疗或加用化疗的方法，如对肺孤立转移灶可采用全肺放疗 1 500~2 000cGy，然后局部加量至 5 500~6 000cGy；骨转移可采用局部小野放疗，如 300cGy/次，10 次或 400cGy/次，5 次或 200cGy/次，20~30 次。

（四）疗效（表 4-1）

表 4-1　甲状腺癌远期治疗效果

病理类型	10 年生存率	10 年无瘤生存率	局部复发率	远处转移率
乳头状癌	87.1%	85.2%	20%	12%
滤泡状癌	59%	54%	35%	25%
髓样癌	69.7%	57.5%		
未分化癌	17.5%	（5 年生存率）		

六、化学药物治疗

甲状腺肿瘤对化疗不敏感。化疗主要用于未分化癌及其他类癌的手术后复发的病例，对这些病例化疗有一定的缓解作用。以下介绍几个临床试验方案。

法国 Renaudde Crevoisier 进行了放化疗联合手术治疗未分化甲状腺癌的报道，1990—2000 年共入组 30 例患者，20 例放化疗前手术，4 例放化疗后手术，放疗前行 2 个周期的化疗，放疗后进行 4 个周期。其余为多柔比星 60mg/m² + 顺铂 120mg/m²，4 周重复，放疗为超分割，1.25cGy/次，2 次/日，总剂量 40Gy，中位生存期为 10 个月，3 年生存率为 27%。

美国 Ain Kb 报道了二次紫杉醇治疗未分化甲状腺癌的 Ⅱ 期临床试验的结果。局部放疗和手术复发或远处转移患者共有 20 例入组，7 例采取紫杉醇 120mg/m²，96 小时持续静脉滴注，13 例为 140mg/m²，每 3 周重复，使用 1~6 个周期不等。PR、CR 的持续时间改为 2 周，完成后 9 例又采取紫杉醇 225mg/m²，每周 1 小时输注。19 例可评价疗效，总有效率 53%（1 例 CR，9 例 PR）。先前 2 例无效的患者使用紫杉醇 225mg/m² 后获得 PR，试验显示短时间使用紫杉醇能提高疗效，但降低病死率还要进行更多的试验。

（郝　林）

第二节 甲状腺癌的微创治疗

一、微创甲状腺切除

甲状腺是人体内重要的内分泌腺体，其癌症多发于中青年女性，因而外科治疗不仅要切除甲状腺病变，更要兼顾术后美容。传统甲状腺手术（conventional thyroidectomy，CT），虽然手术安全、效果优良，是目前的"标准术式"，却往往在患者颈部留下 6~8cm 的手术瘢痕。寻找一种既安全可行又能达到美容效果的手术方式，一直是普外科医生探索的目标之一。20 世纪末，内镜技术飞速发展，将外科带入了"微创时代"，其技术及观念渗入到甲状腺外科，开始了微创甲状腺癌手术。

1. 微创甲状腺切除适应证　大多数人认为，对于早期甲状腺乳头状癌和滤泡状癌患者，术中探查和术前检查未发现有包膜外浸润或无局部淋巴结转移，可行微创的腺叶切除或一侧腺叶＋峡部＋对侧大部切除或甲状腺全切术。

2. 微创甲状腺切除的手术径路及操作方法　具体如下。

（1）完全内镜下甲状腺切除术

1）颈部入路：是微创甲状腺切除最先报道的径路。先在胸骨上切迹做一 5mm 切口，直视下分离颈阔肌下间隙，置入套管，灌注 CO_2，置 2 个 2mm 套管于颈中线和患侧胸锁乳突肌前缘中部，再在患侧胸锁乳突肌前缘中上部置一个 10mm 套管，术毕时从此孔取标本。也有人做 3 个切口，即胸骨上切迹做 1 个 10~20mm 切口，另在颈部做两孔安置器械。此法径路短，操作较方便，但颈部留有多个小切口，美容效果欠佳。

2）锁骨下入路：目前报道有 2 种入路。一是由 Shimizu 等提出。在患侧锁骨下做一 15mm 切口（要求能被通常的衣领遮盖），切口可根据切除肿块的大小做适当延长，以保证顺利取出所切除的肿块，该切口放置超声刀。做 2 个 5mm 切口，一个在对侧锁骨下，一个在患侧颈侧，分别放置内镜和抓钳。钝性分离颈阔肌下间隙作操作空间，悬吊法维持空间。分离颈前肌群，暴露甲状腺肿物。此法将切口移至前胸，现获很多人支持，不足的是仍有一切口在颈侧。另一入路是对上述方法的改良，30mm 切口在病侧锁骨下缘，另有 2 个 5mm 切口在胸骨柄前方和同侧锁骨下方，钝性分离颈前间隙，灌注 CO_2 维持操作空间。此法消除了颈部切口。

3）胸壁前（乳房）入路：目前常用 2 种入路。一是由石井等最先报道，在前胸壁（即双乳晕上部）及乳腺内缘分别切开皮肤 12mm、5mm、15mm，以 5mm 内镜辅助的分离器沿皮下游离至颈部颈阔肌下，置入支架管，分别用于把持器、内镜及超声刀。以 5~6mmHg（1mmHg＝0.133kPa）压力将 CO_2 充入，制造手术操作空间。分离颈前肌群，暴露甲状腺肿物，用超声刀凝固切断甲状腺血管，手术由甲状腺下极开始，充分暴露喉返神经后向上逐渐完成。另一入路实际上是此法与锁骨下入路法结合后的改良，3 个切口分布如下：2 个切口分别在两乳晕上部，患侧 15mm 放置软性内镜，对侧 12mm 放置内镜器械；第 3 切口在患侧锁骨下 3cm 处，长 5mm，放置内镜器械。此两种方法避免了颈部手术切口，但手术时间长，操作复杂，剥离范围较大，且甲状腺上极肿物切除比较困难，非熟练内镜手术者难以完成。

4）腋下入路：由 Lkeda 等提出。患者仰卧、悬吊患侧上肢，在患侧腋窝前缘做 30mm 皮肤切口，剥离胸大肌表层筋膜进入颈阔肌下间隙，插入 12mm 套管，经此灌注 CO_2 和放置内镜。然后在内镜指引下在该切口下方插入 2 个 5mm 套管，安置内镜器械。内镜指引下扩大前胸及颈阔肌下空间，分离颈前肌群以暴露甲状腺。此法所有操作器械皆由同一径路进入，剥离范围较小，且切口在腋下，正常体位时完全可以掩盖，患者无论是在美观还是在生活质量方面都非常满意，同时克服了胸壁前径路不易处理甲状腺上极的问题，但是对侧甲状腺肿物的切除显得非常困难。

（2）内镜辅助下甲状腺切除术：该技术仅利用电视辅助内镜的放大作用和将其作为有效的光源，同时将医生的直视与内镜的监视结合起来，手术步骤与传统甲状腺手术基本相似。手术器械不专限于昂贵的内镜器械，而往往选用传统手术器械、耳鼻喉和整形专科器械；手术麻醉突破腔镜手术理论上要求全麻的限制，选用颈丛阻滞。该手术较完全内镜下甲状腺切除术简单、易掌握。

1）胸骨上入路：目前有 3 种切口，即胸骨切迹上 2cm 处做一 1.5cm 切口；胸骨切迹上 1cm 处做一 2cm 切口；胸骨上凹做一 2～3cm 切口。按照传统手术在切口下钝性分离颈阔肌下间隙，切开颈白线，分离带状肌显露气管，沿气管前筋膜进入甲状腺下极。其操作空间现基本由传统拉钩维持。

2）下颌下入路：由 Yamashita 等提出。在患侧下颌下皮肤横纹处做一 2.5～3cm 横切口，切开颈阔肌，钝性分离出颈阔肌下间隙，将胸锁乳突肌前缘与胸骨舌骨肌、肩胛舌骨肌分离，暴露甲状腺上极，结扎上极血管，屈曲患者颈部，在内镜指引下从前侧方剥离胸骨甲状肌下甲状腺腺体，最后切断峡部，取出标本。其操作空间由传统拉钩维持。此法适用于一侧甲状腺良性结节。

（3）非内镜下甲状腺切除术：该手术来源于微创甲状旁腺切除，由 Ferzli 等最先应用于甲状腺切除。在胸骨切迹上 3～4cm 的皮肤折痕处先做一 2.5cm 切口，直线光束加强术野光线与暴露，切口根据实际需要随时延长，90% 患者都能在 2.5～4cm 切口范围内完成手术。切口延长 >4cm 的主要原因是肿瘤直径过大（>7cm）。该手术是传统甲状腺手术的一个改良，创伤小，易掌握，适应证广，是对内镜下微创甲状腺切除的有力补充。但由于切口位于颈前，美容效果不佳。

3. 微创甲状腺切除的并发症　腔镜甲状腺切除的并发症与传统手术大致相同，主要有术中血管出血、喉返神经损伤、误切甲状旁腺、气管损伤、术后术口感染、甲状腺功能低下、术后血肿等。由于内镜的放大作用，术中对解剖结构显示清晰，因此以上并发症相对于传统手术较少发生。CO_2 气体灌注是维系手术空间的主要方法，颈部粗糙的组织面中 CO_2 容易吸收。Bellantone 等人证实，当 CO_2 灌注压超过 15mmHg 时，易造成广泛严重的颅内压升高、皮下气肿甚至纵隔气肿，进而影响呼吸、循环功能，导致酸中毒及高碳酸血症。如有大的血管损伤，还可引发气体栓塞，这都会给手术造成极大不便。另外，该手术皮下分离范围较大，微创效果有待进一步探讨，分离不当时容易误入皮下脂肪层，脂肪组织破坏较多，术后易发生脂肪液化，恢复较慢。避免及减少并发症的关键在于，熟练掌握甲状腺的解剖结构、传统切除术及腔镜操作技术。控制适当的 CO_2 灌注压是减少 CO_2 灌注并发症的关键，一般认为低于 10mmHg 的灌注压能有效减少并发症的发生。

4. 微创甲状腺切除和传统手术的比较　传统甲状腺切除术治疗甲状腺疾病虽然疗效肯定，并发症少，但术后颈前留下永久性瘢痕，影响美观，大多数中青年女性患者难以接受。腔镜甲状腺手术切口隐蔽、美观的优点已得到大家的公认。国内外大量文献报道，传统手术与腔镜甲状腺手术 2 种术式本身对机体的创伤程度没有明显区别，而腔镜甲状腺手术基本明确的优点在于颈部无手术瘢痕、美容效果好，患者认知程度高，吞咽不适程度较轻。可以说，腔镜手术较传统甲状腺手术可以提高患者的远期生活质量。同时由于该手术方法比传统的手术方法有明显的优点，如手术图像放大、局部图像清楚、用超声刀切割甲状腺组织和甲状腺血管无出血、喉返神经损伤机会减少等。

关于甲状腺癌是否是腔镜手术的适应证还存在着争议，不能以牺牲手术效果换取美容效果，争议的问题有甲状腺癌进行腔镜甲状腺手术的切除范围是否能够达到要求和腔镜手术过程是否会引起肿瘤的播散。当然术后患者的生存时间是该手术方法的最终判断标准。由于腔镜手术治疗甲状腺癌的时间还很短，病例数也很少，目前还不能够用循证医学的方法判断该方法的科学性，应该讲还是一种新技术。

从目前的技术水平来讲，甲状腺腺体的切除包括腺体的全切除在腔镜下完成是没有问题的，因此，腔镜下甲状腺癌手术范围应该局限在没有淋巴结转移、没有局部侵犯的患者。然而甲状腺癌术前明确诊断多半不那么容易，而且术前判断有无颈淋巴结转移也不是很容易，有肿大淋巴结也不一定就有癌转移，无淋巴结肿大也不能够排除淋巴结有癌转移，而且甲状腺癌的传统开放手术切除范围也存在明显的争议，这就给腔镜甲状腺癌手术增加了很多选择性的困难。所以术前明确甲状腺癌诊断也很关键，对于青少年和 60 岁以上老年人的甲状腺结节、成年男性的甲状腺单发结节、突发无痛或进行性增大的甲状腺结节、坚硬和固定的甲状腺结节等高度怀疑甲状腺癌的情况，术前应进行 CT、MRI、ECT、B 超引导细针穿刺等检查手段，尽量明确甲状腺癌的定性诊断，同时明确有无颈部肿大淋巴结以决定是否进行腔镜手术。目前国内外已有不少文献报道腔镜下进行甲状腺癌的手术，术后甲状腺球蛋白的测定和全身碘扫描的随访与传统开放手术相类似，其结果令人振奋。但此手术方法符合肿瘤学原则，还需要更长时间的随访。

通过不断地探索，随着经验的积累，只要正确选择病例，遵循甲状腺癌的肿瘤手术原则，腔镜甲状腺癌手术不但可获得和开放手术相同的手术效果，而且可取得颈部无手术瘢痕的美容效果，提高患者术后的生存质量。

二、分化型甲状腺癌的^{131}I治疗

Mazzaferri 等总结了长期随访的一组 576 例分化型甲状腺癌病例。他们发现在仅仅手术而术后没有用药物治疗的患者中复发率是 32%，术后使用甲状腺激素治疗者复发率为 11%，甲状腺激素治疗后再接受^{131}I 治疗者复发率仅为 2.7%。这些数据支持目前普遍接受的观点，分化的甲状腺癌术后行^{131}I 去除治疗可以使患者受益。

1. 分化型甲状腺癌的^{131}I 治疗的适应证　所有分化型甲状腺癌患者存在可以检出的残留正常甲状腺组织者；除了单个非侵袭性癌（最大径 < 1.5cm）的患者外，残余组织有明显碘摄取者（ > 0.5%）；有颈部难以切除的病灶或有远隔转移准备做^{131}I 治疗者；根据个体特征，有复发风险者。

2. ^{131}I 治疗患者的准备　近全切术后的 4 ~ 6 周不要给予甲状腺素替代治疗，直到 TSH 升高到足以刺激功能性转移灶摄取^{131}I，即行^{131}I 去除治疗。或术后立即用全量的激素替代，4 ~ 6 周后患者服用 T_3（25μg，每天 3 次）2 周，然后停服各种甲状腺激素 11 ~ 14 天，做^{131}I 去除治疗。

3. ^{131}I 去除甲状腺的剂量　^{131}I 去除甲状腺的最佳剂量一直存在争议。大多数人主张高的固定剂量（75 ~ 150mCi），用这个方案，一次剂量可使 85% 以上的患者达到残留甲状腺组织的完全去除，而无须追加去除的次数和剂量。而有些学者考虑到潜在的辐射致癌效应，主张固定低剂量 30mCi。

4. 维 A 酸诱导治疗无法应用^{131}I 去除治疗的分化型甲状腺癌　在分化型甲状腺癌的发展过程中，分化型甲状腺癌细胞的形态和功能可以发生退行性改变，使之无法应用^{131}I 去除治疗，影响患者的预后。郑容等研究证明，维 A 酸能诱导失分化的分化型甲状腺癌的再分化，使原本不能浓聚碘的病灶部位再次摄取碘，进而可以行^{131}I 去除治疗。

三、分化型甲状腺癌的甲状腺素治疗

大部分甲状腺癌分化程度较好，肿瘤细胞存在促甲状腺激素（TSH）受体，对垂体分泌的 TSH 有一定依赖性。抑制垂体产生 TSH，进而降低血中 TSH 的浓度，就可能抑制乳头状癌和滤泡状癌的生长。

1. 甲状腺素的适应证　乳头状癌和滤泡状癌分化程度好，肿瘤细胞存在 TSH 受体，对垂体分泌的 TSH 有一定依赖性。应用甲状腺素，抑制垂体产生 TSH，进而降低血中 TSH 的浓度，就可能抑制乳头状癌和滤泡状癌的生长。髓样癌发生于甲状腺滤泡旁细胞，不具有依赖 TSH 的生物学特性，应用甲状腺素无明显治疗效果。未分化癌来源于甲状腺的滤泡细胞，其分化程度低，对垂体甲状腺轴系统的依赖性差，抑制 TSH 的治疗效果不明显。

2. 甲状腺素应用时间和常用制剂　甲状腺乳头状癌及滤泡状癌患者应当终身应用甲状腺素。适量的甲状腺素的摄入，能够抑制垂体分泌 TSH，减少 TSH 对残余甲状腺癌组织的刺激，抑制肿瘤的生长和复发。另外，应用甲状腺素可纠正甲状腺次全切除或全切除术后的甲状腺功能低下。在高危甲状腺癌患者，抑制 TSH 的治疗可使患者的无病生存率明显提高。常用的甲状腺素如下。

（1）甲状腺片：主要成分为甲状腺素。口服吸收快，作用好，但有较明显蓄积作用。甲状腺癌患者常用剂量 80 ~ 120mg/d。

（2）左旋甲状腺素钠：主要成分为 T_4 左旋体，在周围组织中脱碘形成 T_3 和反 T_3。部分激素在肝脏中代谢，代谢物由胆汁排泄，常用剂量 75 ~ 150μg/d。因不同患者的耐受性不同，每个患者的用量亦不完全相同，治疗初始，以患者能耐受的最大量为宜。可检测血中 T_3 和 T_4 浓度，以指导甲状腺制剂的用量。

3. 甲状腺素的不良反应　剂量过大时可出现甲亢症状，如心悸、多汗、神经兴奋、性欲增高及失

眠等。严重者可有呕吐、腹泻及发热，甚至发生心绞痛、心力衰竭等。一旦产生，须立即停药至少 2 周；再从小剂量开始应用。

4. 治疗期间的检测 具体如下。

（1）TSH 检测：对应用甲状腺素治疗的甲状腺癌患者，TSH 血浓度可维持在 $0.1 \sim 0.5 \text{mU/L}$。对于大多数能够耐受的患者，TSH 维持在 0.1mU/L 以下，能够达到理想的治疗效果。对于癌肿复发可能性高的患者，TSH 浓度可维持在 0.01mU/L 以下。

（2）甲状腺球蛋白的监测：甲状腺球蛋白是甲状腺癌随访中的重要肿瘤标志物。它在甲状腺滤泡内是合成甲状腺素的原料。甲状腺切除及用放射性碘治疗后，甲状腺球蛋白处于甲减范围。高于此水平，说明残留甲状腺组织或癌组织存在。TSH 抑制治疗时，如果测出甲状腺球蛋白水平升高，提示甲状腺癌复发。甲状腺素可抑制转移患者的甲状腺球蛋白分泌，所以停用甲状腺素抑制治疗可明显提高甲状腺球蛋白检测的敏感性。由于甲状腺素在体内有蓄积作用，一般须停用 $2 \sim 4$ 周。停药可能增加复发率，对高危患者尤其不利。

四、^{125}I 粒子植入治疗甲状腺癌

放射性粒子永久植入人体内近距离照射杀伤肿瘤组织是一种新的放疗手段，近几年来在美、英等国发展很快，国内在这方面开始一些研究工作。放射性粒子植入局部照射可增加肿瘤与正常组织的剂量分配比。由于治疗时间缩短而使肿瘤细胞增生进一步减少；由于剂量率的降低使氧增比减少，即射线对肿瘤细胞杀伤时对氧的依赖性减小，进而部分克服了肿瘤乏氧细胞的放射抗拒性，有人认为低剂量持续放疗能增加肿瘤组织对放疗的敏感性。^{125}I 粒子术中植入治疗甲状腺癌，可缩小手术的解剖范围，扩大手术的治疗范围。与远距离外放射相比，具有靶准、量大而直接，同时具有连续性高效量率或低剂量率放疗的特点，从而大大改善肿瘤患者的治疗效果，但无全身放疗的不良反应。而术中采用粒子植入器时，则无须充分暴露手术视野，并可避免盲目地大量清扫脂肪组织，从而减轻手术创伤和对正常组织的干扰，患者术后恢复快。有研究报道了 76 例患者术后近期疗效良好，未发生明显的放疗不良反应，证明本法不失为又一新的有效的治疗方法。

五、氩氦刀治疗甲状腺癌

早在 4 000 多年前，古希腊人即用冰治疗疾病。1845 年，Faraday 用冰和盐水冷冻治疗肿瘤。1895 年，德国的 Linde 和英国的 Hampson 开始研制冷冻液化剂，进行消融治疗。1907 年，Pussey 第一次将固体 CO_2 应用于治疗过程，从而开始出现了"冷冻治疗学"概念。1994 年，美国研制成功一种新型的超低温介入冷冻治疗设备——氩氦刀用于肿瘤的治疗。目前，运用氩氦刀治疗晚期甲状腺癌取得了减轻瘤负荷、缓解临床症状和提高生活质量的目的，且无术后严重并发症，而成为一种较好的晚期甲状腺癌微创治疗的选择。

1. 氩氦刀治疗的适应证 外科常规手术切除较困难的甲状腺癌患者，可以减少术中出血和癌细胞转移的可能；手术后复发、无法再行手术者；有远处转移的低分化或未分化癌无法根治手术者；肿瘤巨大，已有气管压迫症状，各种原因不能耐受外科切除手术者。

2. 氩氦刀的手术方式 全麻后常规消毒、铺巾。穿刺点做一小切口，在 B 超引导下穿刺至预定的冷冻部位的中央，开启冷媒，按冷冻治疗常规操作。治疗中可多点冷冻或多刀头同时重叠冷冻，直至大部分瘤体被冷冻为止。治疗结束后，用可溶性止血纱布或吸收性明胶海绵填塞穿刺道预防出血。

3. 氩氦刀的疗效 晚期甲状腺癌中运用氩氦刀主要是姑息性治疗。远期疗效主要与冻融范围有关。冷冻范围占肿瘤体积 80% 以上时，术后临床症状明显改善，体重增加，食欲改善，生存期延长；冷冻范围占肿瘤体积 50% ~70% 时，术后近期临床症状、精神、饮食均有不同程度的改善；冷冻范围占肿瘤体积 50% 以下时，术后临床症状、精神、饮食、体重等指标改善多不明显。

六、分子靶向药物治疗甲状腺髓样癌

ZD6474（2actima TM，Vandetanib）是一种合成的苯胺喹唑啉化合物，为口服的小分子酪氨酸激酶

抑制剂（TKI），可同时作用于肿瘤细胞表皮生长因子受体（EGFR）、血管内皮生长因子受体（VEG-FR）和 RET 酪氨酸激酶。表皮生长因子酪氨酸激酶抑制剂（EGFRTKI）不仅可抑制由 EGF 诱导的肿瘤细胞增生，还可通过下调肿瘤细胞的血管生成因子及抑制 EGFR 对肿瘤血管内皮细胞的信号传导，从而也可能具有抗血管生成作用。

对于甲状腺髓样癌，这种罕见、遗传性的进展期疾病目前可供选择的治疗方案少，无论放射治疗、联合化疗抑或内分泌治疗效果不佳，预后差。0008 号研究是一项进行中的开放的 Ⅱ 期研究，评估 ZD6474 治疗进展期遗传性甲状腺髓样癌的疗效和不良反应。11 例可评价的患者中，接受 ZD6474 300mg/d 至少 3 个月，2 例患者获得 PR，9 例患者获 SD。另外，使用 ZD6474 后，血浆肿瘤标志物降钙素和癌胚抗原分别较基线值下降了 72% 和 25%。2006 年 2 月，FDA 批准 ZD6474 为治疗甲状腺癌的快通道药物。

（郝　林）

第五章

乳腺肿瘤

第一节　乳腺病变的病理学诊断方法

一、细胞学诊断方法

乳腺肿瘤的细胞学检查始于 1914 年，Nathan 做乳头溢液细胞学检查时发现乳腺癌。以后，又有了乳头或乳腺其他部位溃疡处涂片细胞学检查。1921 年，Cathric 建立了针吸细胞学技术，20 世纪 70 年代初发展成为细针抽吸细胞学检查，应用于乳腺。乳腺肿块细针抽吸细胞学诊断创伤轻微，诊断准确率颇高，目前已成为世界各国术前病理诊断的重要手段。

（一）细针穿刺细胞学检查

由于乳腺为体表器官，其肿物容易触及，故针吸操作不难。针吸可选用普通肌内注射用注射器，目前临床使用的一次性 10 号注射器效果良好，并可避免交叉感染。

1. 细针穿刺细胞学检查的指征、优点　具体如下。

（1）指征

1）孤立病变，临床上考虑为囊肿、良性肿瘤或恶性肿瘤。

2）乳腺癌切除后瘢痕上孤立或多发的小结节。

3）可疑的远处转移病灶，包括皮肤结节和肿大的淋巴结等。

（2）优点

1）操作方便，不需要特殊的设备，诊断迅速，安全，易为患者所接受；阳性率较高，在 80% ~ 90%，凡得到确诊的病例，无须冰冻切片检查，可直接施行手术。

2）能明确肿物的性质，如炎症、结核、脂肪瘤、积乳囊肿、乳腺增生病及纤维腺瘤等进行鉴别诊断，使之得到适当的治疗和手术。

3）根据癌的分化程度，可进行细胞形态学分级，帮助预测乳腺癌的预后。

4）针吸细胞可用于 ER 的测定和 DNA 的分析，帮助治疗的选择。

5）可用于防癌普查，能发现早期乳腺癌。

2. 乳腺癌细针穿刺细胞学检查　乳腺癌细针穿刺细胞学检查包括乳腺原发灶和区域转移淋巴结的细针穿刺检查两种。

乳腺癌原发灶细针穿刺活检时进针感觉肿块质脆，入针和抽吸容易，吸出物常很多，呈浓稠的肉浆状，有时为血性。

乳腺癌区域淋巴结的细针穿刺活检在晚期乳腺癌的定性诊断中有重要价值，有助于对乳腺癌区域淋巴结转移的评估和指导术前的新辅助治疗。尤其是锁骨上淋巴结通过细针穿刺活检有助于在术前对乳腺癌的分期，并有利于指导不同的乳腺癌治疗方法的选择。区域淋巴结细针穿刺活检阳性的病例，结合其乳腺肿块等临床检查将有助于乳腺癌的定性诊断；但穿刺活检阴性却不能作为排除乳腺癌的依据，应进一步进行原发灶穿刺活检等检查以便明确诊断。

3. 乳腺恶性肿瘤的细胞学的诊断标准　恶性肿瘤的细胞学诊断，必须应对细胞的"恶性"无可怀疑，因此，在考虑恶性的诊断之前，必须至少有两个主要的恶性诊断标准。乳腺癌细胞形态常包括以下特征：①细胞丰富，常布满涂片。②癌细胞单个散在、三五成群或集成大片，细胞黏附力差，排列紊乱，相互重叠。③细胞核明显增大，大小不一致，多形性，着色深和深浅不一，核形不规则，核仁大或多个，常可见核分裂象。④胞质常少，有核偏位现象，偶见细胞噬入，即一个新月形细胞环抱另一个圆形细胞。⑤无双极裸核细胞，若有亦很少。乳腺针吸细胞学诊断的主要任务是确定病变为良性或恶性。因此，细胞学诊断为乳腺癌后，一般不做分型。但某些特殊类型的乳腺癌有相应的细胞形态特征。

胞核和胞质的比例不能完全作为诊断依据，许多恶性细胞，看不到胞质，故此诊断恶性的绝对依据是核的改变，包括核的增大和核的多形性，这是众所周知的公认标准。恶性肿瘤的核较良性大数倍，其直径为 $12\sim40\mu m$，最简便的方法是与红细胞相比，红细胞直径为 $7.5\mu m$。只有一个例外，即变异的小细胞乳腺癌，其核大小常与良性上皮细胞者相似，因此，该细胞易于误诊。其次"多形性"，在文献上是指细胞核的形状多样，核大小不一，在乳腺这两种现象均可见到。偶尔在纤维腺瘤或乳腺囊性增生病的涂片上，可见到某种程度的多形性。低倍光镜下，在大约15%的乳腺恶性肿瘤中，瘤细胞核呈现一致性。这种常诊断为分化良好的癌，在高倍光镜下可见核膜不规则，核膜增厚，出现裂口现象，边缘呈扇形。

（1）恶性疾患的间接征象：细胞团集现象消失，细胞成分显著增多，是诊断恶性肿瘤的重要间接征象。细胞群分离在鳞状细胞是由于细胞间桥的消失；在腺癌是由于黏着力减弱，故胞核分布不匀，极性消失。但黏液癌，瘤细胞的相互粘连，仍保持良好，涂片上细胞丰富，亦是乳腺肿瘤的另一特征。因负压抽吸时，可将细胞间粘连分离，例外的是硬癌，后者常见少数细胞，是假阴性诊断原因之一。组织切片上，硬癌细胞周围有致密纤维基质围绕，不易分离，只有反复穿刺，或用粗针头才获成功。涂片上出现红细胞或黏液无特殊意义，而核内空泡常是变性，而非恶性变，其次是显著的核内空泡，泡沫细胞的多核现象，增大的导管细胞有明显的核仁等，都由于内分泌紊乱刺激所致。

（2）可疑涂片的诊断标准：细胞学涂片诊断可疑时，切取活检是必要的。细胞学在下述情况之一，均属可疑：①轻度或中等的核增大或多形性变。②核一致性增大伴明显核仁，可见炎症或异物反应，也可见于激素治疗后之涂片。③偶见明显的核增大和中度的多形性，例如在纤维腺瘤或囊性增生症常可由此而误诊。④由于核大及明显的多形性，大量的组织细胞与恶性细胞相混淆，但是前者细胞边缘苍白，胞质呈小空泡样，胞质边缘不清，故细胞学者要准确加以辨认。⑤乳腺癌的小细胞，形态变异繁多，难以诊断，因在核大小上很难与良性上皮细胞区别，可幸的是此细胞不常见。

4. 良性肿瘤细针穿刺细胞学检查　良性细胞的形态特点：①来自小叶或腺管上皮细胞的特点，是卵圆或圆形的核及致密的染色质；胞质边缘轮廓清晰，常成群出现，偶尔上皮细胞呈管状或小叶状排列，单个出现的上皮细胞常无胞质。②双极裸核，在针吸乳腺纤维腺瘤中，可常见到双极裸核，核卵圆形，较腺管细胞的核稍小，$6\sim8\mu m$，染色质呈细颗粒状，均匀一致，染色深，其来源不清楚，有些作者认为来自肌上皮细胞，双极裸核的形态及大小变异也较少。③分泌细胞，在针吸标本中常见，常出现在小囊肿，可形成乳头状团块，如标本来自大囊肿，这可能是唯一见到的细胞成分，细胞边缘清楚，核呈圆形，多集中在中央部，胞质含有许多嗜酸性颗粒，超微结构下，肿胀的线粒体差异甚大，$6\sim11\mu m$，但细胞形态相当一致。④泡沫细胞，顾名思义，细胞特点为胞质内有小空泡，呈泡沫状，大小不一，核常在边缘部分，圆形，核膜清楚，有时多核，其准确来源尚不知，可能来自上皮细胞或组织细胞，因具有吞噬能力和其形态，故推测来自组织细胞，但有时又像变形的腺管上皮细胞。⑤脂肪细胞，常成群出现，核小，染色深，位于边缘，胞质边缘极薄。⑥纤维细胞，其为结缔组织的组成部分，呈棘状，核呈圆形或卵圆形，位于细胞中央。⑦巨细胞，形状不限于单核细胞型，常有多核巨细胞型，在妊娠期常可见到，产后早期，炎症及肉芽处均可见到异物巨细胞，此时在囊肿液内也可见到，结核性肉芽肿内能找到郎罕氏巨细胞，放疗后巨细胞之核可呈奇形怪状。

乳腺良性肿瘤的细胞学诊断标准。

（1）炎症与感染：在炎症与感染时可见大量淋巴细胞、浆细胞、白细胞、单核细胞和组织细胞等。

此外，也常见泡沫细胞及核巨细胞，不典型的组织细胞有时在鉴别诊断上易造成误诊，组织细胞核虽增大，形状多变，胞质可出现空泡，但组织细胞有光滑而规则的核膜，可资鉴别。涂片背景为成片坏死细胞碎屑和不成形的坏变物质，因而常显涂片厚而脏。在针吸乳腺涂片时，常可见到脂肪坏死，有孤立或成群的脂肪细胞，多形核白细胞，巨细胞以及相当多的组织细胞。患者若自述有外伤史，对诊断很有帮助。乳腺结核在涂片上除可见大量炎性细胞外，还有多核巨细胞及上皮样细胞，形成的结核结节样排列，抽吸时为脓性坏死物。

（2）乳腺囊肿：其细胞学评价与临床处理有密切关系，因大多数病例穿刺不仅是诊断手段，也是治疗方法。囊肿形成的机制：①囊肿发生在扩大的导管内。②囊内含有浓缩的乳汁。③导管炎性扩张易引起囊肿。④外伤性乳腺坏死引起囊肿。⑤囊肿合并管内乳头状瘤。大囊肿衬以单层扁平上皮，偶尔上皮被结缔组织所代替，囊液呈琥珀色，偶呈绿灰色、血性或棕色，一般液内仅有少数细胞，多为泡沫细胞，其次为扁平上皮细胞，泌乳细胞也可出现，此外有白细胞及多核巨细胞，大囊肿含液量可达 40mL 以上，小囊肿约含 0.55mL，常用离心法浓缩乳汁，有似牙膏管型样，涂片内常见泡沫细胞及脂性蛋白样物质。

（3）导管内乳头状瘤：易发生在乳头周围的中小导管内，常伴发浆液性及血性积液，乳头状瘤的脱屑细胞群排列形状特殊，其上皮细胞常做长形分支或数个相连，形成杯嵌样的小团，胞质稍多而均匀，结缔组织罕见，背景为血性，无双极裸核细胞。

（4）乳腺增生病：抽吸时有针吸橡皮感，进退两难，局部增厚，但无明显边界，所吸红细胞量极少，3～5 个正常上皮细胞，呈散在排列，背景清亮而淡染，如涂片中能见胞质红染的顶泌汗腺样细胞时，更有助于增生症的诊断。

（5）乳腺纤维腺瘤：肿块大小不等，质地较硬，边缘光滑，境界清楚，抽吸时针感松软，可吸出多量成团排列的细胞，其间杂有染色质较深的双极裸核细胞。前者胞核常有间变，染色质粗糙，细胞大小不等，常被误诊为假阳性。

5. 针吸和涂片技术的方法及注意事项　具体如下。

（1）针吸技术：穿刺部位的皮肤局部用碘酒、酒精消毒，不需麻醉，乳头部位较敏感，有时需用局麻，目前常用穿刺针，右手持针，于壁斜行方向进针，左手食、中指固定肿物，刺入肿物。当针尖刺入肿物中心时，用力按压针栓，针芯可切取组织，所切取组织保留在针芯的空槽内，然后拔针（图 5－1）。必要时改变 1～3 次方向，以吸取不同部位的细胞，这样操作常是取材成功的关键。对无明显肿物者，可根据乳腺钼靶照相的可疑部位或局部软组织增厚部位进行针吸取材。

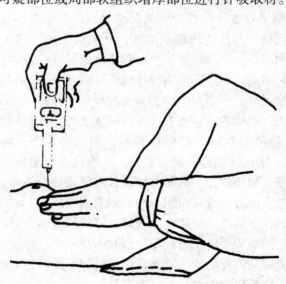

图 5－1　穿刺针操作方法

（2）涂片的制作方法：制涂片时，操作要轻，不可来回摩擦，以免损坏细胞。涂片的厚薄适宜，太薄时细胞太少，太厚时细胞重叠，均降低诊断率。涂片在半干状态下，放入 1∶1 的纯酒精和乙醚混合液中固定 10~15min，也可放入 95% 的酒精中固定，然后用巴氏染色、HE、姬姆萨或瑞氏染色均可。以姬姆萨染色法较简便，细胞结构清晰，但有夸大感，容易造成假阳性；HE 染色法繁杂，但细胞透明度好，核与浆对比鲜明，有利于细胞涂片与病理切片的对比分析。染色不良常可见以下原因：①涂片过分干燥。②不恰当的固定。③载玻片不洁或有油脂。④固定液内有污染。⑤漂洗不够。⑥染色太深或太浅。

6. 影响细胞学诊断的因素　具体如下。

（1）假阴性主要原因：①肿物过小，针吸时不易掌握。②针吸部位不准确也是假阴性的重要原因。③细胞的辨认能力差是另一个重要的影响阳性率的原因。④部分分化好的癌细胞或小细胞型癌细胞形态极难鉴别其良恶性。

（2）出现假阳性：文献报道出现假阳性最多的是纤维腺瘤。纤维腺瘤除有双极裸核细胞外，其周围带有大而间变的细胞，核大，核染色质颗粒粗糙，是误诊为癌的一种常见原因。其次是乳腺结核病，增生的间叶细胞与异形上皮组胞难以区别，易误诊为癌细胞。另外，脂肪坏死细胞变性严重，也易出现假阳性。

（3）取材不准原因

1）因肿物过小或部位较深，左手不能很好固定肿物。

2）抽吸时未能改换方向，因此，取材太少。

3）肿物如有纤维化增生时，组织较硬，穿刺细胞脱落少，故硬癌针吸诊断率较低。

4）肿瘤组织类型不同：以小叶癌、导管癌及其初期浸润性癌、乳腺增生病癌变等早期病变效果为差，由于其病变小而分散，细胞学检查结果假阴性较高（占 34.2%），其次是单纯癌（占 12.3%），以髓样癌针吸效果最佳，阳性率高（占 95%）。

（二）乳头溢液的涂片细胞学检查

乳头溢液是乳腺疾病的重要临床表现，常为患病妇女的主诉症状。对乳腺疾病，其重要性仅次于乳腺肿块，多数为良性病变所引起，如导管扩张症。但其重要意义在于它可以发生在恶性肿瘤，并可早期出现，对乳腺癌的早期诊断具有一定意义。

乳头溢液的收集方法：自可疑病灶上方用手指顺乳管引流方向轻轻按摩和挤压，用玻片承接溢出的液体制成涂片。乳头溢液中的癌细胞形态与针吸涂片中的癌细胞形态相似，只是变性更明显。有许多溢液癌细胞的特殊排列和形态特征有助于明确诊断。这些特征性形态包括：①圆形细胞团，团内细胞多少不定，表层细胞呈环绕状，内部细胞紊乱。②嵌入细胞，一个细胞环抱另一个细胞，被环抱者呈圆形，环抱者呈月牙状。③花环状细胞团，数个细胞的核位于外周，胞质向内且有时见腔隙，似腺泡，也有时中央空隙很大而似假腺管。④环绕细胞团，数个细胞环绕在一起，形似鳞状上皮的角化珠。⑤不规则细胞团，细胞明显异型，有时分支呈乳头状，癌细胞也可呈单行排列。

乳头溢液中的细胞属脱落细胞性质，自然比针吸涂片细胞变性明显。变性细胞，胞质常变宽、淡染或空泡状，有时固缩而深染，或胞质崩解而呈裸核状；胞核可固缩浓染，可肿大淡染，核形不规则，或出现核碎裂。上述细胞变性的改变，致使细胞呈假性异型，须警惕误诊为恶性。

另外，有国内学者研究发现，癌胚抗原可作为乳头溢液肿瘤标志物，对伴乳头溢液的乳腺癌诊断符合率达 85.7%，并认为乳头溢液肿瘤标志物检测诊断乳腺癌这一方法在诊断率上甚至优于钼靶诊断。

目前还有学者在进行乳头溢液中成纤维细胞生长因子等生物学因子的检测，发现在乳腺癌诊断方面有一定的意义。乳头溢液中肿瘤特异性生物学因子的检测，在细胞学诊断有困难时将有助于对乳头溢液的诊断。

（三）印片细胞学检查

乳头和乳晕或乳腺其他部位有糜烂或溃疡时，可做印片（或刮片）细胞学检查。切除的乳腺组织或肿瘤，可用组织块做印片和拉片细胞学检查。如乳头 Paget's 病可见良性鳞状上皮之中有单个或小巢状的腺癌细胞；导管内癌可见成团的癌细胞或伴有凝固性坏死细胞，其边界清楚，另外以稀疏纤维细胞环绕；浸润性癌，则在稀疏的纤维细胞背景中有大小不一、形态各异的癌细胞巢。

在乳腺癌手术中行冷冻切片检查时，可以附做印片，其细胞形态清晰，可辅助冷冻切片诊断，在特殊情况下，甚至可代替冷冻切片做出诊断。

二、组织学诊断方法

（一）切除活组织检查

切除活检（excision biopsy）自肿瘤边缘外一定的距离，将肿瘤及其周围部分乳腺组织一并切除，一般适用于癌瘤最大直径 <2cm 的病例，在做好根治性切除术一切准备的情况下进行，取下肿瘤标本后，快速做冷冻切片，证实为恶性者，立即做根治性手术。目前对于诊断尚未肯定的病例，多数医院采用此种方法。准备做放疗的病例，偶尔适用此种方法检查。国内文献报告，除临床 Ⅱ 期以上者，术前切除活检间距手术时间 <8 周者较 >8 周者 5~10 年生存率有显著差异外，其余未见明显差别，从而认为乳腺癌切除活检，一般不影响预后，以切除活检后 8 周内行根治术为宜。

切除活检不仅能达到活检的目的，又能达到治疗的目的，所以，应尽可能地将肿块切除干净，一般认为至少距肿瘤边缘 1cm。

切除活检的指征：①可触及的肿物，有痛性的肿物并不能排除恶性。②非可及性肿物或钼靶片上显示微小的钙化。③一个或两个乳管内持续性自发性的溢液，乳头溢液是常见的乳腺病变的征象，癌性的乳头溢液通常为血性。④乳头的异常，乳头周围糜烂或近来的自发性乳头回缩。⑤乳房皮肤的改变，如酒窝征、橘皮样变或无任何感染的炎性征象存在。⑥腋窝淋巴结肿大。

（二）切取活组织检查

适用于较大或已与皮肤粘连的肿瘤，在肿瘤表面切开皮肤和皮下组织，暴露肿瘤后切取小块瘤组织，即刻做冷冻切片。切取时，需用锋利的手术刀，不用剪刀，切忌挤压瘤体。切一小块瘤组织下来，进行快速冰冻切片，并不违反肿瘤治疗原则。否则，若对大的癌瘤做切除活检，可以想见，引起癌瘤播散的机会可能要比切除活检更大。此外，切取活检还适用于癌瘤破溃者，在靠近癌瘤边缘部位切取小块瘤组织必须够深，以免仅仅切取到癌瘤表面的坏死组织。谭文科（1988 年）认为，切取活检时手术刀切经瘤体，切开了很多血管，较易脱落的癌细胞进入血液循环的机会自然很大，尤其如将切口缝合，癌细胞进入血管的可能性大于开放的伤口是不难想象的，故应争取做切除活检，尽量避免做切取活检。日本 57 个单位参加的乳腺癌研究会的资料，仅就 T_1 期病例的手术活检统计结果，切取活检和切除活检的复发率分别为 14.8% 和 9.5%，表明切取活检比切除活检复发率高。另外，对乳头湿疹样癌可切取小块乳头或乳晕部糜烂的皮肤送病理检查。对于较晚期乳腺癌，临床上不难确诊，如果只做姑息手术治疗，术前免做活检未尝不可。不过，对诊断尚有疑问者，活检无论如何不能省略。

（三）空芯针穿刺活检

空芯针穿刺活检不但可以达到对良性肿物切除的目的，而且还可以对恶性肿瘤进行切取活检。对于不可触及的乳腺病变，可使用空芯针穿刺活检在数字化高频乳腺钼靶或 CT 立体定位系统引导下进行活组织检查。需穿刺的部位（肿块或钙化点）在电视屏幕上动态显影，电脑数字化立体定位，自动控制，经带有负压的自动活检枪内的空芯针穿刺。活检枪内径 1.7mm，可连续取出条状组织，组织切取长度为 2.1~2.5cm，为能得到足够有代表性的组织，一般需穿刺 9 条组织块。由于空芯针穿刺活检能穿刺取得条状组织块，因而相对于细针穿刺细胞学检查来说，空芯针活检可以获得组织学的诊断，而不是单纯的细胞学的诊断，其诊断的可靠性和准确性都高于细胞学诊断；同时，相对于手术活检它具有微创、简单、精确、费用低等优点。而且文献资料表明，空芯针穿刺活检对乳腺癌患者的长期生存率无任何影响。因而，近年来国外空芯针穿刺活检已成为乳腺癌患者的常规检查措施。在美国的乳腺癌治疗中心，基本上所有乳腺疾病在门诊均行空芯针穿刺活检，活检病理结果明确为恶性肿瘤的患者则入院行进一步手术，而穿刺活检结果为良性疾病的患者则可免于手术活检的痛苦。

目前，空芯针活检主要适用于<3cm的单发或多发纤维腺瘤的旋切手术；早期乳腺癌诊断和局部晚期乳腺癌的诊断和治疗指导，从而可以从根本上提高乳腺癌的长期生存率。在局部晚期乳腺癌中，空芯针穿刺活检不但可以在新辅助化疗前，在组织学上对肿瘤进行定性，而且通过对肿瘤治疗前组织细胞中生物学因子的检测，可以对肿瘤的生物学特性进行评估，并可以预测肿瘤对新辅助化疗的敏感性，从而指导局部晚期乳腺癌的新辅助化疗，有助于提高局部晚期乳腺癌的治疗效果和提高长期生存率。

（四）乳管内窥镜

系统组成包括光导系统、影像图文工作站、超细光导纤维镜等部分，其中超细光导纤维柔软、直径<1.0mm。该项检查的优点是无创伤、可通过肉眼清晰见到乳管内细微结构上的变化、适用于乳头溢液的检查，能够早期发现乳腺癌。

适应证：①乳头溢液。②乳头分泌物中CEA的测定。③乳头分泌物细胞学。④超声波检查提示乳管内肿瘤。⑤乳管造影提示乳管内缺损、管壁不整。

应用范围：乳头溢液的定性和定位；明确乳腺导管内病变的部位、性质；诊断乳管内良性病变、癌前病变和恶性肿瘤，如乳管内乳头状瘤、乳头状癌、乳腺癌、乳管内上皮非典型性增生；治疗良性乳头溢液、积乳性囊肿；治疗乳痛症如闭塞性乳管炎、乳腺炎、乳晕下脓肿；检测乳腺癌患者的内分泌、免疫、病理学方面的各项指标。乳腺导管扩张症表现为乳窦角部周边易出血，管壁粗糙，弹性稍差，局部毛细血管丰富，管腔内有大量炎性降解白色絮状产物，经冲洗可脱落流出。乳管内乳头状病变为生长在管壁上凸向管腔的乳头状隆起，分为单个瘤体但未完全阻塞乳管、单个瘤体但完全阻塞乳管、多个瘤体、浅表型。乳管内癌病变特点是沿管腔内壁纵向伸展的灰白色不规则隆起，形成桥样结构，瘤体扁平，直径>2mm，基底部较宽，无蒂，管壁僵硬，弹性差，常伴有出血。

三、常用病理学诊断技术的应用及评价

（一）冷冻切片病理检查

术中送检冷冻切片检查的主要目的是为了明确病变的性质，以决定进一步手术的方案；另外，还可以确定切除标本边缘是否有残留肿瘤组织，以决定手术的范围；有时还应明确送检局部淋巴结是否有转移。

由于取材局限和时间仓促等条件限制，冷冻切片诊断主要是解决病变的良、恶性和区分恶性肿瘤中的癌或肉瘤，对于肿瘤的具体分型不可能很准确。

尽管乳腺病变冷冻切片诊断准确率高达96.12%～99.68%，但仍有少数假阴性、假阳性和不能确诊的病例。在乳腺病变中，冷冻切片诊断最大的困难是对乳头状增生病变的评价，因此，对这一病变的常规策略是延期诊断，直到取得石蜡切片再做最后决定。

冷冻切片诊断应注意的几个问题：①重视临床资料和病史。②注意仔细检查大体标本、准确取材。③严格掌握诊断标准，实事求是做出诊断。特别要注意避免出现假阳性诊断，以免给患者造成无法挽回的创伤。对于冷冻切片诊断有困难的病例，宁可等石蜡切片结果，决不可勉强做出诊断。

（二）常规石蜡切片病理检查

乳腺癌切除标本都需常规进行石蜡切片病理检查，以决定患者的最后诊断。

1. 肉眼检查 送检标本的名称、外形、三径测量，附有的皮肤的大小、形状、颜色及乳头和乳晕的变化；乳腺内肿块的大小、硬度、颜色、位置、距皮肤深度与乳头距离、边缘及内容物性状；腋窝淋巴结数目、各组淋巴结中最大淋巴结直径及肉眼可见转移或其他病变位置和大小。

2. 组织学检查 原发瘤组织学类型、组织学分级、是否有血管侵犯、是否有淋巴管及神经侵犯、肿瘤边缘反应及是否侵犯周围组织；癌旁未受侵犯的乳腺组织的病变描述；腋下各组淋巴结数量及肿瘤转移淋巴结数量，每组转移的最大淋巴结的大小及淋巴结外是否受侵；ER状态及Her-2等生物学因子的表达情况。

乳腺癌常规石蜡切片病理检查是乳腺癌的最后的诊断，能提供有关肿瘤的全面资料，在乳腺癌预后判断和指导治疗方面是有决定性意义的。

（三）全乳腺石蜡连续切片病理检查

全乳腺大切片技术是将手术切除的全乳腺及肿瘤标本做整体片状切开、取材，制成大切片进行镜下检查。由于其取材方法及数量的不同，又可分为选择性全乳腺大切片和全乳腺次连续大切片两种。前者是选择性地切取取包括肿瘤在内的乳腺整体片状组织块制片，进行镜下检查。后者是将手术切除的乳腺癌全乳腺标本每隔一定距离连续片状平行切开，全部取材制片，进行镜下观察。由于全乳腺大切片不仅可以观察肿瘤全貌及其周围和远隔部位的乳腺组织，特别是全乳腺次连续大切片还可以从不同切面观察整个肿瘤和全乳腺组织的所有改变，因此，日益受到临床及病理工作者的重视。全乳腺大切片技术临床主要应用于以下一些特殊的情况。

1. 乳腺癌多原发灶　由于大多数乳腺癌的多原发灶都是亚临床微小病变，用常规方法取材制片检查多易遗漏。全乳腺大切片病理检查可以了解乳腺癌多原发灶情况，对指导保乳手术的开展有重要指导意义。

2. 隐匿性乳腺癌原发灶　以腋窝淋巴结转移为首发症状的隐匿性乳腺癌约占全部乳腺癌的0.7%。用常规病理方法检查隐匿性乳腺癌原发灶检出率极低（0～0.5%），利用抗人乳腺癌单克隆抗体的免疫组织化学染色及受体检测诊断结合全乳腺次连续大切片方法检查，可明显提高隐匿性乳腺癌原发灶检出率，这是目前病理检查隐匿性乳腺癌原发灶的最好方法。

3. Paget's病　多年以来，对乳头Paget's病的认识存在分歧。通过用全乳腺次连续大切片法对乳头Paget's病的全乳腺标本进行全面、连续的组织形态学观察，发现几乎全部病例乳头下导管和/或乳腺深部均有癌灶存在，而且均可追踪观察到乳腺实质的癌沿导管及乳头下导管向乳头表皮内连续蔓延的改变，就是乳腺触不到肿块的病例也不例外。上述结果支持乳头Paget's病是全乳腺的病变，乳头病变来自乳头深部的大导管，癌细胞向上侵犯乳头和乳晕表皮，向下侵入深部乳腺组织。

4. 乳腺癌旁及癌前病变　由于常规病理检查的局限性，以往对乳腺癌旁病变的了解是不充分的。全乳腺次连续大切片检查则为研究癌旁及癌前病变提供了一个很好的手段，也为乳腺癌的组织发生和早期诊断的研究提供了重要资料。

5. 乳腺癌象限切除标本　乳腺癌象限切除是否充分是乳腺癌保乳手术的关键。象限切除标本进行次连续大切片检查，可以全面观察标本不同部位及各切端的病变情况，为下一步的治疗提供可靠依据。

（四）免疫组化检查方法

免疫组化是利用免疫反应来定位组织或细胞中某些抗原成分的存在和分布的一门新的技术。将荧光素或酶标记抗体与组织切片中的相应抗原结合，在荧光抗体定位处可发出荧光，用荧光显微镜可检出抗原物质所处的部位；酶标记的抗体通过底物的显色反应，用普通光学显微镜可对被测抗原物质定性或准确定位。

免疫组化检测显示以下标志物在乳腺癌中可以有不同程度的阳性表达：Bcl-2、c-erbB-2、组织蛋白酶D（cathepsin D）、collagen Ⅳ、cyclinD1、cytokeratin8、cytokeratin18、cytokeratin19、CD31、EG-FR、EMA、ER、Ki-67、nm23、pS2、p16、p21、p53、PR、Rb、SMA、topoisomeraseⅡ-α等。以上标志物有些可作为乳腺癌诊断指标，有些可作为乳腺癌治疗及预后判断的指标。用免疫组化方法进一步研究这些乳腺癌标志物，对于研究乳腺癌的癌变过程及其生物学行为具有重要意义。

应用免疫组化对乳腺疾病进行分析在以下5个方面具有一定的作用：①评估间质浸润，依靠肌上皮标志物，包括SMA、MSA、SMMHC、calponin、p63、CD10等，在肿瘤周围没有显示出肌上皮层时支持间质浸润的诊断，建议使用2种不同的标志物，p63和SMMHC是很好的互补抗体。②区分导管和小叶性肿瘤，导管原位癌和小叶原位癌的治疗方案相当不同，建议联合使用抗体343E12和E-cadherin，导管原位癌的E-cadherin阳性和34pE12阴性，而小叶原位癌则相反。③鉴别普通导管增生和导管原位癌，导管增生表达343E12和细胞角蛋白（cytokeratin，CK）5/6阳性明显，而导管原位癌的34βE12和

CD5/6 染色大部分阴性。④鉴别乳腺腺病和浸润性导管癌，硬化性腺病、顶泌汗腺腺病、放射性瘢痕、盲管性腺病和微腺性腺病等有时需经免疫组化与浸润性导管癌鉴别。⑤证明各种转移性腺癌，主要与肺癌（TTF-1 阳性）、卵巢癌（WT-1 阳性）、胃癌（CK20 阳性）和恶性黑色素瘤（HMB45 阳性）鉴别，乳腺癌一般 GCDFP-15 和 CK7 阳性，ER 和 PR 常为阳性。

（郝 林）

第二节 乳腺纤维腺瘤

乳腺纤维腺瘤（fibroadenoma of breast）是青年女性常见的一种良性肿瘤。国外一些学者早在 100 多年前就开始对此病进行探讨，主要在发病率方面颇有争论。一般认为此种肿瘤含有增生的纤维组织和腺泡上皮及不典型的导管。本病进一步发展可形成叶状囊肉瘤，少数纤维腺瘤可恶变成纤维肉瘤，但恶变为癌者罕见。

一、发病率

乳腺纤维腺瘤较常见，发病率在乳腺良性肿瘤中居首位。在普查中此瘤并不少见，估计其发病率要高出乳腺癌几倍至几十倍。据报道本病在 20~25 岁发病率最高，年龄最小的 11 岁，最大的 81 岁。Demetrakopopulos 报道，本病在成年女性中的发病率为 9.3%。

二、病因

乳腺纤维腺瘤好发于青年女性，其发病机制不详。

一般认为乳腺组织对内分泌刺激的反应有关。内分泌功能不稳定，激素水平不协调，雌激素水平过高，过度刺激可诱发本病。雌激素过度刺激可导致乳腺导管上皮和间质的异常增生而形成肿瘤。王俊丽报道：女大学生乳腺纤维腺瘤患者血清皮质醇、孕激素水平较正常同龄女子明显增高，而睾酮、雌激素水平较正常同龄女子为低。这也证明激素紊乱与乳腺纤维腺瘤的发病有关。钱礼认为，其所以形成局部肿瘤的原因可能是先天性的局部解剖生理特性，即与乳腺局部组织对雌激素的敏感性有关。临床观察在妊娠期开始时小叶内腺泡、间质迅速生长，这是容易发生过度增生形成肿瘤的一个时期。原来存在的纤维腺瘤在此时也容易加快生长。妊娠中后期腺泡继续增多，间质逐渐减少，但已形成的肿瘤不会退化。动物试验证明反复注射雌激素可促使发病。这足以说明雌激素是促使发病的重要因素。

三、病理

乳腺纤维腺瘤属于良性间质与上皮的混合性瘤。如果肿瘤以腺管增生为主，纤维组织较少时称为纤维腺瘤；如果纤维组织在肿瘤中占主要成分，腺管数量较少，则称为腺纤维瘤；如果瘤组织由大量的小腺管和少量纤维组织构成，则称为腺瘤。从临床角度上，上述 3 种形态学上的差异，并没有治疗、预后等临床方面的差别。

（一）乳腺纤维腺瘤的大体形态

瘤体常呈圆形、椭圆形或扁圆形。直径一般在 1~3cm，但有时可 >10cm，表面略呈结节状，边界清楚，较易与周围组织剥离，表面似有包膜，质地硬韧有弹性。切面质地均匀、实性，略向外翻，色淡粉白；若上皮细胞增生，其切面略呈棕红色。管内型及分叶型纤维腺瘤切面可见黏液样光泽和排列不整齐的裂隙；管周型纤维腺瘤切面上不甚光滑。少数肿瘤内可见小囊肿，偶见较大的囊肿，囊内为血清样液，棕色液或黏液。极少数肿瘤内除有囊腔外，囊内可见乳头样瘤样结构。

（二）光镜下所见

根据乳管腺泡和纤维组织结构的相互关系可分 3 型。

1. 管内型 亦称管型纤维腺瘤，为乳管和腺泡的上皮下纤维组织增生变厚所发生的肿瘤，可累及 1

个或数个乳管系统，呈弥漫性的增生，增生组织逐渐向乳管组织突入充填挤压乳管，将乳管压扁，腺上皮呈密贴的两排，上皮下平滑肌组织也参与生长，无弹力纤维成分。病变早期上皮下纤维组织呈灶性生长，细胞呈梭形，因质常有黏液性变。成长的肿瘤纤维组织可变致密，发生透明性变，也可受压变扁，上皮萎缩甚至完全消失。

2. 围管型　亦称乳管及腺泡周围性纤维腺瘤。病变主要为乳管和腺泡周围的弹力纤维层外的纤维组织增生，其中有弹力纤维亦增生，但无平滑肌，亦不成黏液性变，乳腺小叶结构部分或全部消失。纤维组织由周围压挤乳管及腺泡时乳管或腺泡呈小管状。纤维组织致密，红染，亦可胶原性变或玻璃样变，甚至钙化，软骨样变或骨化等。腺上皮细胞正常，轻度增生或偶可囊性扩张及乳头状增生，唯一腺上皮增生不如纤维组织增生活跃，腺上皮细胞增生可呈梭形，形体较大，偶见多核细胞。

3. 混合型　以上两型结构同时存在。

四、纤维腺瘤与癌变

关于乳腺纤维瘤癌变问题也是一个需要探讨的问题，国外一些学者尚有不同的看法。有人认为二者无关系。但 Moskowitz 认为绝经期和绝经后发生纤维腺瘤者，患癌危险性增高。Hutchinson 指出，患乳腺纤维囊性病患者若同时患纤维腺瘤，则患癌危险性增加。纤维腺瘤是常见的良性肿瘤，其恶变倾向较小，少数乳腺纤维腺瘤可恶变。国内有些学者认为，叶状囊肉瘤虽然可以由纤维腺瘤经肉瘤变形而形成，但多数可开始时就是肉瘤，不一定经过纤维腺癌阶段。因此，虽然少数纤维腺瘤有肉瘤变，但纤维腺瘤不完全是叶状囊肉瘤的前期病变。纤维腺瘤发生肉瘤变的因素尚待认识。罕见上皮成分癌变为小叶原位癌或导管原位癌。若同时合并腺纤维囊性病，则倾向于发生浸润性导管癌。

五、临床表现

乳腺纤维腺瘤常见于 18～35 岁的青年女性，肿瘤往往无意中发现，大多因洗澡时被触及。肿瘤常为单发，或在双侧乳腺内同时或先后生长，以单发为多见。乳腺上方较下方多见，外侧较内侧多见，故以外上象限者最多。瘤体初期较小，生长缓慢，肿瘤大小一般为1～3cm，通常长到5cm 直径时不再增大，但也有 >10cm 者。患者多无自觉症状，大多无疼痛及触痛，偶尔可有轻微触痛，肿瘤呈圆形或椭圆形，表面光滑，质地实韧，边界清楚，与周边组织无粘连，触及有滑动感，表面皮肤无改变。瘤体可在妊娠期或绝经期前后突然增大。腋窝淋巴结无肿大。乳腺纤维腺瘤临床可分 3 型。

1. 普通型纤维腺瘤　此型最多见，瘤体较小。一般 <3cm，很少 >5cm，生长缓慢。

2. 青春型纤维腺瘤　月经初潮前发生的纤维腺瘤，临床上较少见，其特点为生长较快，瘤体较大，病程在 1 年左右肿瘤可占满全乳腺，致使乳房皮肤高度紧张，甚至皮肤发红及表面静脉怒张。

3. 巨纤维腺瘤　亦称分叶型纤维腺瘤、分叶状囊肉瘤。此型肿瘤可生长较大，可 >10cm。多发生在 15～18 岁的青春期以及 40～50 岁的绝经前期的女性。前者是卵巢功能成熟时期，后者是逐步衰退时期，这两个时期体内激素水平不稳定，是促使肿瘤生长的重要因素。

六、特殊检查

（一）钼靶检查

钼靶检查可见圆形、椭圆形或分叶状、边缘光滑整齐，密度较周围组织略高且均匀的软组织影。肿瘤影与临床触及的相似，有时在肿瘤周围可见低密度晕环，为肿物周围脂肪组织影。月经期乳腺明显充血水肿可导致肿块边缘模糊，因此，乳腺钼靶检查时应避开月经期。

（二）超声波检查

B 型超声波检查为无损伤性检查，简便易行，可以重复检查。特征表现为椭圆形低回声肿块，内部回声均匀，边缘清晰光滑呈线状高回声，肿块长径与前后径比 >1.4；而乳腺癌多数表现为不规则肿块，内部回声不均匀，边缘不光滑呈带状高回声，肿块长径与前后径比 <1.4。

（三）液晶热图检查及透照检查

肿瘤为低热图像，皮肤血管无异常走行。

肿瘤与附近周围组织透光情况一致，瘤体较大者肿瘤边界清晰，无血管改变的暗影。

透照对乳腺纤维腺瘤的确诊率高于热图像。

（四）活组织检查

针吸活检或乳腺肿块经手术切除后送病理，此种检查是最确切的检查。对高度怀疑恶性者，不宜行针刺活检，以防穿刺道转移，整块切除活检为首选，也可在做好手术前准备后穿刺，一旦确认为恶性，及时手术。

七、诊断

乳腺纤维腺瘤一般不难诊断，但与乳腺囊性增生病或乳腺癌有时不易区别。临床诊断时应结合患者年龄，肿块大小、形状、活动度，以及辅助检查情况综合判断。诊断困难时应行肿块切除，进行病理学检查。

（一）临床表现

乳腺内无痛性肿块，多为单发，少数多发，肿块呈卵圆形、圆形，质实而硬，表面光滑，活动度大。

（二）辅助检查

1. 钼靶检查　乳腺纤维腺瘤表现为卵圆形、圆形密度增强影，边缘清楚，少数有粗大钙化。
2. 红外透照检查　显示乳腺内有一边缘清楚肿块影，血管影正常。
3. B超检查　显示肿块形状为卵圆形、圆形，实质，边界清，内部回声均质，肿块后方回声增强。

八、鉴别诊断

（一）乳腺囊性增生病

本病好发于30~40岁，典型表现是单侧或双侧乳腺有界限不清的条索样肿块，或扁状增厚组织，呈结节状，质韧，有明显压痛，疼痛与月经周期有明显关系，月经前1周疼痛明显，月经来潮疼痛即缓解。

有些乳腺囊性增生为单一肿块，边界清楚，可自由推动，因肿块有一定的张力或肿块较深，触诊时有实质硬韧感，而有些纤维腺瘤边界不太清楚，或由很多小而多发纤维腺瘤生长一块，故两者易误诊，需病理进一步确诊。

（二）乳腺癌

乳腺癌临床表现可多种多样，尤其是肿瘤最大直径 <1cm 且位于乳腺深处的乳腺癌，酷似纤维腺瘤。如轻轻推移肿瘤发现肿瘤与皮肤有粘连，即使是轻度粘连也要首先考虑到乳腺癌的诊断，可借助特殊检查有一定帮助，可疑恶性者，及时手术切除病灶，行病理检查。

（三）大导管内乳头状瘤

肿瘤多位于乳腺中间带或近乳晕部，肿瘤呈囊性，大多伴有血性乳头溢液。

极少数乳腺纤维腺瘤呈囊性感，触诊时与大导管内乳头状瘤很相似，个别乳腺纤维腺瘤因肿瘤生长突入大导管中伴乳头血性溢液，易误诊为乳头状瘤。

（四）乳房脂肪瘤

乳房脂肪瘤易与纤维腺瘤囊性变者相混淆，但乳房脂肪瘤极少见，多发生在脂肪丰富的乳房。超声或钼靶检查有助于区别。

九、治疗

乳腺纤维腺瘤的处理原则是手术切除，并送病理检查，这不仅因为乳腺纤维腺瘤不能自行消退，并可逐渐增大，而且可以防止恶变。纤维腺瘤切除后不再复发，但在乳腺其他部位仍可发生。近年从美容学角度出发可通过腔镜施行手术的报道逐渐增加。如高度怀疑肿瘤恶变或恶性肿瘤时，应行手术中冷冻切片病理检查，恶变者即按乳腺癌手术原则进行。如肿瘤平时生长缓慢，在没有任何促使肿瘤增长的因素下，如妊娠、外伤等肿瘤突然增长很快，应考虑肿瘤发生黏液性变，应立即手术切除。

十、预后

乳腺纤维腺瘤虽是良性肿瘤，但可发生恶变，是发生乳腺癌的危险因素之一，因此，需及时治疗。手术切除预后良好，手术完整切除后不再复发，但少数患者在乳腺他处或对侧乳腺内可新生纤维腺瘤，所以手术后亦应定期复查。

（郝　林）

第三节　乳管内乳头状瘤

乳腺导管内乳头状瘤为妇女的一种良性肿瘤。病灶多位于乳晕下方较大的输乳管内，瘤体为多数细小分支的乳头状新生物构成，形似杨梅的肿物，蒂与扩张的导管壁相连。故此得名乳头状瘤。

一、发病率

乳腺的导管内乳头状瘤占所有乳腺疾病的 5.1%，多发生在 40~50 岁的妇女。根据各家的不同报道，年龄最小的为 19 岁，最大的为 82 岁，平均年龄为 45.3 岁。

二、病因

乳腺导管内或囊内乳头状瘤与乳腺囊性病变病因相同，并不十分明确。但多数学者认为是孕激素水平低下，雌激素水平增高所致。

黄朴厚对 1 669 例良性乳腺疾病患者血浆中 E_2 和黄体酮的浓度与 569 例正常妇女作对照，结果表明：卵泡期血浆中 E_2 的浓度在良性乳腺疾病组远高于对照组（P <0.010）。这一结果提示良性乳腺疾病患者有垂体－卵巢轴分泌功能失调，血浆的 E_2 提早过高分泌，导致对靶器官的持续刺激，很可能是良性乳腺疾病的致病原因。但是关于这方面的文献报道并不一致，Manvais 观察到患有良性乳腺疾病患者在黄体期血浆黄体酮的浓度低于正常，而且血浆中 E_2 的浓度与对照组相等。姜格宁报道 1 例避孕药间接引起乳腺导管内乳头状瘤，由于产后过早服用避孕药使抑制生乳素的激素过度抑制，生乳素分泌增加，形成高生乳素血症，从而引起闭经泌乳综合征。由于乳腺导管受到长期持续的高生乳素血症的不断刺激，导管扩张，上皮细胞增生，形成导管内乳头瘤。

三、病理

乳管内乳头状瘤可分 3 种类型：①大导管内乳头状瘤，指从乳管开口部至壶腹以下 1.5cm 左右的一段导管，罕见癌变，不属于癌前疾病。②中、小导管内乳头状瘤病，指发生于乳晕外乳腺周围区中、小导管的多发性乳头状病变。③发生在乳腺末梢导管的称乳头状瘤病。②和③分轻度、中度和重度。其中，中度和重度乳头状瘤病与乳腺癌关系密切，属于癌前病变。导管内上皮呈乳头状生长，瘤体很小，直径多为 0.5~1.0cm，偶尔 >2cm。一般肉眼观察到多为单发性肿瘤，但是，也可以同时累积同一乳腺的几支大导管内，也可能先后累及对侧乳腺。质地柔软，可呈半流体状，有时可见肿瘤充满管腔，使分泌物充塞，而导管呈囊状扩张。乳头状瘤有的有蒂，有的无蒂，蒂的粗细不一。蒂包括有许多绒毛，富于薄壁血管，故易出血。

光镜下观察乳头状瘤的蒂在组织上包括两种类型：一种为上皮下结缔组织，无弹力纤维构成。这种多在大乳管内的乳头状瘤生长力较微弱，临床较少见；另一种为乳管周围和腺泡周围的结缔组织，包含有弹力纤维构成，这种多在小乳管内和腺泡内，生长旺盛，较为多见，乳头状瘤的瘤体组织有蒂的主要为柱状上皮，无蒂的多为立方形或多角形或圆形上皮。它们的细胞核小而细胞质内常含有嗜酸性颗粒。在瘤体的基底部或顶端可看到柱状上皮时有恶变的趋势。但是恶性的细胞核深染，核仁较大，而且有较多的分裂。3 型的乳头状瘤病，管内肿瘤多发、瘤体米粒大小、粉红色、颗粒状分布在乳腺组织之间，光镜下见导管上皮和间质增生，呈乳头状。此型恶变率较高，病变常累及 2 个腺叶以上，单纯切除后易复发。

四、临床表现

乳头状瘤的主要症状为不在月经期间乳头溢出血性液体，患者多无疼痛和其他病症，仅在内衣上见到棕黄色的血迹，但少数患者可能有乳腺疼痛和炎症的表现，并且可以与皮肤粘连皱缩等症状，有的患者在临床上可以没有乳头溢液，这样的肿瘤多位于乳腺的边缘部位的小乳管或腺泡内，较为坚实的乳头状瘤。而位于乳腺中心部的达到管内的乳头状瘤，增长较快，乳头分支较多、质地较脆的乳头状瘤，出血机会较多，临床表现为乳头溢出血性液。

据 Stout 对 108 例乳管内乳头状瘤的病例分析，其中位于中心部的 81 例，有乳头溢液的 70 例；而位于周围部位的 27 例中有 8 例有乳头溢液。但是各家的报道不一，Grey 报道乳头状瘤溢液者为 80%；Gesclickter 报道乳头状瘤溢液者为 4%；Dergihart 报道为 48%。在临床上常见的溢液较多者肿瘤较小或肿瘤位于中心部位的大乳管内。溢液较少者肿瘤就较大，或者是肿瘤位于乳腺的边缘部位，原因可能为乳腺导管堵塞液体排出不畅所致。

总之，乳头溢液与乳头状瘤的类型和部位有一定关系。在临床上能摸到肿块的大都位于大导管内，肿物多呈圆形，质较软，光滑活动。如继发感染、多与皮肤胸壁粘连，但可以推动。轻压肿块时可自乳头溢出血性液体。但是有的患者的肿块也不一定检查到，临床上大约有 1/3 的患者能摸到肿块。因小的肿物仅几毫米。如果患者乳头溢血性液体，并能扪到肿块，则约 95% 的患者可能为导管内乳头状瘤。

五、特殊检查

（一）超声

超声波检查具有无创伤、简便易行、可反复进行的特点，因此，近年在临床应用广泛，文献多有报道。乳管内乳头状瘤的特点：伴有或不伴有乳管扩张的乳管内肿块；囊内肿块；乳管内充满型的实体肿块影。

（二）乳腺导管造影

此为一种乳头溢液诊断的较为常用而且安全可靠的检查方法。对早期诊断乳管内病变与定位有较高的价值，尤其对扪不到肿块的病例，可以诊断出肿块的部位与大小。造影后的钼靶片上可显示出单发或多发的砂粒大小的圆形或椭圆形的充盈缺损。一般多位于 1~2 级乳腺导管内而近端导管呈扩张状态，但无导管完全中断。肿块多为单发，也可为多发。有的病例还可以在钼靶片上显示为分叶状的充盈缺损。

（三）乳管镜

1991 年日本的 Makita 首先报道了将纤维内镜用于乳管疾病的诊断。通过反映在监视器上的肿块像，可直观看到肿块的大小、色泽、分叶情况，有无糜烂、坏死等。其诊断符合率远较乳管造影高。随着内镜技术的发展以及相关产品如摄像系统、活检钳以及细胞刷的开发，乳管镜检查已经取代乳管造影，成为乳头溢液病的首选诊断手段。随着技术改进以及器械发展，乳管镜治疗也在不断发展。

（四）钼靶照相

乳管内乳头状瘤平片上不易显示肿块影，如有肿块时，平片上可显示出规则的圆形肿物阴影，边界尚整齐。

（五）乳腺透照

清楚的红色或棕色病灶，衬以正常组织红色或黄色背影，完全透光与暗影之间有规则的清楚边界。

（六）脱落细胞学

此为一种简单易行的检查方法，将分泌物涂在玻璃片上，然后在光镜下找瘤细胞，以排除乳腺癌，但此项检查阳性率较低，而且并无决定性价值。

（七）针吸活检细胞学

对乳腺肿物已应用近十年，对乳腺癌的诊断率，有人报道在 80% 以上，但对乳头状瘤的诊断较差一些。

六、诊断

（一）临床表现

中年女性出现乳头溢液，可为鲜红色、暗红色血性。也可为淡黄色浆液性液体，多无疼痛感觉，常在更换内衣时发现有少许污迹。同时可伴有乳腺肿块，肿块 <1cm，常不能触及，多位于乳晕周围，质中等，边界清楚，按压肿块乳头即有液体溢出。

（二）辅助检查

1. 乳腺导管 X 线造影　可在乳头沿溢液的乳管开口，插入钝头细针，注射碘油或泛影葡胺，可在钼靶片上显示扩张的导管及其树状分支影，并可见芝麻或米粒大小的充盈缺损。

2. 乳头溢液细胞学检查　将乳头溢液进行涂片，光镜下观察，偶可见肿瘤细胞，但阳性率较低。

3. 乳管内镜检查　乳管内镜可见乳头状瘤，为黄色或充血样实体肿物，其表面呈颗粒状，突入腔内，质脆易出血。

七、鉴别诊断

（一）乳管内乳头状癌

此为一种原位癌，可发在乳腺内的大小导管内，在临床上与乳头状瘤难以区别，因为早期都为血性溢液。癌细胞可穿透厚的管壁浸润到周围间质内，导管造影可见导管中断或完全中断，管壁被破坏。

（二）导管癌（粉刺癌）

此为一种导管内的原位癌，较为罕见，可伴有乳头溢液，但为粉刺状，可继发导管内感染。肿瘤切面可见有粉刺样物质，自管口溢出，多发生在较小导管内，管壁可见钙化，细胞分化较差。

（三）乳腺增生

为乳腺的良性病变，临床上可出现乳腺疼痛，乳头溢液为透亮清白液。乳腺疼痛与乳头溢液也多为周期性的，与月经有关系。乳房内可触及增生的腺体。

（四）乳管扩张症

此为一种退行性病变，可出现乳头溢液，多为淡黄色液体，有时也为血性溢液，有时在乳晕下还可触及增粗的乳管。导管造影可见增粗的乳管，管壁光滑无肿物。

另外还有一些仅有乳头溢液，而无其他任何体征。对于此等病例，首先考虑病理性的，应及早通过手术探查，以明确诊断，才不至于使恶性病变延误治疗。

八、治疗

导管内乳头状瘤与导管内乳头状癌有时难以区别，即使冷冻切片检查也辨认不清，只有在石蜡切片中才能得到正确的诊断。因此，导管内的乳头状瘤应尽早手术切除。在手术时我们主张冷冻切片，如诊断为恶性癌瘤可行根治性手术；如为良性可行区段切除；如果冰冻切片难以确定诊断，可先行肿块完整切除，待石蜡切片的病理结果汇报后再进行进一步治疗。因为不必要的乳腺切除，其危害远比对一个乳头状癌患者略为延迟几日手术的危害性为大。

乳管内乳头状瘤的手术方法：①区段切除，首先确定并了解病变的准确位置与范围，可在乳头溢液的导管开口处，用一钝针头插入该乳管内，然后沿针做皮肤的放射状切口，切除该乳管及其周围的乳腺组织，注意切除范围要够，不要留下病变，以防复发。②保留乳头的乳腺单纯切除，适用于年龄较大的妇女，或多乳管溢液者。③追加治疗，对术后石蜡切片确诊为乳腺癌时根据其进展程度选择适当的治疗方法（详见乳腺癌章节）。

九、预后

乳管内乳头状瘤是一种良性病变，恶变率较低。临床上所见到的乳头状癌，多为原发，并非恶变而来。乳头状瘤只通过局部切除后均能获得满意效果。

Haagensen 报道 569 例乳头状瘤做了大导管单纯切除术后，对 72 例进行随访，其中除了 3 例手术后5 年内死于其他疾病外，有 67 例存活 5 年以上无复发。

（郝　林）

第四节　乳腺癌的手术治疗

乳腺癌应采用综合治疗的原则，根据肿瘤的生物学行为和患者的身体状况，联合运用多种治疗手段，兼顾局部治疗和全身治疗，以期提高疗效和改善患者的生活质量。手术治疗是乳腺癌综合治疗的重要组成部分，手术方式的选择和手术是否规范直接影响后续的治疗策略。近年来，乳腺癌手术治疗的发展趋势是越来越多地考虑如何在保证疗效的基础上，降低外科治疗对患者生活质量的影响。乳腺癌的手术治疗正在朝着切除范围不断缩小、切除与修复相结合的方向发展，其中比较有代表性是保乳手术、前哨淋巴结活检技术以及肿瘤整形修复技术的广泛开展。同时，针对不同生物学类型及不同分期的乳腺癌采取及时、规范化的手术治疗，是提高患者生存率、改善生活质量的保证。

一、非浸润性癌

2016 版美国《国际综合癌症网络（National Comprehensive Cancer Network，NCCN）乳腺癌临床实践指南》中指出单纯非浸润性癌的治疗目的在于预防浸润性癌的发生，或在病灶仍局限在乳腺内时发现其浸润成分。对于通过病理复审或在再次切除、全乳切除以及腋窝淋巴结分期时发现存在浸润性癌（即使是微浸润）的患者，应当按照相应浸润性癌的指南接受治疗。

（一）小叶原位癌（LCIS）

1941 年，Foote 和 Stewart 首次提出了"小叶原位癌"（lobular carcinoma in situ，LCIS）的概念，认为是一种起源于小叶和终末导管的非浸润性病变。1978 年 Haagensen 等提出了"小叶肿瘤（Lobular Neoplasm）"的概念，包括从不典型小叶增生到 LCIS 在内的全部小叶增生性病变，认为 LCIS 与不典型性小叶增生一样，本质上属于良性病变。

目前，普遍的观点认为 LCIS 是浸润性乳腺癌（invasive breast cancer，IBC）高险因素之一。Page 等研究发现，LCIS 患者继发浸润性乳腺癌的风险是正常人群的 8～10 倍。长期随访资料显示具有 LCIS 病史的女性，累积浸润性乳腺癌的发生率不断升高，平均每年约增加 1%，终身患浸润性癌的风险为 30%～40%。临床上 LCIS 通常没有明确的症状和影像学表现，隐匿存在，常由于其他原因需要进行乳腺活检时被偶然发现；病理组织学检查显示 LCIS 具有多灶性、多中心性和双侧乳腺发生的特性。目前 LCIS 诊断后常选择随访观察，哪些患者需要接受双侧乳房预防性切除治疗仍有争议。

1. 随访观察　切除活检诊断为单纯 LCIS 的患者，由于出现浸润性乳腺癌的风险很低（15 年内约为21%），首选的治疗策略是随访观察。美国国家外科辅助乳腺癌和肠癌计划（National Surgical Adjuvant

Breast and Bowel Program，NSABP）P－01 试验的研究结果显示，应用他莫昔芬治疗 5 年可使 LCIS 局部切除治疗后继发浸润性乳腺癌的风险降低约 46%（风险比 0.54；95% CI，0.27～1.02）。NSABP 他莫昔芬和雷洛昔芬预防试验（STAR）的结果显示，雷洛昔芬作为降低绝经后 LCIS 患者发生浸润性乳腺癌风险的措施，其效果与他莫昔芬相同。基于以上结果，对于选择随访观察的 LCIS 患者，绝经前妇女可考虑选用他莫昔芬、绝经后妇女可考虑选用他莫昔芬/雷洛昔芬以降低发生浸润性乳腺癌的风险。另外，观察期间需定期接受临床检查和乳房 X 线摄影（超声）检查。对于乳房 X 线摄影（超声）检查发现的 BI－RADS Ⅳ－Ⅴ级病变均需进行病理组织学活检，首选粗针穿刺活检，根据活检病理结果选择相应的处理措施。

2. 双侧乳房预防性切除 一般来说，LCIS 不需要手术治疗。有 LCIS 的女性发生 IBC 的风险虽高于一般人群，但多数患者终生都不会出现 IBC。当存在 LCIS 病变时，双侧乳腺发生浸润性癌的危险性相同。因此，如果选择手术治疗作为降低风险的策略，则需要切除双侧乳腺以使风险降到最低。由于患有 LCIS 的妇女无论接受随访观察还是双侧乳房切除治疗，其预后都非常好，因此对没有其他危险因素的 LCIS 患者不推荐进行乳房切除术。对于有 BRCA1/2 突变或有明确乳腺癌家族史的妇女，可考虑行双侧乳房切除术。接受双侧乳房切除的妇女可以进行乳房重建手术。

3. 与 LCIS 相关的其他治疗问题 具体如下。

（1）空芯针活检发现 LCIS 的后续处理：空芯针活检（core needle biopsy，CNB）发现导管上皮不典型增生（atypical ductal hyperplasia，ADH）或导管原位癌（ductal carcinoma in situ，DCIS）时需要进一步手术切除已经成为推荐的标准做法，同样的原则是否也适用于 LCIS 仍存在争议。一些研究建议对 CNB 诊断的 LCIS 进行常规手术切除。O'Driscoll D 等进行的研究中，749 例因乳腺乳房 X 线摄影异常而接受 CNB 的患者，共发现 7 例 LCIS，全部 7 例患者接受进一步手术活检后发现，1 例伴有浸润性小叶癌（invasive lobular cancer，ILC），2 例伴有 DCIS，1 例可能伴有灶性浸润性导管癌；仅 3 例 CNB 和手术切除活检均为 LCIS。而 Liberman 等研究后认为 CNB 诊断 LCIS 后，下列几种情况应考虑进一步的手术切除：①病理组织学检查诊断为 LCIS，而影像学检查结果提示其他类型乳腺疾病，两者不一致时；②CNB 诊断 LCIS 和 DCIS 不易区分或二者病理组织学特征交叠时；③LCIS 伴有其他高危病变时，如放射状瘢痕或 ADH。对于有更强侵袭性的 LCIS 变异型（如"多形性"LCIS）也应考虑常规后续切除活检以便进一步组织学评价。

（2）同时有 LCIS 存在的浸润性癌的保乳治疗：由于小叶原位癌具有多灶性、多中心性和双侧乳腺发生的特性，其与浸润性癌共存时保留乳房治疗的安全性受到质疑。多数研究结果显示，同时有 LCIS 存在的 IBC 保乳治疗后同侧乳房内乳腺癌复发的危险性未见升高，LCIS 的范围不影响局部复发的风险，且同一侧乳腺内 LCIS 的病变范围大小同样不影响对侧乳腺癌和远处转移的风险。哈弗联合放射治疗中心的 Abner 等研究发现，119 例癌旁伴有 LCIS 的 IBC 保乳治疗后 8 年局部复发率为 13%，而 1 062 例不伴 LCIS 者为 12%，两者差异没有统计学意义。然而，来自 Fox Chase 癌症中心的研究显示了不同的结果，同时有 LCIS 存在的 IBC 保乳治疗后同侧乳腺内肿瘤复发（ipsilateral breast tumor recurrence，IBTR）的风险明显升高，在不伴 LCIS 的患者中同侧乳腺内肿瘤 10 年累计发生率为 6%，而伴有 LCIS 者为 29%（P=0.0003）；在伴有 LCIS 的患者中给予他莫昔芬治疗后，IBTR 降低至 8%。笔者推荐当这类患者保乳治疗治疗时，应考虑服用他莫昔芬以降低 IBTR。

（二）导管原位癌

导管原位癌（ductal carcinoma in situ，DCIS）的治疗争议较多，治疗的标准仍未明确统一。局部治疗选择包括全乳切除术加或不加乳房重建、保乳手术加全乳放疗以及单纯肿块切除术。虽然以上三种治疗方案在局部复发率上有差异，但没有证据表明其在生存率上有明显的统计学差异。在考虑局部治疗时必须选择对患者明确有益的治疗方案，既要避免手术范围扩大，又要避免因治疗不规范而使患者承受不必要的复发风险。

1. 保乳手术加放疗 对于经乳房 X 线摄影或其他影像学检查、体检或病理活检未发现有广泛病变（即病灶涉及≥2 个象限）证据且无保留乳房治疗禁忌证的 DCIS 患者，首选的治疗方案是保乳手术加全乳放疗。关于 DCIS 保乳手术中阴性切缘的定义仍存在很大的分歧。现有的共识是：切缘距肿瘤大于 10mm 是足够的，而小于 1mm 则不充分。对于范围在 1~10mm 的切缘状态没有统一的共识。MacDonald 等对 DCIS 患者仅接受单纯局部切除治疗的回顾性分析显示，切缘宽度是局部复发最重要的独立预测因子，切缘越宽，局部复发风险越低。Dunne 等对 DCIS 患者行保乳手术加放疗的荟萃分析显示，与切缘为 2mm 的患者相比，切缘 <2mm 患者的同侧乳腺肿瘤复发率较高，切缘 >2~5mm 或者 >5mm 的患者与切缘为 2mm 患者的同侧复发率则没有显著差异，对于在保乳手术后接受放疗的患者来说，更宽的切缘（≥2mm）并不能带来额外的获益，但却可能影响美容效果。多项前瞻性随机试验的研究结果表明，DCIS 保乳手术后加用放疗可减少 50%~60% 的复发风险，但对患者的总体生存率、无远处转移生存率没有影响。患者年龄、肿瘤大小和核分级，以及切缘宽度等都是影响 DCIS 保乳手术后局部复发风险的因素，对于筛选可能从放疗中获益的患者是有帮助的。

2. 全乳切除术 多中心性、具有弥散的恶性微钙化表现的或保乳手术中切缘持续阳性的 DCIS 患者需要进行全乳切除术。大多数初始治疗时即需要全乳切除术的 DCIS 患者可在手术前通过仔细的影像学检查评估而被筛选出。全乳切除术亦可作为 DCIS 保乳治疗后局部复发的补救性治疗措施。绝大部分的 DCIS 复发为保乳术后的同侧乳房内复发，且其中大部分的复发灶位于原发灶附近。DCIS 初次治疗后局部复发的病例中有一半仍为 DCIS，其余的为浸润性癌。那些局部复发为浸润性癌的患者需被看作新诊断的浸润性乳腺癌而接受相应的全身治疗。

3. 单纯肿块切除术 回顾性研究的证据显示，对于经过选择的患者，只接受单纯肿块切除而不进行乳房放疗也有很低的乳房内复发风险。Di Saverio 等进行的一项纳入 186 例仅接受单纯肿块切除术的 DCIS 患者的回顾性研究中，低风险 DCIS 患者的 10 年无病生存率为 94%，中/高风险患者为 83%。Gilleard 等关于 215 例仅接受单纯肿块切除术而未行放疗、内分泌治疗和化疗的 DCIS 患者的回顾性研究中，低、中、高风险患者的 8 年复发率分别为 0%、21.5% 和 32.1%。因此，根据现有的回顾性研究证据，只有经过严格筛选并告知相关复发风险的 DCIS 患者才可行单纯肿块切除术治疗，术后密切随访观察。

4. 前哨淋巴结活检 由于单纯 DCIS 累及腋窝淋巴结的情况非常少见（DCIS 腋窝淋巴结转移发生率为 1%~2%），因此不推荐单纯 DCIS 的患者接受腋窝淋巴结清扫。CNB 诊断为 DCIS 后是否需要进行 SLNB 应根据随后进行的手术方式而定。如果进行保乳手术，一般可不进行 SLNB（术后病理检查即使发现有浸润性癌，仍可再进行 SLNB）。但当估计乳房内存在浸润性癌的风险较高时，即使术中未发现浸润性癌成分，行保乳手术的同时也可考虑行 SLNB。DCIS 伴浸润性癌的危险因素包括：高分级或粉刺型 DCIS、DCIS 病变大于 2.5cm、有可触及的肿块、乳房钼靶摄片发现的结节状密度增高影或超声检查发现的实性肿块、伴有 Paget 病或乳头溢血。对于需要接受乳房切除或对特定解剖位置（如乳腺腋尾部）切除的单纯 DCIS 患者，由于手术有可能影响以后的 SLNB，可在手术的同时进行 SLNB。

二、早期乳腺癌

早期乳腺癌是指临床 Ⅰ、Ⅱ 期乳腺癌。近年来，随着乳腺癌筛查和乳房钼靶摄片的广泛应用，越来越多的乳腺癌患者得以早期诊断；加之辅助系统治疗的进步，目前大多数早期乳腺癌的预后较好，早期乳腺癌试验者协作组（Early Breast Cancer Trialists'Collaborative Group，EBCTCG）的荟萃分析结果表明早期乳腺癌 5 年总生存率高达 83.6%~98.0%。手术治疗是乳腺癌综合治疗中的重要组成部分，近 100 年来早期乳腺癌的手术治疗方式存在一个持续演进过程，其总体的发展趋势是越来越多的考虑如何在保证疗效的基础上，降低外科治疗对患者生活质量的影响。具体表现为手术范围越来越小，保乳手术及前哨淋巴结活检的比例逐渐增加。对早期乳腺癌患者来说，仅就乳房局部可供选择的手术方式包括乳房切除术加或不加乳房重建及保乳术等。尤为值得注意的是近年来肿瘤整形技术的引入，不仅提高了保乳患者术后美容效果且扩大了保乳适应证，是现代乳腺外科发展的一个重要方向。同时，最近的脂肪移植技术和干细胞技术也给乳房重建患者带来更多的选择。

腋窝淋巴结外科分期能提供重要的预后信息，对全身系统治疗方案的制订具有重要的意义。与标准的腋窝淋巴结清扫相比，前哨淋巴结活检技术同样能准确判定患者腋窝淋巴结是否转移，而且避免了标准腋窝淋巴结清扫带来的并发症，是早期乳腺癌手术治疗的又一巨大进步。

（一）乳房切除术

乳房切除术是指从胸壁上完整切除整个乳房，可同时行腋窝淋巴结清扫或前哨淋巴结活检术。

1. 乳房切除术的发展史　1894 年，Halsted 首次报道了采用根治性手术治疗 50 例乳腺癌患者的经验，该手术切除全部乳腺、胸大肌和腋窝淋巴结。1898 年，Halsted 报道了同时切除胸小肌的术式。随后该术式迅速得到广泛认可，成为 20 世纪前 3/4 占主导地位的手术治疗观念。与以往的单纯肿块局部切除相比，Halsted 的根治术使局部复发率从 60% ~82% 降低到 6%，3 年生存率从 9% ~39% 提高到 38% ~42%。必须注意到的是 Halsted 时期，大多数乳腺癌患者属局部晚期，3/4 患者存在腋窝淋巴结转移。20 世纪前 3/4 的时间里，根治性乳房切除术的治疗效果不断有所提高，但其根本原因不是手术技术的革新，而是早期病例的增加以及外科医师对手术指征的严格掌握。

1948 年，Patey 和 Dyson 等首创乳腺癌改良根治术，该术式切除全部乳房和腋窝淋巴结。1960 年以后，改良根治术逐渐成为常规术式。时至今日，Halsted 根治术已很少采用。

2. 乳房切除术的适应证　乳房切除术适用于乳房肉瘤、病变广泛的导管原位癌或浸润性癌、不愿行保乳手术的患者。也适于有 BRCA1/2 基因突变患者的预防性切除。

3. 其他形式的乳房切除术　对有意在乳房切除术后行乳房重建的患者，可考虑行保留皮肤或保留乳头的乳房切除术。

保留皮肤的乳房切除术可通过乳头乳晕复合体旁的环乳晕切口（±放射状切口）切除包括乳头乳晕复合体在内的全部乳腺实质，同时保留绝大部分原有的乳房包被皮肤。此术式常结合即时乳房重建或者用于乳房预防性切除以及广泛导管癌患者。在符合肿瘤切除原则的情况下，切除范围应下至乳房下皱襞，而不是腹直肌前鞘，这样使乳房重建的美容学效果更好。如果需要腋窝淋巴结清扫，常另取切口。多个回顾性研究表明此种术式的局部复发率为 0 ~7%，与常规乳房切除术相仿；而且局部复发与肿瘤的病理学特征和疾病分期相关，与采用何种方式切除乳房无关。

对乳头受累风险低的患者，可选择行保留乳头的乳房切除术，以求术后更好地美学效果。但该术式的大部分研究都是回顾性的，患者的选择标准各不相同，而且随访期较短。最大的一项研究来自于德国，该研究包含 246 例患者、随访 101 个月的研究显示：在术中乳头乳晕复合体下切缘阴性的情况下，保留乳头的乳房切除术与传统的乳房切除术无论在局部复发率和总生存上均无差别。但需要强调的是术中需行乳头乳晕下切缘检测，如果切缘阳性，则乳头乳晕复合体也必须切除；同时即使是切缘阴性，术后乳头乳晕复合体也存在感觉丧失甚至缺血坏死的可能。因此，目前认为该术式适于肿块较小且距离乳头超过 2cm 的乳腺癌患者及行预防性乳房切除术的患者。

4. 乳房切除术后乳房重建　为满足乳房切除后患者对形体美的需求，可考虑行乳房重建术。乳房重建可以在乳房切除的同时进行（称"即刻重建"），也可以在肿瘤治疗结束后某个时间进行（称"延迟重建"）。乳房重建可使用乳房假体、自体组织（"皮瓣"）或结合二者进行重建（如背阔肌皮瓣/假体联合重建）。因为放疗会导致重建乳房美容效果受损，多数学者建议对需行术后放疗的患者，若采用自体组织重建乳房，一般首选在放疗结束后进行延迟重建术；当使用假体重建乳房时，首选即刻重建而非延迟重建。尽管近年来乳房重建比率不断增加，但仍只有少部分患者接受乳房重建。这可能与患者教育不足、医患缺乏沟通等因素有关。值得注意的是关于乳房重建，患者需要充分理解一点是乳房重建本身可能是一个多期手术过程，而即刻重建仅仅是第一步。下一步手术的目的在于提升美学效果，包括矫正"猫耳"畸形、提高双乳对称性、自体脂肪移植修复局部美容学缺陷等。

（二）保乳手术

在过去的 40 年间，早期乳腺癌手术治疗的最大进步是作为一种可替代乳房切除术的保乳手术的出现并被人们所接受。其根本的原因是人们对乳腺癌生物学特性认识的提高，以解剖学概念为指导Halsted 理论逐渐被以生物学观点为指导的 Fisher 理论所取代。两种理论的具体比较见表 5-1，两者最主要的区别是：Halsted 认为可手术乳腺癌是局部区域性疾病，手术范围和类型是影响预后的重要因素；Fisher 认为可手术乳腺癌是全身性疾病，不同的局部治疗方法对生存率无根本影响。这种治疗理念的转变是乳腺癌保乳手术的理论基础。

表 5-1 Halsted 与 Fisher 理论的比较

Halsted 理论	Fisher 理论
肿瘤转移遵循以机械转移模式为基础的固定转移模式	肿瘤细胞播散无固定的模式
肿瘤细胞通过浸润淋巴管进入淋巴结——整块切除	肿瘤细胞通过栓子进入淋巴管——对整块切除理论提出挑战
淋巴结转移是肿瘤播散的标志，并可能是进一步播散的起源地	淋巴结转移是宿主-肿瘤关系的反映，预示可能转移，但不是进一步播散的起源地
区域淋巴结是肿瘤播散的屏障	区域淋巴结对肿瘤播散无屏障作用
区域淋巴结在解剖学上具有重要意义	区域淋巴结在肿瘤生物学上具有重要意义
血行播散不是乳腺癌播散的主要途径，仅在晚期出现	血行播散是乳腺癌播散的重要途径且与淋巴结转移无相关性，是治疗效果决定因素
肿瘤对宿主是自主性的	复杂的肿瘤-宿主相互关系影响肿瘤的发生、发展和播散
可手术乳腺癌是局部区域性疾病	可手术乳腺癌是全身性疾病
手术范围和类型是影响预后的重要因素	不同的局部治疗方法对生存率无根本影响

保乳手术是指切除原发肿瘤和邻近的乳腺组织，术后辅以放疗。保乳手术的原则是保证美容效果的前提下完整切除原发肿瘤并且获得阴性切缘。

1. 保乳手术的安全性 有长期随访资料的 6 个大型前瞻性随机临床研究结果证实对适合的患者而言，保乳手术能获得与乳房切除术相同的治疗效果（表 5-2）。其中最为广泛引用的是 Fisher 等在 1989 年进行的美国国家乳腺癌及肠癌外科辅助治疗计划 B-06（National Surgical Adjuvant Breast and Bowel Project B-06, NSABP B-06）研究。在这个研究中，肿块直径≤4cm 的 N_0 或 N_1 的乳腺癌患者被随机分为 3 组：全乳切除术、保乳手术加放疗或单纯肿块切除术。该研究 20 年的随访结果表明无论在无病生存、无远处转移生存和总生存上，三组间均无明显差别。但是在 570 个单纯肿块切除的患者中有 220 个患者在 20 年随访中出现同侧乳腺内复发，复发率为 39.2%；而在接受保乳手术加放疗的 567 个患者中仅有 78 个出现同侧乳腺内复发，复发率为 14.3%。两者有明显统计学差异。需要指出的是由于 NSABP B-06 研究中只有淋巴结阳性的患者才接受化疗，且化疗方案有改进的余地，因此同侧乳腺内复发率较高。目前一般认为 5 年复发率乳房切除术后为 3%~5%，保乳治疗为 5%~7%（包括了第二原发）。并且即使出现同侧乳腺内复发，患者在接受补充性全乳切除术后仍可获得很好的疗效，因此保乳手术对早期乳腺癌患者是安全的。

表 5-2 早期乳腺癌保乳手术 + 放疗与乳房切除术生存率的比较

试验	随访（年）	总生存率%			无病生存率%		
		保乳加放疗/全乳切除			保乳加放疗/全乳切除		
Milan	20	42	(NS)	41	91	(NS)	98
Institute Gastave - Roussy	15	73	(0.19)	65	91	(0.38)	86
BSABP B-06	20	46	(0.74)	47	35	(0.41)	36
National cancer institute	20	54	(0.67)	58	63	(0.64)	67
EORTC	10	65	(NS)	66	80	(0.74)	88
Danish Breast Cancer Group	6	79	(NS)	82	70	(NS)	66

除 NSABP B-06 研究外，意大利 Milan 研究中心、欧洲癌症治疗研究组织（European Organization for Research on Treatment of Cancer, EORTC）等研究机构也对保乳手术的安全性进行了深入研究。随访年限从 6 年到 20 年不等，结果均一致表明无论在无病生存和总生存上，保乳手术加放疗均等同于全乳

切除术。因此，考虑到乳房缺失对女性患者心理的不利影响，出于人性化治疗的考虑，对适合保乳条件的早期乳腺癌患者施行保乳手术不仅是安全的，也是必须的。

2. 保乳手术率　在欧美国家保乳手术已经成为早期乳腺癌的首选术式，50%以上的Ⅰ、Ⅱ期乳腺癌患者接受了保乳手术，但中国据多中心研究数据显示保乳手术仅占全部乳腺癌手术的9%，占符合行保乳手术者的19.5%。

国内有学者认为我国保乳手术比例明显低于欧美国家的原因是：①中国尚未开展大规模规范化的乳腺癌筛查，早期乳腺癌所占比例明显低于欧美国家；②科普知识宣传教育急需提高，非医疗界人士对乳腺癌保乳治疗尚缺乏了解，特别是患者本人认为治疗乳腺癌就必须马上手术切除乳房，保留乳房将治疗不彻底，容易复发，对保乳手术没有需求；③保乳手术需要较高的手术技巧，需要病理科的配合，如开展以放射性胶体示踪的前哨淋巴结活检还需要核医学科的参与。保乳手术若需要行腋窝淋巴结清扫则是在小切口下进行，需要积累实践经验。保乳手术兼顾了疗效和乳房美容效果，并不是掌握乳房切除术的所有医生都能轻而易举地完成的，存在学习曲线，熟能生巧；④拥有放疗设备也是保乳手术的必备条件，术后放疗已成为早期乳腺癌保乳治疗的重要组成部分。循证医学显示：保乳手术后放疗可以防止和减少局部复发，提高远期存活率。保乳术后必须安排患者接受放疗，若本院没有放疗设备，也要介绍到其他医院放疗，否则局部复发率高，教训屡见不鲜。因某种原因患者不同意或不能接受术后放疗，医生就只能放弃保乳手术；⑤与乳房切除术相比，部分患者增加了医疗费用。因此，从全国范围看，我国大多数早期乳腺癌还在沿用乳房切除术。而且保乳手术尚未形成统一模式，手术的随意性较大，规范化已成为我国开展保乳手术面临的首要问题。

3. 保乳手术的适应证和禁忌证　2015年版美国国立综合癌症网络（National Comprehensive Cancer Network，NCCN）乳腺癌诊疗指南强调：临床Ⅰ、Ⅱ期或$T_3N_1M_0$乳腺癌患者，只要肿瘤和乳房的比例合适，且无以下禁忌证，均可选择保乳治疗。对T_2、T_3有强烈保乳意愿的患者也可考虑新辅助化疗后施行保乳手术。

进来，随着肿瘤整形技术在保乳手术中的应用，保乳治疗的适应证有扩大趋势。目前认为保乳手术的绝对禁忌证仅为：①病理切缘阳性患者。病理切缘阳性患者一般需要进行再切除以获得阴性切缘。若切缘仍为阳性，则需要行全乳切除术以达到理想的局部控制。为了充分评估肿块切除术的切缘情况，专家组建议应当对手术标本方位进行定位，病理医生需提供切缘状态的大体和镜下描述，以及肿瘤距最近切缘的距离、方位和肿瘤类型（浸润性或DCIS）等信息。关于保乳手术阴性切缘的宽度，一直存在争议。在早些年，切缘大于1cm才被认为是可接受的；而近年来荟萃分析显示，较宽的阴性切缘并不能降低局部复发率。因此，目前大多数专家接受将"肿瘤表面无墨迹染色"定义为阴性切缘。②乳腺或胸壁先前接受过中等剂量或高剂量放疗，难以耐受放疗的患者。

保乳治疗的相对禁忌证包括：①累及皮肤的活动性结缔组织疾病（特别是硬皮病和狼疮）；②大于5cm的肿瘤；③切缘病理局灶阳性。局灶阳性病理切缘而没有接受再次切除的患者应考虑对瘤床进行更高剂量的推量照射。

4. 可能影响保乳手术选择的因素　总体来说，NCCN指南对保乳治疗的相对禁忌证有逐渐放宽趋势，如2007年版指南将年龄≤35岁或有BRCA1/2突变的绝经前患者也作为相对禁忌证，而近年来的指南已不将其作为禁忌证。

（1）年龄：我国乳腺癌接受保乳手术的青年患者较多，主要是该类患者的保乳意愿较为强烈。但早在1998年美国纽约的一项研究就告诉我们≤35岁患者接受保乳手术后其局部区域复发率高于年长患者（该研究中位随访8年，≤35岁组复发率16%，>35岁组复发率11.5%）；且年轻患者总生存率较低。针对这一问题国内并没有循证医学的依据。欧美国家进行过对照研究，将保乳手术的患者分为≤35岁组和>35岁组，局部复发率随访结果：美国宾夕法尼亚大学两组分别为24%和14%～15%，欧洲癌症治疗研究组和丹麦乳腺癌协作组（Danish Breast Cancer Cooperative Group，DBCG）（EORTC&DBCG）两组分别为35%和9%。可见保乳术后局部复发率≤35岁组大约是>35岁组的2～3倍。

但需要注意的是对该类年轻患者来说，高局部复发率不等于高死亡率。同样在1998年美国纽约的研究中，对接受保乳手术的患者来说无论年龄是否小于 35 岁，出现局部复发的患者与未出现局部复发的患者相比，其总生存无明显差别。也就是说即使保乳患者出现了局部复发也不增加患者的死亡率。在2004 年的一个荟萃分析结果也表明，无论患者年龄是否小于 35 岁，保乳手术较高的局部复发率都不会增加患者死亡风险。因此，对年龄小于 35 岁的患者术前应向其讲明：与年长患者相比，其接受保乳手术后局部复发风险可能会高 2~3 倍，但不会增加死亡风险；而且局部复发风险高可能是年龄因素造成的，即使施行乳房全切术也不能提高总生存率。因此，年龄并不是保乳手术的禁忌证。

（2）分子分型：近来乳腺癌分子分型的研究日益受到重视。在著名的 Danish 研究中，与 Luminal 亚型患者相比，HER2 阳性和三阴性乳腺癌患者在接受保乳手术后其 5 年局部复发率明显增高。因此，三阴性乳腺癌是否是保乳禁忌证呢？

2010 年美国外科学杂志上发表的一篇文章回顾性比较了 202 个三阴性乳腺癌患者接受保乳手术和乳房切除术后生存的差异。结果表明虽然三阴性乳腺癌患者保乳术后其区域淋巴结复发率略高于全乳切除患者，但其同侧乳房局部复发率低于全乳切除患者，因此其 5 年无病生存率甚至略高于全乳切除患者，且总生存率也好于全乳切除患者。对此作者的解释是由于全乳切除创伤较大，术后损伤修复基因的激活可能促进了增生活跃的三阴性乳腺癌细胞的生长；此外，保乳术后的放疗也可能在一定程度上抑制了三阴性乳腺癌细胞的生长。

（3）多中心和多灶性乳腺癌：近年来随着核磁应用的增加、乳腺钼靶摄片和 B 超灵敏度的提高，多中心和多灶性乳腺癌的比例有所提高。早期研究表明，多中心或多灶性乳腺癌患者施行保乳手术其术后复发率高达 25%~40%，因此认为这些患者是不适合保乳手术的。

2012 年美国外科医师学会杂志上发表的一个研究比较了单一病灶和多灶性乳腺癌施行保乳手术的治疗效果。该研究共包括 1 169 个乳腺癌患者，其中 164 个为多灶性乳腺癌，但这些患者的多个病灶均可通过单一手术切口或单一的区段切除术完全切除。中位随访 112 个月，结果表明存在多灶性乳腺癌的患者施行保乳手术后其 10 年局部复发率高于单一病灶患者，10 年无病生存率和总生存率也较低。但需要注意的是另有研究表明多灶性乳腺癌患者易于发生腋窝淋巴结转移，其预后差于单一病灶的患者。因此该研究中，多灶性患者的预后差可能是由疾病本身决定的，与接受何种手术治疗方式无关。

因此，对这类患者行保乳手术时，必须选择适合的患者，同时注意肿瘤的位置、乳房形状和体积等。术前应告知患者切缘阳性率和局部复发率可能会增高。如果出现局部复发，则建议乳房全部切除。

5. 肿瘤整形技术在保乳手术中的应用 保乳术后美容效果日益受到患者和外科医师的关注。在遵循乳腺癌治疗原则前提下的熟练应用乳腺肿瘤整形术可扩大局部切除范围，修复美容缺陷，相应地扩大了保乳适应证，是现代乳腺外科发展的一个重要方向。

（1）修复美容缺陷：2010 年 Chan 等通过对切除腺体量的多少和术后美容效果关系的研究指出，切除腺体量达 20% 以上时，乳房会产生明显畸形，严重影响术后整体美容效果。常见的美容缺陷是患侧乳房变小致双乳不对称和乳头的偏斜、移位。针对因切除范围过大致患侧乳房变小而出现双乳不对称的问题，除同期施行对侧乳腺的缩乳术外，还可通过自体组织瓣转移修复缺损，常用的修复方法包括邻位皮瓣法修复缺损、背阔肌肌瓣填充修复缺损、腹壁下动脉穿支皮瓣和下腹壁浅动脉蒂游离皮瓣修复缺损和股薄肌肌皮瓣修复缺损等。

当肿瘤位于乳房下象限时，如果保乳手术处理不当，可由于术后皮肤皱缩和乳头乳晕复合体的下移导致乳房出现"鸟嘴样"畸形。因此对肿瘤位于下象限，且属大中乳房和乳房下垂的患者可选用倒"T"缩乳成形术，该方法具有塑形后乳房曲线弧度自然，形态效果良好，同时由于对乳头乳晕复合体的血供影响不大，也有利于其感觉的恢复等优点。

（2）扩大保乳适应证：以往研究认为乳腺佩吉特病（Paget disease）和乳晕下乳腺癌因可能需要切除乳头乳晕复合体，因此该类患者不适合行保乳手术。乳晕下乳腺癌是指距离乳晕 2cm 范围内乳腺癌，占所有乳腺癌的 5%~20%，也称作中央区乳腺癌。许多外科医生推荐对乳晕下早期乳腺癌施行乳房切除术。原因是 Fisher 等的早期研究表明：在所有乳腺癌患者中，有约 11.1% 的患者会发生乳头乳晕复合体的累及，其中肿块 >4cm、位于中央区是乳头乳晕复合体的累及的高危因素；乳晕下乳腺癌累及乳头乳晕复合体的机会更是超过 30%。如何保证切除受累的乳头乳晕复合体后的美容效果是该类患者能否施行保乳手术的关键。1993 年，Andrea Grisotti 首次将肿瘤整形技术引入中央区小乳腺癌患者的手术治疗中，提出采用 Grisotti 腺体瓣来弥补切除 NAC 在内的中央区乳腺组织后的组织缺损，从而保证较好的美容效果。随后又有意大利学者对经典 Grisotti 腺体瓣进行改良，以降低切口张力利于切口愈合。美国耶鲁新港医院和纽约芒特西奈医学中心曾分别开展乳晕下早期乳腺癌患者的保乳手术治疗，其中部分患者切除了受累的乳头乳晕复合体并采用 Grisotti 腺体瓣修复。两个研究皆表明乳晕下早期乳腺癌也可成功施行保乳手术；但对累及乳头乳晕复合体的患者，术后放疗是必需的。

三、局部晚期乳腺癌

随着目前乳腺癌普查水平和早期诊断水平的提高，早期乳腺癌占乳腺癌新发病例数的比例不断提高，但局部晚期乳腺癌（locally advanced breast cancer，LABC）在世界范围内仍是一个严重危害女性健康的具有挑战性的问题。参加乳腺癌定期普查的妇女 LABC 的发病率不足 5%。然而，在许多发展中国家，包括美国一些欠发达地区 LABC 占新发乳腺癌的 30%～50%。据估计，全世界每年新增确诊的 LABC 患者数为 25 万～30 万，LABC 的治疗仍然是乳腺癌治疗方面最棘手的问题之一。

（一）定义

局部晚期乳腺癌的定义至目前为止尚未有明确的标准。目前主要是指原发病灶直径 >5cm（T_3）、有皮肤和胸壁粘连固定（T_4）和（或）区域的腋淋巴结互相融合（N_2）、同侧锁骨上淋巴结转移（N_3）的乳腺癌。根据 2010 年美国癌症联合委员会（American Joint Committee on Cancer，AJCC）的第 7 版临床分期系统，LABC 主要是指Ⅲ A 期（$T_0-3N_2M_0$ 和 $T_3N_1M_0$）、Ⅲ B 期（$T_4N_0-2M_0$）和Ⅲ C 期（任何 TN_3M_0）的乳腺癌。虽然炎性乳腺癌的临床特性和生物学行为都与普通 LABC 有所不同，且预后相对更差，但在一些分类中也将炎性乳腺癌归入 LABC。

最新的《NCCN 指南》推荐使用 AJCC 分期系统来确定患者是否能直接手术治疗。该分期系统进一步又将 LABC 患者分为可手术和不可手术乳腺癌，其中可手术 LABC 主要是指临床分期为Ⅲ A 期的 $T_3N_1M_0$ 患者。

（二）可手术 LABC 患者的治疗选择

早期的一项包括 3 575 例患者的研究表明：对 LABC 患者来说，单纯的局部治疗（手术或放疗）是不够的，其 10 年总生存率仅为 22%，而单纯手术组和放疗组的局部复发率分别高达 60% 和 25%～72%。20 世纪 70 年代，随着系统全身治疗理念（辅助和新辅助治疗）的引入，LABC 的多学科综合治疗模式逐渐建立起来。这一模式的建立极大地改善了 LABC 患者的预后，其 5 年无病生存率也随之提高到 35%～70%。

根据 2004 年加拿大学者推出的临床Ⅲ期或 LABC 患者的治疗指南，目前对可手术 LABC（主要是 $T_3N_1M_0$）患者可供选择的治疗推荐是：

（1）新辅助治疗后行手术治疗，术后给予辅助治疗和放疗。

（2）手术治疗后行辅助治疗和放疗。NSABP B-18 和 B-27 的随访结果表明，与辅助化疗相比，新辅助治疗虽然可提高保乳手术率但并不能改善患者的生存。因此对一个可手术的 LABC 患者来说，上述两种治疗选择均是合理的。

在具体术式选择上，由于可手术 LABC 患者（$T_3N_1M_0$）的肿块直径 >5cm，为保乳手术的相对禁忌证，因此多推荐行乳房切除术，术后是否行乳房重建目前尚缺少证据；对有强烈保乳意愿的患者，可考虑在新辅助治疗后行保乳治疗。Peoples 等认为，LABC 新辅助化疗后进行保乳手术的指征是：皮肤无水肿，残余肿瘤直径 <5cm，无多中心病灶的证据，内乳淋巴结无肿瘤转移及乳房内无弥散性恶性钙化灶。

四、初诊Ⅳ期乳腺癌原发病灶的手术治疗

初诊Ⅳ期乳腺癌即初诊时已伴有远隔部位转移病灶的晚期乳腺癌。近年来随着医学影像学的发展，

越来越多的初诊Ⅳ期乳腺癌患者被发现。监测、流行病学和最终结果（SEER）以及癌症患者生存与关爱欧洲协作计划（EUROCARE）的数据显示，约有6%新诊断的乳腺癌患者为Ⅳ期乳腺癌。2005年美国有约126 000例新诊断的Ⅳ期乳腺癌患者。据美国癌症协会统计，这类患者的5年总生存率为16%～20%，中位生存期为18～24个月。

传统观点认为，Ⅳ期乳腺癌的治疗应以全身治疗为主，只有在出现脑转移、脊髓压迫、心包填塞、严重胸腔积液、病理性骨折等情况时，才考虑应用局部治疗来延缓或者缓解症状，而局部治疗对晚期乳腺癌的生存率并没有提高。

由于影像学技术的进步和乳腺癌筛查的普及，更多的初诊Ⅳ期乳腺癌患者得以被早发现。其累及脏器较少、全身损害较轻，对全身治疗（化疗、内分泌治疗等）敏感性好。在转移性卵巢癌、胃肠肿瘤的治疗中，切除病灶以减少肿瘤负荷似乎有利于改善远期生存。因而对初诊Ⅳ期乳腺癌患者而言，手术治疗的价值不仅仅局限于缓解局部症状和并发症，更有可能提高生存率。

至少有13项回顾性研究评价了初诊Ⅳ期乳腺癌患者原发病灶的手术治疗，数据显示41%的患者（1 670/4 061）接受了原发病灶的手术治疗，而且在大多数研究中，原发灶手术切除与初诊Ⅳ期乳腺癌患者更好的生存结果相关。几乎所有的研究均显示对于转移灶较少、仅有骨转移或者ER阳性、较年轻乳腺癌的患者更有可能接受手术治疗。然而，这些研究多为单中心研究，未做到随机对照，并且入选病例个体间差异较大，治疗方案差异亦较大，其选择性的偏移降低研究结果的可信度。然而，已有结果的两项前瞻性随机对照研究Tata Memorial研究和Turkey MF 07-01研究却表明：初诊Ⅳ期乳腺癌患者从原发肿瘤切除等局部治疗中不能得到总生存的获益；在原发病灶完全手术切除的前提下，对系统治疗反应好、单发转移病灶、年轻患者可能获得潜在的生存优势，但需要更多的大型前瞻性随机性研究以证实。

初诊Ⅳ期乳腺癌在临床表现、肿瘤特征和治疗反应上存在明显的异质性。目前，全身治疗仍然是初诊Ⅳ期乳腺癌患者的主要一线治疗手段；手术仅在可行的临床试验中进行，并且缺乏生存获益的证据；尚需更多的前瞻性研究以评价原发肿瘤手术治疗的价值。

（郝　林）

第五节　乳腺癌的化学药物治疗

一、晚期乳腺癌化疗

晚期乳腺癌的主要治疗目的不是治愈患者，而是提高患者生活质量、延长患者生存时间。治疗手段以化疗和内分泌治疗为主，必要时考虑手术或放射治疗等其他治疗方式。根据原发肿瘤特点、既往治疗、无病生存期、转移部位、进展速度、患者状态等多方面因素，因时制宜、因人制宜，选择合适的综合治疗手段，个体化用药。

1. 符合下列某一条件的患者首选化疗　具体如下。

（1）年龄小于35岁。

（2）疾病进展迅速，需要迅速缓解症状。

（3）ER/PR阴性。

（4）存在有症状的内脏转移。

2. 化疗药物与方案　具体如下。

（1）多种药物对于治疗乳腺癌均有效，其中包括蒽环类、紫杉类、长春瑞滨、卡培他滨、吉西他滨、铂类药物等。

（2）应根据患者特点、治疗目的，制订个体化方案。

（3）序贯单药化疗适用于转移部位少、肿瘤进展较慢、无重要器官转移的患者，注重考虑患者的耐受性和生活质量。

（4）联合化疗适用于病变广泛且有症状，需要迅速缩小肿瘤的患者。

（5）既往使用过的化疗药物应避免再次使用。患者首次化疗选择蒽环类药物为主方案，或蒽环类药物联合紫杉类药物，蒽环类药物治疗失败的患者一般首选含紫杉类药物的治疗方案。而蒽环类和紫杉类均失败时，可选择长春瑞滨、卡培他滨、吉西他滨、铂类等单药或联合化疗。

二、可手术乳腺癌的术后辅助化疗

对患者基本情况（年龄、月经状况、血常规、重要器官功能、有无其他疾病等）、肿瘤特点（病理类型、分化程度、淋巴结状态、HER-2及激素受体状况、有无脉管瘤栓等）、治疗手段（如化疗、内分泌治疗、靶向药物治疗等）进行综合分析，若接受化疗的患者受益有可能大于风险，可进行术后辅助化疗。

1. 适应证　具体如下。

（1）腋窝淋巴结阳性。

（2）对淋巴结转移数目较少（1~3个）的绝经后患者，如果具有受体阳性、HER2阴性、肿瘤较小、肿瘤分级Ⅰ级等其他多项预后较好的因素，或者患者无法耐受或不适合化疗，也可考虑单用内分泌治疗。

（3）对淋巴结阴性乳腺癌，术后辅助化疗只适用于那些具有高危复发风险因素的患者（患者年龄<35岁、肿瘤直径≥2cm、分级Ⅱ-Ⅲ级、脉管瘤栓、HER2阳性、ER/PR阴性等）。

2. 化疗方案与注意事项　具体如下。

（1）首选含蒽环类药物联合化疗方案，常用的有：CA（E）F、AC（C环磷酰胺、A阿霉素、E表阿霉素、F氟尿嘧啶）。

（2）蒽环类与紫杉类药物联合化疗方案，如TAC（T多西他赛）。

（3）蒽环类与紫杉类序贯方案，如ACT/P（P紫杉醇）或FECT。

（4）老年、较低风险、蒽环类禁忌或不能耐受的患者可选用非蒽环类联合化疗方案，常用的有CMF（C环磷酰胺、M氨甲蝶呤、F氟尿嘧啶）或TC（T多西他赛、C环磷酰胺）。

（5）不同化疗方案的周期数不同，一般为4~8周期。若无特殊情况，不建议减少周期数和剂量。70岁以上患者需个体化考虑辅助化疗。

（6）辅助化疗不与三苯氧胺或术后放射治疗同时进行。

（7）育龄妇女进行妊娠试验，确保不在妊娠期进行化疗。化疗期间避孕。

（8）所有化疗患者均需要先行签署化疗知情同意书。

三、新辅助化疗

新辅助化疗是指为降低肿瘤临床分期，提高手术切除率和保乳率，在手术或手术加局部放射治疗前，先进行的系统性化学药物治疗。

1. 适应证　具体如下。

（1）临床分期为ⅢA（不含T_3，N_1，M_0）、ⅢB、ⅢC。

（2）临床分期为ⅡA、ⅡB、ⅢA（仅T_3，N_1，M_0）期，除了肿瘤大小以外，符合保乳手术的其他适应证。

2. 化疗方案　术后辅助化疗方案均可应用于新辅助化疗，推荐含蒽环类和（或）紫杉类药物的联合化疗方案，常用的化疗方案包括以下几点。

（1）蒽环类方案：CAF、FAC、AC、CEF、FEC（C环磷酰胺、A阿霉素、E表阿霉素、F氟尿嘧啶）。

（2）蒽环类与紫杉类联合方案：A（E）T、TAC（T多西他赛）。

（3）蒽环类与紫杉类序贯方案：ACT/P（T多西他赛；P紫杉醇）。

（4）其他可能对乳腺癌有效的化疗方案。

（5）HER-2阳性患者化疗时可考虑联合曲妥珠单克隆抗体治疗。

3. 注意事项 具体如下。

（1）化疗前必须对乳腺原发灶行核芯针活检明确组织学诊断及免疫组化检查，区域淋巴结转移可以采用细胞学诊断。

（2）明确病理组织学诊断后实施新辅助化疗。

（3）不建议Ⅰ期患者选择新辅助化疗。

（4）一般周期数为4~8周期。

（5）应从体检和影像学两个方面评价乳腺原发灶和腋窝淋巴结转移灶疗效，按照实体肿瘤疗效评估标准或WHO标准评价疗效。

（6）无效时暂停该化疗方案，改用手术、放射治疗或者其他全身治疗措施（更换化疗方案或改行新辅助内分泌治疗）。

（7）新辅助化疗后根据个体情况选择乳腺癌根治术、乳腺癌改良根治术或保留乳房手术。

（8）术后辅助化疗应根据术前新辅助化疗的周期、疗效及术后病理检查结果确定治疗方案。

四、化疗的剂量强度

乳腺癌化疗的疗效与应用药物的剂量有一定的关系，Bonadonna等的研究发现，辅助化疗药物的剂量为标准剂量的85%以上时效果较好，但如果低于标准剂量的65%则疗效明显降低，而且有诱发肿瘤耐药的风险。CALGB8541研究分为3个组：①中剂量高强度组：CAF（400/40/400），28d为1个周期，共6个周期。②高剂量组：CAF（600/60/600），28d为1个周期，共4个周期。③低剂量组：CAF（300/30/300），28d为1个周期，共4个周期。在中剂量高强度组与高剂量组之间无差异，而低剂量组疗效较差。

法国的多中心研究（FASG）亦有同样的结果。该研究对565例绝经前后乳腺癌有腋淋巴结转移者进行不同ADM剂量的研究。FEC-100组的药物剂量分别为5-FU（500mg/m²）/EPI（100mg/m²）/CTX（500mg/m²）；FEC-50组中EPI仅应用EPI-100组的1/2（50mg/m²），5-FU及CTX剂量不变，两组均每3周1次（为1个周期），连续应用6个周期。结果FEC-100组和FEC-50组的5年无复发生存率分别为66.3%和54.8%（$P=0.03$）；5年OS分别为77.4%和65.3%（$P=0.007$）。

然而加大药物剂量是否会提高疗效亦有争议的问题，NSABP B-22及CALGB 9344方案分别比较不同剂量的CTX及ADM，观察是否疗效有差异，CALGB 9344方案发现不同剂量的ADM（60mg、75mg和90mg）的疗效相似，NSABP B-22则在相同的ADM剂量下比较不同剂量的CTX的疗效，其结果为辅助化疗的剂量与疗效有一定的关系。然而超过标准的剂量时，疗效并未有提高，相反可能增加毒性。有研究证实，乳腺癌患者经过手术、常规化、放疗达到临床治愈时，体内仍残留10^4肿瘤细胞。停止治疗后，残留的肿瘤细胞又开始增殖，经若干时间后会达到10^9，出现临床复发，这就是治疗失败的主要原因之一。只有加大强度的化疗，进一步杀灭残余肿瘤细胞，方可达到真正的治愈。随着化疗剂量的增大，对肿瘤细胞杀伤效应也增大，特别是烷化剂类药物，当剂量增加5~10倍时，无论对敏感肿瘤细胞，或对耐药肿瘤细胞均有杀伤作用。由于乳腺癌对化疗敏感程度较高，又存在剂量效应关系，提高化疗剂量，加大化疗强度可望改善预后不良的乳腺癌患者远期疗效。基于这一理论，20世纪90年代后期，乳腺癌辅助化疗中又相继展开了高剂量化疗加干细胞移植。但随后的几项大规模临床实验证实，高剂量化疗联合干细胞移植对患者的无复发生存率及OS较常规化疗并无优势，但也有学者证实高剂量化疗可以改善患者的DFS，结果并不一致。考虑到高剂量化疗相关的并发症，如顽固性血小板减少、肺毒性和感染等均较常规化疗多发且严重，目前并不推荐在辅助化疗中应用高剂量化疗联合干细胞移植。

五、化疗的剂量密度

化疗药物总是以一定的比例杀伤体内残存的肿瘤细胞，而且因为肿瘤细胞的增殖周期不同，因此，化疗药物不能100%杀灭体内的肿瘤细胞。研究发现，对抑制化疗间期体内残存肿瘤细胞的增生，提高化疗药物的剂量密度比提高剂量强度更有效。GALGB 9741临床实验比较了在腋淋巴结阳性乳腺癌患者术后用紫杉醇辅助治疗中，不同用法的疗效。实验分为常规间隙序贯（ADM 3 周 1 次 ×4→Taxol 3 周 1 次 ×4→CTX 3 周 1 次 ×4）；密集序贯（ADM 2 周 1 次 ×4→Taxol 2 周 1 次 ×4→CTX 2 周 1 次 ×4，每周期化疗后加用 G－CSF）；常规间隙联合（AC 3 周 1 次 ×4→Taxol 3 周 1 次 ×4）；密集联合（AC 2 周 1 次 ×4→Taxol 2 周 1 次 ×4）4 组。具体化疗药物剂量为：ADM 60mg/m^2、CTX 600mg/m^2、Taxol 175mg/m^2（3h 内静脉滴入）。研究证实，提高乳腺癌术后辅助化疗方案的剂量密度，能提高生存率。如果剂量密度相同，序贯化疗和联合化疗疗效相似，但毒副反应较轻。

（郝　林）

第六章

胸部肿瘤

第一节 气管肿瘤

气管原发性肿瘤与肺或喉部肿瘤相比，发病率要低很多。成人原发性气管肿瘤多为恶性，而儿童则多为良性。男女发病率基本一致，最多见于 30～50 岁。成人气管原发恶性肿瘤占上呼吸道肿瘤的 2%。

一、气管、隆突肿瘤的分类

气管原发肿瘤占所有恶性肿瘤的 0.1%～0.4%，每年每百万人口有 2.6 例该类患者，其中仅有 8% 发生在儿童。成人患者中 90% 原发肿瘤是恶性，儿童患者中，仅 10%～30% 为恶性。

（一）气管原发肿瘤

气管原发肿瘤可以来源于呼吸道上皮，唾液腺与气管的间质结构。病理分类见表 6-2。鳞状细胞癌与腺样囊性癌是气管原发肿瘤最常见的类型，它们的发病率相似，共占所有成人气管原发肿瘤的 2/3，余 1/3 为不同组织类型的良性、恶性肿瘤。鳞状细胞癌常发于 60～70 岁男性患者，与嗜烟习惯相关，可发生于气管的几乎所有部位，表现为肿物型或溃疡型，大约 1/3 患者在初诊时已有纵隔或肺转移灶。大约 40% 的患者常合并异时或同时发生的口咽、喉或肺的鳞癌。腺样囊性癌男女发病率相似，好发年龄为 40～50 岁，与吸烟无明显相关，倾向于沿着黏膜下与神经周围平面生长，只有 10% 的患者有区域淋巴结转移或远处转移。腺样囊性癌进展缓慢，甚至未行治疗的患者都能够存活数年。

（二）气管继发癌

继发癌也有可能累及气管。直接侵犯气管的肿瘤包括甲状腺癌、喉癌、肺癌与食管癌。纵隔肿瘤也可能直接侵犯气管，最常见的是淋巴瘤。气管转移瘤较少见，曾有乳腺癌、黑色素瘤与肉瘤转移至气管的报道。

二、气管肿瘤的病理类型

（一）良性气管肿瘤

气管壁的各种组织都可以发生良性肿瘤（表 6-1）。儿童原发性气管肿瘤 90% 为良性。相反，成人原发性气管肿瘤只有不到 10% 为良性。

表 6-1　气管良性肿瘤分类

纤维瘤（fibroma）
乳头状瘤（papilloma）
血管瘤（hemangioma）
多形性腺瘤（pleomorphic adenoma）
脂肪瘤（lipoma）
软骨瘤（chondroma）

平滑肌瘤（leiomyoma）

错构瘤（hamartoma）

神经纤维瘤（neurofibroma）

神经鞘瘤（nerve sheath tumor）

副神经节瘤（paraganglioma）

颗粒细胞瘤（granular cell tumor）

纤维组织细胞瘤（fibrous histocytoma）

球形动静脉瘤（glomus tumor）

成软骨细胞瘤（chondroblastoma）

成肌细胞瘤（myoblastoma）

黄瘤（xanthoma）

假性肉瘤（pseudosarcoma）

鳞状上皮乳头状瘤（squamous papilloma）

儿童最常见的气管肿瘤为乳头状瘤，通常为多发，可累及喉、气管和支气管。儿童（Juvenile）乳头状瘤病成年后几乎都可原因不明地自行消退。人们曾将病毒和内分泌失调作为病因考虑过，并有干扰素治疗可以缓解病情的报道。有症状的良性肿瘤主要依靠手术治疗，可以经内镜用各种方法切除。

另一种看似良性的上皮来源性肿瘤是神经内分泌类癌。

尽管类癌在这里被列入良性范围，但无疑是一种低度恶性肿瘤。有组织学证据表明它可以直接侵犯周围组织。

间质来源的肿瘤包括软骨瘤、周围神经鞘瘤、神经鞘瘤、纤维瘤以及脂肪瘤。其中软骨瘤最常见，多发于上部气管的环状软骨处。病理专家通过组织学检查来鉴别良性软骨瘤和低度恶性软骨肉瘤常很困难，或者根本不可能。少见的间质肿瘤包括平滑肌瘤、血管瘤和良性的上皮息肉。

（二）气管恶性肿瘤（表6-2）

我们再次强调成人原发性气管和隆突的肿瘤90%以上为恶性。最常见的是鳞状细胞癌和腺样囊性癌。1969—1990年间有5篇重要文章报道了气管及隆突原发性肿瘤切除的经验。

总结这些报告，397例手术切除的患者中有153例（38%）腺样囊性癌，88例（22%）鳞状细胞癌。

1. 腺样囊性癌 859年Billroth首次描述了腺样囊性癌。人们长期以来将其称为"圆柱癌"，并视为一种缓慢生长的良性腺瘤。肿瘤外观上似乎是良性的，表面气管黏膜常常不受侵犯，而且进展异常缓慢。但很明显，组织学检查证实这种恶性肿瘤有局部侵犯的表现。实际上，肿瘤侵及范围几乎总要比手术时所见或触摸到的范围广。显微镜下可发现肉眼无法看到的沿气管壁纵向和横向的扩散，尤其是沿着黏膜下层和气管外表面的神经周围淋巴管。因此很明显，如果欲行根治性手术，术中冰冻病理检查切除标本的边缘是至关重要的。约10%患者有区域性淋巴结转移，血行转移多发生于肺，有时也可转移至脑和骨骼。即使未经治疗，肿瘤也呈缓慢或隐袭性进展。临床曾观察到根治性手术25年后局部复发病例，胸片首次证实有肺转移时，患者通常没有症状。甚至有些患者转移灶可长时间（许多年）保持不变。腺样囊性癌男女发病率一致，年龄跨度由十几岁到九十几岁。本病与吸烟无关。

表6-2 气管原发肿瘤病理分类

上皮来源	唾液腺来源	间质来源
良性	良性	良性
乳头状瘤	多型性腺瘤	纤维瘤
乳头状瘤病	黏液腺瘤	纤维瘤病

上皮来源	唾液腺来源	间质来源
恶性	肌上皮瘤	良性纤维组织细胞瘤
原位鳞状细胞癌	嗜酸细胞瘤	血管瘤
鳞状细胞癌	其他类型	神经节细胞瘤
腺癌	恶性	血管球肿瘤
大细胞未分化癌	黏液表皮样癌	平滑肌瘤
神经内分泌肿瘤	腺样囊性癌	粒细胞肿瘤
典型与非典型类癌	多形性腺癌	Schwann 细胞肿瘤
大细胞神经内分泌癌		软骨瘤
小细胞癌		软骨母细胞瘤
		恶性
		软组织肉瘤
		软骨肉瘤
		恶性淋巴瘤
		其他类型

2. 鳞状细胞癌　主要发生于男性（男∶女 = 3∶1），与肺鳞状细胞癌的年龄分布相似。Grillo 和 Mathisen 报告的所有病例都与吸烟有关。这种肿瘤的大体表现与其他部位的支气管鳞癌相似，几乎都有溃疡，咯血是常见症状。不幸的是，局部淋巴结转移发生率很高，许多肿瘤被发现时局部侵犯严重，已经不能切除。血行转移方式与肺癌相似。

3. 气管类癌　类癌是气管常见的恶性肿瘤之一，可分为典型和非典型两种。前者类似良性肿瘤，外侵轻微；后者潜在恶性，常外侵穿透气管壁，并有淋巴结转移。因此，应当积极手术，并尽可能切除彻底，术后可不需其他辅助治疗。

4. 气管腺癌　不包括来自肺、支气管的腺癌向上蔓延累及气管者，气管腺癌约占原发性气管癌的10%。由于腺癌容易直接侵入纵隔、扩散至区域淋巴结，并血行转移至远处，预后相对较差。故应在条件许可的情况下，尽可能做根治性切除术。

5. 气管小细胞癌　发生于气管的小细胞癌较发生于肺者少见，其病程短、症状突出、预后差。如果病变局限于气管的一段，并且无全身远处转移，采用足够范围的切除，缓解气道梗阻后，辅以全身化疗及局部放疗，亦可取得较为满意的效果。

6. 其他原发性恶性肿瘤　极为少见，包括软骨肉瘤、平滑肌肉瘤、癌肉瘤及梭形细胞肉瘤。由气管及隆突上皮还可发生黏液表皮样癌和混合性腺鳞癌。单核细胞白血病和浆细胞瘤也有过报道。

三、气管肿瘤的临床表现

（一）原发性气管癌的症状与体征

气管肿瘤的临床表现可有上呼吸道梗阻造成的呼吸困难、喘息及喘鸣；黏膜刺激和溃疡引起的咳嗽、咯血；肿瘤直接侵袭邻近组织造成喉返神经麻痹，吞咽困难，另外，可有远处转移的表现。上呼吸道梗阻的典型症状为呼吸困难、喘鸣、喘息及咳嗽，这也是呼吸功能不全的常见症状。在做出正确诊断之前，许多患者被长期当作"哮喘"或"慢性支气管炎"进行治疗。

呼吸困难与气促是最常见的症状，当气管腔减少到正常横截面的 1/3 时，就会出现呼吸困难症状。由于大部分良性或低度恶性肿瘤的生长速度缓慢，可能导致呼吸道梗阻症状持续数月甚至数年，而不危及生命。Regnard 等报道，腺样囊性癌从出现症状到诊断的平均时间是 12 个月，而其余气管肿瘤的平均时间是 4 个月。主支气管的阻塞可能导致一侧或双侧反复发作的肺炎。

咳嗽也是气管肿瘤常见的症状，通常没有特异性，随着呼吸道狭窄的加重，喘鸣症状越来越明显，常被误诊为哮喘。大约20%的患者出现咯血，尤其在鳞状细胞癌患者中，而良性肿瘤少见。

声音嘶哑可能是由于喉返神经受侵而导致的声带麻痹，或气管上段肿瘤直接侵犯喉部。原发性气管肿瘤侵犯食管引起吞咽困难者少见，但颈部及胸上段食管癌侵犯气管的患者多见，常出现咯血丝痰、气促，严重者出现食管气管瘘。

胸部听诊深吸气时可闻及哮鸣音，而支气管哮喘恰恰是在呼气期，此为二者鉴别的要点之一。当气管阻塞严重时，呈端坐呼吸，靠近患者不用听诊器就可听到喘鸣。注意仔细检查颈部及锁骨上窝，有无肿大的淋巴结。

（二）继发气管肿瘤的临床表现

1. 喉癌侵犯气管　喉癌向下延伸可直接侵犯气管上段。因此，临床有时很难将二者严格区分开来。其多为鳞癌，突入管腔，引起呼吸困难。部分患者发生于喉癌术后，因此需行全身检查了解其他部位有无转移后，制订治疗方案。

2. 甲状腺癌侵犯气管　临床约21%的原发性甲状腺癌可直接侵犯气管，还有部分是由于甲状腺癌术后复发使气管受累。多侵犯气管前壁，尚未突入管腔者，患者仅有轻度压迫及咽喉部不适感。肿瘤一旦突入管腔，即出现刺激性咳嗽、气短、喘鸣等呼吸困难的症状。复发性甲状腺癌累及气管后，容易引起气管内出血发生窒息。

3. 食管癌侵及气管　颈段及胸上段食管癌常可直接或由于肿大淋巴结侵蚀气管、支气管膜部，不仅可引起咳嗽、呼吸困难，而且可造成食管 - 气管瘘。临床由食管癌直接穿入气管者较少，而因放疗引起食管 - 气管瘘者比较常见。一旦发生，食物、唾液以及胃内反流物会经瘘口大量进入气管和肺内，引起严重而难以控制的肺内感染或窒息。因此，对于胸中、上段及颈段中晚期食管癌，应行气管镜检查，了解气管是否受累。镜下可见：①黏膜完整，肿瘤外压；②肿瘤侵入管腔少许，黏膜破坏，表面糜烂，刺激性咳嗽有血痰；③肿瘤占据不到管腔1/3，呈菜花状；④肿瘤凸入超过管腔1/3，分泌物淤积；⑤形成食管 - 气管瘘者，可见两管腔相通的瘘口，并有口腔、胃内容物进入。

4. 支气管肺癌累及气管　支气管肺癌可沿支气管向上蔓延累及隆嵴及气管下段，或由于纵隔、隆嵴下肿大淋巴结直接侵蚀，使原发病变成为晚期。因为需要切除的范围较大，重建困难，致使许多患者失去手术机会。但近年由于麻醉和手术技巧的提高，对于尚未发生远处转移的病例，仍可选择性行肺、气管、隆嵴切除成形或重建术，术后辅以放、化疗，亦可取得较为满意的疗效。

四、气管肿瘤的诊断

原发性气管肿瘤的误诊率比较高，原因之一是气管肿瘤比较少见，多数医生很少或根本没有见过这种肿瘤。原因之二是因咳嗽、喘息或呼吸困难而行胸部X线片检查时，纵隔和气管外形可能没有明显异常。即使胸片有异常改变，通常也是易被忽略的细微变化。

1. 胸部X线摄影　常规胸片通常难以发现气管肿瘤。气管X线断层扫描能够显示气管肿瘤，较大的肿瘤能够被明确诊断，但是不能够显示肿瘤是否存在腔外浸润或周围淋巴结情况，因此X线摄影难以为制订治疗计划与重建方案的设计提供足够的信息。

CT被认为是诊断及评估肿瘤范围、肿瘤与邻近器官关系的标准检查方法。采用薄层CT扫描，能良好地评估气管肿瘤累及气管的长度。CT扫描亦能显示气管肿瘤的大体病理学特征，良性肿瘤通常呈类圆形、边界平滑、清楚、直径小于2cm，一般位于气管腔内，钙化是良性肿瘤的特征之一，通常出现在错构瘤、软骨瘤中，亦可以见于软骨肉瘤；恶性肿瘤常沿气管壁上下生长数厘米，表面不规则，可能出现溃疡，肿瘤基底部常见气管壁受侵犯，甚至出现腔外生长，纵隔肿大的淋巴结提示局部肿瘤转移。随着影像学技术的进步，现在可以使用低照射量获得良好的图像质量，并使用三维重建技术绘制出气管腔内、腔外的图像，甚至可以重建气道及周围淋巴结图像以指导经气管细针穿刺活检。

MRI扫描评估气管肿瘤的优点在于：通过冠状面、矢状面及横截面的图像可以很好地显示气管肿瘤的情况，T_1加权图像能够很好地显示气管是否侵犯周围软组织尤其是显示与周围血管的关系。另外，在以下两种情况下应当考虑使用MRI扫描：①MRI扫描不存在放射损伤，评估儿童气管肿瘤时应首选

MRI 扫描；②对不适合使用碘增强剂的患者应选择 MRI 扫描。

2. 气管镜检查　气管镜检查是气管肿瘤的诊断及术前评估的必备手段。术前行气管镜检查将获得以下信息：①直视肿瘤的大体情况，有助于判定肿瘤性质；②气管镜检查对病灶的准确定位，对制定手术径路及切除范围至关重要；③可以直视喉部及环状软骨，准确评估声带功能，对需要行环状软骨部分切除或喉切除的上段气管肿瘤患者中特别重要；④能够评估气管腔大小，有助于气管手术前的气道管理及麻醉插管准备；⑤可以进行肿物的活检，明确病理诊断。

然而，施行气管镜检查存在诱发肿瘤出血的风险，可能导致患者窒息，所以行气管镜检查时，需要做好气管插管的准备。

上呼吸道严重阻塞或大咯血的患者，纤维支气管镜没有什么帮助。这种有生命危险的患者需用硬式支气管镜保持气道通畅。多数患者支气管镜可进至肿瘤远端以保证通气。通过内镜活检钳、电凝或激光去除肿物可扩大气管管腔。应尽量避免作气管切开，因其可使以后的切除手术变得更加复杂。

3. 气管超声内镜　气管超声内镜能显示气管的 5 层结构，从腔内向外，分别是黏膜层（高回声）、黏膜下层（低回声）、气管软骨的内侧（高回声）、气管软骨（低回声）、气管软骨的外侧（低回声）。在气管膜部，则显示 3 层结构，分别是黏膜层（高回声）、平滑肌（低回声）、外膜层（高回声）。

4. 肺功能检查　肺功能检查可使医生警觉到有气道阻塞的可能，并最终做出正确诊断。肺功能检查呈阻塞性通气障碍，同时对支气管扩张药物无反应，提示有上呼吸道固定性阻塞。呼吸流量图可清楚显示上呼吸道阻塞，并因肿瘤在纵隔里位置的高低不同，吸气与呼气相曲线平台的高低也不相同，多数病例呼吸流量图两条曲线均变平坦。

五、治疗

由于多数气管肿瘤是恶性的，通常出现症状并做出诊断时已是晚期，许多患者已没有完整切除的可能。

（一）气管切除及一期重建

除少数病例外，对于能够完整切除并一期重建气道的患者，手术是最好的选择。一般认为所有的恶性肿瘤都侵犯并穿透气管全层，因此对于可以手术的患者，内镜切除（包括激光切除）肯定是不完全的，而且切除范围不够。

多数局限于颈部和上纵隔气管的肿瘤，颈部领状切口可达到满意的显露，正中胸骨切开可以很好地暴露纵隔气管，后外侧开胸可为累及远端气管需要同时行隆突切除者提供更开阔的视野。许多气管肿瘤需扩大切除范围。除少数患者外，成人气管通常可以切除近一半长度并安全地一期吻合。这种扩大切除需要将整个气管的前方和侧方游离松解，许多病例尚需在气管上下端附加特殊的松解手术。

扩大性切除的困难在于如何决定切除范围。只有在气道已被切断，并对切除边缘进行冰冻病理检查后，才能判断是否已完整切除肿瘤。有时为了不使切除长度超过安全范围，不得不接受镜下残端阳性的结果。但是，只能在切断气道，切除肿瘤后，除了重建气道外没有其他选择的情况下才能做出这样的决定。残端阳性似乎并不影响愈合，并且仍可能有长期存活，特别是腺样囊性癌患者。

（二）气管切除与人工气管

Belsey 于 1950 年首次报道了 1 例用假体代替环形气管缺损，他把自体阔筋膜包在不锈钢弹簧上制成管状假体。此后 10 年中逐渐有利用多种材料的硬质管道行气道重建的零散报道，这些材料包括玻璃、不锈钢及钽，多数无孔硬质材料都曾使用过。多孔材料理论上的优点是宿主肉芽组织可以长进去，穿入到人工假体的内表面并作为上皮化的基础。Bucher 在 1951 年首次报道了使用多孔不锈钢丝网假体的经验。1960 年 Usher 报道了用"高强度" Marlex 网多孔假体的实验研究结果，1963 年 Beau 等把它应用于 2 例患者。

Pearson 等 1962 年也开始用这种 Marlex 网假体进行实验室研究，继而报道了 2 例假体置换的初步临床经验。后来他们又报道了 7 例用圆柱形 Marlex 网代替较长的气管环形缺损。有 3 例术后气道功能良好，分别维持长达 2 年、5 年、7.5 年之久。但有 4 例死亡，均与假体置换有关，1 例远端吻合口裂开，另外 3 例死于气管 – 无名动脉瘘引起的大出血。

（三）气管切除术并发症

轻度至中度气道阻塞可根据需要吸入氦氧混合（heliox）气体（80% 氦气，20% 氧气），消旋肾上腺素吸入，或者必要时静脉注射类固醇 <500mg 甲泼尼龙。一两次这种剂量的类固醇对气管愈合并无显著损害。应当预先估计到发生严重气道阻塞的可能性，最好使用纤维支气管镜进行检查并在术中完全控制气道的状态下行远端气管切开。

轻微的针孔漏气通常很快可以自行闭合。较大的漏气，如果术中已经注意到了，可用带血管的组织加强缝合到漏气部位。如果术后出现皮下气肿，可以部分敞开切口减压。气胸是术后可能出现的另一种并发症，术后早期应当拍胸片除外气胸。

如果手术时能遵循手术原则，因操作不当而造成喉返神经永久性损伤的机会并不大。但是，可以发生暂时性的发音改变，原因可能是由于牵拉或解剖造成喉返神经的可逆性损伤。

术后第一天患者可进流食，通常很快即可恢复正常饮食。但是喉松解术后，患者可出现明显的吞咽困难，而且会出现误吸。液体食物的吞咽失调和误吸较明显，而固体食物则较轻。多数患者的功能失调是一过性和暂时性的，略微延迟完全恢复的时间。长期影响生活质量的误吸更常见于老年患者，或者那些曾做过颈部手术或放射治疗而损害了喉的活动性的患者。

所有患者术后都应常规作支气管镜检查以观察吻合口的愈合情况。支气管镜检查多在术后一周左右，患者出院前进行，如果对吻合口愈合有疑问也可以提前。如果发现吻合口裂开超过气道周径的 1/3，应置入 Montgomery T 形管。小的裂开通常可自行愈合而不发生狭窄，但需定期作支气管镜检查随访。出血是气管手术少见的并发症。

所有气管手术都是相对污染的，就这一点来说，气管手术感染的发生率并不高。术前一次性给予预防性抗生素，术后再给予 1 ~ 2 次抗生素。如有残留感染，或有其他危险因素，如糖尿病患者或接受类固醇治疗者，·可适当延长抗生素使用时间。如果患者确实发生了伤口感染或怀疑有深部感染，则应广泛敞开伤口以保证迅速引流。未经引流的脓肿可以腐蚀破坏气管吻合口而形成内引流。

再狭窄是一种晚期并发症，通常发生在术后 4 ~ 6 周。治疗方法包括扩张（必要时重复进行）以及有选择地再次切除。如果不可能再次切除，放置内支架可能是唯一的选择。使用可吸收缝线或不锈钢缝线后，吻合口肉芽已较少见。如果出现肉芽组织，可通过硬式支气管镜用活检钳咬除。肉芽组织也可用硝酸银棒烧灼，或小心地用激光切除。

另外一个晚期可能发生的并发症是吻合口与食管或无名动脉形成瘘。多数患者可避免发生这些并发症。在分离气管时，应尽量不过分游离无名动脉，造成动脉完全裸露。如果动脉距离已完成的吻合口过近，可用带蒂肌瓣或大网膜保护吻合口。同样，如果气管手术时包括食管的修补，应在气管吻合口或食管修补处用带有血管的组织（通常为肌束）加固于食管和气管之间。

（四）其他治疗方法

1. 放射治疗　一般认为放疗可作为手术后的辅助治疗，可作为肿瘤不能切除或因身体状况不适合手术患者减轻症状的姑息性治疗。对于鳞状细胞癌及腺样囊性癌瘤术后辅助放疗剂量一般为 60Gy，对于肉眼残留的肿瘤，放疗剂量应增加至 68 ~ 70Gy。

气管内的近距离放疗可能是治疗气管肿瘤的合适方法，已经有报道显示使用 60 ~ 68Gy 的外照射放疗后使用 8 ~ 15Gy 的近距离照射可以提高局部控制率。外照射放疗结束后行近距离照射的剂量与方法仍值得进一步研究。

2. 内镜下治疗　对于肿瘤不能切除或因身体状况不适合手术患者，可以使用内镜对气管腔内肿瘤进行姑息性切除。肿瘤的局部处理可以使用活检钳并吸引器处理，行电凝治疗、冷冻治疗、激光治疗、光动力学治疗或氩气凝固治疗。然而，使用此法难以达到根治，该类患者极少有长期生存的报道。

3. 气管支架置入术　在肿瘤不能切除或身体不适合手术的患者中，可以使用硅树脂或自膨支架对

80% ~90% 的患者进行姑息性治疗。支架有不同的形状与型号能够适应不同位置的肿瘤所导致的狭窄。

4. 化疗　基于铂类的化疗方案联合放疗对不可切除患者有一定疗效。但是这种治疗方法尚未见大宗病例的研究报道。

5. 气管移植　有许多学者进行动物试验，试图找出合适的替代物能够代替一段较长的气管，但单纯人工材料未见成功应用于临床的报道，失败原因主要是肉芽增生及移植物移位。

（五）继发性气管肿瘤的治疗

与原发性气管癌治疗原则不同的是：继发性气管癌必须根据气管外原发肿瘤控制的状况、有无其他部位转移以及气道梗阻的程度来制订治疗方案。治疗原则主要是在缓解呼吸困难的基础上，控制原发和继发病变。因此，选择姑息性治疗的机会远远大于原发性气管肿瘤。

对于喉癌侵犯气管者，应根据喉癌病变以及是否保留说话功能，确定手术切除范围。一般在喉切除的同时，选择气管节段切除，术后给予适当放、化疗，效果良好。切除范围较大时，需行永久性气管造口术。如局部有复发，必要时可再次手术切除。

甲状腺癌侵犯气管常引起高位气道梗阻，可先行低位气管切开，缓解症状，赢得时间，然后酌情行甲状腺癌根治、气管切除，术后进行放疗。部分患者可取得长期生存的效果。

食管癌侵及气管者，若病变均较局限、年纪较轻、全身情况可以耐受者，可同期将食管及气管病变一并切除，分别进行气管和消化道重建。如果已经形成食管-气管瘘者，必须隔离消化道与呼吸道。常用措施包括：停止经口进食及下咽唾液、抗感染，同时行胃造瘘或鼻饲支持营养；亦可试用食管或气管内置入带膜支架，再酌情放疗或化疗。

支气管肺癌累及气管者，应根据病变范围、组织学类型以及远处有无转移来确定。若能切除并重建者，可行肺、气管、隆突切除成形或重建术，术后辅以放、化疗。估计切除有困难者，术前可适当先行放疗或化疗，使病变范围缩小后再行手术。

（蔡佳荣）

第二节　恶性胸膜间皮瘤

恶性胸膜间皮瘤（malignant pleural mesothelioma，MPM）是来源于胸膜间皮组织的一种少见的高度侵袭性肿瘤。其临床表现不典型，诊断困难。文献报道误诊率为 40% ~50%，我国约为 49%，恶性程度高，患者生存期短。因此，MPM 的临床诊断和治疗仍然是一个难题。

一、流行病学

在不同的国家中，MPM 的发病率有较大差异，从每年 7/100 万（日本）到 40/100 万（澳大利亚）不等，这主要与这些国家过去几十年中石棉的消费量有关。流行病学家预期，MPM 的发病高峰会在未来十年内出现，有些国家可能已达到发病高峰（美国和瑞典）。因为 MPM 有较长的潜伏期，且不同国家减少或禁止石棉应用的时间不同，故发病的高峰时间很难精确估计。在我国，MPM 的发病率为 0.3/10 万 ~0.5/10 万，占胸膜原发肿瘤的 80%。近几年来的统计发现，MPM 的发病率有上升趋势，且发病率与年龄正相关，其好发年龄为 50 ~70 岁，男性发病率高为女性的 2 ~3 倍，这可能与男女职业差别有关。

二、发病原因

（一）石棉

石棉是 MPM 的首要致病因素，主要包括 6 种可形成极细纤维的硅酸盐矿物：纤蛇纹石、青石棉、铁石棉、直闪石、透闪石和阳起石。MPM 主要通过职业暴露石棉而发生，但也可通过间接职业暴露或环境暴露石棉而发生。大多数闪石纤维，特别是青石棉、铁石棉和透闪石，比纤蛇纹石纤维具有更高的致癌力。所有接触石棉的个体均为高危人群。电镜下几乎所有的肺组织及间皮组织内都可以观察到石棉纤维，致病性石棉纤维细长、僵硬，吸入肺内形成含氧化铁的小体，不能被吞噬细胞消化，反可引起反应性多核吞噬细胞增生，多核吞噬细胞增生失控导致间皮细胞变异，最终发生癌变。MPM 的平均潜伏期是石棉暴露后大约 40 年（15~67 年），潜伏期大于 15 年者占所有病例的 99%。在大多数病例中，胸膜斑是石棉暴露的一个征象，有报告称，其与间皮瘤的危险性也有很大的联系，但也有研究得出两者无相关性的结论。总体来说，尚无明确的证据显示，单独胸膜斑与胸膜间皮瘤危险性增加相关。在男性患者中超过 80% 有石棉接触史，但在女性患者中则很少有石棉接触史。石棉暴露与 MPM 之间有明确的剂量关系，但在小剂量石棉暴露者中，也可发生此种疾病。

（二）其他因素

MPM 的其他潜在致病因素或协同因素包括：电离辐射、接触其他自然纤维（如毛沸石、氟浅闪石）或是人造纤维（耐火陶瓷）。另外，最近发现猿病毒 SV40 感染与该病相关。SV40 皮下注射也确在实验鼠诱发出 MPM。

三、病理分类

胸膜肿瘤组织学分类（WHO，2008）

（一）弥漫性恶性间皮瘤

（1）上皮样间皮瘤；
（2）肉瘤样间皮瘤；
（3）促结缔组织增生性间皮瘤；
（4）双相型间皮瘤。

（二）局限性恶性间皮瘤

四、临床分期

目前较常用的为国际间皮瘤学会（IMIG）1995 年提出的 TNM 分期法（表 6-3）。该分期系统是基于肿瘤 T、N 状态和总生存率之间的相互关系建立起来的，故为 AJCC 第六版《癌症分期手册》（2002）所采纳，并被 UICC 所接受。但此系统仅适用于胸膜原发性肿瘤，腹膜和心包原发间皮瘤很少见，不宜用该 TNM 分期系统。

表 6-3 国际间皮瘤学会（IMIG）TNM 分期

分期	分期标准
Tx	原发肿瘤无法评估
T_0	无原发肿瘤证据
T_{1a}	肿瘤局限于同侧壁层胸膜，包括纵隔胸膜及膈肌胸膜，脏层胸膜未受累
T_{1b}	肿瘤局限于同侧壁层胸膜，包括纵隔胸膜及膈肌胸膜，脏层胸膜有散在病灶
T_2	同侧胸膜的所有这些部位均可见到肿瘤侵犯：脏层、壁层、纵隔、横膈；并至少有以下一项：①膈肌受侵；②脏层胸膜肿瘤彼此融合（含叶间裂）或脏层胸膜肿瘤直接侵犯到肺
T_3	局部进展但潜在可切除的肿瘤——同侧胸膜的所有这些部位均可见到肿瘤侵犯：脏层、壁层、纵隔、横膈，并至少有以下一项：①胸内筋膜受侵；②纵隔脂肪受侵；③伴有孤立、可完全切除的胸壁软组织病灶；④非透壁性心包受侵
T_4	局部进展，不可切除的肿瘤——同侧胸膜的所有这些部位均可见到肿瘤侵犯：脏层、壁层、纵隔、横膈；并至少有以下一项：①胸壁的弥漫多发病变，伴或不伴有直接的肋骨破坏；②肿瘤穿透膈肌侵犯到腹膜；③肿瘤直接侵犯对侧胸膜；④肿瘤直接侵犯到一个或多个纵隔器官；⑤肿瘤直接侵犯椎体；⑥肿瘤直接侵犯到脏层心包，伴或不伴有心包积液，或肿瘤侵犯心肌
Nx	区域淋巴结无法评估
N_0	无区域淋巴结受侵

续　表

分期	分期标准
N_1	同侧肺门淋巴结受侵
N_2	隆凸下或同侧纵隔淋巴结受侵，包括同侧内乳淋巴结
N_3	对侧纵隔、对侧内乳、同侧或对侧锁骨上淋巴结受侵
M_x	远处转移无法评估
M_1	无远处转移
M_2	伴有远处转移
Ⅰa 期	$T_{1a}N_0M_0$
Ⅰb 期	$T_{1b}N_0M$
Ⅱ期	$T_2N_0M_0$
Ⅲ期	$T_3N_{0\sim3}M_0$；任何 $T_{1\sim4}N_{1\sim2}M_0$
Ⅳ期	$T_4N_{0\sim3}M_0\sim1$；$T_{1\sim4}N_3M_0\sim1$；M_1

五、诊断

MPM 的临床表现通常不特异且隐匿，因此，即使对于有石棉暴露史的个体，也不应将临床表现作为诊断标准。

（一）影像学诊断

胸部 X 线通常显示一侧的胸腔积液或胸膜增厚，但不能仅凭这一点就诊断 MPM。胸部 CT 扫描不适合用来确诊，但是弥漫性或结节性的胸膜增厚可能具有提示意义，CT 能很好地显示胸膜病变的形态、范围；PET－CT 在肿瘤的分期及治疗中起重要的补充作用。

（二）胸腔镜诊断

当临床和放射学检查怀疑存在间皮瘤时，胸腔镜检查是最好的确诊方法，因其可获得更多的病理学信息。除了有手术禁忌证或是胸膜粘连的患者，均推荐进行胸腔镜检查，以便于明确诊断。

（三）病理学诊断

病理学诊断是胸膜间皮瘤诊断的金标准。然而，诊断依旧是困难的，因为间皮瘤是有多种细胞异型性的癌症，从而产生很多误导组织病理学确诊的陷阱。并且胸膜也是转移性肿瘤的好发部位。不推荐细针穿刺活组织检查作为间皮瘤的首选方法，因其敏感性较低（30%），也不推荐通过冷冻组织切片来对 MPM 进行诊断。MPM 的诊断应基于免疫组化检查，免疫组化方法取决于间皮瘤的肿瘤亚型。

（四）血清标志物

虽然目前尚无理想的血清标志物存在，但联合检测骨桥蛋白、Soluble mesothelin relatedproteins（SMRP）、Megakaryocyte Potentiating Factor（MPF）可提高诊断阳性率。其中骨桥蛋白的敏感度和特异度分别可达 77% 和 85%，其对 MPM 的阳性预测值与 CA125 对卵巢癌类似。SMRP 检测上皮型和混合型 MPM 更有优势，敏感度和特异度分别为 80%～83%、80%～100%，其试剂已被 FDA 批准上市。检测患者血清 MPF 含量的改变，亦可作为疗效评价的指标。

六、治疗

通常对于早期（Ⅰ、Ⅱ期）MPM 病例应手术切除，必要时术后再辅助放疗。中期（Ⅲ期）MPM 应以放疗为主，肿瘤缩小后再考虑能否手术切除或辅助化疗。对于晚期（Ⅳ期）MPM 则进行以化疗为主的综合治疗，放疗和手术是姑息性的，主要是为了提高患者的生活质量。目前，无论哪一期 MPM 的非姑息性治疗都在研究中。

（一）手术治疗

MPM 的早期病例应以手术为治疗首选，即使是进展期 MPM 也可以通过手术改善患者的生活质量，为放疗创造条件，以延长生存期。主要包括胸膜外全肺切除术、胸膜剥脱术和胸腔镜下胸膜固定术。这一过程可通过开胸手术或闭合式电视辅助胸腔镜手术来完成，应优先考虑胸腔镜手术。胸膜部分切除术、胸膜剥离术达不到治愈目的，但能缓解症状，特别是对于化学性胸膜固定术无效且有肺不张综合征的患者。

根治性手术的定义是指从半侧胸廓去除所有肉眼可见的肿瘤。通过胸膜外肺切除术切除整个胸膜、肺、心包膜、隔膜，并进行系统淋巴结清扫，可达到根治的目的。研究显示，根治术后患者中位生存期为 20~24 个月，术后死亡率降至 5%，而复发率较高，约为 50%。

（二）放疗

MPM 对放疗中度敏感，术后辅助放疗能控制肿瘤的局部复发，并延长患者的生存期。单纯放疗仅用于减轻症状及预防有创性诊断后的局部种植。根治性放疗主要用于早期不能手术或局部晚期手术不能切除而又无远处播散的患者。姑息性放疗的主要目的是缓解疼痛，对于因侵及胸壁而引起疼痛的患者，可考虑应用。但预防性放疗仍然存在争议。

目前临床上尚无最佳的放疗技术（包括分次模式及放疗剂量）可以遵循，三维适形调强放疗在保证瘤体得到较高剂量的照射外，又有效地降低了周围重要组织和器官的受量，从而有利于改善 MPM 的放疗效果，前景广阔。

（三）化疗

目前认为可能有效的单药有：ADM、DDP、MMC、GEM、NVB、培美曲塞等。以往的联合化疗方案多局限于蒽环霉素或铂的衍生物，其有效率基本上均不超过 20%。

研究显示，联合化疗包括 DDP 和抗叶酸制剂、培美曲塞或雷替曲塞能改善患者的生存期。DDP 联合培美曲塞组（12.1 个月）或 DDP 联合雷替曲塞组（11.4 个月）的中位生存期比通常文献报告的（7~9 个月）有明显延长。

目前培美曲塞联合 DDP 成为治疗 MPM 标准的一线治疗方案。报道的国际多中心随机Ⅲ期临床研究 MPM 患者 448 例，其中 78% 为Ⅲ或Ⅳ期患者，治疗分两组：①PC 方案治疗组，226 例；②DDP 单药治疗组，222 例。112 例治疗后，以白细胞减少和胃肠毒性来调整方案，所有患者均补充叶酸、维生素 B_{12} 和地塞米松。结果：PC 方案组有效率为 41.3%，而 DDP 单药组有效率为 16.7%，PC 方案组与 DDP 单药组的中位生存期分别为 12.1 个月和 9.3 个月（HR = 0.77，P = 0.020）。完全补充病例中 PC 方案组（168 例）与 DDP 单药组（163 例）的中位生存期分别为 13.3 个月和 10.0 个月（HR = 0.75，P = 0.051）。结果显示，PC 方案较 DDP 单药治疗有效率高，中位生存期显著延长，故推荐 PC 方案为该病治疗的标准方案。此外，补充叶酸和维生素 B_{12} 的治疗可以明显减少不良反应而不影响疗效。

在体外实验，GEM 和 DDP 合并使用对间皮瘤细胞株有协同作用。在Ⅱ期临床试验中 GEM 与 DDP 或 CBP 联合有明确作用，吉西他滨与 DDP 联合有效率为 48%，还有报道有效率为 26%，故 GP 方案亦为治疗 MPM 的推荐方案。虽然培美曲塞同 GEM 单药都显示了一定的疗效，但是两者联合治疗 MPM，相比培美曲塞联合顺铂的效果略差，中位生存期分别为 8.08 个月和 10.12 个月。培美曲塞联合 CBP 的疗效略差于联合 DDP，但毒性反应发生率较低。有报道贝伐珠单抗与培美曲塞或 NVB 联合治疗对于 MPM 有较好的效果。

常用的联合化疗方案有：

1. PC 方案　培美曲塞 500mg/m²，静脉滴注超过 10 分钟，第 1 天；DDP 75mg/m²，静脉滴注超过 2 小时，第 1 天；预处理：地塞米松 4mg，口服，每日 2 次，第 1、2 天，于培美曲塞前 1 天开始，连用 3 天；叶酸 1 000μg/次，口服，每日 1 次，开始于培美曲塞前 7 天，结束于最后 1 次培美曲塞给药后 21 天；维生素 B_{12}：1 000yg/次，肌内注射，开始于培美曲塞前 7 天，以后每 3 周，肌内注射 1 次，贯穿全疗程；21 天为 1 周期。

2. CAP 方案　环磷酰胺 500mg/m²，静脉注射，第 1、8 天；ADM 20mg/m²，静脉注射，第 1、8 天；DDP 30mg/m²，静脉滴注，第 2~4 天；21 天为 1 周期。

3. GP 方案　DDP 30mg/m²，静脉滴注，第 1 天；GEM 500mg/m²，静脉滴注，第 1、8、15 天：28 天为 1 周期。

4. TC 方案　CBP AUC = 6，静脉滴注，第 1 天；PTX 200mg/m²，静脉滴注；21 天为 1 周期。

（四）生物治疗

在恶性间皮瘤的生物治疗中，干扰素和白细胞介素是主要的试验性药物。目前，这两种药物的单药疗法未发现疗效，也不推荐在临床试验之外使用。各个临床试验的剂量、给药方法（胸膜内、皮下、肌内和静脉）、药物类型和疾病分期各不相同，故对这些研究结果的解释需要谨慎。

（五）靶向治疗

虽然近年来以铂类为基础的化疗方案联合抗代谢药如培美曲塞已经成为 MPM 一线治疗的标准方案，但对于其能否真正延长患者的生存期，以及如何选择二、三线治疗目前仍不明确。因此，越来越多的研究者将目光投向了分子靶向治疗。目前，分子靶向治疗研究的热点主要集中在 EGFR、VEGF/VEG-FR、PI13K/AkT/mTOR 旁路、间皮素等方面。虽然一些靶向治疗的Ⅰ/Ⅱ期临床研究带来了令人鼓舞的结果，但仍需要更多的多中心、Ⅱ期随机对照研究以进一步明确其疗效。因此，今后需致力于通过从间皮瘤细胞的分裂发展至侵袭性间皮瘤的过程中，发现更多的相关靶点，并鼓励患者积极参与到各项临床试验中。

（六）腔内治疗

MPM 常合并恶性胸腔积液，该治疗方式可增加局部药物浓度，降低全身吸收及药物毒性，还能引起胸膜化学粘连，具有较高的减症作用，常用药物有：生物制剂（如白介素 2）或化疗药物（如 BLM）等。

七、预后

影响预后的因素很多，最主要的是分期，其他经过前瞻性研究证实的不良因素包括一般状况差、非上皮型组织学类型。此外，肿瘤伴有血管生成，肿瘤坏死，EGFR、cox-2 及基质金属蛋白酶 MMPs 的表达也与不良预后有关。

（蔡佳荣）

第三节　纵隔及胸壁肿瘤

一、纵隔肿瘤

（一）概述

纵隔是胸部一个重要的解剖部分，包括从胸廓入口至膈肌。纵隔是许多局部疾患发生之处，然而，也与一些系统性疾病有关，局部疾患包括气肿、出血、感染及各种原发性肿瘤及囊肿。系统性疾患包括转移癌、肉芽肿、其他全身性感染。源于食道、大血管、气管和心脏的疾病均可表现为纵隔块影或引起与压迫或侵蚀邻近纵隔组织相关的症状。

（二）历史回顾

气管内麻醉和胸腔闭式引流技术出现以前，由于手术进入胸膜腔具有一定危险性，主要是气胸和随后的呼吸衰竭，所以很少有人尝试手术介入纵隔。开始是针对前纵隔，通过各种经胸骨的方法来暴露。Bastianelli 在 1893 年劈开胸骨柄以后摘除了一个位于前纵隔的皮样囊肿。Milton 在 1897 年报道了从一例患纵隔结核年轻人的前纵隔切除了两枚干酪样淋巴结。

随着气管内麻醉的应用，安全的经胸膜手术已成为可能。Harrington 在 1929 年、Heuer 和 Andrus 在 1940 年报道了首批病例，验证了经胸膜途径手术治疗各种纵隔疾患的安全性和有效性。Blalock 在 1936 年报道为一重症肌无力的患者进行了胸腺摘除，后来该患者症状明显缓解。这次手术成功地开创了重症肌无力外科治疗的新途径。

（三）纵隔解剖及分区

纵隔是两侧纵隔胸膜之间、胸骨之后、胸椎（包括两侧脊柱旁肋脊区）之间的一个间隙，上自胸廓入口，下为膈肌。纵隔内有心脏、大血管、食管、气管、神经、胸腺、胸导管、丰富的淋巴组织和结缔脂肪组织。

为了便于标明异常肿块在纵隔内的所在部位，临床常将纵隔划分为若干区。最早的定位将纵隔分为 4 个区域：上纵隔，前纵隔，中纵隔和后纵隔。上纵隔从胸骨角至第四胸椎下缘做一横线至胸廓入口；前纵隔自上纵隔至膈肌及胸骨至心包；后纵隔包括自心包后方的所有组织；中纵隔包含前纵隔至后纵隔内所有的结构。

近年来，Shields 分区法临床也被应用，即将纵隔划分成前纵隔（anterior compartment）、内脏纵隔（visceral compartment）和脊柱旁沟（paravertebral sulci）三个区。所有划区均自胸廓入口至膈肌。前纵隔包括自胸骨后缘至心包及大血管前面。内脏纵隔亦称中纵隔，自胸廓入口，屈曲下延，包括上纵隔的后方至椎体的前方。脊柱旁沟（亦称脊肋区）是脊柱两侧，紧邻肋骨的区域，为一潜在的间隙，与前述的后纵隔相同。

（四）纵隔肿瘤的好发部位

纵隔内组织器官较多，其胎生结构来源复杂，所以纵隔内就可以发生各种各样的肿瘤，并且这些肿瘤都有其好发部位。但是，也有少数例外的情况。譬如，前纵隔内偶尔可看到神经源性肿瘤，而异位甲状腺肿也可在后纵隔发现。同时，由于纵隔划分是人为的，其间没有真正的解剖界线，因此当肿瘤长大时，它可占据一个以上的区域。牢记上述好发部位和了解有少数例外情况，对术前正确的诊断和外科治疗是有很大帮助的。

（五）临床表现

纵隔肿瘤的患者大约 1/3 无症状，系因其他疾病或健康查体时 X 线检查而发现。症状和体征与肿瘤的大小、部位、生长方式和速度、质地、性质、是否合并感染、有无特殊的内分泌功能以及相关的并发症状等有关。良性肿瘤生长缓慢，大多无明显的症状，而恶性肿瘤侵袭程度高，进展迅速，故肿瘤较小时即可出现症状。

常见的症状有胸痛、胸闷，刺激或压迫呼吸系统、大血管、神经系统、食管的症状。此外，还可出现与肿瘤性质有关的特异性症状。

刺激或压迫呼吸系统：可引起剧烈的刺激性咳嗽、呼吸困难甚至发绀。破入呼吸系统可出现发热、脓痰甚至咯血。

压迫大血管：压迫上腔静脉可出现上腔静脉压迫综合征；压迫无名静脉可致单侧上肢及颈静脉压增高。

压迫神经系统：如压迫交感神经干时，出现 Hornner 综合征；压迫喉返神经出现声音嘶哑；压迫臂丛神经出现上臂麻木、肩胛区疼痛及向上肢放射性疼痛。哑铃状的神经源性肿瘤有时可压迫脊髓引起截瘫。

压迫食管：可引起吞咽困难。

特异性症状：对明确诊断有决定性意义，如胸腺瘤出现重症肌无力；生殖细胞肿瘤咳出皮脂样物或毛发；神经源性肿瘤出现 Hornner 综合征、脊髓压迫症状等。

（六）诊断

纵隔肿瘤的诊断除根据病史、症状和体征外，还要结合患者的实际情况选择性地应用以下各项无创或有创检查。

1. 胸部 X 线检查　是诊断纵隔肿瘤的重要手段，亦是主要的诊断方法。胸部 X 线片可显示纵隔肿瘤的部位、形态、大小、密度及有无钙化。X 线透视下还可观察块影有无搏动，是否随吞咽动作上下移动，能否随体位或呼吸运动而改变形态等。根据上述特点，多数纵隔肿瘤均可获得初步诊断。

2. CT 扫描　CT 扫描现已成为常规。它能提供许多胸部 X 线片所不能提供的信息。首先能准确地显示肿块层面结构及其与周围器官或组织的关系；其次，在脂肪性、血管性、囊性及软组织肿块的鉴别上，CT 扫描有其优越性；此外，CT 扫描能显示出肿瘤所侵及的邻近结构、胸膜及肺的转移情况，据此可初步判断肿块的性质。

3. 磁共振检查（MRI）　MRI 在肿瘤与大血管疾病鉴别时不需要造影剂；MRI 除横断面外，还能提供矢状面及冠状面的图像。因此，对纵隔内病变的显示较 CT 更为清楚；在判断神经源性肿瘤有无椎管内或硬脊膜内扩展方面，MRI 优于 CT。

4. 同位素扫描　可协助胸骨后甲状腺肿的诊断。

5. 活组织检查　经上述方法无法满足临床诊断的患者，可考虑应用细针穿刺、纤维支气管镜、食管镜、纵隔镜或胸腔镜等进行活组织检查，以明确诊断，确定治疗方案。

（七）治疗

手术可以明确诊断，防止良性肿瘤恶变，解除器官受压和"减负荷"，为放、化疗创造条件。因此，除恶性淋巴源性肿瘤适用化放射治疗外，绝大多数原发性纵隔肿瘤只要无其他手术禁忌证，均应首选外科治疗。

总的原则是：①切口：应选择暴露好、创伤小、便于采取应急措施的切口。一般来说，前纵隔肿瘤采用前胸切口；后纵隔肿瘤采用后外侧切口；位置较高的前上纵隔肿瘤及双侧性前纵隔肿瘤，采用胸正中切口。胸内甲状腺肿可采用颈部切口，必要时劈开部分胸骨。②麻醉：一般采用静脉复合麻醉。③手术操作一定要仔细：纵隔肿瘤所在部位复杂，常与大血管、心包、气管、支气管、食管、迷走神经等器官发生密切关系，所以手术时损伤这些重要脏器的机会较大。因此，操作务必仔细、轻柔。④对于不能完全切除或不能切除的纵隔恶性肿瘤，术后应行放疗或化疗。放疗或化疗后有些患者还可以二次开胸探查，将肿瘤切除。

注意事项：①肿瘤与重要脏器粘连时，应仔细分离，防止损伤，必要时可残留部分肿瘤或包膜；②术中要确切止血，出血量多者应补充血容量；③对巨大肿瘤剥离时慎防气道和心脏受压，必要时应该由助手托起瘤体、有明显包膜者可先行包膜外快速剥离，取出瘤内容，待改善暴露后再切除包膜。无明显包膜的实质性肿瘤可分次切除，暴露最差的蒂部留作最后处理；④对双侧胸膜腔打开，手术时间长、大量出血及输血，一侧膈神经损伤和重症肌无力者，术后应予呼吸机辅助呼吸。

1. 胸腺肿瘤　胸腺是人体的重要免疫器官，分泌胸腺素，包括几种胸腺多肽类激素，它们作用于淋巴干细胞、较成熟的淋巴细胞及 T 淋巴细胞亚群，使这些细胞分化成熟为有免疫活性的 T 淋巴细胞。以前认为，凡是来源于胸腺的肿瘤，统统归类于胸腺瘤，现在它被分为几个临床病侧分类不同的肿瘤，如胸腺瘤、胸腺癌、胸腺类癌、胸腺脂肪瘤、胸腺畸胎瘤等。

（1）胸腺的解剖：胸腺位于前纵隔的大血管前方。胸腺的左右两叶并不融合，并易于解剖分开，两叶并不对称、一般右叶大于左叶。胸腺在青春期最大，重约 30g，至成人期胸腺逐渐缩小。胸腺的血液供应，动脉来自胸廓内动脉，同时亦可来自上、下甲状腺动脉；静脉回流通过头臂及胸内静脉，并可与甲状腺静脉相交通。淋巴引流入内乳、前纵隔及肺门淋巴结。

（2）胸腺瘤：30～50 岁多见，男、女发病率相当，位于前纵隔，右侧多于左侧，双侧少见，少数可异位发生于颈部、肺门、肺、心膈角及气管内。术中如见肿瘤包膜不完整或浸润邻近组织，术后显微镜下见肿瘤浸润包膜均视为恶性表现，有复发可能。临床恶性行为尚表现为肿瘤可有胸内扩散至胸膜、心包种植及肺转移，锁骨上和腋下淋巴结转移，约 3% 患者有远处转移。1985 年，Marino 等提出分为皮质型、髓质型和混合型。虽然免疫组化和电镜研究有进展。但细胞学上"良性"表现和临床上恶性生物学行为之间至今找不出肯定的关系。临床上常常根据术中肿块是否有包膜及其生长方式来确定其良恶性。

决定治疗方针和预后的临床病理分期有多种。按 Trastek 和 Payne（1989）分期如下：Ⅰ期：包膜完整，无包膜浸润。Ⅱ期：浸润入周围脂肪组织，纵隔胸膜。Ⅲ期：浸润入邻近器官（如心包、大血管和肺）。Ⅳa 期：胸膜、心包转移。Ⅳb 期：淋巴性或血源性转移。

手术切除为首选治疗。适应证：①Ⅰ期、Ⅱ期病变；②部分Ⅲ期病变，有条件作扩大性切除；③可行减容术，术后加行放、化疗；④合并有重症肌无力；⑤少数完全切除后有局部复发可行再切除；⑥全身情况及心肺功能可以耐受胸部大手术者。

禁忌证：①肿瘤广泛浸润，估计不能切除者；②不能耐受开胸手术者；③已有双侧膈神经麻痹；④Ⅳ期病变。

常用手术径路为正中胸骨劈开行肿瘤及全胸腺切除。少数低位一侧胸内肿瘤可采取前胸切口，后外侧切口适用于一侧胸内巨大肿瘤。对Ⅱ期、Ⅲ期病变（完全或不完全切除）术后均应加放疗，以防复发。对不能手术及局部复发者，放疗也可明显延长生存时间。近年发现以顺铂为主的化疗方案有一定效果，可使胸腺瘤的综合治疗趋向完善。

（3）胸腺癌：指肿瘤细胞有异形、核分裂等恶性表现。Hartman 等（1990）报道：文献记录约 100 例，可分为 8 个亚型：鳞状细胞癌（最多）、淋巴上皮瘤样癌、Bassloid 癌、黏液表皮样癌、肉瘤样癌、小细胞 - 未分化鳞状细胞混合癌、透明细胞癌和未分化癌。大多数预后差，能完全切除机会少，适合放、化疗。

2. 胸腺瘤合并重症肌无力　重症肌无力是神经肌肉接头间传导功能障碍所引起的疾病，主要累及横纹肌，休息或抗胆碱酯酶药物可使肌力恢复到一定程度。现认为是一种自身免疫疾病。

（1）病因与发病机制：重症肌无力是神经肌肉传导的自身免疫疾病，在患者体内产生抗乙酰胆碱受体抗体，破坏了自身神经肌肉接头处的乙酰胆碱受体。这种自身免疫侵袭神经肌肉连接部的机制尚未明确，但知胸腺起了主导作用。首先，文献报道有 50%～60% 的胸腺瘤患者伴发重症肌无力，10%～25% 的重症肌无力患者中经检查可发现胸腺瘤，而无胸腺瘤的重症肌无力患者在切除的胸腺中大多数也可见到滤泡性淋巴样增生改变，约占所有患者的 60%。淋巴样滤泡含有 B 淋巴细胞。对乙酰胆碱受体产生抗体。其次，在肌无力患者的胸腺中观察到有乙酰胆碱抗体（William，1986）。可认为患者自身抗体的抗原来自胸腺的肌样体细胞（Myoid cell）。最后，胸腺在重症肌无力发病机制的重要性，可在手术切除胸腺后见效所支持，多数患者在胸腺手术切除后，症状缓解率可达 60%～80%。

（2）临床表现：重症肌无力可发生于任何年龄，但绝大多数始发于成年期，常在 35 岁以前，约占 90%。少数患者在 1 岁至青春期内发病（少年型肌无力）。女性发病率高于男性，比例约为 3：2。早期表现为运动或劳累后无力，休息后可减轻，常晨轻暮重。累及的肌肉及部位随受累的时间程度轻重不一，临床表现也各不相同。典型症状开始时仅有短暂的无力发作，之后呈渐进性，随时间增长而逐渐加重。开始时受脑神经支配的肌肉最先受累，如眼肌、咀嚼肌。病情进展累及全身肌肉，主要累及近端肌群，并常呈不对称表现。

按改良 Osserman 分型，重症肌无力可分为：

Ⅰ型：主要为眼肌型，症状主要集中在眼肌，表现为一侧或双侧上睑下垂，有复视或斜视现象。

Ⅱ型：累及延髓支配的肌肉，病情较Ⅰ型重，累及颈、项、背部及四肢躯干肌肉群，据其严重程度可分为Ⅱa 与Ⅱb 型。Ⅱa 型：轻度全身无力，尤以下肢为重，登楼抬腿无力，无胸闷或呼吸困难等症状。Ⅱb 型：有明显全身无力，生活尚可自理，伴有轻度吞咽困难，有时进流质不当而呛咳，感觉胸闷，呼吸不畅。

Ⅲ型：急性暴发型，出现严重全身肌无力，有明显呼吸道症状。

Ⅳ型：重度全身无力，生活不能自理，吞咽困难，食物易误入气管。症状常呈发作性，缓解、复发和恶化交替出现。若有呼吸道感染、疲劳、精神刺激、月经或分娩，可加剧病情发展，并累及全身。也可短期内迅速恶化，呈暴发性发作，出现严重全身无力，有明显呼吸道症状，治疗效果差。

（3）诊断：除病史和体征外，抗胆碱酯酶药物试验、电生理和免疫生物学检查可帮助诊断重症肌无力。90% 以上的患者，乙酰胆碱受体抗体和调节抗体水平升高。部分患者横纹肌抗体水平升高。所有诊断为重症肌无力的患者，均应定期行胸部 X 线和 CT 检查。以确定是否有胸腺瘤或发生了胸腺瘤。

重症肌无力应该与肌无力综合征相鉴别，后者为一种罕见的神经肌肉传导障碍，常并发小细胞肺癌，通常称为 Lambert-Eaton 综合征，多见于 40 岁以上的男性患者，主要表现为四肢近侧肌群的无力和容易疲劳，不累及眼球肌，可伴有深肌腱反射的减弱或消失。

（4）治疗：重症肌无力的治疗：包括给抗乙酰胆碱酯酶药物——新斯的明、溴吡斯的明（吡啶斯的明），免疫抑制疗法，血浆置换和中医中药治疗的内科治疗以及通过胸腺切除的外科治疗。

自 1939 年 Blalock 等对重症肌无力患者施行胸腺切除术后，外科治疗逐渐作为重要治疗手段。胸腺切除术治疗重症肌无力的临床效果较肯定，但机制尚不完全清楚，手术死亡率 0~2%，并发症 2%~15%。除 I 型药物治疗可控制者，急性感染、肌无力危象未获控制外，只要全身情况允许胸部大手术的重症肌无力患者均可考虑行胸腺切除术。

术前应用抗胆碱酯酶药和皮质激素 3~8 周，待全身情况稳定后手术。手术当天晨仍需给药。术后按呼吸及肌无力情况决定气管插管辅助呼吸撤除时间。术后用药一般同于术前，一旦出现肌无力危象需重新气管插管辅助呼吸。出院后半年至 1 年开始逐步减少用药直至全停药。围手术期中应特别注意两种危象的鉴别和处理：因抗胆碱酯酶药不足的重症肌无力危象表现为瞳孔不缩小、心率快、口干痰少、腹胀肠鸣音弱和 Tensilon 试验阳性。而因抗胆碱酯酶药过量的胆碱危象则表现以瞳孔缩小、心率慢、眼泪、唾液和痰多、腹痛肠鸣音亢进和 Tensilon 试验阴性。

3. 神经源性肿瘤　神经源性肿瘤是纵隔内常见肿瘤之一，占 18%~30%。女性患者略多于男性。任何年龄都可以发生，但儿童神经源肿瘤恶性率较高，成人在 10% 以下。纵隔神经源肿瘤绝大多起源于脊神经和椎旁的交感神经干，来自迷走神经和膈神经的神经源肿瘤比较少见。更为少见的是副神经节来源的肿瘤，可在主动脉根部、心包甚至心脏本身发现。

大多数成人神经源肿瘤患者没有症状，常常是在常规 X 线查体时发现的。有症状者，表现咳嗽、气短、胸痛、声音嘶哑或有 Hornner 综合征，少数患者（3%~6%）有脊髓压迫的表现。儿童神经源肿瘤，不论是良性还是恶性，其症状明显，如胸痛、咳嗽、气短、吞咽困难等。

成人神经源肿瘤在 X 线片上的表现为脊柱旁的块影，可呈圆形、半圆形，有的为分叶状。密度均匀一致，但可以有钙化。肿瘤邻近的骨质可有改变，如肋骨或椎体受侵，椎间孔扩大。骨质改变并不意味着肿瘤为恶性，可以是肿瘤生长过程中局部压迫所致。所有神经源肿瘤患者，无论有无症状，均应行 CT 检查，以确定肿瘤是否侵入到椎管内。磁共振检查不仅可以确定椎管内有无受侵，还能了解受侵的程度。

儿童神经源肿瘤的 X 线表现与成人相似。但多数儿童神经源肿瘤的体积常大于成人，少数儿童的肿瘤可占据一侧胸腔。因生长较快，边界多不像成人清楚，而且肿瘤中心供血不足和坏死及由此而造成的钙化，儿童较成人多见。

根据肿瘤分化的程度不同及组成肿瘤的细胞多样性，神经源肿瘤分为以下几种类型。

（1）神经鞘细胞起源的肿瘤：良性肿瘤为神经鞘瘤和神经纤维瘤。少见的是有黑色素沉着的神经鞘瘤及粒细胞瘤。恶性肿瘤为恶性神经鞘瘤或神经肉瘤。

1）神经鞘瘤：来自于神经鞘的施万细胞，生长缓慢，包膜完整，多见于 30~40 岁成人，偶见于儿童。肿瘤多来自肋间神经，并且可经过椎间孔侵入椎管内，形成哑铃形肿瘤。神经鞘瘤多为单发，少数为多发。大多数神经鞘瘤患者早期无症状，系体查发现，肿瘤较大时，可表现为胸痛、咳嗽、呼吸困难和吞咽困难等。当有神经系统症状时，如脊髓受压、声嘶、Hornner 综合征、肋间神经痛或臂丛神经痛，并不意味着其为恶性。X 线胸片可发现位于后纵隔圆形或卵圆形密度均匀边缘锐利的团块影，部分肿瘤影内可见局灶性钙化和囊性变，有时侵犯肋骨或椎骨。胸部 CT 能显示肿瘤大小、部位以及胸壁、纵隔受侵的程度，也可显示其通过肋间隙或椎间隙呈哑铃形的形态。磁共振能从三维方向显示肿瘤与周围脏器的关系，有特殊的价值。

2）神经纤维瘤：神经纤维瘤是由神经细胞和神经鞘两者组成。多见于后纵隔，呈良性生长方式，由于生长缓慢多为体查时偶然发现。其临床表现亦同神经鞘瘤。

3）神经源肉瘤（恶性施万细胞瘤）：成人神经源肿瘤中，神经源肉瘤不超过10%，多见于10～20岁的年轻人或60～70岁的老人。肿瘤附近的结构常受侵犯，并能发生远处转移。显微镜下可看到细胞数异常增多，核异型性及有丝分裂。

治疗：有效的治疗为手术切除。可通过后外侧切口开胸完成。小的、无椎管内受侵的肿瘤也可在电视胸腔镜下切除。不论采用哪种途径，首先都要切开肿瘤表面的胸膜，然后钝性及锐性分离肿瘤。有时要切断一根或几根肋间神经或交感神经干。少数情况下要牺牲肋间动脉。对向椎管内生长的哑铃形肿瘤，应同神经外科医生一起进行手术。先打开椎板，游离椎管内肿瘤，然后再游离胸腔内部分。胸腔内的部分可通过标准后外侧切口完成。也可通过小切口、胸膜外径路或电视胸腔镜下完成。对于恶性神经肉瘤术后应行放疗。

术后最常见的并发症是 Hornner 综合征，特别是后上纵隔的肿瘤。椎管内生长的哑铃型肿瘤术后应注意有无椎管内出血造成的脊髓压迫。手术死亡率为1%～2%。瘤体很大或恶性肿瘤会增加手术的风险和难度。良性肿瘤预后很好，而肉瘤多半在术后一年内死亡。

（2）神经节细胞起源的肿瘤：神经节细胞起源的肿瘤包括节细胞神经瘤、节细胞神经母细胞瘤和神经母细胞瘤。

1）节细胞神经瘤：节细胞神经瘤为良性肿瘤。儿童神经源肿瘤中，节细胞瘤最多。较大的儿童、青壮年也能见到。肿瘤包膜完整，常常与交感神经干或肋间神经干相连。椎管内生长呈哑铃状者也多见。

2）节细胞神经母细胞瘤：节细胞神经母细胞瘤也称部分分化的节细胞神经瘤，最多见于年轻人。因为是恶性肿瘤，故易产生临床症状。

3）神经母细胞瘤：神经母细胞瘤（成交感神经细胞瘤）是高度恶性的肿瘤，好发于儿童，尤其是3岁以下的儿童，占儿童纵隔内神经源肿瘤的50%。胸内神经母细胞瘤又占儿童全部神经母细胞瘤的20%。成人中少见，肿瘤边界不规整，易侵及邻近结构。向椎管内生长呈哑铃状者也不少见。常发生骨骼及其他脏器的远处转移。临床上可表现为咳嗽、气短、胸痛、Hornner 综合征、截瘫、发热、倦怠。部分患儿可出现舞蹈眼、小脑共济失调、斜视眼痉挛和眼球震颤，这可能是抗体产物或免疫反应所致。在肿瘤切除后，婴儿眼睛的异常运动随之消失。少数出现出汗、皮肤发红等症状，尿中儿茶酚胺的降解产物（香草基扁桃酸 VMA 及高香草酸 HVA）升高。这与肿瘤分泌儿茶酚胺，肾上腺素和肾上腺素有关，肿瘤切除后，尿中儿茶酚胺的降解产物下降至正常。肿瘤复发时，会再度升高。还可合并腹泻、腹胀综合征，与肿瘤分泌血管活性肠多肽激素有关。

4）影像学诊断：神经节细胞起源的肿瘤 X 线表现因肿瘤分化程度不同而异。良性节细胞瘤表现为脊柱旁沟的实性块影，界线清楚，部分患者可见点状钙化，骨质因肿瘤压迫而有改变。神经母细胞瘤和节细胞神经母细胞瘤 X 线上的肿块影界线不太清楚，多数病例也能见点状钙化。至于肿瘤附近骨质的改变及椎管内侵犯，神经母细胞瘤较节细胞神经母细胞瘤多见。

5）治疗：节细胞神经瘤的治疗为手术切除，与神经鞘瘤和神经纤维瘤相同。神经母细胞瘤和节细胞神经母细胞瘤的治疗随肿瘤浸润范围而有所不同。未越过中线的肿瘤应尽可能地手术切除。越过中线及发生远处转移的肿瘤应予化疗加放疗，偶尔也辅以外科治疗。

（3）副神经节细胞起源的肿瘤：包括嗜铬细胞瘤和化学感受器瘤，发生在纵隔者非常少见，多数发生于有化学感受器的组织部位。

1）嗜铬细胞瘤：纵隔内嗜铬细胞瘤，亦称肾上腺外嗜铬细胞瘤或有功能的副神经节细胞瘤，临床少见。主要症状包括阵发性或持续性高血压、代谢亢进、糖尿病。部分患者可以无症状。由于肿瘤能分泌肽激素，少数患者还有 Cushing 综合征、红细胞增多、高血钙及分泌性腹泻等表现。影像学表现为脊柱旁沟的块影。怀疑本病时，应测定血和尿的儿茶酚胺，24h 尿的 VMA（香草基扁桃酸）水平。

手术切除纵隔内嗜铬细胞瘤，具有切除其他部位嗜铬细胞瘤相同的危险，应准备好一切药物，以控制剧烈的血压波动。术中操作要小心谨慎，防止过多挤压肿瘤组织，导致高血压危象。良性嗜铬细胞瘤切除术后预后良好，恶性者差。

2）非嗜铬副神经节细胞瘤：此类肿瘤少见。大多为良性，恶性占10%。多在脊柱旁沟及内脏纵隔主动脉弓附近发现。肿瘤质软并有广泛的血供。治疗为手术切除。如果肿瘤血运十分丰富，以致手术十分危险时，只好简单做一活检。恶性肿瘤术后应行放疗。

4. 生殖细胞肿瘤　纵隔生殖细胞肿瘤主要包括畸胎类肿瘤、精原细胞瘤和内胚窦瘤、胚胎性癌和绒毛膜上皮癌等。临床以畸胎类肿瘤最为多见。

纵隔畸胎类肿瘤是常见的原发性纵隔肿瘤，有些报道占原发性纵隔肿瘤的第一位，以往以实质性者称为畸胎瘤，囊性者称皮样囊肿，实际上大多数肿瘤为实性及囊性成分同时存在，它们都含有外、中、内3种胚层来源的组织，只是各胚层组织的构成含量不同，没有本质的区别，现在统称为畸胎类肿瘤。

畸胎瘤是由不同于其所在部位组织的多种组织成分构成的肿瘤，含有三种胚层的成分，通常外胚层成分占较大的比例，约占全部畸胎瘤的70%，可有皮肤、毛发、毛囊、汗腺、皮脂样物、神经胶质组织或牙齿。中胚层成分主要包括平滑肌、软骨和脂肪。内胚层成分主要是呼吸道和消化道的上皮以及胰腺组织等。

大多数畸胎类肿瘤是良性的，少数实质性畸胎瘤可发生恶变，视恶变组织成分产生相应的癌或肉瘤。良性畸胎瘤主要由成熟的，上皮、内皮和间皮组织组成，它约占纵隔畸胎类肿瘤的50%～75%，但也有相当比例的畸胎瘤包含有不成熟的成分或分化不良的组织，含有这些不成熟组织的畸胎瘤有一定的恶性，预后亦差。

畸胎瘤发病的高峰年龄为20～40岁，大多见于前纵隔，症状主要由于肿瘤压迫和阻塞邻近器官所致，临床上患者出现咳出毛发和油脂样物，提示畸胎瘤已破入支气管；当破入心腔时可造成急性心包填塞；破入胸膜腔可致急性呼吸窘迫，主要表现为胸痛、咳嗽、前胸部不适、呼吸困难，多因肿物刺激胸膜或因肿块压迫支气管致远端阻塞性肺炎。当支气管有阻塞时，肺内有哮鸣音、湿性啰音、发绀和患侧叩诊浊音。当肿瘤压迫上腔静脉时可出现上腔静脉梗阻综合征，极少数畸胎瘤穿破皮肤可形成窦道。

X线检查是诊断畸胎瘤的重要方法。平片上可见前纵隔肿块影，其轮廓清晰，可突向右或左侧胸腔，密度不匀，内有钙化是其特征性表现，可发现牙齿或骨骼。胸部CT可以帮助肿瘤的定位，肿瘤内脂肪的密度有助于术前正确诊断。超声波检查可以鉴别肿瘤是囊性、实性或囊实性。

一般来讲，纵隔畸胎瘤一经诊断即需择期手术切除。当畸胎瘤破入心包腔发生急性心包填塞时则应急诊手术。畸胎瘤合并感染，应进行一段时间的抗感染治疗，使感染得到有效的控制，但不宜拖延太久，不宜等体温完全恢复正常再行手术，应争取在合并症出现以前及时手术。

5. 纵隔淋巴瘤　淋巴瘤是原发于淋巴结和淋巴组织的恶性肿瘤，也称恶性淋巴瘤，是一种全身性疾病，恶性程度不一。淋巴瘤分类法众多，最常用的分类法是将其分为霍奇金病和非霍奇金淋巴瘤。

（1）霍奇金病：本病发病的平均年龄是30岁，儿童发病少见，且多为男孩。95%的霍奇金病为结节硬化型，颈部淋巴结常同时受累，早期患者无症状，随着病情进展出现局部症状和全身症状，前者如胸痛、胸闷、咳嗽，甚至上腔静脉阻塞综合征，后者如发热、盗汗、食欲减退、乏力、消瘦等。X线上常表现为前纵隔或（和）内脏纵隔的块影，胸部CT可显示肿块边缘是不规则的，密度是不均匀的，周围的血管结构或周围组织被块影推移或被包绕的影像。

确诊依靠活检，方法包括：经皮穿刺活检、颈部或腋下淋巴结切除活检、纵隔镜、胸腔镜或开胸活检。诊断确立后应化疗或（和）放疗。长期生存率可达70%～80%。

（2）非霍奇金淋巴瘤：非霍奇金淋巴瘤侵犯纵隔较霍奇金病少，分别为5%和75%。非霍奇金淋巴瘤累及腹腔淋巴结和头颈部Waldeyer环淋巴组织者多。纵隔内可发现许多类型的非霍奇金淋巴瘤，常见的包括：①大细胞淋巴瘤；②淋巴母细胞淋巴瘤。

1）大细胞淋巴瘤：这类淋巴瘤是由中心滤泡细胞、T淋巴母细胞、B淋巴母细胞等不同类型的细胞组成。好发于年轻人，临床上较早出现气短、胸痛、咳嗽、疲劳、不适、体重下降或上腔静脉综合征。X线上表现为前纵隔或前上纵隔的不规则块影，常能看到肺实质的改变和胸腔积液的征象。胸部CT显示肿块密度不均，大血管常被肿瘤包绕，压迫甚至闭塞，以及胸腔、心包积液等。活检可以证实诊断。腹部CT和骨髓穿刺有助于分期。确诊后应化疗。55%～85%的患者治疗初期反应良好，但只有

50% 的患者才能获得 2 年以上的无病生存。放疗适用于病灶巨大者，因为巨大病灶者化疗后易复发。

2）淋巴母细胞淋巴瘤：好发于胸腺区域。20 岁以下的青年人多见，约占这个年龄组淋巴瘤的 33%。症状严重，有的出现急性呼吸困难。X 线和 CT 表现与其他类型的非霍奇金淋巴瘤相似。确诊后给予联合化疗，多数患者最初的反应良好，但缓解的时间较短。预后差。

6. 胸内甲状腺肿瘤 甲状腺肿瘤是内分泌腺肿瘤中最为常见的疾病之一，位于颈部者临床易被发现。胸腔内甲状腺肿为胸骨后或纵隔单纯甲状腺肿大或甲状腺肿瘤，因其位于胸骨后或纵隔内，不易被发现，给诊断和治疗带来一定困难，占纵隔肿瘤的 1% ~5%。

（1）病因与发病机制：胸腔内甲状腺肿可部分或全部位于胸腔内，依其生成的来源将其分为两类。

1）胸骨后甲状腺肿：它与颈部甲状腺有直接联系，又称继发性胸骨后甲状腺肿，此病变占胸内甲状腺肿的绝大多数。其发生的原因往往是原来的颈部甲状腺肿，位于颈前两层深筋膜之间，两侧有颈前肌群限制，加之甲状腺本身的重力，故较易向下发展。接触到胸廓入口后，又受到胸腔负压的吸引，于是促使肿大的甲状腺向胸内坠入。此类胸内甲状腺肿亦称为坠入性胸内甲状腺肿。根据其坠入程度，又可分为部分型或完全型。其血供主要来源于甲状腺下动脉及其分支。

2）真性胸内甲状腺肿：由于胚胎期部分或全部甲状腺胚基离开原基并在纵隔内发育而成。此类型称为迷走性胸内甲状腺肿，血供主要来源于胸部的血管。临床上比较少见。

（2）临床表现：胸内甲状腺肿占甲状腺疾病的 9% ~15%，占纵隔肿瘤的 5.3%。女性多于男性，男女之比为 1 :(3 ~4)，发病年龄高，40 岁以上最多。临床症状主要是由于肿块压迫周围器官引起，如压迫气管引起呼吸困难、喘鸣；压迫上腔静脉引起上腔静脉综合征；压迫食管引起吞咽困难；压迫胸导管引起乳糜胸或乳糜心包等。症状的轻重与肿块的大小、部位有关。大约 1/3 的患者无症状，个别患者因肿块嵌顿在胸廓入口处或自发性、外伤性出血而引起急性呼吸困难。坠入性胸内甲状腺肿，行体格检查时可在颈部触及肿大的甲状腺，并向胸内延伸，往往触不到下极。

（3）诊断

1）胸内甲状腺肿以女性为多，仔细询问病史及临床表现，注意了解患者过去有无颈部肿物自行消失史。

2）X 线检查：胸部 X 线检查为首选，通常可见上纵隔增宽或前上纵隔椭圆形或圆形阴影，上缘可延伸至颈部，阴影内有钙化点，部分病例可见气管受压移位。10% ~15% 的胸内甲状腺肿位于后纵隔、下纵隔甚至接近膈肌水平。胸内甲状腺肿虽然来源于甲状腺左右两叶的机会相等，但由于下降的甲状腺肿在左侧遇到锁骨下动脉、颈总动脉及主动脉弓的阻挡，而在右侧只有无名动脉，其间隙较宽无阻挡，故以右侧较多。

3）CT 扫描：可以更加详细地了解肿块的情况，典型的征象如下：①与颈部甲状腺相连续；②边界清晰；③伴有点状、环状钙化；④密度不均匀，伴有不增强的低密度区；⑤常伴有气管移位；⑥CT 值高于周围肌肉组织。

4）放射性核素[131]I 扫描：可帮助确定肿块是否为甲状腺组织，也可确定其大小、位置或有无继发甲亢的热结节。

5）MRI 和 B 超：可进一步了解肿块与周围组织关系，显示肿块与甲状腺的血供有关的"血流"排泄，提示肿块的内在本质，排除血管瘤的可能；B 超可以明确肿块是囊性或实性。

（4）治疗：胸内甲状腺肿多有压迫症状，部分有继发性甲状腺功能亢进症状，其恶变的倾向较大，故胸内甲状腺肿一旦诊断明确应尽早手术治疗。手术方法可因肿块的部位、大小、形状、深度及周围器官的关系而定。对有继发性甲亢者，术前应充分行抗甲亢药物治疗，待准备充分后方可手术。

术后主要并发症是出血、喉返神经损伤及气管梗阻。无论采用何种切口，只要注意从被膜内钝性分离肿物就能避免损伤喉返神经。甲状腺下动脉结扎牢靠，肿物切除后缝合残留的被膜囊，可有效防止术后出血。造成术后气道梗阻的原因除局部出血压迫外，主要是因气管壁软化而导致管腔狭窄。术中如遇到上述情况，除采取相应措施外，术后可酌情延长气管内插管的停留时间，必要时行气管切开术。

7. 纵隔间叶性肿瘤 纵隔间叶性肿瘤包括脂肪源肿瘤、血管源肿瘤、淋巴源肿瘤、肌源性肿瘤和纤维组织源肿瘤。这类肿瘤约占纵隔肿瘤的5%。男、女差别小，且恶性率较低。

（1）脂肪源肿瘤

1）脂肪瘤：成人男性稍多。50%无症状，组织学上由成熟脂肪细胞构成。常延伸入颈部或肋间、椎管内。密度淡，外周模糊，有时体积很大，手术切除不困难。

2）脂肪肉瘤：40岁以上多见，无包膜，常有明显胸痛，边界不清晰。切除不完全时易复发，放、化疗疗效差，故复发时有条件患者可再次手术。

3）脂肪母细胞瘤：婴儿多见，由不成熟脂肪细胞组成，有浸润、复发恶性行为，尽量完全切除为首选治疗。

4）冬眠瘤：少见，前纵隔肿瘤起源于棕色脂肪残体，多可手术切除。

（2）血管源肿瘤：临床多见于前纵隔，90%属良性，按Bedros（1980）意见分成两大类如下。

1）由血管增生形成：90%为血管瘤和毛细血管瘤，腔静脉型和血管肉瘤少见。①血管瘤：肿瘤紫红色，质软，不定形态，无完整包膜，多见于内脏区或椎旁沟，偶扩展到胸壁、颈部及椎管内，少数有出血表现。虽为良性，手术切除仍有必要，放疗不敏感；②血管肉瘤：除起自心脏、大血管和心包外，尚未见起自纵隔其他部位的报道。

2）由血管外、中、内膜细胞增生形成：①血管外皮细胞瘤：老年多见，肿块实质性，界限清楚，偶见起自心包，良性或恶性均有，应尽量手术切除；②血管内皮细胞瘤：组织学表现介于血管瘤和血管肉瘤之间，属低度恶性，手术也应广泛切除，对复发者有作者采用放疗；③平滑肌瘤和平滑肌肉瘤：起自血管中膜的平滑肌细胞，肺动脉和肺静脉多见，手术切除或放疗（肉瘤）。

（3）淋巴管源肿瘤：少见，多为颈部向纵隔延伸，发病多为成年，多见于内脏区或椎旁沟，包膜可不完整，可深入器官间隔中，X线可呈现骨侵蚀，偶表现有乳糜胸。手术切除为有效治疗。

（4）肌源性肿瘤：除上述平滑肌性肿瘤外尚有横纹肌瘤和横纹肌肉瘤，胸内的仅占全身横纹肌瘤的2%，亦可位于肺内，争取手术切除，不能完全切除的考虑放、化疗。

（5）纤维组织源肿瘤：临床少见。①局限性纤维瘤：良或恶性，多能切除；②纤维瘤和纤维瘤病：指起自纤维母细胞的肿瘤，边缘不清楚，有局部复发但无转移；③纤维肉瘤：恶性，巨大瘤可伴有低血糖症状，能完全切除者少，颈后差；④恶性纤维组织细胞瘤：高龄者多，切除后尚需加放疗。

（6）其他：软骨瘤、软骨肉瘤、骨肉瘤、滑膜肉瘤、脑膜瘤、黄色瘤和多能间叶瘤（良、恶性等）。

二、胸壁肿瘤

胸壁肿瘤包括各种各样的骨骼及软组织肿瘤，其中包括原发性和转移性骨骼及软组织肿瘤，以及邻近器官如乳腺、肺、胸膜和纵隔的原发性肿瘤直接侵犯胸壁形成的肿瘤。但不包括皮肤、皮下组织及乳腺的肿瘤。

（一）胸壁的解剖

胸骨、肋骨及胸椎等构成的支架为胸廓。胸廓外被肌肉，内衬胸膜，共同构成胸壁。胸廓上口由胸骨、锁骨、第1肋骨及第1胸椎围成，有气管、食管及大血管通过。胸廓下口由膈肌封闭，仅有三个裂孔分别供主动脉、下腔静脉和食管通过。

1. 主要肌群 具体如下。

（1）胸前外侧肌群

1）胸大肌（pectoralis major）：起于锁骨内侧半和胸骨前面及第1~5肋软骨，止于肱骨大结节嵴，使肩关节内收、屈、旋内。

2）胸小肌（pectoralis minor）：起于第3~5肋，止于肩胛骨喙突，拉肩胛骨向前下有提肋功能。

3）前锯肌（serratus anterior）：起于上8肋外面，止于肩胛骨内侧缘，固定肩胛骨于胸廓。

（2）背部浅层肌

1）斜方肌（trapezius）：起于上项线、枕外隆突、项韧带和全部胸椎脊突，止于锁骨中外1/3、肩峰、肩胛冈，上部肌束收缩提肩，中部肌束收缩使肩胛骨靠近中线，下部肌束收缩降肩。

2）背阔肌（latissimus dorsi）：起于下6胸椎棘突、腰椎棘突、骶中嵴、髂嵴后部，止于小结节嵴。使肩关节内收、内旋、后伸。

3）菱形肌（rhomboideus）：起于第6、7颈椎棘突，上4胸椎棘突，止于肩胛骨内侧缘下部，上提和内旋肩胛骨。

2. 肋骨和肋间隙　具体如下。

（1）肋骨（costal bone）共12对，后端由肋骨小头和肋骨结节与椎体和横突相连；前端为肋软骨，第1~7直接与胸骨相连，称为真肋；第8~10肋与上一肋软骨相连，构成肋弓，称为假肋；第11、12肋前端游离，称为浮肋。

（2）肋间肌肉、血管和神经：①肋间外肌（intercostale externi）：起于上位肋骨上缘，止于下位肋骨上缘，纤维方向斜向前下方，作用为上提肋骨助吸气；②肋间内肌（intercostalsinte）：起于下位肋骨上缘，止于上位肋骨肋沟的外下方，纤维方向斜向前上，作用为降肋助呼气；③肋间血管、神经：肋间动脉除最上两条发自锁骨下动脉的甲状颈干以外，其余均发自胸主动脉并进入相应肋间隙。在肋角之前，肋间血管、神经行于肋沟；肋角之后，则行于肋间隙中间。肋间动脉在近肋角处常分出一副支，沿下位肋骨上缘前行。肋间动脉在肋间隙前部与胸廓内动脉的肋间支吻合，从而在每个肋间隙形成一个动脉环；④胸廓内动脉（internal thoraclcartery）起自锁骨下动脉，位于肋软骨后方，距胸骨外侧1~2cm处下行。

（二）胸壁肿瘤的分类

胸壁肿瘤的分类方法繁多，临床实用的分类方法如下：①原发性：约占60%，包括良性与恶性肿瘤；②继发性：约占40%，继发性肿瘤几乎都是转移瘤。多半来自乳腺、肺、甲状腺、前列腺、子宫或肾等的转移瘤或胸膜恶性肿瘤直接扩散而来。胸壁肿瘤的症状与体征在早期可能没有明显的症状，有时在体检时才发现胸壁有肿块，症状的轻重与肿瘤的早晚、大小、发生的部位及病理类型有关。常见的症状是局部有疼痛和压痛，一般为持续性钝痛，如肿瘤累及肋间神经可出现肋间神经痛。晚期恶性肿瘤可有全身症状，如消瘦、贫血、呼吸困难或胸腔积液等表现。由于胸膜间皮瘤常累及胸壁引起疼痛症状较明显，本章将作重点介绍。

1. 胸膜间皮瘤　胸膜间皮瘤是一种少见肿瘤。1937年，Klemperer和Rabin将间皮瘤分为局限型及弥漫型两种；1942年，Stout和Murray通过细胞培养证实肿瘤起源于间皮组织。

病理将胸膜间皮瘤分为两大类：①良性间皮瘤，多数是（纤维）无细胞型；②恶性间皮瘤，通常又分为上皮型、（纤维）肉瘤型和混合型（双相细胞分化）3种类型。临床上将胸膜间皮瘤分为2种：①局限型间皮瘤，多数是良性，少数为恶性；②弥漫型间皮瘤均为恶性。

（1）局限型胸膜间皮瘤：局限型胸膜间皮瘤属少见肿瘤。本病与接触石棉无关，男、女发病率相同。

1）病理学特征：局限型胸膜间皮瘤通常为有包膜的实质性肿瘤，其特点是成纤维细胞样细胞与结缔组织无规则混合体，是由原始间皮层下的间充质细胞发生的，而不是由间皮细胞本身发生的。

局限型胸膜间皮瘤既可以是良性的，也可以是恶性的。良性胸膜间皮瘤通常是由壁层胸膜发生的带蒂肿瘤，一般小于10cm，细胞成分相对较少，且有少数有丝分裂像。偶尔良性局限型胸膜间皮瘤可以长得很大，充满整个胸膜腔。

2）临床表现：大多数患者为体检发现胸腔肿块，少数患者临床表现为咳嗽、胸痛、呼吸困难，部分患者有低血糖，其机制还没有完全了解，可能与胰岛素类多肽的分泌及高血糖素的减少有关。一旦切除肿瘤，血糖即完全恢复正常。胸腔积液和杵状指是局限型胸膜间皮瘤的常见体征，但仅见于3%~31%的患者。一般认为只有恶性局限型胸膜间皮瘤才出现咯血，肺性骨关节病仅和良性局限型胸膜间皮瘤有关。

3）治疗：彻底的手术切除是唯一的治疗手段。手术越早，切除的越彻底，效果越好。如果肿瘤切除不完全，不但可以局部复发，而且会发生广泛播散性转移，且在确诊后2~5年内死亡。即使肿瘤巨大，也应争取手术切除。术中可能因失血多，创伤大，肿瘤挤压，心脏负担过重而出现严重并发症。所以，术前须做好充分准备，术中加强监护，术后注意护理。局限型胸膜间皮瘤可以是良性，也可以是恶性。良性间皮瘤术后也可以复发。复发多见于术后5年，最长者为术后17年，但仍可切除而获得良好效果，偶见复发多次后变成恶性者。恶变者可加用放疗和化疗。

（2）弥漫型胸膜间皮瘤

1）流行病学特征：弥漫型胸膜间皮瘤是一种恶性肿瘤，它较局限型胸膜间皮瘤更常见。主要高发期在60～69岁年龄段。恶性间皮瘤主要是一种成年疾病，因为从接触致病因素到发病有很长潜伏期，但儿童偶尔也可患病，恶性胸膜间皮瘤有时在青年时期发生。

2）致病因素：石棉与恶性胸膜间皮瘤密切相关，1960年首次明确了弥漫型恶性胸膜间皮瘤的流行病学，证实石棉接触是诱发恶性胸膜间皮瘤的主危险因素。还有一些少见致病因素，包括放射线接触史、天然矿物纤维、有机化合物、病毒、非特殊工业接触、复合致癌因素、遗传易感因素等。

3）病理学特征：胸膜间皮瘤由多能性间皮或浆膜下层细胞发生，这些细胞可发展为上皮性或肉瘤样肿瘤。与局限型胸膜间皮瘤相反，弥漫型胸膜间皮瘤几乎总有上皮成分，然而其组织学图像多种多样，经常为上皮和肉瘤样成分的混合物。免疫组化分和电镜检查才是标准的诊断手段。

4）临床表现：呼吸困难和胸痛是最常见的症状，见于90%的患者。少部分患者有体重减少、咳嗽、乏力、厌食和发热，极少有咯血、声音嘶哑、吞咽困难、Hornner综合征和呼吸困难（由自发性气胸引起）。体格检查通常无阳性发现，仅表现为受累胸廓叩诊呈实音和呼吸音减弱。局部晚期肿瘤患者可触及肿块、胸壁弥漫性肿瘤浸润，以及罕有锁骨上淋巴结肿大。

5）诊断：胸膜间皮瘤是相对少见的肿瘤。近年来虽有增多趋势，仍容易被临床医生忽略。胸膜间皮瘤缺乏特征性症状和体征，所以对有胸闷、胸痛、咳嗽、气短和（或）伴有胸腔积液的患者要想到此病，有必要做进一步检查。

胸部CT检查：胸部CT是目前最准确的无创性检查方法，用于疾病分期、疗效判断和监测术后复发。恶性胸膜间皮瘤的影像学表现多变且无特异性。大量胸腔积液常常是早期胸膜间皮瘤的唯一表现，CT可见胸膜上出现多发的分散的肿块。以后肿块变得清晰，并常与多发性包裹性积液混合存在。也可以开始表现为一个明显的胸膜肿物，最终广泛受累，最后形成厚厚的不规则胸膜外壳包围肺，胸膜腔消失。肿瘤局部扩散可以出现纵隔淋巴结肿大，肿瘤直接侵犯纵隔，心包受侵伴心包积液，侵及胸壁或穿透膈肌。

细胞学检查：由于大多数患者有胸腔积液，胸膜腔穿刺常是最初的诊断手段。只有30%～50%患者胸水细胞学检查可检出恶性细胞。

活组织检查：经皮穿刺胸膜活检有1/3的病例可以诊断出恶性，但此方法通常不能给病理学家提供足够大的标本进行免疫组化或电镜研究，而对于确诊有极其重要的意义。胸腔镜是最合适的诊断方法，因为至少80%的患者可以得到明确诊断，而且手术创伤较小。

6）治疗：同其他恶性肿瘤一样。恶性胸膜间皮瘤的治疗方法包括：手术、放疗、化疗、免疫治疗等综合治疗。但是，治疗方法的选择受一些不同于其他恶性肿瘤的因影响。如肿瘤的位置和范围以及患者的一般情况。

放疗：单纯放疗由于受诸多条件，如患者年龄偏大、纵隔内重要脏器不能耐受大剂量放射等的限制，因此放疗的应用受到限制，一般单侧胸廓的放疗剂量应控制在4 500cGy以下，以避免损伤心脏、食管、肺及脊髓。中等剂量的放疗有助于控制疼痛胸膜扩散，但其对恶性胸膜间皮瘤的疗效较差，不能令人满意。与化疗联合应用，疗效好。

化疗：可用于治疗恶性胸膜间皮瘤的化疗药物包括多柔比星、环磷酰胺、顺铂、卡铂、甲氨蝶呤、5－阿糖胞苷及5－氟尿嘧啶等。化疗的有效率约为20%。不能证明联合化疗优于单药化疗。顺铂与多柔比星联合化疗的有效率为13%，而顺铂与丝裂霉素联合化疗的有效率为28%。现在一种新的抗肿瘤药培美曲塞（力比泰）联合顺铂化疗能有效提高患者的生存率。但是，化疗作为术后的辅助治疗，可望提高患者术1年及2年的生存率。

免疫治疗：已有临床及动物实验证实干扰素对恶性胸膜间皮瘤有一定的作用。如干扰素可直接抑制体外培养的胸膜间皮瘤细胞的增殖；干扰素 α1 与丝裂霉素 C 联合应用治疗裸鼠的间皮瘤细胞种植，有一定疗效。

手术指征：多数学者认为年龄在 60 岁以下，能耐受胸膜全肺切除的 I 期患者是手术适应证。术前选择应注意：①CT 扫描和 MRI 检查显示单侧胸腔肿瘤能完全切除；②肺功能测定 $FEV_1 > 1L/s$；③患者无手术禁忌证和其他脏器疾病者。对于 II、III、IV 期患者，明确诊断后采用放射治疗和化疗，可缓解疼痛，延长寿命。

有关恶性胸膜间皮瘤的诊断、分期以及治疗还处于探索阶段，该病的自然病史不甚清楚，可能与早期诸多文章把转移性腺癌误认为间皮瘤有关，增加了对该病评价的困难性。依靠光学显微镜不能诊断该病，必须通过手术或胸腔镜获得大样本本，依据电子显微镜及免疫组化分析才能确诊。病史中，约一半的患者有石棉接触史，近 1/4 的病例影像学特征为一侧胸廓变小且伴有胸膜结节肿物，胸腔镜若发现肿物位胸膜基底部，可能有助于诊断。除手术外，控制局部复发及远处转移仍是探索治疗恶性胸膜间皮瘤的方向。

2. 常见胸壁肿瘤　具体如下。

（1）胸壁软组织肿瘤

1）脂肪瘤和脂肪肉瘤：脂肪瘤为胸壁常见的良性肿瘤，由成熟脂肪细胞组成，有完整的包膜，肿瘤内有纤维束间隔与皮肤、筋膜相粘连，好发于皮下，亦可见于肌间。脂肪肉瘤属恶性肿瘤，主要由不成熟脂肪母细胞构成。来自胸壁深层脂肪组织或乳腺，质稍硬，包膜不完整，多分叶结节状，周围呈浸润性生长。切面有时在脂肪组织中有黏液性变和出血。转移途径以血行为主，易转移至纵隔、肺和肝。手术切除是治疗脂肪瘤的主要方法。脂肪肉瘤对放疗、化疗不敏感。手术中应彻底切除，防止复发。

2）纤维瘤与纤维肉瘤：原发于胸壁深部筋膜，肌腱或骨膜比较少见，纤维瘤常有恶变可能。纤维瘤常发生于皮下浅表组织中，质地较硬，大小不等，多与肌长轴固定，在横轴方向可活动。纤维瘤生长缓慢，疼痛不明显。纤维肉瘤多发生于深部，生长快，有剧痛，瘤体表面皮肤发热，浅表静脉扩张。切面呈均匀粉红色，致密的鱼肉状。晚期可发生转移，转移途径经血行和淋巴途径，临床以血行为主，转移率可高达 25%。手术后局部复发率更为常见，可达 30%～60%。故首次手术治疗的彻底性是治愈的关键，早期作根治性切除，部分患者可获治愈，对放疗及化疗均不敏感。

3）神经源性肿瘤与神经纤维肉瘤：多见于后纵隔，亦可发生在胸壁上，沿肋间神经及其分支分布。常见有神经纤维瘤，神经鞘细胞瘤及神经节细胞瘤三种。发生在胸壁的肿瘤多为孤立圆形或椭圆形，有包膜，以神经纤维瘤多见。一般症状不明显，瘤体增大压迫神经时可出现相应的症状。神经纤维肉瘤多发生在 30 岁以后，生长较快、受累的神经支配范围感觉障碍及疼痛，晚期亦可发生转移。对单个孤立的神经源性肿瘤，应手术切除；对神经纤维肉瘤应早期作根性切除。

（2）胸壁骨骼肿瘤

1）良性肿瘤

骨纤维结构发育不良及骨化性纤维瘤：骨纤维结构不良又称为骨纤维异常增殖症，是肋骨常见的良性肿瘤，占 20%～35%，好发于中、青年，骨化性纤维瘤又称骨纤维瘤或纤维性骨瘤，亦属骨纤维性发育不良，是骨内纤维组织增生改变，两者在临床和 X 线片表现十分相似、不易鉴别。多认为是同一种疾病，也有人认为骨化性纤维瘤是骨纤维结构不良的亚类，在组织形态学上两者有一定区别。前者纤维性骨小梁一般不形成板状骨，小梁边缘无成排的骨母细胞，临床好发于肋骨；而后者的骨小梁周围则围着成排的骨母细胞，并有板状骨形成，临床好发于颅骨。临床症状一般不明显，主要表现为病变压迫肋间神经时可引起胸疼不适。诊断主要靠 X 线片和病理检查。X 线片表现为肋骨病变处膨大，呈纺锤形或圆形，骨皮质薄，病变中心具有疏松的骨小梁结构，与恶性巨细胞瘤或肉瘤的鉴别有一定困难，需病理检查诊断。

手术切除病变的肋骨，可完全治愈；多发性的肋骨病变不宜全部切除，因本病的恶性变不常见，可选择切除疼痛明显的肋骨，可能会缓解疼痛。

骨软骨瘤：为常见肋骨良性肿瘤。常见于青少年，多发生在肋骨、肋软骨的交界处或胸骨软骨部，生长缓慢，有恶性变可能。起源于骨皮质、由松质骨、软骨帽及纤包膜组成，临床为无痛性肿块，表面光滑或呈结节状，质地坚硬，可向内或向外生长。X线常见顶部为圆形或菜花状，边界锐利，带有长蒂或宽阔基底的肿块阴影，且有不规则的钙化软骨帽，瘤体内有松质及软骨，有不规则密度减低区，无骨膜反应。

治疗：须作广泛切除，切除不彻底时易复发。

2）恶性肿瘤

软骨肉瘤：在胸壁恶性骨骼肿瘤中软骨肉瘤是常见的一种，占45%～60%。临床表现与软骨瘤相似。生长缓慢，多数人认为，开始即是恶性，但也有人认为是在良性软骨瘤的基础上恶变而成。软骨肉瘤常侵犯邻近组织，但极少向远处转移。

诊断：仍以X线片为主要手段。X线片和CT片的特征性改变是肋骨有破坏透亮的同时，半数以上伴有点状斑点状钙化灶，可有骨膜反应机化而致皮质增厚。

治疗：手术治疗是主要方法，手术切除不彻底易复发，故应彻底切除。术前设计好胸壁重建的材料。若术后复发可再次切除，也有可获得长期存活。

骨肉瘤：过去称为成骨肉瘤，不及软骨肉瘤常见，是一种比软骨肉瘤更为恶性的病变，约占胸壁恶性肿瘤的15%左右，好发年龄在11～30岁。多发于四肢长骨，亦发生在胸骨，瘤细胞可直接产生肿瘤性骨质，多数骨肉瘤穿透骨皮质，侵犯邻近软组织，早期即可发生血行转移，最常见转移到肺。

临床症状明显，主要为疼痛和肿胀，剧烈的疼痛有时难以忍受，夜间尤甚。如肿瘤侵袭脊椎或神经丛时，可有相应的脊髓受压及上肢神经痛症状。全身症状出现早，可消瘦、乏力、食欲减退、贫血、血沉快、白细胞增多及血清碱性磷酸酶增高等。可有"跳跃"病灶。局部有肿胀、皮肤发热、变红、压痛明显，瘤体软硬不定。

X线的影像改变，取决于骨肉瘤的组织类型是以何种成分为主，组织学上主要成分可以是纤维性、软骨性或骨性。可分三型：①溶骨型：以纤维性成分为主，表现骨小梁破坏消失，侵蚀穿破骨皮质，进入骨膜下继续生长，形成Codman三角，伴有软组阴影；②成骨型：以骨性成分为主，表现呈广泛致密阴影，无骨小梁结构，无明显边界，可侵入软组织，伴明显的骨膜反应，从骨膜到肿瘤表面，有呈放射状排列的新生状骨小梁；③混合型：介于两者之间，溶骨和成骨表现同时存在，骨膜反应明显。

治疗：应尽早手术治疗，作胸壁广泛切除，胸壁重建，对放疗和化疗不敏感，预后不佳。

（蔡佳荣）

第四节　血管肿瘤

一、血管瘤及血管畸形

血管瘤和血管畸形是皮肤软组织常见的良性血管疾病，据统计占良性占位性病变的7%，小儿多见。此类病变虽然是良性肿瘤，但它们会影响外观及功能，严重者甚至导致死亡。

（一）发展史及分类

血管瘤传统上按形态学分为毛细血管瘤、海绵状血管瘤、蔓状血管瘤和混合型血管瘤。但这一分类方法命名复杂，且与血管瘤的自然病程及临床特征无直接关联，在指导临床治疗及进行疗效的比较中难以发挥作用。1982年Mulliken和Glowacki提出了生物学分类方法，它依据血管内皮细胞生物学特性、病理组织学特点及临床表现将血管瘤分为血管瘤（he - mangiomas）及血管畸形（vascular malformations）两大类。血管瘤常于出生后1个月内出现，以血管内皮细胞的异常增生为特征，常伴有肥大细胞数量的增加，需经历增生期、稳定期和消退期，最终一部分血管瘤可以完全消退。血管畸形于出生时即已存在，但无血管内皮细胞的异常增生，以血管的形态发育异常为特征，生长速度与患儿发育同步，且从不消退。这种分类方法对血管病变的诊断、鉴别诊断、治疗方法的选择以及预后判断等，有更实际的指导作用。目前此分类方法逐渐被国内外学者采用，且已被国际血管异常研究协会（Interna - tional So-ciety for the Study of Vascular Anomalies，ISSVA）所采纳。1996 年 Enjolras 0 等根据血管瘤的生物学特性，提出了血管性肿瘤（vascular tumor）的概念。它扩展了血管瘤的范围，包括了常见的婴儿型血管瘤、先天性血管瘤、复杂性血管瘤及综合征，同时还包括了 Kaposi - form 血管内皮瘤、丛状血管瘤、纺锤形细胞血管内皮瘤（spindle - cell he - mangioendothelioma）、脓性肉芽肿（pyogenic granuloma）等少见类型的血管瘤类型。Jackson 等认为按照血管造影、多普勒超声、磁共振显像结果所提示的血流动力学特点可以将血管畸形进一步分为高流量型血管畸形和低流量型血管畸形。这一分类方法为临床医师认识、区别两种不同类型血管发育异常（vascular anormalies）的生物学行为、自然病程、组织学特征及愈后提供了依据。该病发病机制仍不完全清楚。血管瘤的研究至今仍被认为是外科临床中有挑战性的疾病之一。

（二）临床表现和诊断

1. 毛细血管瘤分类　具体如下。

（1）草莓状血管瘤又称增殖性血管瘤，是婴幼儿最常见的良性肿瘤，新生儿发生率约为 1%，多发生于女性，通常在出生初几天发现。可分布于全身，甚至还累及肺、肝等内脏器官，但相对好发于面颈部和头皮。开始时多表现为蚊咬状或针尖样红点，也可出生时即为片状，多数在以后数月内向周围扩展，高出皮肤，颜色鲜红或暗红，质软，表面如草莓状的颗粒样结构，因此取名"草莓"。手指压迫检查，其色泽和大小无明显改变，可与海绵状血管瘤鉴别。生长速度有的十分缓慢，有的则能在数周内累及大片正常组织，并向深部扩展，破坏性强。体表病灶周围先出现卫星灶，以后与中心逐渐融合，也可多中心生长。通常在1～4岁间逐渐消退，当病灶中开始，出现灰白点，并逐渐扩大或融合，皮下的肿块开始软化，即提示进入消退期。完全或部分自然消退是此类血管瘤自然病程的重要特征，其机制目前尚不明了，病理基础是幼稚的毛细血管变性，代之以纤维、脂肪组织。

Kasabach - Merrit phenomenon（KMP）最早于 1940 年被报道，它是指巨大毛细血管瘤同时伴有血小板减少的一类疾病，故当时称这一现象为 Kasabach - Memitt syndrom（KMS）。之后，凡是具有血管瘤或血管性病变出现血小板减少或凝血功能异常，无论症状轻重或者何种原因引起，都被认为是 KMS。KMS 是相对常见的与毛细血管瘤相关的综合征，表现为婴幼儿大面积的毛细血管瘤伴发血小板减少性紫癜。贫血和血小板减少的原因是由于血细胞在血管团内的堆集和破坏，是血管瘤内的弥散性血管内凝血（DIC）。此综合征在血管瘤的婴幼儿人群中仅占 1%，但病死率高达 50%。

（2）葡萄酒色斑或鲜红斑痣，俗称"红胎记"，发病率仅次于草莓状血管瘤，大约 0.3%，典型的葡萄酒色斑是由真皮层内无数扩张的毛细血管所组成的红色或粉红色的皮肤斑块，性质上属于先天性，真皮层毛细血管过多伴扩张畸形累及较浅的表皮下层，可产生易出血的丘疹。可发生于全身任何部位，但以面颈部多见，在颜面部又以右侧眼睑以下部位多见。往往出生时即表现为粉红色、平坦、边缘不规则、界清斑块。随着年龄增长，颜色加深变红、发绀，病灶很少再扩展但病灶面积随身体生长而相应增大，终生不消退。65% 患者在 40 岁前可增厚和出现结节，创伤后易于出血。葡萄酒色斑同时累及眼神经和上颌神经时，患眼有 15% 的机会可合并难治性青光眼。

此外，面部存在葡萄酒色斑时，1%～2% 的患者可能伴有同侧的软脑膜血管畸形，称为 Sturge - Weber 综合征。与此相关的最常见的是 Klippel - Trenaunay 三联征：葡萄酒色斑、皮下静脉曲张及肢体长度差异。此变化较多累及较短侧的肢体，患者常表现为软组织及骨骼过度增粗肥大，而且常伴有静脉系统的缺如或发育不良。

2. 海绵状血管瘤　海绵状血管瘤是在出生时即出现的低血流量的血管畸形，又称为毛细血管－静脉畸形。血管损害一般发展较慢，常在儿童期或青春期增大，成人期增大不明显。大多数静脉畸形呈海绵状，故名海绵状血管瘤。病变除位于皮肤和皮下组织外，还可发生在黏膜下，肌肉甚至骨骼。好发于颊、颈、眼睑、唇、舌、口底。海绵状血管瘤透过皮肤呈深浅不同的暗蓝色，触诊如海绵，但有时因为存在静脉石或血栓可扪及硬结，并有暂时性局部压痛，没有震颤或搏动，瘤体可被压缩，哭闹及激烈运动时肿物显著膨胀，通常不伴有疼痛等不适。体位移动试验阳性，即瘤体低于心脏平面时瘤内血液回流受阻,瘤体增大,瘤体高于心脏平面时血液回流通畅,瘤体缩小。肿瘤长大时可引起颜面、唇、舌畸形和功能障碍,继发感染可引起疼痛、肿胀,表面溃疡,并有出血危险。

3. 蔓状血管瘤 约占血管瘤1.5%。它是包含有小动脉和小静脉吻合的血管瘤,多数是单发性小动脉和小静脉瘘形成的血管瘤。常见于头面部和肢端(手指、足趾和手掌、足底)。多见于成年人,幼儿少见。肿瘤高起呈念珠状,表面皮肤温度较正常皮肤要高,有搏动感,扪诊有震颤感,听诊有吹风样杂音。若在近心端压迫供血支,则肿瘤的搏动和杂音消失。蔓状血管瘤可有疼痛,侵犯皮肤可发生局部溃疡,经常出血感染,溃疡长期不愈合,如累及较多的四肢肌群者则影响运动能力。由于蔓状血管瘤的病理特点,血管瘤不能自行消退。

4. 血管内皮瘤 血管内皮瘤是由血管内皮细胞增生所形成的肿瘤。可以发生于任何年龄和任何部位。肿瘤的大小和形态变异很大,多为深红色,在主要的病变周围常有小的卫星灶。症状因患病部位不同而表现不同。软组织中的肿瘤开始为单发伴有疼痛的皮下肿物。位于较大血管的肿瘤可表现为血管阻塞症状,如间歇性跛行,肢体末端水肿。位于肺的肿瘤,X线片可显示双翅性非钙化的实质性小结。位于肝的肿瘤最初症状为腹痛和黄疸,严重时可有门静脉高压症状。血管内皮瘤属于恶性肿瘤,小儿恶性程度低,而成人恶性程度极高。高度恶性的血管内皮瘤,有自发性出血倾向,如果肿瘤溃破常发生严重出血。肿瘤多经血流发生转移。该病诊断主要依据病理。预后与恶性程度有关,发生转移的患者,预后差。

5. 血管外皮细胞瘤 血管外皮细胞瘤又称血管周细胞瘤,是一种罕见的软组织肿瘤,来源于毛细血管壁外的周细胞。多为单发。中年者居多,无性别差异,好发于下肢、后腹膜和盆腔,也可发生在头颈部、躯干、上肢软组织、内脏及神经系统。肿瘤生长缓慢,无疼痛,肿瘤边界清晰,呈局限性孤立的肿物。主要表现为压迫症状。该病先天性者多为良性,但可演变为恶性。诊断主要依赖于组织病理检查。

6. 血管肉瘤 血管肉瘤也称恶性血管内皮瘤,是由血管内皮细胞或向血管内皮细胞方向分化的间叶细胞发生的恶性肿瘤,较少见。可发生于任何年龄,成人多见,少数为先天性。常见于四肢、特别是下肢,其次为躯干、头、颈部。常为蓝褐色肿物,带有一定弹性,周围有卫星灶。由于肿瘤生长迅速,血运丰富,肿瘤常有震颤、搏动和血管杂音。常侵犯邻近组织,并经血流向肺、骨骼等处转移。生长过于迅速者可导致瘤体坏死。本病诊断多依据病理检查。

(三)诊断与鉴别诊断

多数浅表血管瘤可根据病史和体征做出诊断,对皮下特别是病变弥漫者进行必要的影像学检查,对明确病变性质、范围、与周围组织的关系、制订治疗方案和预后判断都具有决定性意义。超声能清晰显示浅表软组织肿块、区分囊性与实性,彩色多普勒可显示瘤体动、静脉分布、内部细微结构及各自不同的特征,对多数浅表血管瘤可做出诊断,是诊断血管瘤的首选影像学检查方法。选择性动脉造影是目前蔓状血管瘤诊断和治疗前准备的最常用的辅助检查,可以采用快速连续射片或DSA即数字减影血管造影纪录到主要的动静脉瘘所在的部位和范围,滋养动脉、回流静脉以及它们与其他血管的关系。CT血管造影三维重建图像可立体显示血管瘤的位置、形态、范围,并能清晰显示血管的走行及与周围组织关系,对体表血管瘤的诊断、分型及治疗有重要价值。磁共振血管成像可清晰显示病灶范围及与周围软组织关系并能区分不同类型血管瘤,可分别或同时显示动、静脉,对软组织血管瘤的诊断和鉴别有重要价值,具有无创、无辐射等优点。特殊类型血管瘤只能根据切除后病理标本明确诊断。

(四)治疗

由于血管瘤和血管畸形的分类以及分期的多样化,决定了治疗方案的多样性。由于大约有10%的血管瘤有自然消退趋势,部分国内外学者认为对大多数病例的处理应以随访观察为主,尽量避免积极的治疗。对于有消退倾向的血管瘤应仔细定期观察,对于不能自行消退或继续发展的血管瘤应选择创伤小,不影响功能和外观的治疗方法。

1. 非手术治疗　具体如下。

（1）激素治疗：包括口服皮质内固醇激素治疗和病灶局部注射皮质内固醇激素两类。目前在大面积或增殖期血管瘤口服皮质内固醇激素治疗是最主要的方法。我国比较认同的治疗方案是口服泼尼松治疗。对于瘤体体积较小局限性血管瘤通常可应用局部注射激素的方法进行治疗。临床上常用"激素 + 平阳霉素"瘤体内注射，取得了较为满意的疗效，并可重复多次注射治疗。

（2）干扰素治疗：对于激素治疗效果差或不敏感的患者，干扰素治疗也是近几年来较为理想的治疗方法。但由于干扰素治疗的副作用较多，如可出现头痛、寒战、发热及包括痉挛性双瘫和颈项强直等神经系统并发症，临床上不优先使用。

（3）硬化剂注射治疗：局部硬化剂注射治疗一般适用于范围较小、局限性血管瘤。由于方法简单易于掌握，并可以重复注射、疗效肯定，是治疗血管瘤的常用方法之一。其作用机制是诱发血管内膜炎症反应，管腔内血栓形成继发纤维组织增生，导致血管闭塞，病灶萎缩变小。常用的硬化剂药物有：无水乙醇、5% 鱼肝油酸钠、明矾注射液、平阳霉素、聚桂醇注射液、50% 葡萄糖、沸水、十四烷基硫酸钠等。所引起的主要不良反应包括局部皮肤坏死、硬结、瘢痕形成、皮肤萎缩、中毒反应等。

（4）冷冻治疗：冷冻治疗主要利用液氮的挥发作用导致强低温（-96℃）作用，使瘤体及瘤体周围组织冷凝、细胞膜破裂、细胞脱水而皱缩、脂蛋白和复合物变性、微血管内血栓形成、血管腔闭塞纤维化，导致细胞死亡、组织破坏，再通过机体修复从而使血管瘤消失。冷冻治疗适用于皮肤表浅的血管瘤或厚度小于 0.5cm 面积较小的血管瘤。其主要不良反应是局部瘢痕形成、组织挛缩、局部色素减退、色素沉着形成。由于术后较易出现色素减退及瘢痕等并发症，目前已较少使用这种治疗。

（5）放射性核素治疗：放射性治疗可用于严重危及生命或功能的重症血管瘤，如血管瘤伴充血性心衰、呼吸困难以及 KM 综合征导致的血小板减少症等。其治疗原理是利用 A 射线或其他射线对血管瘤区域照射，破坏细胞蛋白质合成，导致肿瘤细胞死亡，促使血管瘤消退。放射性核素敷贴治疗，也可用于治疗早期、增生期浅表血管瘤，可在门诊或病房实施，操作较简便。但是研究表明，放射治疗皮肤血管瘤可以增加后期黑色素瘤的发病风险，因此，放射治疗及放射性核素治疗已逐渐被其他治疗方法替代。

（6）激光治疗：激光治疗血管性疾病是通过血管内的氧合血红蛋白选择性吸收光能的色基，产生热量使血管凝固或破坏，从而达到消除病变血管的治疗目的。目前常用的激光器很多，主要有脉冲染料激光（PDL）、倍频掺钕钇铝石榴石、1 064Nd：YAG 激光以及光动力疗法（PDT）等。激光主要适用于早期、浅表血管瘤的治疗。激光治疗也会伴有不良反应，主要包括疼痛、烫伤、紫癜、皮肤质地改变以及毛发脱落等症状。如果在激光治疗过程中病变继续增大时，应考虑辅助药物（激素或干扰素等）治疗。

（7）普萘洛尔：Leaute - Labreze 等于 2008 年首次报道了使用普萘洛尔治疗增殖性毛细血管瘤，并取得良好效果。目前通用的剂量为每天 1.5～2.0mg/kg，而具体疗程、停药指征、1 岁以上婴幼儿是否用药、停药后"复发"等问题仍在探讨中。也有个例报道发现普萘洛尔用于治疗 KM 综合征有效。

2. 手术治疗　手术切除是治疗血管瘤最彻底的方法。对已消退的血管瘤外观不理想的，如残留纤维脂肪血管瘤或皮肤松弛色泽不一等，也可经手术改善外观。术前要充分了解病灶的分布、血流动力学情况，充分估计术中失血及补充等。对于面部的血管瘤切除手术，应特别细微精密设计，务必使切口瘢痕不显著，不影响眼睑和口角等处。对一些范围很大、部位较深的海绵状血管畸形，尤其是体位或压缩试验明显阳性的病例，估计无法行根治切除者，也可考虑部分或大部分切除，待术后再结合其他治疗。蔓状血管瘤的手术要点是要尽可能地切除病灶，尤其是微小的动静脉瘘广泛分布的区域。同时，也要权衡切除范围过于广泛造成的术后并发症，必要时可植皮。根治性手术是恶性血管瘤的首选治疗方法。

3. 联合治疗　当前治疗方法越来越多，在遵循治疗原则的基础上，根据血管瘤生长的不同阶段，治疗应当个体化选择联合治疗方案。比如增殖期的血管瘤根据其范围的大小可选择循序渐进的治疗方案：干扰素皮下注射，口服激素或^{90}Sr 敷贴，瘤体范围缩小后可选择激光或硬化剂注射。对于面积大且基底较深的病变，单一方法治疗不佳且周期较长，联合治疗可缩短疗程协同增效。如口服激素和硬化剂联合治疗或手术联合激光治疗等。

二、动脉瘤

动脉瘤是由于动脉壁的病变或损伤，形成动脉壁局限性或弥漫性扩张或膨出的表现，以膨胀性、搏动性肿块为主要表现，可以发生在动脉系统的任何部位，而以肢体主干动脉、主动脉和颈动脉较为常见。由于其外形呈瘤状而被称为瘤，其实为动脉扩张所致的良性病变，不具有肿瘤细胞所具有的细胞增殖的特征。

（一）发展史

早在公元170年，Galen就认识到周围动脉瘤可发生破裂出血。公元2世纪，Antyllus首创动脉结扎法治疗动脉瘤，但长期内未获推广，直到1757年Hallawell结扎瘤体近端的动脉治疗胴动脉瘤后，该方法才逐渐被广泛应用。16世纪，首先由解剖学家发现了腹主动脉瘤。1582年Ambroise Pare发现动脉瘤与梅毒的关系。1761年Hunter描述了真性和假性动脉瘤。1830年Velpeau和1832年Phillips首先试用钢针穿入动脉瘤，以期促使血栓形成，开辟了动脉瘤内治疗阶段。1907年Leser采用动脉瘤切除、自体大隐静脉移植术治疗腋动脉瘤，但由于当时血管吻合技术落后，影响了该方法的发展。1950年朝鲜战争时周围血管吻合和血管移植术的广泛应用促进了动脉瘤手术治疗的发展，1951午Dubost成功施行腹主动脉瘤切除同种异体血管移植术。我国医务工作者自20世纪50年代中期开始，对此病症的诊疗技术迅速赶上世界先进水平，全国各地许多医疗单位都掌握了动脉瘤的处理原则，对各部位动脉瘤的治疗获得了良好的效果。1991年，阿根廷Paroid采用带膜支架腔内隔绝术治疗腹主动脉瘤，使动脉瘤的治疗进入了微创时代，该方法已被成功应用到其他部位的动脉瘤。

（二）病因

动脉瘤常见的原因有以下几种。

1. 动脉粥样硬化　占动脉瘤病因中的首位，多发生在50岁以上的老年人，常伴有高血压、冠心病等。动脉硬化的形成是因血脂代谢异常造成大量脂质和纤维素沉积于血管内膜所引起。动脉壁层中的营养血管狭窄、闭塞，造成动脉营养障碍，中层肌肉与弹力纤维变性而断裂，在管腔内血流的不断冲击下逐渐扩大成动脉瘤。瘤的形态以梭形为常见。

2. 动脉中层囊性变性　管壁中层因退行性病变发生肌肉与弹力纤维断裂，并伴有变性变化，因此中层脆弱而扩张，它是某些病因尚未阐明的动脉疾病的通称、病理特征是动脉壁呈囊性坏死及变性，中层侵犯尤为明显，使弹力纤维严重破坏，如白塞病、结节性动脉周围炎及血管炎等。

3. 创伤性　近年来，本病的发病率有所增加。损伤可为直接暴力使动脉壁部分破裂或完全断离，也可为间接暴力，如高压、高速力量的传递波及动脉造成严重挫伤，使动脉壁撕裂，血液外溢，被管外纤维组织或附近器官所包围成为血肿，称为假性动脉瘤。一般多在伤后几天或几周内发生，也有长期缓慢形成的。近年来医源性创伤引起动脉瘤的发生率又不断增加趋势，如血管移植后的吻合门动脉瘤，各种经动脉穿刺及插管的检查，动脉闭塞性疾病做内膜剥脱术后，均可因管壁损伤、薄弱而产生动脉瘤。创伤性动脉瘤中以假性为多见。

4. 感染性　结核、细菌性心内膜炎或脓毒血症时，病菌可侵袭动脉管壁，导致动脉壁薄弱形成感染性动脉瘤。

5. 免疫疾病　非感染性动脉瘤多由免疫疾病引起，如多发性大动脉炎、白塞综合征等。

6. 先天性　是指由于先天性因素使动脉壁薄弱而产生动脉瘤。例如，动脉壁中层节段性缺如、肌纤维发育不良和中层囊性变性导致局部薄弱等。多见于颈内动脉，特别是颈内动脉的颅内段和Willis环前段动脉。若先天性结缔组织发育不良，则可引起全身弹力纤维断裂，称为Marfan综合征，侵犯心血管系统，产生各种类型的主动脉瘤，且易破裂是其主要的特征。常合并发生某些先天性血管畸形，如动脉导管末闭和主动脉狭窄等。前者因导管管壁脆弱或有内膜炎，易引起瘤样扩张，后者固在狭窄段后的血流引起淤涡，冲击造成所谓狭窄后扩大，进而形成动脉瘤。

7. 梅毒性　主要侵犯升主动脉和主动脉弓。它是梅毒螺旋体经动脉周围淋巴管进入滋养血管和动脉外膜引起动脉炎，使中层产生营养障碍、肌纤维和弹力纤维变性的结果，为梅毒晚期的表现。目前已属罕见。

（三）分类

1. 动脉瘤的形态学类型　具体如下。

（1）囊状动脉瘤：被累血管段管壁呈球状扩张，其大者直径可达 15～20cm。由于血液流过时形成旋涡，因此，这种动脉瘤常并发血栓形成。

（2）梭形动脉瘤：血管壁呈均匀扩张，而又朝一端逐渐均匀缩小，直至达到原来的血管直径，故呈梭形。这种动脉较少发生附壁血栓。

（3）圆柱状动脉瘤：开始血管突然呈滚筒状扩张，同样又突然过渡于正常血管。可发生附壁血栓。

（4）舟状动脉瘤：血管壁呈一侧性扩张，而对侧血管壁则无变化。常见于夹层动脉瘤时。

（5）蜿蜒状动脉瘤：相近的血管段相继呈不对称性扩张，因此，被累血管呈蜿蜒状膨隆。大多见于血流方向一再改变的血管（如骨盆的动脉）。

2. 根据动脉瘤壁的结构分类　具体如下。

（1）真性动脉瘤（aneursmaverum）：最为常见，动脉粥样硬化是主要原因，乃动脉壁扩张膨大的动脉瘤，其壁由所有三层血管壁组织构成，大多数动脉瘤属于此种类型。

（2）假性动脉瘤（aneurysmaspurium）：大多由于血管外伤，血液通过破裂处进入周围组织而形成血肿，继而血肿被机化后其内表面被内皮覆盖。瘤壁为动脉内膜或周围纤维组织构成，瘤内容物常为血凝块及机化物，但瘤腔仍与原动脉管腔相通。

（3）夹层动脉瘤（aneurysmadissecans）：是动脉中层囊性坏死或退行性变，当内膜受损和在高压血流冲击下，使中层逐渐分离形成积血、膨出、动脉腔变为真腔和假腔的双腔状，有时其远端仍可与血管腔相沟通。

（四）病理变化及转归

1. 动脉瘤破裂　为动脉瘤最严重的后果。血流经过相对狭窄的血管腔至扩大的瘤体时，喷射状血流形成旋涡，瘤壁所承受的压力明显增加。按 Laplace 定律，动脉越扩张、其壁－受压力也越大。由于血流不断冲击，瘤体呈进行性增大，而扩张的瘤壁存在粥样硬化斑块和钙化，最终必然在瘤体薄弱处穿破。引起严重的大出血。

2. 动脉瘤内附壁血栓形成和远侧动脉栓塞　瘤腔内由于管壁粗糙及血流缓慢，容易形成附壁血栓，可以防止瘤体继续扩张破裂。但附壁血栓和粥样斑块的脱落有可能造成远侧动脉栓塞。

3. 继发感染　动脉瘤内血流缓慢，容易形成继发感染，症状会突然加剧，并有局部炎症的表现。继发感染动脉瘤破裂发生率明显增加。

4. 瘤壁内夹层血肿形成　血流进入瘤体产生涡流，涡流的作用使动脉内膜或中层破裂、分离，形成夹层动脉瘤样的血肿。

（五）临床表现

由于动脉瘤的部位和大小不同以及有无并发症等存在而有不同的临床表现。早期的动脉瘤多无明显症状，当瘤体增大到一定程度并发生并发症时，则有下列临床表现。

1. 症状　具体如下。

（1）搏动性肿块：为动脉瘤最常见的症状。肿块呈圆形或梭形，表面光滑，有搏动感。

（2）疼痛：一般仅感到局部轻度胀痛或跳痛，呈间歇性或持续性。可能由于动脉瘤的膨出增大、牵拉或压迫周围组织引起。但当动脉瘤逐渐增大或压迫周围神经时，则疼痛增加并产生放射痛，疼痛性质的改变往往是动脉瘤内病理过程演变的反映。如动脉瘤有感染、形成夹层或趋于破裂时，疼痛骤然加剧呈撕裂样剧痛。

（3）局部组织缺血：动脉瘤囊内附壁血栓形成或主动脉夹层动脉瘤内膜的阻挡，可使动脉管腔狭窄；血栓或粥样斑块脱落，引起瘤体远侧动脉栓塞或继发血栓形成，以上原因均可以导致远侧重要脏器缺血。脑缺血引起暂时性昏厥、耳鸣、视力障碍、昏迷，甚至偏瘫；远端肢体缺血可有间歇性跛行、皮肤麻木发凉和静息痛等。

（4）局部压迫症状：动脉瘤逐渐增大时，可压迫邻近的组织和脏器。胸主动脉瘤可压迫食管引起吞咽困难，压迫气管导致咳嗽、呼吸困难甚至窒息，压迫喉返神经引起声音嘶哑，压迫膈神经引起膈肌麻痹；腹主动脉瘤有时可压迫胆总管引起黄疸。锁骨下动脉瘤常可压迫臂丛和颈交感神经引起肢体麻木、感觉异常、轻瘫及 Hornner 综合征。

（5）出血：较常见，在少数病例中动脉瘤出血可为首发的症状，主动脉瘤突然破裂引起大量出血，引起大量出血是患者骤然死亡的原因。胸主动脉瘤破入气管可引起大量咯血、窒息。升主动脉夹层瘤破入心包可引起心包填塞。腹主动脉瘤破入十二指肠可产生上消化道出血。颈动脉瘤出血引起颅内缺血。四肢动脉瘤出血，可产生肢体急性肿胀及远端缺血的症状。

2. 体征　具体如下。

（1）搏动性肿块：是动脉瘤的典型体征，为诊断的可靠依据。肿块表面光滑、紧张而有弹性，具有膨胀性搏动的特点，搏动与患者的心率一致。

（2）压痛：多无压痛或轻度压痛。动脉瘤趋于破裂、瘤壁内夹层血肿形成或并发感染时，压痛明显。

（3）震颤：创伤性动脉瘤、动静脉瘘性动脉瘤常可触及收缩期震颤。

（4）杂音：在动脉瘤表面由于血液在瘤腔内形成涡流，常可闻及吹风样收缩期杂音。如瘤腔内有血栓机化时，杂音往往不明显或听不到。

（5）近心端血管压迫征：压迫周围动脉瘤的近心端动脉后，可出现搏动性肿块缩小，搏动、震颤或杂音减轻甚至消失。

（6）感染性征象：周围动脉瘤继发感染时，瘤体局部可有炎症体征。

（7）压迫征象：如主动脉瘤压迫上腔静脉后可引起颈静脉怒张；四肢动脉瘤压迫淋巴管和静脉后，可引起淋巴水肿及浅静脉怒张。

（8）缺血性体征：远端缺血肢体皮色苍白、皮温降低、肌肉萎缩、趾（指）端坏死、溃疡、动脉搏动减弱或消失等。

（六）辅助检查及诊断

1. X 线检查　某些动脉瘤可显示瘤壁线状钙化阴影，损伤性动脉瘤有时可看到金属异物影。

2. 数字减影造影（DSA）或动脉造影　可明确动脉瘤部位、范围、大小、动脉分支是否累及、有无侧支循环及与邻近的组织和器官的关系等情况，有助于明确诊断及拟定手术方案。

3. 血管超声检查　可以明确有无动脉瘤、动脉瘤的部位、大小、搏动及杂音，能提供瘤壁结构有无动脉硬化斑及附壁血栓，能提供主动脉瓣、心包和心功能情况。可以作为筛选和随访的主要方法。

4. CT 及 CTA　可以确诊动脉瘤，能明确瘤体的大小、部位、与周围组织的关系、动脉壁的钙化、瘤内血栓以及动脉瘤破裂后形成的血肿，为进一步手术提供较为精确的信息。

5. MRA 检查　诊断动脉瘤的作用与 CTA 大致相同，但 CTA 需要注射造影剂，对于肾功能损害的患者可以酌情选择 MRA。

6. 反应性充血试验　观察患肢侧支循环是否已充分建立。方法：先将患肢抬高，用弹性绷带自远端向上缠裹至动脉瘤的下方，以驱出肢体内血液，然后在动脉瘤上方用手指压紧动脉，直至动脉瘤的搏动消失为止；5min 后，解除弹性绷带，但手指仍继续紧压动脉，如在 2～3min 内患肢皮肤发红，直达指（趾）端，则说明侧支循环已充分建立。如在上述时间内不发红，则表明侧支循环建立不充分。

（七）治疗

1. 手术治疗　具体如下。

（1）手术适应证和禁忌证

适应证：一旦动脉瘤诊断确定，不论动脉瘤的大小，如已有破裂的高危因素原则上均应尽早手术治疗。不仅可以解除局部症状，预防动脉瘤破裂等并发症，而且可达到根治病变的治疗效果。有下列情况时，应急诊或紧急手术治疗：瘤体短期内迅速增大，有明显渗出趋于破裂或已破裂者；动脉瘤并感染者；动脉瘤周边的器官或重要组织严重受压或受侵导致组织灌注不良者；动脉瘤影响远端血供者。

禁忌证：伴有严重的脑、心、肺、肝或肾功能障碍而不能耐受手术者；多发性主动脉瘤，兼有广泛性动脉粥样硬化者。

（2）手术方法：应根据动脉瘤的部位、大小、范围、与周围组织的关系、有无并发症以及患者的全身状况等情况来选择手术方法。

1）动脉瘤切除和血管重建术：手术切除动脉瘤后血管重建以保证远端血供。动脉瘤切除后，动脉缺损短者，可做端 – 端吻合术；缺损长者可用人造血管或自体静脉作移植术。对继发感染的动脉瘤，可在无感染区用人造血管或自体静脉作旁路移植术，同时旷置感染动脉瘤，作瘤腔外引流术。

2）动脉瘤切除和近远端动脉结扎术：动脉结扎后应保证远侧组织或器官的血液供应不受影响。主要适用于非主干血管的动脉瘤。

3）动脉瘤线形切除及动脉修补术：将膨出的瘤体切线状切除后，有足够的动脉壁用来修补以恢复血流。适用于瘤体局限向一侧突出，不涉及重要分支及脏器，动脉壁组织结构完好可以切除后牢固缝合者。

4）动脉瘤切除，补片成形术：用适当材料制成补片闭合动脉瘤破口。

5）动脉瘤内修补术：适用于瘤体、与周围组织或器官粘连紧密、分界不清楚地假性动脉瘤。经动脉瘤腔缝合修补动脉壁缺损裂孔，必要时可做补片移植修复，切除动脉破口周围炎性浸润及坏死的组织，并用抗生素或碘溶液反复冲洗病灶。

6）主动脉根部置换术（Bentall 手术）：动脉瘤累及主动脉窦部、瓣环和部分升主动脉，常合并主动脉瓣关闭不全和冠状动脉开口移位，此时需要切除主动脉瓣及升主动脉，以人工瓣膜和人工血管制成的带瓣管道行主动脉瓣和升主动脉置换，然后将左右冠状动脉再植至人工血管上。

7）象鼻样手术：适用于广泛性主动脉瘤病变，涉及主动脉弓和降主动脉以及部分升主动脉者。在行升主动脉、主动脉弓替换的同时，将一段人工血管置入胸降主动脉内，如需Ⅱ期手术行降主动脉替换时，只需常温下将人工血管与Ⅰ期手术置入的人工血管直接吻合，简化二次手术操作。

8）动脉瘤包裹法：适用于不能耐受动脉瘤切除术或动脉瘤无法切除患者，在瘤体外面用涤纶等材料包绕，目的是避免无菌性炎症，以防止或延缓动脉瘤的扩大或破裂。

2. 腔内修复术　采用覆膜型人工血管内支架进行动脉瘤腔内修复术，创伤小，疗效肯定。尤其是近年发展起来的开窗及分支支架腔内修复术，扩大了微创手术的适应证。但必须严格掌握好适应证。对于一些内脏动脉瘤可使用弹簧圈栓塞的方法使瘤体内形成血栓，避免瘤体进一步扩大破裂出血。

3. 杂交（hybrid）手术　主要适用于病变广泛或复杂的主动脉瘤治疗。通过一定的传统手术与腔内技术的结合，可以极大地扩大腔内隔绝手术的范围，而又避免了完全开放手术创伤较大的缺点。腔内介入修复可以和弓部外科手术同时进行或单独进行分期手术。例如，针对 Stanford Ⅰ型主动脉瘤，使用标准的弓部置换技术结合降主动脉植入覆膜支架的主动脉弓病理修复术。

（八）术后并发症及处理

1. 出血　大出血是动脉瘤手术后常见且危险的并发症，术中应保持清晰的术野，手术操作轻柔、缝合准确，术后早期积极控制血压，调整凝血机制紊乱。位于四肢或颈部的动脉瘤切除后，出血容易发现，而在胸腹腔内动脉瘤术后出血，常易导致休克、重要脏器灌注不良，危及生命。一旦发现出血现象，应及时再次手术，探查、清除血肿，彻底止血。

2. 栓塞　动脉管腔内粥样斑块或瘤腔内以及人造血管内、吻合边缘处的血栓脱落，均可引起远段动脉栓塞导致组织或脏器缺血。动脉栓塞应立即行取栓手术。

3. 吻合口动脉瘤　由于手术缝线选择不当、缝合技术不良、局部血肿继发感染、吻合口张力过大、病变动脉组织切除不彻底以及人工修补材料耗损变性等原因，均能引起吻合口部分或全部断离，发生吻合U动脉瘤。术中应彻底止血、清除病变血管、选择适当缝线和人工血管，避免吻合口张力。一旦发生吻合口动脉瘤，应尽早行动脉瘤切除、重新人造血管置换术或血管旁路移植术。

4. 感染　手术后感染是一种严重的并发症，可导致血管吻合口愈合不良、吻合口血栓形成、败血症等。因此术中必须坚持无菌原则，合理应用抗生素。人造修补或置换材料一旦并发感染，必须予以取除，局部引流，根据远端组织的缺血情况决定是否行动脉结扎，并经无感染区做血管旁路移植术。

5. 神经系统并发症　主动脉瘤术中易发生此并发症，多由于神经系统保护措施不当、栓塞和脊髓供血动脉损伤等造成。因此，术中除低温外应选择性脑灌注，注意彻底排气，清除血栓，保护或重建主要肋间动脉；围术期避免血压波动等。神经系统并发症目前无特效治疗，主要为脱水、保持血压平稳，营养神经细胞和高压氧治疗。

（蔡佳荣）

第五节　胸腹主动脉瘤

一、概述

胸腹主动脉瘤（thoracoabdominal aortic aneurysm，TAAA）是指涉及胸主动脉和腹主动脉的动脉瘤，常累及腹腔干动脉、肠系膜上动脉和肾动脉，主要包括真性动脉瘤和慢性夹层动脉瘤。主动脉夹层急性期表现为主动脉壁发生分离，血液通过撕裂的破口进入动脉壁之间，慢性期可逐渐转变为夹层动脉瘤。目前较为普遍采用的TAAA分型方法是Crawford分型（图6-1），该分型方法有利于治疗方式选择和评价脊髓损伤。Ⅰ型：病变累及肾动脉以上；Ⅱ型：病变累及胸腹主动脉全程；Ⅲ型：病变累及远端胸主动脉（一般T6平面以下）及腹主动脉全程；Ⅳ型：病变累及内脏动脉（一般膈肌平面以下）和腹主动脉全程。Ⅱ型病变累及范围最广泛，脊髓损伤可能性最大，Ⅲ型、Ⅳ型病变脊髓损伤发生率较低。Safi分型（图6-2）较Crawford分型增加了第五型病变，Ⅰ~Ⅳ型同Crawford分型，Ⅴ型：病变累及远端胸主动脉（一般T6平面以下）至肾动脉以上，这类病变手术难度相对较小。

TAAA病因主要包括：动脉粥样硬化、中膜变性、主动脉夹层、大动脉炎、马方综合征等，另外高血压、高龄、吸烟、糖尿病等是发病的危险因素。目前发现有超过20%的胸腹主动脉瘤是慢性夹层引起的。人体非特异性动脉瘤最常见的发生部位是肾动脉下腹主动脉。在主髂动脉瘤的患者群中，单纯腹主动脉瘤65%，单纯胸主动脉瘤19%，腹主动脉瘤与髂动脉瘤并存13%，胸腹主动脉瘤2%，单纯髂动脉瘤1%。随着人们生活水平的改善和寿命的延长，胸腹主动脉瘤的发生率呈现逐步增高趋势。

TAAA的发生率正在逐年增高，目前估计达到每年10.4例/10万人。TAAA的平均年龄在59~69岁之间，男女比例为3:1。尽管动脉瘤的大小是重要的破裂风险因素，而动脉瘤生长速度也被认为是预测破裂风险的因素。TAAA的平均生长速度为每年0.10~0.45cm，可伴有指数级生长速度使直径超过每年5mm。其他影响动脉瘤破裂的风险因素是性别和年龄。一般情况，女性比男性生长TAAA要晚10~15年。全身高血压也是增加动脉瘤破裂的风险因素，特别在收缩压超过150mmHg时。吸烟或伴有慢性阻塞性肺疾患（COPD）的患者也会增加动脉瘤破裂的风险。一旦动脉瘤生长了，女性破裂的风险高于男性。TAAA要多大才会破裂和何时才会达到该点目前还无法准确地估算。

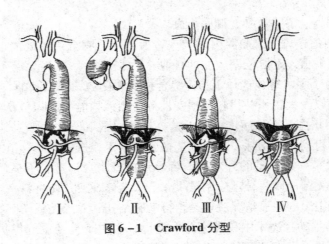

图 6-1 Crawford 分型

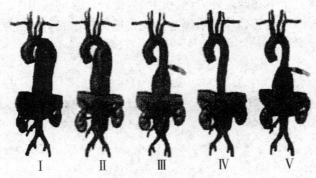

图 6-2 Safi 分型

二、临床表现

50% 以上的胸腹主动脉瘤患者早期无不适症状，多在胸腹部查体过程中发现。随着瘤体的增大，压迫动脉瘤周围的组织与器官或阻塞远端动脉时出现症状。临床上常见的表现包括：

1. 搏动性包块　是典型的体征，根据瘤体的长度，搏动性包块可位于脐周乃至全腹部，呈膨胀性搏动，体型消瘦的患者易触摸。

2. 疼痛、腹胀　部分患者会有疼痛的症状，可表现为腹痛和（或）胸痛。腹痛时常向腰背部放射，可伴有压痛。少数患者瘤体生长速度较快，因腹膜牵拉而引起剧烈的腹痛，尤其在瘤体巨大的患者中常见。胸痛时，性质多为钝痛，少有刺痛，一般呈持续性，也可能随呼吸、血压、活动等加剧。疼痛部位多在背部，也可向周围放射。升主动脉或主动脉弓前壁的动脉瘤引起的疼痛多在胸骨后。疼痛原因考虑可能与神经牵拉或压迫有关。突然加剧的疼痛常是主动脉瘤破裂的先兆。

3. 压迫症状　较大的动脉瘤可以压迫邻近的器官。压迫气管可出现咳嗽、呼吸困难等症状，严重时可引起肺不张、支气管炎及支气管扩张；压迫肺动脉可引起肺动脉高压和肺水肿；压迫上腔静脉则可出现上腔静脉阻塞综合征的表现；压迫喉返神经可出现声音嘶哑；压迫食管可出现吞咽困难；当瘤体破裂时，可出现食管、气管瘘，从而引起咯血或呕血；压迫消化道，可以引起腹部不适、饱胀、食欲缺乏等症状；压迫泌尿系统，可以引起肾盂积水；压迫胆道，可以引起黄疸、肝区不适等。

4. 瘤体破裂　最严重的并发症，如进入腹腔，常可引起猝死，如局限于腹膜后，常有腹部或腰背部的剧烈疼痛，常引起出血性休克；如进入胸腔，常可引起血胸或猝死。

5. 器官或下肢动脉栓塞　瘤体的附壁血栓脱落常可引起远端动脉的栓塞，出现脏器或下肢缺血症状，严重时可引起脏器或下肢坏死。升主动脉瘤可影响冠状动脉血供引起心功能不全的症状等。

三、诊断

对于无症状的 TAAA，如何在早期发现并正确诊断是非常重要的。通常选择无创的检查方法作为疾病筛查的手段。随着影像学技术的发展，TAAA 的诊断方法有了长足的进步。而 cTA、MRA 和 DsA 逐渐成为目前最常用的三种主要的诊断方法。

1. 腹部 X 线平片　由于其只能发现瘤体巨大或瘤壁钙化较明显的患者，并且无法显示血流动力学的改变和进行瘤体几何形态参数的测量，故诊断率低，目前已很少使用。

2. 彩色多普勒超声　诊断动脉瘤具有无创、便捷、重复性强、灵敏度高的特点，它不但可以动态显示病变的范围、大小、瘤内血栓的回声，而且还能测量瘤体大小和血流动力学参数，目前常作为 TAAA 筛查的首选方法。另外超声可以作为术后随访的常用手段。由于 TAAA 腔内修复术后，内漏的发生是手术失败的最主要原因。超声可以发现是否存在内漏、内漏的流量、瘤体直径的变化，有助于了解内漏的发生过程和机制。尽管如此，由于超声无法检查胸主动脉，所以在 TAAA 诊断中的应用十分受限，另外诊断的准确性依赖于操作者的经验与诊断水平，瘤体直径的测量会随探头角度的不同而误差较大，术者无法了解瘤体整体形态和内脏动脉的相对位置关系，这些都限制了超声的进一步应用。

3. 螺旋 CT 血管成像（CT angiography，CTA）　是成为 TAAA 术前、术后评价的首选检查方法。CT 图像后处理的常用方法有 SSD（表面遮盖显示）、MIP（最大密度投影）、MPR（多平面重建）、CPR（曲面重建）等。SSD 是将超过阈值像素的体积元重建，但细节不够，所以 SSD 图像只能粗略估计，必须结合二维横断面及其他处理图像方可诊断。SSD 图像空间立体感强，对血管走行、扭曲形状提供三维立体图像，可以为术者提供整体解剖形态，指导手术方案的制订。MPR 图像不能反映腹主动脉瘤的全貌，但可以显示管壁钙化、管腔内血栓及瘤周情况。其他如 CPR 图像可将扭曲行径血管拉直展开显示在同一层面上，观察血管全貌。每种方法都有各自的优缺点，临床应以原始横断面图像为基础，结合其他重建方法综合评判。

4. 磁共振血管造影（MRA）　相对于 CTA 来说，磁共振血管造影不需接受 X 线照射，所用增强剂量少，对人体创伤更小，因而对于一般状况差、合并有肾功能不全的患者更加适用。MRA 也有技术上不能克服的缺点。MRA 重建图像无法显示腔内血栓，只反映主动脉瘤的腔内情况，这样会造成一些假象，误导手术方式的选择，从而影响手术效果。因此，术前应当结合 MRA 水平扫描图像评估。另外由于核磁检查时间长，成像速度慢，受体内金属影响，所以目前不及 CTA 应用广泛。

尽管 CTA、MRA 已经广泛应用，但是这种检查方法都是对一个动态过程进行静态显像，随着心动周期的变化，瘤体的形态和直径都会发生变化。另外术后随访时，可能由于内漏的相对时间延迟，CTA 或 MRA 可能获得无内漏的假阴性结果。也有研究结果认为：术后内漏的检查中，MRA 比 CTA 精确性高。

5. 血管造影　由于血管造影本身是属于有创检查，而且操作技术要求较高，所以并不作为术前的常规检查方法。但对于一些复杂病变或者需要判断血液流速时，血管造影尤其是数字减影技术具有一定的优势。TAAA 患者的病变通常较为复杂，所以术前进行造影检查可以更准确地指导手术方案的设计。需要强调的是，到目前为止，还没有一种完美的方法，应根据病情的不同个体化地选择合适的检查方法。

四、传统外科手术治疗

（一）传统外科手术方法简介

1. Etheredge 法　1954 年 Etheredge 最早报道了 TAAA（Ⅳ型）切除人造血管移植手术。术中先建立临时主动脉转流，然后阻断动脉瘤近端，将人工血管与主动脉近端吻合，再依次重建内脏动脉，逐渐下移阻断钳，最后将阻断钳置于主动脉分叉部上方，完成人工血管与主动脉远端的吻合，并切除动脉瘤。该方法阻断脏器时间较长，术后并发症发生率高，现已基本不用。

2. Debakey 法　1955 年 Debakey 报道了一种新术式，先将人工血管端 – 侧吻合于近端的主动脉上，然后阻断动脉瘤近端，再依次重建内脏动脉，端 - 端吻合主动脉远端，最后切除动脉瘤。另外，De-bakey 改良法是在人工血管与主动脉吻合前，将多根较小口径的人工血管与主体人工血管先行吻合，完成主动脉重建后再逐个完成内脏动脉的重建。该方法明显减少了脏器缺血时间，手术并发症发生率降低。但该术式与后文中提到的 Crawford 法相比存在的问题是手术中需要逐一解剖内脏动脉，吻合口多，手术难度大，时间长；人工血管使用较多，术后出现闭塞、出血、扭曲等并发症的可能性增大；另外近端吻合口是端 - 侧吻合，并发症较多。

3. Crawford 法　1973 年 Crawford 报道了不切除 TAAA 后壁移位式人工血管吻合术，该方法简单合理，至今仍是首选术式。先阻断 TAAA 近远端，于左肾动脉后侧瘤体上纵行切开，行人工血管与近端降主动脉端 - 端吻合，将带有腹腔动脉、肠系膜上、动脉和右肾动脉的主动脉剪成一卵圆形补片，并与、人工血管吻合，而左肾动脉则另作一补片与人工血管吻合，最后将人工血管与主动脉远端吻合，并用瘤壁覆盖人工血管缝合。主要优点是手术时间缩短和手术方式简化；人工血管移植后外面用瘤壁包裹，进一步加强了 TAAA 壁，减少术后复发及吻合口出血的机会；内脏动脉吻合接近原有解剖，不易形成扭曲或闭塞等并发症。缺点是脏器及脊髓的缺血时间较长。

总之，由于病变涉及的范围非常广泛，术前需要进行详细评估并制订个体化的手术方案，综合各种方法的优点并结合具体解剖结构，这样才能取得最佳的治疗结果。

（二）手术并发症及防治

尽管传统外科手术治疗 TAAA 已经取得较大的进展，但毫无疑问，创伤依然很大，特别是对于高龄或者术前已经合并其他脏器病变的患者，术后出现并发症的危险性大。常见的主要并发症及防治措施有：

1. 心肺并发症　TAAA 术后肺部并发症为 20% ~ 50%，呼吸衰竭是常见的术后肺部并发症，需要机械性通气支持。术后呼吸衰竭并发症与年龄、主动脉夹闭时间（ > 60 分钟）、红细胞输入量及吸烟史相关，对于需要机械性通气的患者，应当早期实施气管切开造口。粥样硬化性冠心病与 TAAA 术后早期及晚期生存率的相关性是众所周知的。在 Crawford 行外科治疗的 1 509 例 TAAA，比较伴有或不伴有冠状动脉疾病者的死亡率发现，31% 冠状动脉疾病与 12% 的死亡率相关，而没有冠状动脉疾病的相关死亡率只有 8%。该病例组术后心脏并发症为 12%，并与术后早期死亡率的增加相关，伴有心脏并发症死亡率 30%，不伴有心脏并发症死亡率 5%。其他心脏并发症包括术后房颤，大约发生在 10% 的患者。房颤的治疗主要包括一种或多种药物联合使用，例如胺碘酮、美托洛尔、钙通道阻滞剂。有时候，伴有低血压的难治性心脏病需要用心脏电复律来治疗。

2. 出血　对于 TAAA 手术而言，由于有很多的血管吻合口，而且术中可能使用抗凝药物，所以出血是最为常见的并发症。术中出血多见于静脉损伤，肝静脉、肾静脉、腰静脉等是易损伤的血管，术中仔细操作可减少出血。TAAA 因与周围组织粘连紧密，所以游离血管的过程中易引起创面的渗血，另外大量失血造成的血小板及凝血因子的丧失也是造成渗血的原因。术中及时补充血小板以及自体血回输可减少此类并发症。术后出血的主要原因是术中止血不彻底和吻合口渗血。另外术中行内脏血管的旁路术，为防止出现血栓形成，术后应避免使用止血药物，这样更要求手术中明确止血。如果出血量大无法控制时需要二次手术。

3. 胃肠道并发症　由于术中为暴露血管需要大范围的牵拉、移位肠管以及对肠系膜根部的游离，导致肠外露时间较长。术后应进行胃肠减压以及肠外营养支持。食欲缺乏、便秘以及腹泻也较为常见。肠系膜上动脉旁路血管发生闭塞，会引起严重的肠管缺血，一旦确诊，需紧急二次手术。缺血性结肠炎是少见但严重的并发症，主要原因是术中对肠系膜下动脉以及髂内动脉的结扎。术后可表现为腹痛、便血、发热等，行结肠镜检查可发现黏膜坏死的表现。一般无须再次手术，经过胃肠减压、抗感染治疗后以及侧支循环的改善，症状会逐渐消失。但如果发生透壁性肠坏死，应立即剖腹探查，切除坏死的结肠。术中结扎肠系膜下动脉时尽量靠近主动脉，另外至少应保留或重建一侧的髂内动脉以保证结肠的血供。

4. 下肢动脉栓塞　多数是由于瘤体附壁血栓或动脉粥样硬化斑块脱落而引起的，患者表现为下肢片状肤色青紫，严重时可出现静息痛或皮肤坏死等。为防止出现此并发症，术中注意阻断钳避免钳夹硬化斑块，对瘤体操作时要轻柔，必要时要先进行阻断，防止血栓或者斑块的脱落。如果发现有大血栓脱落要及时进行取栓，如果是小血栓，要进行溶栓或者抗凝治疗。术后应注意定期观察下肢的血运情况。

5. 感染 感染是术后非常棘手的并发症，一旦发生可危及生命。感染后细菌常常寄生于移植物组织缝隙间，若不除去移植物，即使给予大量的抗生素亦不能控制。但行二次手术后，如何处理面临巨大难题，原位重建后必然发生再次感染，不重建远端血供无法解决，而对于此部位的非解剖性旁路手术也很难施行。这就要求术前、术中对一切感染严密防范。

6. 呼吸衰竭并发症 TAAA术后出现呼吸道并发症是比较常见的，其中、大多是可逆性改变，严重者可发展为呼吸衰竭。主要危险因素包括：术前长期吸烟史、全主动脉阻断时间、出现截瘫并发症、术中出血量大、严重肾功能不全等。术后加强呼吸道管理是非常重要的预防措施。

7. 肾功能不全 TAAA术后肾衰竭是引起术后患者死亡的重要原因之一。主要原因是手术过程中肾脏缺血时间较长，术后旁路血管出现狭窄或闭塞等。术后急性肾功能不全的定义为在连续两天中，每天的血清肌酐增加速度为1mg/dl或者需要血液透析。大宗病例报道TAAA术后急性肾衰竭率在5%～40%之间，相关性死亡率达到70%。术后急性肾衰竭的首选方法是早期持续静脉血液透析或间断血液透析。大约1/3的急性肾衰竭患者需要持续血液透析，而这些患者的长期生存率是不容乐观的。术前慢性肾功能不全和动脉瘤破裂已经成为术后急性肾衰竭的预测因素。术前良好的手术计划及熟练的操作手法是减少肾脏并发症的主要措施，另外术中可应用甘露醇、多巴胺等药物保护肾脏，并维持肾脏足够的氧输送量，减少肾的氧利用率，减少肾小管的直接损伤。最常用的方法是低温疗法降低代谢率进行器官保护。

五、杂交手术及开窗支架治疗

腔内修复术的应用为腹主动脉瘤、胸主动脉瘤及主动脉夹层的治疗开创了新的局面。但是由于TAAA累及内脏动脉，腔内修复术无法直接进行治疗，所以长期以来只能采用传统外科手术。近年来，血管外科医师提出开放手术结合腔内修复治疗TAAA的手术方法，也就是所谓的"杂交手术"。主要方法是通过开腹手术将内脏动脉移位于主动脉瘤远端或者髂动脉，吻合完成后结扎内脏动脉起始处，可于二期或同期行TAAA腔内修复术。杂交手术优势：不需要开胸，肺部并发症、心律失常、胸部疼痛等发生率低；机体血流动力学改变少，对凝血功能、心脏功能影响小；截瘫发生率低；内脏缺血时间短，酸中毒轻，肾衰竭发生率低；出血量和输血量少；住院、ICU时间短等。目前尚未解决的问题：支架型人工血管远期疗效不明确，重建后内脏动脉的长期通畅率不确切，存在截瘫及其他并发症。目前此种术式治疗胸腹主动脉瘤的病例尚较少，SCI收录的文献报道单中心手术例数最多的为20余例，所以缺乏大规模的预期临床试验结果，远期疗效尚待观察。

六、截瘫并发症

传统外科手术治疗TAAA有半个多世纪的历史，术式历经不断改进；血管腔内修复技术应用十余年来发展迅猛，已经历几代产品的变革，但迄今为止无论何种术式，因脊髓缺血而造成截瘫这一灾难性的并发症仍无法完全解决。这个严重的并发症，对于患者无疑是灾难性的打击，昂贵而长期的康复治疗和护理将为家庭、社会带来巨大的经济和精神负担。

虽然腔内或"杂交"技术以其微创、疗效确切的特点正逐步替代传统外科技术，成为TAAA治疗的首选措施，但理论上腔内技术并未完全避免术后截瘫发生的可能，根据不同部位的病变，一般其发生率为0～5%。而传统外科技术由于不同部位病变术式不同，各中心技术熟练程度差异较大，手术中采用的保护措施不同，应对截瘫危险因素处置方法不同，所以目前报道的截瘫发生率差异较大。有大宗病例报道1960—1991年，对1 509名患者行TAAA外科手术，脊髓缺血损伤发生率是16%，截瘫发生率约是8%。1986年至今，对2 286名TAAA患者结合一些脊髓保护措施的传统外科手术治疗，早期死亡率是5%，截瘫发生率为3.8%，这一结果较前已经大大改善。但是对于TAAA行大范围的血管置换，其死亡率为6%，截瘫发生率为6.3%。这份数据来自美国技术非常成熟的中心，但实际上多数中心有更高的截瘫发生率。

以下几种机制可能解释为什么"杂交"手术与传统外科手术后的截瘫发生率不同：①传统外科手术对机体血流动力学影响比较大；②"杂交"手术过程中无须大范围游离主动脉，对肋间动脉的侧支循环破坏少；③"杂交"手术中无须长时间阻断主动脉，能够保证脊髓正常的灌注压力。

（一）脊髓的血液供应特点

1. 脊髓的动脉　脊髓的动脉血液供应系统相当复杂，主要有三个来源：锁骨下动脉、肋间动脉和腰动脉、髂内动脉。锁骨下动脉供应脊髓颈段及上两节胸段，其他节的胸段则由肋间动脉供应，腰骶段由腰动脉、髂腰动脉及骶外侧动脉供应。

椎动脉在颅腔内发出脊髓前、后动脉，在软膜内下降。脊髓前动脉自椎动脉发起后，左右两条在延髓椎体前面汇合成一条单干，于延髓前面正中裂下降。在下降过程中不断发出根动脉经前正中裂达脊髓内部。脊髓前动脉分出的根动脉负担脊髓内部前 2/3 的血液供应，包括灰质联合、前角、侧角、背核、前索和侧索等。根动脉在腰段最多，胸段最少。脊髓前动脉一般在 $C_4 \sim C_5$ 节段即开始受到根动脉的加强。脊髓前动脉在第 4 胸髓节（T_2 平面）和第 1 腰髓节（T_{10} 平面）这两个部位的任何操作如累及供养血管将易发生截瘫。脊髓后动脉由椎动脉发出后转向背侧，在脊髓背面左右外侧沟分别下行。该动脉在下行过程中同样受到根动脉的加强。脊髓后动脉的分支主要负担脊髓内部后 1/3 的血液供应，由于分支吻合较好，较少发生供血障碍。

脊髓前、后动脉起始部分均很细小，随着下行而逐渐加大，沿途有许多节间动脉发出的根动脉加入，与脊髓前、后动脉吻合，并在脊髓表面形成动脉网，围绕脊髓周围形成动脉冠。根动脉在颈部来自椎动脉、颈深动脉及颈升动脉，在胸腰部来自肋间动脉和腰动脉，在骶部，骶外侧动脉、第 5 腰动脉、低髂腰动脉及骶中动脉均参与供应。根动脉是成人脊髓血液供应的主要来源。前根动脉主要供应脊髓下颈节以下至上腰节脊髓的腹侧 2/3 区。但是，前根动脉对脊髓血液供应的分布并非是均匀的，各前根动脉之间的直径和长度变化很大，其中有两支较粗大者称大前根动脉，也称根大动脉或 Adamkiewice 动脉。一支大前根动脉出现于 $C_5 \sim T_1$ 节段，称颈膨大动脉，供应 $C_5 \sim C_8$ 及 $T_1 \sim T_6$ 节段脊髓。另一支大前根动脉多出现于 $T_9 \sim L_2$ 节段，称腰膨大动脉，供应 T_7 以下脊髓。腰膨大动脉的起始部位并不恒定，最高可起源于 T_5 水平的肋间后动脉，最低可起源于 L_3 水平的腰动脉。根大动脉 75% 起自 $T_9 \sim T_{12}$ 水平，15% 起自 $T_5 \sim T_8$ 水平，10% 起自 $L_1 \sim L_3$ 水平。该动脉的急性阻断将有 30% ~40% 的截瘫发生率。

脊髓前、后动脉分支在颈、腰部的吻合较胸部大，胸部脊髓前动脉的破坏引起的损害较其他部位为重。在胸髓，根动脉分支较细，彼此吻合较差，同时胸段椎管也是最狭窄的部位，所以此部位是截瘫发生的高危区域。

2. 影响脊髓血供的因素　影响脊髓血流（spinalcord blood flow，SCBF）的因素主要包括以下内容。

（1）灌注压（perfusion pressure，PP）及平均动脉压（mean arterial pressure，MAP）：SCBF 与 PP 成正比，PP = MAP − CSFP（脑脊液压力）。在一定范围内，SCBF 可自体调节，维持正常。SCBF 与 MAP 呈线性相关，CSFP 升高而使 PP 降至 50mmHg 以下时，SCBF 将呈进行性下降。通过术中、术后引流脑脊液以减轻 CSFP，从而增加脊髓灌注压以增加脊髓血供。Schurink 等报道胸主动脉腔内修复术中应用 MEP 监测脊髓功能，有 2 名患者在支架释放后降为基础值的 50% 和 30% 以下，升高血压后恢复为 50%，所以，外周血压对于脊髓血供有明显的影响。

（2）PCO_2 和 PO_2：CO_2 积聚时，SCBF 升高，过度换气时，SCBF 降低。在 PCO_2 为 30 ~50mmHg，PO_2 为 55 ~160mmHg，MAP 为 60 ~150mmHg 条件下，SCBF 能维持正常。PCO_2 > 90 ~100mmHg 或 PO_2 < 30 ~45mmHg 时，SCBF 将消失。

（3）椎板切除后脊髓 SCBF 将下降，可能与脊髓暴露后表面血管收缩有关。

3. 胸腹主动脉瘤对脊髓供血动脉的影响　胸腹主动脉瘤多数瘤壁上附着有大量的血栓，这些血栓会导致肋间和腰动脉闭塞或栓塞；夹层动脉瘤在内膜撕裂的过程中会破坏肋间动脉；另外由于瘤体的畸形牵拉造成肋间动脉的迂曲，进一步加重动脉的闭塞或狭窄，所以胸腹主动脉瘤患者只有很少的肋间和腰动脉处于开放状态，脊髓的血供更多地依赖于侧支循环网。通常 $T_5 \sim L_5$ 之间大概有 26 支肋间和腰动脉，但在 Jacobs 的研究中，184 名患者平均仅有 5 支动脉是开放的。因此，Griepp 等认为根大动脉对于 TAAA 患者而言可能并不是脊髓的主要供血动脉。这些血管解剖形态的改变，为术中重建肋间动脉以及评价脊髓血供状态带来一定的难度。

（二）脊髓缺血再灌注损伤的机制

脊髓缺血后会造成神经细胞的坏死，但紧随其后的再灌注损伤会进一步加重脊髓的坏死，也称为缺血后延迟性低灌注（delayed postischemic hypoperfusion，DPH）。脊髓缺血再灌注损伤的主要机制为：脊髓供血减少导致神经元细胞缺血、缺氧，三磷腺苷（ATP）储备耗竭，引起细胞膜 ATP 酶依赖性泵功能衰竭，使谷氨酸等兴奋性氨基酸释放增多，进一步引起相关反应。另外再灌流后产生大量的氧自由基（O_2^+）可进一步加重组织水肿和细胞损伤，毛细血管渗透性增加，大量蛋白渗入组织间液，后者的胶体渗透压增加而使组织间压力升高。因此，再灌注损伤不仅有缺血、O_2^+ 及脂质过氧化（LPO）对组织细胞造成的损害，而且脊髓内压升高可致静脉阻塞，脊髓血流量进一步减少而造成细胞死亡。

（三）脊髓缺血后的生理和病理变化

1. 脊髓缺血损伤的病理变化　脊髓遭受缺血损害的后果大体可以分为两种类型：一类为缺血时间较短，一般在半小时之内，然后很快恢复缺血脊髓的血供或仅损害部分脊髓供血血管，其脊髓实质可发生较轻微的病理改变，包括少数神经元或神经纤维退行性变，但临床上可以不表现出脊髓功能障碍。此类为可逆性脊髓缺血损害。另一类为脊髓缺血达半小时以上或脊髓供血血管大部分遭受严重破坏，脊髓发生不可逆转的缺血性损害。脊髓缺血坏死以脊髓灰质为重，神经元消失，神经纤维退行性变，髓鞘碎裂，白质也发生退行性变。同时神经胶质细胞浸润，吞噬细胞出现，以致脊髓坏死段为胶质瘢痕组织代替。

2. 脊髓缺血后的生化改变　脊髓发生缺血损伤后最早代谢改变之一为在损伤处组织氧张力的线形下降，并持续数小时。局部组织缺氧将迅速引起细胞水肿和缺血加重。细胞内电解质的不平衡引起脊髓神经细胞去极化改变，而使神经传导受到影响。代谢与能量改变后主要指标包括以下内容。

（1）PCO_2 和 PO_2：脊髓缺血后将发生缺氧，脑脊液中氧和二氧化碳分压是最直接的监测指标，同时可影响脑脊液中 pH 的变化。

（2）葡萄糖和乳酸盐的改变：葡萄糖是脊髓的唯一能量来源，短时间的缺血或缺氧也能改变脊髓对葡萄糖的正常应用。组织缺血时，有氧代谢转变为无氧糖酵解，乳酸盐含量即显著升高。但由于血液灌注不良，其代谢产物无法运出，遂导致组织内乳酸盐的聚集，发生酸中毒。

（3）神经递质的改变：脊髓损伤后会导致儿茶酚胺的聚集，如去甲肾上腺素和 5 - 羟色胺等。这些物质使脊髓血管平滑肌收缩，管腔变窄，阻力增加，灌注减少，进一步加重脊髓缺血。

（4）神经元特异性烯醇化酶（neuron - specificenolase，NSE）：是中枢神经特异的蛋白质，定位于脑灰质神经细胞和末梢神经元，是脊髓缺血损伤后的一种重要指标。脑脊液的 NSE 可用来判断脊髓急性期损伤程度，是一种非常敏感和特异的指标。

以上这些生化指标的变化会影响脊髓的功能，加重损伤程度，所以针对此有很多治疗措施。另外这些值的改变可以作为监测脊髓功能状况的指标。

（四）脊髓缺血防护措施，

1. 肋间动脉的重建　传统外科手术过程中具备进行肋间动脉重建的条件，选择重要的血管进行定位及再接可以最大限度地保留脊髓的主要供血动脉。但由于血管重建期间需要进行主动脉的阻断，所以不可能对每一条肋间及腰动脉都进行重建，毕竟这会大大延长手术时间和增加并发症发生率，故如何选择性地重建主要的供血动脉意义重大。术前、术中寻找和定位重要的肋间或腰动脉便成为决定手术效果的主要措施。鉴于 Admakiewicz 动脉对于脊髓血供的重要意义，所以术前通过选择性造影或 CTA 或 MRA 定位根大动脉有助于手术过程中进行重建。但是由于寻找此动脉的造影方法都是间接的手段，其敏感性波动在 43% ~ 86%，一般仅有 55% ~ 65% 的患者能够找到，而且有可能在选择性造影寻找过程中引起医源性截瘫。另外由于通常瘤体较大会导致解剖结构的改变，使术前定位的价值大打折扣。由于 Admakiewicz 动脉多数位于 $T_8 \sim L_1$，所以 Plestis 等在手术过程中将在此范围内的肋间动脉均进行重建，术后复查仅有 50% 的重建动脉保持通畅，但没有截瘫发生，所以目前很难估计重建此动脉的重要性和意义。

2. 脑脊液引流　引流脑脊液（CSF）可减轻脑脊液压力，从而增加脊髓灌注压。很多文献报道应用 CSF 引流还可以改善脊髓缺血损伤。另外术后 72 小时内当患者出现血流动力学不稳定，再灌注损伤，侧支循环发生改变，脊髓水肿等导致血供减少和缺血损伤时，进行 CSF 引流也有一定的作用。但目前尚有一些问题没有解决：CSF 引流的作用程度仍不明确，CSF 理想的临界压力值不明确，CSF 压力与机体外周动脉压力的关系不明确，引流 CFS 的持续时间，在延迟性神经损伤中的作用等。另外引流 CSF 的并发症有可能是非常严重甚至致命的。

3. 临时性转流旁路　主动脉的阻断部位一般位于左锁骨下动脉的远端，阻断后造成脑部血管扩张以及血流量增加，从而促进脑脊液的分泌，另外麻醉诱导等使患者中心静脉压升高导致脑脊液回流减少，最终导致脊髓动脉与其滋养动脉压差减小，脊髓灌注量减少。同时主动脉阻断处的远端脊髓前动脉压力减小，进一步加重了脊髓缺血的程度。为了满足在血管阻断时下肢及内脏的血供常常要进行血液转流，有效的转流术不仅可以减轻阻断近端的动脉压力，还可以保证阻断远端脊髓的血供。转流途径最常见的为左心房 – 左股动脉转流（left atrial toleft femoral artery bypass）。转流术的优点除了可以增加远端血供，还可以降低心脏的负荷，减少术后心衰的发生，并且可以维持、调整主动脉远端的血压。其缺点主要是需要肝素化血管，增加术中出血危险，而术后仍会出现血栓及栓子脱落。

4. 低体温保护脊髓　传统外科手术过程中，必然要对主动脉进行一定时间的阻断，如果能延长脊髓缺血时限，减轻脊髓缺血后损伤，那么无疑降低了手术的危险性。已有实验研究报道，系统或局部低温可以增加脊髓耐受性和减轻脊髓缺血的再灌注损伤。其机制可能包括：①主动脉阻断后，低温可减少神经组织需氧量、降低新陈代谢率，从而增加其对缺血的耐受性；②低温还可以阻止神经递质的合成释放来间接保护脊髓。

5. 缺血预处理　缺血预处理即在长时间的缺血前，给予短暂的缺血及一定时间的再灌注，可以提高组织对缺血损伤的耐受能力。实验研究已经报道，术前反复对实验动物的脊髓血供进行缺血再灌注处理，可以明显减少术后脊髓损伤并发症的出现。

七、腔内修复术并发症及防治

TAAA 腔内治疗时可能发生的并发症，有一些发生的原因和处理方法与传统手术相同，比如感染、血栓形成等，而有一些并发症则是特有的。

（一）内漏

内漏（endoleak）是动脉瘤腔内治疗技术中常见、主要而特有的并发症，是指支架型人工血管置入后在移植物腔外、被旷置的瘤体及邻近血管腔内出现活动性血流的现象。按发生的时间内漏可分为原发性（术中或术后 130 天内发生）和继发性（术后 30 天以后发生），其中原发性内漏包括一过性和持续性（持续至 30 天以后）两种类型。

按漏血来源可分以下 4 种类型：

1. Ⅰ型　因支架型人工血管与自体血管无法紧密贴合而形成内漏，包括近端和远端接口。

2. Ⅱ型　漏血来自侧支血管血液的反流，包括腰动脉、肠系膜下动脉、骶中动脉、髂内动脉等。

3. Ⅲ型　因支架型人工血管自身接口无法紧密黏合或人工血管破裂而形成内漏。

4. Ⅳ型　经覆盖支架的人造血管组织缝隙形成的渗漏。

Ⅱ型内漏包括两个亚型：①Ⅱa 型：指血流有流入道无流出道；②Ⅱb 型：指血流有流入道有流出道。尽管发生内漏后患者可以无任何症状和痛苦，但由于明显而无法自愈的内漏直接影响腔内治疗效果，因此如何防止内漏始终是腔内治疗的热门话题。

引起内漏的常见原因：血管成角、瘤颈过短、瘤颈部血管形态异常、血管钙化、侧支血管的反流以及移植物的质量缺陷。术中造影是诊断内漏的最直接手段。内漏的防治是从术前评估开始的。严格的手术适应证选择和充分的设备准备是预防内漏的重要组成部分。选择直径适当的移植物和反复球囊扩张附加支架型人工血管是纠正内漏的主要方法。

（二）栓塞

是指附壁血栓、硬化斑块或术中导管内、外新形成血栓发生脱落造成内脏或下肢血管的栓塞。栓子可阻塞脏器动脉、移植血管和下肢动脉。实际工作中栓塞发生率很低，但应引起充分重视。一般在支架型人工血管放置完成后应造影仔细观察肾动脉、髂股动脉的通畅性。一些微栓子可栓塞足部末梢动脉造成足底或足趾出现蓝色或紫色花斑，即"垃圾脚"，严重者可致足趾坏死。预防方法包括术前充分评估可能发生通过困难的病变部位、选择柔顺的输送器、熟练而轻柔的操作、适当的抗凝治疗。

（三）腔内治疗术后反应综合征

是指腔内治疗术后以延迟性发热和血液成分改变为主要特点的症候群。约80%的患者出现上述征象。术后发热持续7~10天，多在38.5℃以下。目前发热的原因尚不清楚，可能与支架型人工血管置入后瘤腔大量血栓形成、异物反应和手术创伤有关。血液成分改变以血红蛋白和血小板明显降低为主，术后第3天降至最低水平，1个月后逐步恢复正常，30%的患者出现血胆红素升高现象。血红蛋白降低与出血量非正相关，原因可能与放射线照射、介入器材对血液成分的破坏有关。

（蔡佳荣）

第六节　恶性胸腺瘤

胸腺是人体重要的免疫器官，起源于胚胎时期第3（或第4）鳃弓内胚层，系原始前肠上皮细胞衍生物，随胚胎生长发育而附入前纵隔，其大小、形状、位置和结构都随年龄变化而异。胸腺呈上尖下宽的椎体形或窄状形，由左、右两叶组成，呈不对称"H"形，一般出生时重量为10~20g，到青春期重量增至20~50g，以后变小至5~25g，是人体内早期萎缩的器官之一。青春期胸腺的基本结构由纤维包膜间隔成许多小叶，小叶表面为内含密集淋巴细胞的皮质，中心为多含上皮细胞的髓质，青春期后上述细胞大量退化，被纤维—脂肪组织所替代。胸腺的动脉来自胸廓内动脉或心包膈动脉支和甲状腺下动脉，胸腺内的静脉伴随动脉而行，最后汇入头臂静脉、胸廓内静脉或甲状腺下静脉，有时胸腺左、右两叶的静脉在胸腺后合成一个总干，再汇入头臂静脉。此静脉比较粗大，手术中应注意并予以结扎。起源于胸腺上皮细胞或淋巴细胞的胸腺肿瘤最为常见，占胸腺肿瘤的95%，在整个纵隔肿瘤中排次第1~3位。胸腺瘤是前纵隔较常见的肿瘤，恶性胸腺瘤占其中的25%~43%。日本一组4 968例纵隔肿瘤，胸腺瘤次于畸胎瘤，占纵隔肿瘤的20.2%。美国一组1064例纵隔肿瘤，胸腺瘤为第1位，占21.14%。国内报道多以畸胎类肿瘤为首。综合国内14组报告2 720例纵隔肿瘤，胸腺瘤次于畸胎瘤和神经源性肿瘤为第3位，占22.37%。

一、诊断要点

（一）临床表现

虽然各年龄段均可发生胸腺瘤，但绝大多数是在50~60岁，男女发病率差别不明显，女性伴重症肌无力的较为多见。50%~60%无症状，在查体时偶然发现。胸腺瘤的症状可分为局部症状、转移症状和全身症状，全身症状包括一般全身症状和胸腺伴随症状。

1. 局部症状　25%~66%患者有瘤体侵袭或压迫邻近纵隔结构所引起的胸部局部症状，包括咳嗽、胸痛、呼吸困难、吞咽困难、反复发作的呼吸道感染等。声嘶、膈肌麻痹并不常见，但多提示恶性扩散可能。

2. 转移症状　胸腺瘤转移多局限在胸腔内，最多发生在胸膜腔，可伴胸腔积液。胸腺瘤的胸外转移部位以骨骼系统最为常见，引起相关的转移症状。

3. 全身症状　18% 的胸腺瘤患者有一般性全身症状，如减重、疲劳、发热、盗汗等非特异性症状。但仅凭上述症状，是难以考虑到胸腺瘤的。40% 的胸腺瘤可有各种伴随疾病，其中 1/3 的患者可以有 2 个和 2 个以上的伴随疾病。这些伴随疾病，绝大多数是自身免疫引起的。

（1）重症肌无力：重症肌无力是胸腺瘤患者最常见的伴随疾病，重症肌无力临床上可分为 3 型：如眼睑下垂、视物长久感疲劳、复视，为眼肌型；上肢伸举不能持久、步行稍远需坐下休息，为躯干型；咀嚼吞咽费力，甚至呼吸肌麻痹，为延髓型。临床上最危险的是肌无力危象，患者呼吸肌麻痹，必须人工辅助呼吸。

约有 30% 的胸腺瘤患者伴有该症。与单有重症肌无力而无胸腺瘤的患者相比较，胸腺瘤伴有重症肌无力者的年龄平均要高 10 ~ 15 岁；与无重症肌无力的胸腺瘤相比较，有重症肌无力的胸腺瘤患者平均年龄要小一点。胸腺瘤与重症肌无力常同时出现，但有时重症肌无力是在发现胸腺瘤以后若干年才出现，或者在切除胸腺瘤以后若干年才发现。外科治疗重症肌无力的适应证为伴有或不伴有胸腺瘤的重症肌无力患者，服抗乙酰胆碱酯酶药物，剂量不断增加而症状不减轻，或出现肌无力危象以及反复呼吸道感染。

（2）单纯红细胞再生障碍性贫血：胸腺瘤所伴随的严重贫血是骨髓中的红细胞再生不良所致。这类患者骨髓细胞和巨核细胞生成正常，有时数量还增加；而红细胞前体的数量却大大减少，甚至消失。单纯红细胞再生障碍性贫血的机制目前尚不清楚，可能是免疫介导所引起的。这种患者的血液中可发现 IgG 抗体，IgG 抗体能够抑制红细胞生成素和血红蛋白的合成，并且是幼红细胞的细胞毒素。约有 50% 的单纯红细胞再生障碍性贫血的患者伴有胸腺瘤，而仅有 5% 的胸腺瘤患者伴有单纯红细胞再生障碍性贫血。大约 70% 的伴单纯红细胞再生障碍性贫血的胸腺瘤为非浸润型的梭形上皮细胞型腺瘤，25% ~ 33% 伴有单纯红细胞再生障碍性贫血的胸腺瘤，在肿瘤切除以后，其贫血症状得到明显改善，并且其胸腺瘤绝大多数为预后良好的梭形上皮细胞型胸腺瘤。但从整体上来看，伴有该类免疫功能紊乱的胸腺瘤与单纯的胸腺瘤相比，预后还是要差。

（3）免疫球蛋白缺乏胸腺瘤，特别是梭形上皮细胞型胸腺瘤可伴有获得性丙种球蛋白缺乏症。梭形上皮细胞型胸腺瘤患者中，获得性丙种球蛋白缺乏症的发生率为 10%。伴有这种获得性丙种球蛋白缺乏症的胸腺瘤患者多为老年人，而且少数患者的血液中出现了一定数量的抑制性 T 淋巴细胞，该类细胞能够抑制免疫球蛋白的合成。然而，大多数免疫球蛋白缺乏的患者，其循环 T 细胞的数量是正常的，各种免疫试验结果是正常的，对各种普通抗原的皮肤致敏试验也是正常的。胸腺瘤切除对于丙种球蛋白缺乏症无明显改善作用，患者的预后较差。

（4）系统性红斑狼疮：胸腺瘤患者伴发系统性红斑狼疮的情况较少见。胸腺瘤切除对系统性红斑狼疮无明显改善作用。患者的预后差。

（5）伴发其他器官的肿瘤：胸腺瘤与后来发生的非胸腺的其他器官肿瘤的内在关系不甚明确。对胸腺瘤切除手术后的患者进行长期随访时，一定要高度警惕和及早发现可能出现的第 2 个原发肿瘤。

4. 体征　胸腺瘤无特异性体征，恶性病变可能有上腔静脉压迫综合征、Horner 综合征、颈部包块等。胸腔积液及心包积液为晚期表现。

（二）辅助检查

1. 放射学所见　正位片：80% 的胸腺瘤位于前纵隔心蒂部，80% 其瘤体一部分可覆盖肺门。绝大多数位于前上或上纵隔，其余位于颈部、肺门、肺内、后纵隔等处。典型的胸腺瘤为与纵隔相连的一侧或双侧阴影，呈倒钟形或弧形，轮廓完整，有结节分叶状改变，大的胸腺瘤，特别是位于右侧的，可类似于心影异常，故无心脏病表现的心影异常者，要考虑胸腺瘤。也可与正常一侧比较，在患侧肿物加心影的原因，故纵隔阴影更不透光。气管移位少见。

侧位片：多根据正位片发现的阴影，用侧位片进一步明确部位，可更好地诊断，见肿物位于前纵隔气管前或胸骨后。阴影呈圆形、分叶或卵圆形，多可见弧形的底边，或可表现为前上纵隔饱满，如果胸腺瘤被脂肪组织完全环绕，可表现为模糊的透亮区把肿物与纵隔器官分离开。可表现为环形，粗大或细小颗粒状钙化。

胸腺肿瘤中6%～20%的胸腺瘤可有不规则形或环形钙化，易与畸胎瘤和主动脉瘤相混淆，少数胸腺瘤可有囊性变。胸腺瘤与升主动脉、心包相邻，可有传导性搏动。直径小于1.5cm胸腺瘤在X胸像上可与心影重叠，不一定能在后前位和侧位X胸像上观察到，可借助其他的手段确诊。

胸腺瘤也可位于颈部，类似胸内甲状腺。也可低于第9胸椎的下纵隔。

2. CT　胸腺瘤胸部CT检出率达97%，是诊断胸腺瘤最敏感的方法，可明确胸腺瘤位置、大小和累及的范围，可以对胸腺瘤的浸润性进行初步判断。小的胸腺瘤通常难与肿大的淋巴结鉴别。CT对判断胸腺瘤侵袭程度很有价值，但纤维粘连与肿瘤浸润很难鉴别。肿物周围脂肪环完整提示无粘连，如此环完全消失，提示肿瘤浸润。CT增强扫描和MRI可以更清楚地显示胸腺瘤与主动脉、上腔静脉及无名静脉的关系，从而为进一步判断胸腺瘤的浸润程度、胸腺瘤与大血管的关系以及手术治疗的难易程度提供依据。

3. MRI　在T_1窗胸腺瘤密度接近骨骼肌，T_2窗密度更高，接近脂肪组织密度，特别是恶性胸腺瘤，后者瘤体内分叶结构比良性胸腺瘤更常见，可能是由于被纤维间隔分隔所致，故T_2窗表现出信号强度不均匀的瘤体，为侵袭型胸腺瘤的可能性更大。胸腺瘤的包膜为低信号，囊变和出血区在T_1窗为低信号，在T_2窗为高信号。

（三）外科活检

无局部症状的胸腺瘤术前活检是不必要的，因为这种创伤性检查可破坏包膜的完整性，并可能影响包膜完整胸腺瘤的手术效果。当前纵隔肿块不能肯定为胸腺瘤及不能与前纵隔的其他恶性肿瘤，如淋巴瘤、恶性生殖细胞瘤、转移性肺癌等相区别时，可以行活检明确诊断，以决定治疗方案。细针穿刺活检多可获得明确的诊断，但有时还要用较大的18号针进行穿刺，有时还要用纵隔镜、前纵隔切开术及开胸术来明确诊断。伴有胸腔积液和心包积液时，也可以通过适当的方法获得胸水和心包液进行病理检查。电视胸腔镜的应用对于明确诊断有很大帮助。

（四）其他辅助诊断方法

重症肌无力对诊断胸腺瘤有决定性的意义。血液系统检查也能帮助查明前纵隔肿瘤的性质。年轻的前纵隔肿瘤患者，应该检查血清AFP和β－HCG，以除外前纵隔恶性生殖细胞肿瘤。

胸腺瘤的诊断主要借助于影像学的方法，纵隔肿瘤的性质与其所在的部位有关，前纵隔是胸腺瘤的好发部位，因此，定位十分重要，一般需照正、侧位X胸像帮助纵隔肿瘤的定位。CT有助于判断胸腺瘤的部位以及胸腺与其他组织、器官的关系，胸腺瘤的边界，胸腺瘤内部的密度等。增强CT和MRI有助于明确胸腺瘤与上腔静脉、头臂血管以及主动脉、肺动脉的关系，从而对手术难易程度和胸腺瘤的侵袭性有所估计。

胸腺瘤的诊断多需外科手术与诊断同时进行，纵隔镜很少直接用于诊断性活检，主要用于判断局部侵袭。胸腺瘤的良性、恶性的划分主要根据临床上胸腺瘤向周围侵袭的情况、手术后复发的情况来确定，CT、增强CT和MRI对于判断肿瘤的侵袭状态有帮助。

因活检破坏胸腺包膜的完整性，对无症状者，术前多不必活检。如果不能手术的患者，也可选用细针穿刺诊断。

二、鉴别诊断

1. 畸胎瘤　纵隔畸胎瘤在X胸像上可表现为前纵隔肿物，易与胸腺瘤相混淆。但纵隔畸胎瘤在CT上可见到肿块内有钙化影或密度不均匀区，囊性畸胎瘤肿块内为液性区。临床上，患者有的可完全无症状或有反复发作的肺炎，有时有咳出毛发或油脂样物的病史。

2. 纵隔淋巴类肿瘤　包括霍奇金淋巴瘤、非霍奇金淋巴瘤等，可发生在前、中纵隔。但纵隔淋巴类肿瘤多数在CT上表现为界限不清的前纵隔肿物，可累及头臂血管的间隙。临床上患者有时伴有周身淋巴结肿大，外周血涂片检查和骨髓穿刺检查有时能给予提示。

3. 升主动脉瘤　文献上报道有将升主动脉瘤误诊为胸腺瘤或将胸腺瘤误诊为升主动脉瘤。升主动脉瘤患者在临床听诊时可闻及杂音，增强 CT 或 MRI 有助于诊断，二维超声心动图检查能明确升主动脉瘤大小与病因。

三、病理学分类与临床分期

（一）病理分型

胸腺瘤的分型以占 80% 以上的细胞成分命名，分为上皮细胞型、淋巴细胞型和上皮淋巴细胞混合型，但此种分类仅适于病理学的描述，在肿瘤的生物学特性方面并未发现明显差异。

在 1999 年，WHO 对胸腺瘤做出了新的组织学分型，简述如下：

A 型胸腺瘤：即髓质型或梭形细胞胸腺瘤；

AB 型胸腺瘤：即混合型胸腺瘤；

B 型胸腺瘤：被分为 3 个亚型。

B_1 型胸腺瘤：即富含淋巴细胞的胸腺瘤、淋巴细胞型胸腺瘤、皮质型胸腺瘤或类器官胸腺瘤；

B_2 型胸腺瘤：即皮质型胸腺瘤；

B_3 型胸腺瘤：即上皮型、非典型、类鳞状上皮胸腺瘤或分化好的胸腺癌。

C 型胸腺瘤：即胸腺癌，组织学上此型较其他类型的胸腺瘤更具有恶性特征。

（二）临床分期

胸腺瘤的确诊及分期多需手术介入，在胸腺瘤细胞学表现均为良性，故分期只能根据肿瘤的侵袭程度。胸腺瘤目前没尚无公认的、一致的分期，下面介绍两种分期方法（表 6-4，表 6-5）。

1. TNM 分期　如下。

T　原发肿瘤。

T_1　肉眼包膜完整，镜下无包膜浸润。

T_2　肉眼有粘连或已浸润周围脂肪组织或纵隔胸膜，镜下侵犯包膜。

T_3　肿瘤已侵犯邻近器官，如心包、大血管和肺。

T_4　有胸膜或心包播散。

N　区域淋巴结。

N_0　无区域淋巴结转移。

N_1　前纵隔淋巴结转移。

N_2　前纵隔以外胸腔内其他部位淋巴结转移。

N_3　胸廓外的锁骨上淋巴结转移。

M　远处转移。

M_0　无远处转移。

M_1　有远处转移。

表 6-4　恶性胸腺瘤的临床分期

Ⅰ 期	T_1	N_0	M_0
Ⅱ 期	T_9	N_0	M_0
Ⅲ 期	T_3	N_0	M_0
Ⅳa 期	T_4	N_0	M_0
Ⅳb 期	任何 T	$N_{1\sim3}$	M_0
	任何 T	任何 N	M_1

2. Masaoka 分期　如下表所示。

表 6 – 5　恶性胸腺瘤的 Masaoka 分期（1981）

分期	肿瘤范围
Ⅰ期	肉眼见完整包膜，无镜下包膜外侵袭
Ⅱ期	镜下浸出包膜或肉眼见侵袭纵隔脂肪组织或纵隔胸膜
Ⅲ期	肉眼见侵袭邻近结构（如心包、大血管或肺）
ⅣA 期	胸膜腔播散（胸膜或心包转移）
ⅣB 期	淋巴或血行转移，胸腔外播散（以骨转移最为常见）

四、治疗原则、程序与方法选择

（一）Ⅰ期胸腺瘤

完整切除包膜完好的瘤体是Ⅰ期胸腺瘤最佳的治疗方法，其复发率低于 2%。伴有重症肌无力的患者，手术应彻底切除胸腺瘤、胸腺及其周围的脂肪组织，范围包括颈部甲状腺以下心包前、膈肌上两侧纵隔胸膜外膈神经以内全部脂肪组织，现在的手术死亡率已降到最低，几乎取决于机械辅助通气的死亡率。术后不需要放疗，除非肿瘤切除不完整。有报道对不伴重症肌无力的胸腺瘤手术应切除瘤体及胸腺组织，以减少术后出现重症肌无力的可能。

胸腺瘤经初步确诊后其治疗程序和方法见下图（图 6 – 3）。

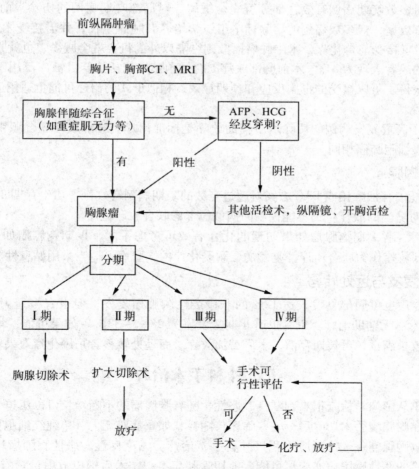

图 6 – 3　胸腺瘤的诊疗程序简示

（二）Ⅱ期胸腺瘤

1. 手术治疗　标准术式是带胸腺包膜的整块切除胸腺肿瘤，术中必须仔细确定肿瘤侵袭的性质和范围，在标本及术野标明可疑的侵袭区域，以利病理科医师检查和放疗定位。

2. 放射治疗　辅助放射治疗侵袭性胸腺瘤的价值已证实，应作为术后的常规治疗，除非肿瘤切除完整。1988年，Curran等复习了115例完整切除的侵袭性胸腺瘤，术后辅助放疗的复发率为5%，而没有辅助放疗者的复发率为28%。

3. 化学治疗　没有关于Ⅱ期胸腺瘤的辅助化疗文献，对高危复发区的放疗是最有效的治疗。术中明确有肿瘤侵袭的病例（ⅡB期），有胸膜腔种植的可能，可做扩大范围的放疗，对年轻或肥胖的患者可能考虑辅助化疗，复杂病例应多科会诊决定治疗计划。

（三）Ⅲ期胸腺瘤

1. 手术　术中发现邻近脏器受侵时，应积极地切除脏器，包括肺、胸膜、膈神经、心包和大血管，银夹标定高危复发区以利辅助放疗。对晚期、不能切除的Ⅲ期胸腺瘤，做次全切除或姑息切除的作用尚不能确定。

术前发现邻近脏器受侵，可考虑术前前台化疗或放疗，在术前治疗后，手术应选择在最后化疗周期结束后的4~6周。

2. 化疗　近10年来已明确认识到胸腺瘤是化疗敏感的肿瘤，但由于胸腺瘤的发病率低，限制了大组的可信性临床实验，故最佳方案和化疗的明确作用还不清楚。

目前认为顺铂为主的联合化疗方案最为有效，PAC方案包括顺铂、阿霉素和环磷酰胺以及依托泊苷加顺铂的方案对多数晚期病例有效，部分可完全缓解。对局部晚期病例的切除术前，用PAC的新辅助化疗有较高的有效率，但多数病例的切除标本组织学培养有肿瘤生长，并需接受术后放疗。理论上，如果更多 pT_0 期患者接受前台化疗，术中肿瘤播散到纵隔以外的机会就会减少，也就是说，术前联合放疗，就会有更多的患者表现为 pT_0。术前胸部放疗同时做顺铂加依托泊苷已被广泛用于Ⅲ期非小细胞肺癌的综合治疗，获得了可以接受的毒副反应和预期疗效，相似形式的治疗可能也适用于认为不能完全切除的Ⅲ期胸腺瘤。

3. 放疗　对于高危复发病例的切除术后辅助放疗是标准治疗。胸部放疗联合顺铂加依托泊苷的化疗方案与Ⅲ期非小细胞肺癌相同。

（四）Ⅳ期胸腺瘤

1. 化疗　依托泊苷加顺铂或PAC方案对超过半数的晚期病例有效，平均生存期3~4年，5年生存期20%~30%。对适当的放疗量仍不能控制的病例应考虑联合放、化疗。

2. 手术和放疗　ⅣA期胸腺瘤如果初期的化疗有效可考虑手术。Ⅳ期胸腺瘤如果化疗疗效满意，可以考虑试用胸部放疗作为联合治疗，复发的、耐受化疗的胸腺瘤可适当采用姑息性放疗。

（五）局部复发与远处转移

Ⅰ、Ⅱ期胸腺瘤也可局部复发，达12%的非侵袭性胸腺瘤复发，但也有报道为0~5%。Ⅰ期为13%，其中29%术后无辅助治疗。也有报道Ⅱ期复发率为28%~33%。如果可能，均应二次切除，多数患者二次手术效果满意，可长期存活，术后需加放疗。而远处转移者采用化疗效果较好。

五、外科手术治疗

由于胸腺瘤单从影像学检查很难判断良、恶性，随着胸腺瘤的不断增长可以压迫邻近组织器官引起临床症状，而且在胸腺瘤手术切除后，一些临床伴随症状如重症肌无力、单纯红细胞再生障碍性贫血有可能得以恢复，故胸腺瘤一经诊断应当积极外科手术治疗。无论良性、恶性胸腺瘤均应尽可能完整切除，不能全部切除的恶性胸腺瘤亦应尽可能多地切除肿瘤组织，术后辅以放射治疗有望取得较好预后，或者切取病理标本，以指导术后进一步治疗。

手术疗效的关键在于：胸腺瘤有无包膜、与周围组织是否可分开及组织学上是否有浸润。目前认为,外科切除是治疗胸腺瘤的首选治疗,放疗用于Ⅱ、Ⅲ期,化疗用于局部不能切除及有远处转移者。

(一) 手术适应证

手术切除胸腺瘤是最佳的治疗方法,故原则上所有能耐受手术者均应手术。胸腺瘤除以下情况外,均应手术切除:临床大体看不能切除者、直接扩散到胸腔外者。肺内转移者,仍应手术切除,同时切除肺转移灶,而对全肺切除存在争议。对胸腔积液及心包积液中有瘤细胞者,选择手术不太合理。

(二) 手术禁忌证

(1) 全身情况差,不能耐受手术者;

(2) 严重心肺功能不全者;

(3) 临床大体看不能切除者、直接扩散到胸腔外或已有远处转移者;

(4) 有严重的全身性疾病如高血压、糖尿病,未能得到满意控制,或在3个月内有过心肌梗死病史者;但对胸腺瘤伴症状严重的全身型重症肌无力患者,药物反应差要慎重,最好通过多种治疗待肌无力症状有所改善后再及时手术。

(三) 手术路径

均应选用正中切口,行胸腺全切术。除非以下情况,采用后外侧切口,行单侧肿物大部切除术:明显突入一侧胸腔的巨大肿瘤或心膈角部肿瘤。双侧第4前肋间隙横断胸骨的切口用于巨大中线位肿瘤。VATS胸腺瘤切除即使是Ⅰ期也不宜采用。

(四) 常用术式

对Ⅰ期胸腺瘤前面已描述。对浸润性胸腺瘤,原则上应切除一切肿瘤粘连的非致命结构(胸膜、肺、心包等),胸腺瘤的扩大根治术范围包括:切除颈部至横膈、两侧横膈神经之间以及心包前范围内的所有组织。有人认为:如果患者术后能够耐受,膈神经也可切除。80%~95%的胸腺瘤可被完全切除,手术死亡率低,为3%~7%,39%有术后并发症,手术死亡者多为术前伴有重症肌无力及心肺功能较差者。

六、放射治疗

1. 适应证 多数胸腺瘤患者的放射治疗是作为配合手术或化疗的综合治疗。对非浸润型胸腺瘤,如手术时局部有粘连、切除不彻底、浸润型的腺瘤或胸腺癌、复发性胸腺瘤术后等,均要进行术后放疗。

2. 放疗源 以高能加速器X线、^{60}Co射线、高能电子束为主。

3. 照射野及剂量 照射野包括瘤床或肉眼所见病灶1~2cm,术后剂量DT 50Gy左右,术前剂量DT 30~40Gy,若单纯放射治疗DT 50~70Gy,有心包受侵者,应包括整个纵隔、全心包,DT 30~35Gy/3~3.5周;伴胸膜、肺转移者,可用半胸或全胸放射治疗15~20Gy/2~3周,之后再缩野。胸腺瘤放疗一般不作双锁骨上预防照射。

4. 放射野设计 一般采用二维计划两前斜野等中心治疗。对肿瘤巨大和(或)病情偏晚的病例及部分浸润型胸腺瘤术后病例,可以采用高能X线和电子束线综合使用。一般可先给予前后对穿治疗,采用前后野不同剂量比,注意脊髓受量控制在肿瘤吸收剂量DT 30~35Gy以下,前后野比例一般为2:1或3:1,然后改两前斜野等中心治疗。这样可以提高肿瘤靶区剂量,同时减少肺受量。如肿瘤巨大、位置较深时,可采用两前斜野加楔行板和一正中后野等中心照射,剂量分配为正中后野的剂量为两前斜野的1/4或1/3。双锁骨上区不需常规做预防照射。对不伴重症肌无力的胸腺瘤放疗时,一般分次量为DT 2Gy,每周5次;至少每周透视1次,了解肿块退缩情况,对肿块缩小明显的,应在剂量达30~40Gy后即时缩野,避免放射性肺炎的发生。胸腺瘤合并重症肌无力时,放射治疗应慎重,放疗前应先用抗胆碱酯酶药物控制肌无力,放射开始时剂量要小,可以从DT 1Gy起,缓慢增加剂量至2Gy/次;治疗中或治疗后要密切观察肌无力的病情变化,一旦出现肌无力加重,应及时处理。近年来,肌无力患者死亡率已大为降低。

5. 注意事项　具体如下。

（1）胸腺瘤患者放疗可突发肌无力危象，需住院治疗。

（2）伴肌无力或肿块较大者，放射分割剂量需从小剂量开始 50cGy－100cGy－200cGy，并先用药物控制肌无力症状，不能突然停药，出现肌无力危象时加用激素或人工呼吸机。若出现重症肌无力危象时处理如下：①一般急救：紧急气管插管或气管切开，正压呼吸；纠正水、电解质紊乱；控制或（和）预防感染，维持营养；②各型危象的处理：a. 肌无力危象的处理。除一般急救外，加大胆碱酯酶的剂量，同时加用皮质激素；b. 胆碱能危象的处理。除一般急救外，停用胆碱酯酶，并输液加速体内胆碱酯酶的排泄，同时静脉注射阿托品 1～2mg/h，直至阿托品轻度中毒，在腾喜龙试验连续两次阳性后，才可使用胆碱酯酶抑制剂；c. 反拗性危象，其发病机制不详，除一般急救外，主要是对症治疗。

6. 预后　胸腺瘤治疗后，总的 5 年生存率为 70% 左右。恶性胸腺瘤 5 年生存率 35%～60%，浸润性 5 年生存率 33%～55%，非浸润型 5 年生存率为 85%～100%。预后因素与浸润程度、手术情况、综合治疗、年龄、是否有肌无力、临床分期有关。

七、化学药物治疗

有人提出胸腺瘤是对化疗敏感的肿瘤。

化疗的适应证：侵袭性胸腺瘤的晚期，有转移者，占侵袭性胸腺瘤的 1/3；所有Ⅳ期患者。

目前普遍认为：以顺铂为基础发展的化疗方案，在术前用于不能切除的Ⅲ期或Ⅳ期肿瘤扩散者，有效率达 70%～91.8%，化疗后手术，术后加放疗。

（一）单药治疗方案

侵袭性胸腺瘤辅助化疗和新辅助化疗常用的单药有阿霉素、顺铂、异环磷酰胺、皮质类固醇和环磷酰胺等。单药有效率：顺铂 $100mg/m^2$，CR 30 个月；$50mg/m^2$，RR 为 11%。异环磷酰胺 $1.5g$（$m^2 \cdot d$）×5d/3 周，CR 率为 50%，RR 为 57%，无瘤生存期为 6～66 个月。皮质类固醇对部分化疗失败的胸腺瘤有效。

（二）联合化疗方案

常用于侵袭性、转移性、复发性胸腺瘤的辅助化疗和新辅助化疗。淋巴细胞型，给予 ADM 为主的联合化疗；上皮网状细胞型、上皮细胞和淋巴细胞混合型，给予 DDP 为主的联合化疗。常用的化疗方案有 EP、CHOP、PAC、CAPP、IEP 等（表 6－6～表 6－11）。

表 6－6　EP 方案

药物	剂量（mg/m²）	用法	时间
VP－16	100	静脉注射	第 1～3 日
DDP	30	静脉注射	第 1～3 日（适当水化，利尿）

注：3 周为 1 周期，3 周期为 1 个疗程。有效率 56%，完全缓解率 13%，中位生存时间 4.3 年。

表 6－7　CHOP 方案（COAP）

药物	剂量（mg/m²）	用法	时间
顺铂	50	静脉注射	第 1 天
阿霉素	40	静脉注射	第 1 天
长春新碱	1.6	静脉注射	第 3 天
环磷酰胺	700	静脉注射	第 4 天

注：Fornasiero 等报道用 CHOP 方案为 37 例Ⅲ、Ⅳ期侵袭性胸腺瘤的辅助化疗，每月 1 次，重复 5 个月，CR 为 43%，RR 为 91.8%，中位生存期为 15 个月。

表6-8　PAC方案（CAP）

药物	剂量（mg/m^2）	用法	时间
顺铂	50	静脉注射	第1~3天
阿霉素	50	静脉注射	第1天
环磷酰胺	500	静脉注射	第1天

注：Loehrer 等用 PAC 方案对 29 例转移性、局部侵袭复发性胸腺瘤放疗后辅助化疗，每 3 周 1 次，重复 8 个周期，生存期中位数为 37.7 个月。

表6-9　CAPP方案

药物	剂量（mg/m^2）	用法	时间
顺铂	50	静脉注射	第1~3天
阿霉素	40	静脉注射	第1天
环磷酰胺	700	静脉注射	第1天
泼尼松	80	口服	第1~5天

注：Park 等报道 17 例 Ⅱ~Ⅳ期复发性胸腺瘤的辅助化疗，21d 为 1 个周期，重复 4 周期，CR 为 35%，RR 为 64%，中位生存期为 67 个月。

表6-10　IEP方案（VIP）

药物	剂量（mg/m^2）	用法	时间
顺铂	50	静脉注射	第1~3天
足叶乙甙	100	静脉注射	第1~4天
异环磷酰胺	1500	静脉注射	第1~5天

注：欧洲癌症研究治疗中心报告 16 例晚期侵袭性胸腺瘤、胸腺癌的辅助化疗，每 4 周 1 次，重复 4 个周期，CR 为 31%，RR 为 56%，中位生存期为 4.3 年。

（蔡佳荣）

第七章

支气管肺癌

第一节 原发性支气管肺癌

到目前为止，肺癌是当今世界上对人类健康危害最大的肿瘤之一，据估计，全世界肺癌发患者数每年近 140 万左右，占全部恶性肿瘤的 12.8%，居恶性肿瘤的首位。美国 1990 年肺癌的发病为 15.4 万人。死亡为 14.6 万人，居男性恶性肿瘤发病率和死亡率之首。近年来肺癌的发病率仍在不断上升，无论是国外还是国内肺癌的发病和死亡率男性高于女性，但近年来西方发达国家中，女性肺癌发病率有所提高，有人认为这与女性吸烟增多有关。肺癌的发病率在 40 岁后逐年上升，正值中年家庭和事业的关键时期，控制肺癌不但是个医学问题也是社会问题。

一、病因

（一）吸烟

50 年前在全世界范围内进行回顾性和前瞻性调查说明，吸烟在肺癌发病原因中具有重要的作用，而且吸烟量越大，开始吸烟的年龄越早，吸烟时间越长，越易患肺癌。戒烟后使患肺癌的危险性下降。关于纸烟中焦油与尼古丁含量与肺癌的关系，据国外一项研究认为，低焦油和尼古丁烟草的吸烟者比高焦油和尼古丁烟草吸烟者，肺癌的危险性有所下降。关于吸烟与不同组织类型肺部的关系，据国内外许多流行病学研究认为，吸烟与肺鳞癌和小细胞肺癌关系密切。

（二）被动吸烟与肺癌

近年报道被动吸烟者血液、唾液、尿中尼古丁代谢产物的水平比主动吸烟者明显高，因此，被动吸烟者则更易患肺癌。有人统计被动吸烟者比主动吸烟者患肺癌的危险性高 2 倍，原因可能是点燃香烟产生的侧流烟雾中的化学致癌物质的含量高于主流烟中的含量。

（三）职业性因素

职业人群某些特殊环境中的呼吸道致癌物也是重要因素，主要有无机砷、石棉、氢、镍、铬、煤、焦油和煤的其他燃烧物以及二氯甲醚和氯甲甲醚等。

1. 无机砷 据美国癌研究所的一个报告，经常暴露于无机砷的工人，肺癌死亡率高于对照组 3 倍，若工作 15 年以上的工人是对照组的 9 倍。砷引起的肺癌以未分化癌最多，腺癌最少，磷癌居中。但是在动物实验中未能用砷诱发出肿瘤的报道。

2. 石棉 石棉尘肺是石棉工人的常见疾病，其中石棉尘肺中少部分可发展为肺癌。在接触石棉强度大、时间长的工人中，肺癌可占全部死者的 20%。二次世界大战期间，在美国造船厂工作的男性，肺癌危险增高 60%～70%，从接触石棉到发展到肺癌，一般要经过 20 年或更长的时间。石棉种类繁多，其中以直径小于 0.5μm 的石棉致癌较强。石棉工人患肺癌的危险性较正常人群高 4 倍，石棉性肺癌约 40% 为鳞癌，40% 为未分化癌，20% 为腺癌。

3. 氢 在伴有极高水平暴露的铀矿工人中，经常吸烟者的肺癌危险性是不吸烟人群的 20 倍，在暴露于低剂量放射线的工人中肺癌的危险性也会增加。美国科罗拉多州铀矿工人中肺癌发病率就较高，而且与氡及其人体摄入量有剂量效应关系。

4. 镍　在动物实验中，使大鼠和豚鼠长期吸入金属镍尘或羰基镍尘，均可诱发肺癌和肺癌样变。1933 年在英国就注意到接触金属镍尘或羰基镍尘的工业中，患鼻腔、副鼻窦和肺部癌症的人数增加，据统计，镍业工人肺癌死亡率为一般人群的 6 倍。

5. 铬　动物实验中，接触亚铬酸盐矿尘和燃烧产物的大鼠可以患口腔鳞癌，若将多种铬酸盐粉注入大鼠胸腔内，可以诱发肺癌或纵隔肿瘤。1948 年以来，在镀铬工人生产铁铬合金，生产铬黄及使用铬黄喷漆工人中肺癌发病较高，由铬酪酸盐引起的肺癌约 50% 为未分化癌，40% 为鳞癌，10% 为腺癌。

6. K – 煤焦油　用煤焦油涂抹家兔和小鼠的皮肤都成功地诱发了皮肤癌。实验小鼠发生的肺腺癌高于对照组。其他原因是煤焦油含有苯吡一类多环芳烃，后者先经组织中的芳烃羟化酶的代谢转化为致癌体产生致癌作用。自 1937 年以来，在英国、美国、日本、加拿大、挪威和中国均发现煤焦工人肺癌发病率较一般人群高。

7. 二氯甲醚和氯甲甲醚　在动物实验中，二氯甲醚和氯甲甲醚都很容易诱发大鼠、地鼠和小鼠的肺癌，而且这两种化学物质均是强烈的致肺癌因子，从 1937 年开始发现生产离子变换树脂时，暴露于二氯甲醚和氯甲甲醚的工人，肺癌高发而且为未分化小细胞肺癌。

（四）大气污染与肺癌

某些工业废气如处理不当，可污染厂矿以外的环境和大气。许多致癌性工业原料和产品的生产量增加，不仅直接影响工人，也使致癌物污染大气的程度加深。各种交通工具，特别是汽车排出的烟尘和废气，以及道路和房屋的建筑中沥青等物质的大量使用，也使大气受到污染，致使肺癌发病率增高。我国上海市居民的肺癌死亡率高于郊区，近郊又高于远郊，也提示大气污染可能对肺癌的发生起一定作用。

（五）电离辐射

随着工业的发展，用电量大增，核能发电已被广泛使用，加之放射性核素的快速发展，吸入放射性粉尘和气体的人大为增多。长期吸入空气中的放射性物质和肺癌的发生可能有关。有人曾用放射性 ^{90}Sr、^{60}Co、^{35}S、^{235}Pu、^{198}Au、^{32}P 等，经过气管、支气管、静脉注射或肺内置入的方法，在多种动物实验中诱发了肺癌，诱发的肺癌一般是鳞状细胞癌。

（六）生物因子

近年来的研究发现人体肺癌的发生和演变常涉及细胞内第 1、3、11、13 和 17 号染色体上的异常变化，使某些抑癌基因（ras、raf、lfur、myc 等）活化，或某些抑癌基因（p53、Rb 等）的丢失。总之，研究表明人体肺组织的癌变可能与细胞遗传物质的改变有关，其中包括染色体丢失、重排及突变等，致使细胞内某些靶基因的丢失，或活化导致细胞生长失控或提供发生癌变的有利环境，导致恶变。这一系列遗传物质的改变主要与某些癌基因的活化和抑癌基因的丢失有关。

从上述发病因素可知肺癌的多数因素是人类自身造成的，部分是个人原因，另一部分则是社会环境原因，因此要真正控制肺癌的发展，必须从改善环境和重建良好的生活习惯入手。

二、临床表现

肺癌的临床表现多种多样，影响肺癌临床表现的因素有原发灶发展的快慢、肿瘤所在部位、肿瘤的大小、对支气管的影响、邻近气管是否受侵犯或压迫、远隔脏器是否有转移、是否有异位分泌特性等。随着上述因素的不同而出现的临床表现不同。

（一）早期表现

肺癌以其所发生的部位不同而分为中央型肺癌（即发生在段支气管以上的肿瘤）和周围型肺癌（即发生在段支气管以下的支气管及肺泡的肿瘤）。中心型肺癌约占 65%，其症状出现较早。周围型肺癌约占 35%，症状出现较晚。临床上肺癌的常见早期症状有咳嗽、咯血和血痰、发热、气短及胸痛。

1. 咳嗽　咳嗽是肺癌常见的首发症状，以中心型肺癌更为突出，主要由肿瘤或其分泌物刺激支气管黏膜所引起。肿瘤在支气管黏膜上生长，特别是管腔较大、敏感度较强的段、叶支气管，到达一定程度后因局部肿瘤及其分泌物刺激，即出现咳嗽。当肿瘤在支气管壁浸润性生长时，最典型的临床表现就是阵发性干咳、无痰或白色泡沫黏痰，若肿瘤生长在总支气管或隆突附近时，则呛咳更剧烈，且不易用药物控制，若肿瘤生长在细小的支气管黏膜上，可无咳嗽或咳嗽轻微。有吸烟（或）和慢性支气管炎的肺癌患者，患肺癌后，部分患者可以觉察出咳嗽的性质与以前有所不同。若继发感染，痰量多且呈脓性，直至支气管腔完全为肿瘤所阻塞后，咳嗽又减少甚或消失。

2. 咯血和血痰　咯血亦为肺癌首发症状之一。肺癌患者中以咯血为首发症状者占35%左右，其发生率略低于咳嗽，但诊断意义较咳嗽更大。其特征为间断反复少量血痰，常常血多于痰，血颜色较新鲜。大咯血者偶见，持续时间不一，常常时间短仅数天，但也有极少数达数月者。与肺炎不同的是常在中心型肺癌发病早期出现，因为在中心型肺癌的发病过程中，肿瘤生长在支气管黏膜上，其表面血管分布丰富，剧烈咳嗽后血管易破溃导致出血。肺类癌和腺样囊性癌的血管较丰富，咯血更为常见，有时血量较大。周围型肺癌在瘤体较小时，少见咯血，当瘤体长大到一定限度后，常因生长速度快，而营养供血不足。肿瘤中心发生坏死而伴出血。这种血痰常来自肿瘤区，混有大量癌细胞，癌细胞学检出率较高。咯血常促使患者就诊，对可疑病例，若 X 线胸片阴性，可行胸部 CT 或磁共振检查。

3. 发热　发热也是肺癌的早期症状之一，肺癌患者中以发热为首发症状者占21.2%。因肺癌而致发热的原因有两种：一种是由于支气管阻塞或管壁受压引起的细菌感染性发热；另一种是"癌性热"。前一种发热常见于中心型肺癌，因肿瘤在发展中阻塞支气管腔后，其远端因分泌物滞留引起病原菌繁殖而产生的感染性发热，并可伴有阻塞性肺不张，当肿瘤在支气管口生长时，常先阻塞一个肺段开口，如发生在左支管口时，常先阻塞上叶前段，从而出现相应肺段的段性肺炎，这种发热在抗感染治疗时可使热度下降，肺叶炎症部分或完全吸收。但决不能满足于暂时的好转，应予深入检查和严密随访。"癌性热"是由于肿瘤本身引起的发热。一般在肿瘤后期广泛转移后出现，只有个别患者是首发症状，常见于肺鳞癌，这种发热抗感染治疗无效。用保太松等药物可退热，这种发热在肿瘤手术切除后消退。

4. 气短　肺癌早期出现胸闷、气短等症状，往往是由于肿瘤原发于叶支气管或总支气管时，大支气管突然被阻而致，但一般患者可在数日后适应，气短逐步消失。肺癌晚期则因病变广泛或因转移性淋巴结压迫气管、隆突等造成气短或窒息，这种气短常见于弥漫性细支气管肺泡癌和支气管播散性腺癌，临床上以气短为首发症状者占6.6%。

5. 胸痛　周围型肺癌患者以胸痛、背痛、肩痛、上肢痛、肋间神经痛等为首发症状就诊者占24%，故对于上述表现的病例切不可单纯按肩关节周围炎、颈椎病、神经性胸痛等治疗，必须排除肺内病变。曾以手术切除标本与病史作对照研究发现，持续性、尖锐而剧烈的胸痛，不能用一般止痛药物解除或扰乱睡眠者，可能是肿瘤侵犯胸膜和胸壁所致，多见于小细胞癌。

（二）晚期表现

见表 7 - 1。

表 7 - 1　肺癌的晚期临床表现

受累部位	症状与体征
同侧或对侧锁骨上淋巴结	淋巴结肿大
喉返神经	声音嘶哑
膈神经	同侧膈肌麻痹
上腔静脉	上腔静脉综合征
心包或心肌	心包填塞、心律失常
胸膜	胸腔积液
食管受压	吞咽困难
胸导管	胸腔积液
肝	黄疸

受累部位	症状与体征
骨	剧痛
脑	颅内高压症状
肾	血尿
肾上腺	艾迪生综合征
皮下	皮下结节

（三）肿瘤的伴随症状

在临床上经常可以见到肺癌引起的肿瘤伴随症状，这些征象可随肿瘤的消亡而消退。

1. 自主神经功能亢进　常表现为单侧上肢或胸部出汗或潮红，后期可出现相应部位交感神经麻痹，此临床表现多与肺尖部或肺上沟癌伴发，多见于小细胞肺癌。

2. 皮肌炎　主要表现为肌力减弱或肌无力，骨盆带肌肉较肩胛带更严重，面部可有蝶形对称皮肤红斑。确诊需行肌电图检查，肌活检，或行 GOT、GPT、碱性磷酸酶、肌酐等血生化检查。有 10% ~ 20% 皮肌炎患者伴有内脏恶性肿瘤。40 岁以上皮肌炎患者伴有恶性肿瘤率更高。

3. 黑棘皮病　常出现于肺癌发现之前或伴肺癌同时出现。主要表现为肢体的屈面或腋窝皮肤增厚及色素沉着。足底和手掌均出现，少数病例口腔黏膜亦有类似改变。黑棘皮病不一定伴有癌症，特别是 40 岁以下的患者。

4. 皮肤色素沉着　主要表现为身体暴露部位、乳头、嘴唇、颊黏膜及外阴等部位有皮肤色素沉着，是由于肺癌细胞分泌的促肾上腺皮质激素（ACTH）和黑色素细胞刺激素（MSH）引起，常见于小细胞肺癌患者。

5. 肺源性骨关节增生　可能与生长素、雌激素或神经功能有关，手术切除原发灶后骨关节病变可缓解。主要表现为病骨区软组织有肿胀压痛，以胫、腓骨和桡、尺骨远端较为明显，严重时可累及股骨、肱骨、掌骨和足迹骨等，有时也累及膝、踝、腕等大关节。X 线片见骨膜炎可作为诊断依据，此症多见于腺癌患者，其次为鳞癌，小细胞癌很少并发此症。

6. 男性乳腺发育　可能是异位促性腺激素的产生，也可能是肺癌转移至乳房，一般表现在未分化癌，小细胞癌病例多见，且常与肺癌病灶同侧。

7. 弥散性血管内凝血（DIC）　主要表现为患者皮肤淤斑、血肿等，鳞癌患者有时可伴有紫癜症和手掌、足底胚胝体征，可能与肿瘤组织释放促凝血因子有关，见于各种细胞类型的肺癌。

三、治疗

（一）肺癌的外科治疗

自 1930 年 Churchill 首次对肺癌行肺叶切除，1933 年 Rinhoff 用分别处理肺门的方法完成了全肺切除术以来，应用肺切除术治疗肺癌已成为常用的外科手术，手术死亡率也以早年的 50% 下降到 20% 以下。肺癌切除范围也从早年的全肺切除改变为尽量行肺叶切除及袖状肺叶切除，以最大限度地保留肺功能。美国麻省总医院在 20 世纪 30 年代行全肺切除占的 72%，60 年代占 32%，70 年代以后，尤其是术前应用 CT 及纵隔镜检查之后，全肺切除更少。

1. 术前病例选择　具体如下。

（1）首先要做好术前的全面检查，深入了解病情，最基本的资料就是正、侧位胸片，从中可发现肺部肿块的部位、形态、大小和周围组织的关系等。CT 检查可以发现平片上难以发现的病灶，了解纵隔内淋巴结的增大和血管关系。微量胸腔积液以及气管和隆凸部的阻塞和病变等，又可作为定期的手段。体层摄影更能显示块影的形态和性质。

纵隔镜检查在 CT 广泛普及的今天应用极少。支气管镜检查有一定的创伤性，但仍是非常有意义的检查。它可以直接窥见中心型病灶，段级以上支气管内的病灶。采取活检标本，还可以了解隆凸部的情况和活动度，判断治愈切除的可能性。即使对周围型肺癌也可以从镜中排除大支气管的病变存在，还可以通过镜管在透视引导下定位，穿刺活检。

（2）术前最好要了解肿瘤的分期，不同种类及不同分期的肺癌治疗方案选择见表7-2。

表7-2　肺癌治疗方案的选择

	Ⅰ期	Ⅱ期	Ⅲa期	Ⅲ期	Ⅳ期
非小细胞肺癌	手术治疗术后是否化疗意见尚未统一。但腺癌偏向于用化疗	手术、术后推荐用化疗，有条件者可考虑术后放疗	化疗后争取放疗或手术放疗、争取手术加化疗符合扩大手术指征和（或）放疗手术＋放疗＋化疗	化、放疗为主	选择性化疗和一般内科治疗
小细胞肺癌	手术＋化疗	化疗＋手术＋化疗	化疗、放疗为主，对疗效显著者可加用手术和术后化疗	化、放疗为主	选择性化疗和一般内科治疗

从表7-2可以看出，Ⅰ期、Ⅱ期和Ⅲa期病例都是手术切除的指征。Ⅲb期和Ⅳ期一般不作为手术的对象。当然病期的选择并非绝对，某些病例发现时或许不能手术，但经过放疗或化疗后即可手术。尽管一些中、晚期病例手术效果可能不满意，但从延长生命，减轻痛苦出发，少数患者还能有长期生存的机会。

（3）全身情况的估计：术前做周密的准备工作，保护心肺功能，减少痰量，术中操作要轻柔，少失血，动作准确利落，缩短手术时间。术后要严格监护，确保呼吸道通畅。年龄不应为手术选择的条件，70岁以上的老年人，如果生理年龄估计较好，经常体力锻炼，又无慢性代谢疾病，心肺功能好，能耐受剖胸者应当争取外科治疗。但应尽可能避免全肺切除，保留有功能的肺组织，减轻心脏负担。有研究报道对166例70岁以上原发性支气管肺癌患者进行手术切除152例，手术切除率为92.7%，强调术后应防止感染，加强心肌保护并做好呼吸道护理。通气功能测定中肺活量和最大通气量不得少于预计值的60%。第1秒肺活量不得少于500mL或低于60%。动脉血氧饱和度应在90%以上，动脉血氧分压应在10.6kPa以上，二氧化碳分压在6.6kPa以下可考虑剖胸手术。

手术的禁忌证有：①哮喘经常发作。②有膈神经麻痹，声音嘶哑。③对侧肺转移或远处转移。④有上腔静脉压迫综合征。⑤隆凸固定增宽者。⑥3个月以内有心肌梗死者。⑦室性心律失常或房室完全性传导阻滞者。

2. 手术方法的选择　具体如下。

（1）全肺切除：全肺切除适应于肿瘤已直接侵犯到肺叶之外，超过肺叶切除范围时。全肺切除不宜做姑息性治疗手段，特别是已有远处转移的病例。因为全肺切除后，患者对放疗或化疗等综合治疗难以耐受。姑息性肺叶切除比姑息性全肺切除的效果要好些。

一侧全肺切除的操作技术各家意见不一，在处理肺门血管的顺序上，有主张先结扎肺静脉，然后处理肺动脉者，其目的是先阻断静脉回流以后减少癌的血道转移。但肺静脉结扎后引起肺充血，肺血管内压力增高和淋巴管怒张，特别是对病变较晚期者。肺静脉结扎后如不能很快结扎肺动脉，时间越长，肺充血越明显，不但出血多，而且增加淋巴道和血道的播散机会。因此，先处理肺动脉还是先处理肺静脉应视情况而定，若肺静脉结扎后能在较短时间内处理肺动脉，则可以先结扎相应静脉，再处理动脉。如周围肺癌肺门一般较容易解剖，若为中心型肺癌，往往肺门结构浸润多难解剖，则可先处理肺动脉，再处理肺静脉。在处理肺静脉时若探查发现肺静脉中有癌栓，尽量小心防止脱落，或将肺静脉切开用吸引器将其吸出。在处理肺动脉时，若心包外难以结扎，可在心包内结扎。右侧肺动脉多在上腔静脉之后结扎，左则一般在动脉导管近端结扎。

支气管残端的处理一般主张间断缝合加近端结扎，以避免支气管残端感染。或用闭合器，其优点是省时和减少污染。不管用何种方法关闭支气管残端，必须避免缝合残端的张力过大，并将残端周围组织如胸膜、心包等妥善处理，对防止支气管胸膜瘘十分有益。特别是术前放疗的患者，残端处理更为重要。

需要行全肺切除的病例，一般都应清除纵隔淋巴结，不能采取与肺切除同时整块切除。而应在肺切除后，纵隔已暴露时，根据病灶部位、肿瘤淋巴道的病理知识以及手术中的发现，选择性的对隆突下、食管旁及主动脉或奇静脉等部位淋巴结作分区清除。肺癌患者一侧全肺切除后，一般均应放置胸腔排气管以便于调节胸腔内压力和了解出血、渗液等情况。引流管一般在术后 2 ~ 3d 后拔出，并应用抗生素控制胸腔感染。

全肺切除根据病灶的切除彻底性和手术清除范围，可分为单纯性全肺切除（即一侧全肺切除及肺门淋巴结切除）及根治性全肺切除（即在单纯全肺切除的基础上加纵隔淋巴结清除术）。一侧全肺切除后，如仍有肉眼可见的病灶残留时，手术后可综合其他治疗。

（2）肺叶切除：肺叶切除应根据肺门结构的解剖情况分别处理，这是因为肺血管和支气管变异较多，病灶在左侧一般为上叶或下叶切除，在右侧除上、中、下叶切除外还有中上叶、中下叶等双叶切除术，一般上叶切除应放置上、下两根胸腔闭式引流管。下叶或中下叶切除放置下胸管即可。手术切除的原则为彻底切除原发灶和相应淋巴结并尽可能保留正常肺组织，若周围型肺癌支气管残端的处理可按传统方式处理，中心型肺癌支气管残端长度不宜超过 2mm 或作楔形袖式切除。

根据病变的原发部位及转移情况决定淋巴结的清除范围，分别作 1 线、2 线及 3 线清除。一般 1 线、2 线淋巴可与肺叶整块切除取下。然后充分暴露纵隔，根据情况分别切除 3 线及 4 线淋巴结。为减少大面积清除的并发症，纵隔淋巴结的清除，不强求整块的区域清扫，而采取各线淋巴结的区域性摘除术。为了减少因切断淋巴管可能引起癌的医源性扩散，在切除淋巴结时尽量采用电外科技术，并用氮芥清洗创面。术中尽可能做快速病理检查，纵隔阳性淋巴结区应放置金属标记以便术后放疗。上海医科大学肿瘤医院一组资料表明：纵隔淋巴结 2 线、3 线阳性，放置标记术后放疗的肺癌患者 3 年及 5 年的生存率分别为 48.4% 和 26%，而淋巴结阳性未做术后放疗者，其 3 年生存率为 22%，5 年生存率为 0，经统计学处理，差异显著（p < 0.05），术后放疗组显然优于无放疗组。

（3）袖形肺叶切除术：袖形肺叶切除术适应于肿瘤已累及支气管开口者，特别适合于高龄及心肺功能较差的患者。这类患者不做袖形切除，往往要做一侧全肺切除。袖形肺叶切除可分为支气管袖形肺叶切除术和支气管肺动脉切除成形术。5% ~ 10% 的肺癌患者，其病变已累及上叶及上叶支气管开口，需行总支气管切除。将中下叶或下叶与总支气管残端或气管侧壁吻合，一般以右上叶较多，左上叶较少。原因是右肺中间支气管狭长，右肺中、下叶与右支气管或气管右侧壁吻合较为方便。另一方面左全肺切除对肺功能影响较少，且左右段支气管开口与左下叶背段的开口几乎在同一平面。吻合时下叶背段支气管容易狭窄。当肿瘤累及叶支气管但尚未累及总支气管，可行总支气管楔形切除，切除 2/3 的总支气管壁，切端对缝，由于仍有部分支气管黏膜完好。术后排痰容易，但吻合口易成角，容易引起狭窄。

袖形切除术的麻醉非常重要，在行支气管袖状吻合术时，可将气管插管插入对侧肺行单侧通气。亦可用双腔插管，吻合完毕后可用吻合口周围组织如胸膜、心包将吻合口覆盖。既可减少漏气，亦可减弱吻合口张力。一般放上下两条胸腔闭式引流管。手术结束，麻醉插管未拔前，可行纤维支气管镜检查，观察吻合口情况，并将下叶分泌物吸干净。术后 2 ~ 3d 若疑有下叶痰液积留时，亦可在床前行支气管镜检查并吸痰。

（4）肺段切除：采用肺段切除治疗肺癌的指征：①心肌功能不佳的高龄患者，病灶为周围型，小于 3cm 者。②对侧已行肺叶切除的肺癌患者，其新病灶为小于 4cm 的周围型。③有角化的、高分化的肺癌无淋巴结转移者。行肺段切除后 5 年的生存率达 25% ~ 50%，无淋巴结转移的腺癌，其肺段切除疗效与肺叶切除相似。但对小细胞癌肺段切除后易在短时间内出现转移或复发。

3. 恶性胸腔积液　腺癌胸膜转移常引起恶性胸腔积液，属于手术禁忌。如果多次胸腔积液细胞学检查不能找到恶性细胞，有可能为渗出液，应做剖胸探查，若为广泛胸膜转移，则中止手术，局部用顺铂处理，局限性移植则做病肺和胸膜切除，受累胸膜很少透过胸壁组织。有研究对 9 例肺癌伴恶性胸腔积液者在肺叶切除后,胸内灌注 IL-2、肿瘤坏死因子,结果所有胸腔积液消失,症状缓解期大于 6 个月。药物不能控制胸腔积液渗出者做胸膜固定术。

4. 肺癌切除后复发　同侧肺癌复发,只要无远处转移、对侧肺健康、心肺功能可耐受、全身状况良好者可以再次切除,原则上做局部切除、楔形切除或肺段切除术。然而由于粘连严重,肺门呈冰冻状,充分游离全肺非常困难,因此术前应确定病变位置,就近入路,减少渗血,不得已时做余肺切除术,要求手术技巧高,解剖熟练,尽量避免出血。支气管部位较固定,有软骨组织,容易识别。其前方为肺动脉,有薄膜分隔,一般不会损伤肺动脉,而且把远端切缘提起,淋巴结也随之和血管分开,使肺门处理顺利进行,肺门处理完毕再分离胸膜粘连,否则渗血面广泛而影响操作。

5. 胸腔镜下手术　目前,全世界都在广泛的开展。胸腔镜下可进行各种胸内手术,包括纵隔肿瘤切除、食管癌切除、肺楔形切除、肺叶切除、全肺切除等。

全身麻醉下,患者取健侧卧位。在第 6 肋肩胛骨线作 1cm 长小切口,把胸腔镜直接插入胸腔,注入二氧化碳气体使肺萎缩,进行探查。再在第 4 肋间的锁骨中线和肩胛后线分别作 2 个切口,约 1cm 长,最好一个切口接近病变,便于术中探查或备用转开胸手术,插入牵拉器和电灼器或缝合器。分离肺胸膜粘连,显示病变部位,制订手术方案。微型缝合器是手术中必备的器材,缝合后用电刀行钳间肺组织切开。肺门血管也用同样方法处理,部分肺切除未用滑石粉撒布胸膜上,造成粘连。止血冲洗等都可进行,免于常规开胸。

胸腔镜手术的优点是创伤小,恢复快,术后痛苦少,一般术后 1 周左右可以出院。手术成功的关键在于微型缝合器处理肺切面和完善显露术野。选择病例主要在于胸膜粘连少,有一定游离胸膜腔。病变最好位于肺浅表面并且局限。手术医师应当熟练胸部解剖和传统胸部手术技巧,以及具备处理术中并发症的能力。

6. 光动力学治疗　即利用血卟淋和激光治疗早期肺癌的光动学治疗。方法为先静脉注射 2.5 ~ 5mg/kg 血卟啉,用 $100J/cm^2$ 的激光对浅表直径小于 0.5cm 的早期鳞癌,通过支气管镜将肿瘤烧灼干净。因此,只有在镜下完全看清肿瘤者是其适应证。不开胸又切肺是其优点,但局部复发也常有发生。而且适应证比较局限。

7. 超声刀局限肺切除　王天佑等报道应用超声刀行局限性肺切除治疗肺部病灶 8 例 11 次手术,其中肺部转移瘤 4 例,全部病例术后恢复顺利,效果满意。用于肺局限切除术的优点有:出血少、操作简单。对于肺实质深部病灶和肺多发性病灶也可以切除,避免了肺叶切除和全肺切除,从而最大限度地保存了肺组织。

8. 肺癌的冷冻外科治疗　在行动物实验中发现,肺组织充气后的导热性与正常实体肺组织的导热差非常明显。基于这一低温生物学和物理学特征,应用冷冻治疗肺癌比较适合。冷冻外科治疗肿瘤的基本原理有:①冷冻坏死,快速降温到 -40℃ 以下,缓慢复温导致冷冻区细胞无选择地破坏。动物实验证明肿瘤的细胞较正常细胞对低温更敏感,易被冷冻杀灭。冷冻导致细胞内外冰晶形成,细胞脱水、电解质浓缩和酸碱度改变,细胞膜脂蛋白成分变性及血液淤滞和微血栓形成。②冷冻粘连,冷冻后组织面粗糙,易于粘连,这些粘连可避免肿瘤坏死后继发性出血、感染,支气管胸膜瘘和胸腔积液等。③冷冻固形,恶性肿瘤的细胞缺乏间桥,且组织的粘连性很低,极易脱落扩散。冷冻使肿瘤组织固形,结成冰块,不但减少肿瘤扩散且使其边缘清楚,易于摘除。④冷冻炎症,冷冻数小时后即有红、肿、热、痛。组织内有大量白细胞浸润,这些炎症也可能增强免疫作用。⑤冷冻免疫,进行动物实验发现,肿瘤细胞经冷冻后原位移植可产生该肿瘤的特异性移植抗原(TSTA),从而产生特异性抗体(TSTI)到达排斥该肿瘤的特异性免疫。一般认为冷冻免疫反应是一种特异性自身抗体免疫效应。以 T 淋巴细胞为中心的细胞免疫起主要作用。

肺癌冷冻治疗的指征:①原发灶已控制的转移性肺癌,包括两肺多发转移。②心肺功能不佳,不能耐受肺叶切除的周围型原发性支气管肺癌。③手术探查不能切除的原发性肺癌,冷冻治疗作为姑息性治疗。

我国上海医科大学肿瘤医院曾应用冷冻治疗肺癌 103 例,其中男性 58 例,女性 45 例,年龄 15 ~ 71

岁。103 例中原发性肺癌 39 例，转移性肺癌 64 例。结果转移性肺癌疗效佳，治疗后 1 年生存率 68%，3 年生存率 38%，5 年生存率 26%。

（二）肺癌的放射治疗

1. 小细胞肺癌的放疗　小细胞肺癌（SCLC）是一种全身性疾病，治疗以全身化疗为主。放射治疗常配合化疗应用。然而单纯化疗的胸腔局部复发率高，生存率也较加放疗组低。国外有人对单纯性化疗和化疗加放疗治疗患者进行前瞻性随机分组研究发现，不加放疗组的胸部复发率由 35% 上升到 100%。有人复习总结了多组病例显示，不加放射治疗的胸部复发率由 42% 上升到 81%。因而多数作者主张：在化疗中，辅以放疗，以提高胸内肿瘤的局部控制率。

放疗范围应包括原发灶、同侧肺门及纵隔和已有的淋巴结转移灶，并包括较广泛的邻近淋巴引流区，放疗技术基本同 NCCLC。SCLC 虽然对放疗最为敏感，可是为有效控制肿瘤，总剂量仍需与其他类型肺癌相同。原发灶的总剂量为 60Gy/30 次/6 周。有文献报道原发灶照射 60Gy，局部复发率为 3.8%，若照射 40Gy，局部复发率达 36%，而低于 140Gy，局部复发率达 60% 以上。肺内、纵隔及照射野内复发率随照射剂量的增加而下降，无瘤生存期随剂量加大而延长。

2. 非小细胞肺癌的放疗　具体如下。

（1）术前放疗：曾经有较多学者赞同术前放疗，认为术前放疗能使原发肿瘤体积缩小，使肿瘤与周围结构，如血管和重要脏器的癌性粘连程度减小，因而能使一些在技术上不能切除的肿瘤变为能切除，提高了肿瘤的切除率。其次，因肿瘤在放疗后缩小，有可能使手术范围缩小。如单纯手术，需行全肺切除的术前放疗后有时可改为肺叶切除，扩大了手术的适应证。此外，放疗后肿瘤血管闭塞，癌性粘连变为纤维粘连，使手术操作中出血减少，手术难度降低。上海医科大学肿瘤医院（1989 年）报道了 68 例术前放疗的治疗结果，手术切除率为 81%，3 年生存率为 33%，5 年生存率为 15%，Sherman 选择在技术勉强可手术的Ⅲb 期病例给予术前放疗。放疗后休息 2 周行手术切除，手术切除率为 83%，5 年生存率为 18%，认为术前放疗对某些选择的患者有益。

虽然一些临床Ⅱ期试验支持术前放疗，但是更多的临床Ⅲ期随机对照试验却未显示术前放疗能提高手术切除率和生存率。warren 报道了美国 17 个医院协作研究的结果，术前放疗 40Gy/20 次/4 周，共 290 例，对照组单纯手术 278 例，5 年生存率前者 14%，后者 16%。

目前对肺癌术前放疗虽有争议，但在下列方面，其作用是肯定的：①术前放疗虽没有明显提高肺癌患者 5 年生存率，但它有助于提高肺癌手术的切除率。②术前放疗有助于缩小手术范围，单纯手术需全肺切除的可改为肺叶切除，改善了患者的生存质量。③约 50% 的病例在局部肺癌及 60% 左右的肺门纵隔淋巴结转移灶，在提高剂量的术前放疗后可能得到局部控制。

（2）术后放疗：肺癌根治术后放疗能否提高局部肿瘤的控制率和生存率仍有争议。一些学者持否定态度，如 Van Houtle 将 175 例手术切除彻底且无淋巴结转移的病例随机做单纯手术或手术加用放疗，经统计学处理加用术后放疗组的生存率更差。在 T_2 病例更明显。但有更多学者在文献报道中支持在有选择的病例中使用术后放疗。卢喜科报道经手术治疗 1 026 例非小细胞肺癌，显微镜下发现支气管残端阳性者 89 例，89 例术后单纯放疗 33 例，单纯化疗 21 例，放化疗结合者 23 例，单纯中草药治疗或未做任何治疗者 12 例。平均生存期分别为 30.5、27.1、28.6 和 21 个月。表明术后综合治疗，特别是放疗能有效控制肿瘤的生长，延长患者生存期。

目前对术后是否放疗基本趋于一致，即术后放疗对于病理证实手术切缘阳性、肺门和纵隔淋巴结转移或肿瘤残留于胸腔内的病例可提高生存率。

（3）根治性放疗：根治性放疗适合于局限于一侧胸膜腔内的肺癌，不论有无肺门及纵隔淋巴结转移，病期早于Ⅲa 或Ⅲb 者。临床就诊患者中的 70% ~80% 因病灶不适合手术或有手术禁忌证而无法接受手术。在他们中大部分可以接受放疗。根治性放疗的禁忌证：胸膜广泛转移有癌性胸腔积液；肿瘤巨大或有癌性空洞，估计放疗会促成空洞形成；两肺或全身广泛转移；患者近期内出现过心律失常，提示心包或心肌有癌瘤存在者；严重肺气肿，估计放疗后呼吸功能不能代偿者；伴有严重感染不能抗炎控制者。

1) 常规连续放射治疗法：一般前后两个对穿放射野进行照射，后野最好避开脊髓，可加用楔形滤片，也根据肿瘤部位偏前或偏后的情况选用不同能量的电子束和高能 X 线结合，使高剂量区落在靶区，同时减少脊髓的照射剂量。可用治疗计划系统和模拟定位来制订最佳治疗方案。

2) 分段放射治疗法：即无论肺癌处于早、晚，全部给予分段放射治疗。其疗效不亚于常规连续治疗方法，而且治疗反应轻，患者容易接受。重庆医院 1970 年采用过 40~50Gy/4~5 周，休息 4 周后再给 10~20Gy/1~2 周分阶段治疗法，若在前一段治疗后休息 4 周，肿瘤缩小或消退满意者，可以转行手术治疗，不宜手术者在调整放射剂量和放射野后继续放疗。

3) 超分割放射疗法：金性汇等（1987 年）对 30 例肺癌病例先用 1.1Gy/1 次，每天 3 次，间隔时间 4h，每周 5d，连续 2 周。肿瘤剂量 33Gy/30 次/14d，以后改为常规连续放射方法，2Gy/1 次/d，同时缩野，使肿瘤剂量达 60Gy，其 1 年、2 年和 3 年生存率分别为 70%、26.7% 和 13.3%，常规分割组为 40%、13.3% 和 3.7%；超分割放射治疗显示出比常规分割放射治疗疗效好。COX 等（1990 年）报道 884 例非小细胞肺癌超分割放疗的随机试验，每次放疗剂量为 1.2Gy/1 次/d，间隔 4~8h，肿瘤剂量 60~79.6Gy，1 年和 2 年生存率较常规分割放射治疗组生存率高，显示分割放射治疗组具有一定的益处。也有作者报道超分割放射治疗，放射反应较重，放射性肺炎占 13.3%，放射性食管炎占 16.7%。此方法的价值目前仍有争论。

4) 缩小野集中剂量放射疗法：Fletcher 认为此方法的优点是对正常组织保护较好，可减轻放射性损伤，并认为瘤体外周的癌细胞不缺氧，敏感性较高。其基本方法同常规连续放射法一样，所不一样的是放射到一定剂量（40~50Gy）时，将放射野缩小到肿瘤和纵隔转移淋巴结的实际大小。而将最后的 10~20Gy 只照射已缩小的靶位。为了避免脊髓损伤，采用多野交叉或治疗方法来完成最后剂量。

5) 根治性放射治疗射野及剂量：根治性放射虽然方法较多，但放射野要包括原发灶、同侧肺门及纵隔淋巴结，必要时还要包括同侧或双侧锁骨上区淋巴结。原发灶的照射范围要超过可见肿块边界 1~2cm，照射面积尽量不要过大，可采用不规则野，使正常肺组织尽量少受照射，采用模拟机定位准确、可靠。

根治性放射肿瘤量达 60Gy 可使 50% 的原发灶消失，而肺门淋巴结及纵隔淋巴结消失率更高，根治性放射治疗一般使用常规照射方法，即每天 1 次，每次 1.8~2Gy，每周照射 5 次，亚临床剂量 45~50Gy，原发灶和临床可见肺门，纵隔淋巴结剂量为 60~65Gy，腺癌可达 70Gy，采用非常规照射疗法者，一般剂量需增加 10%，即 70Gy 左右。

6) 根治性放射治疗的疗效：肺癌经根治性放射治疗后远期疗效仍较差，绝大多数文献报道 5 年生存率为 5%~10%。王鹤皋等报道 288 例肺癌单纯放射治疗，1 年生存率 67%，3 年生存率 19.1%，5 年生存率为 10.8%，而鳞癌的 5 年生存率为 14.1%，腺癌为 7.1%，未分化癌和其他类型癌无一例存活 5 年。上海医科大学肿瘤医院曾报道单纯放射治疗的疗效，5 年生存率 4%~8%，其疗效差的原因多因局部未控制或复发以及远处转移。

3. 腔内近距离后装放疗和间质放疗 近年来，越来越多的学者使用腔后装近距离放疗作为原发性肺癌的一种辅助放疗和姑息放疗手段。其方法是由纤维支气管镜引导插入 1.7~2.0mm 放射施源管，送达肿瘤部位，尽可能插入 2 根以上施源管，将肿瘤包围，只有这样才可以使放射剂量均匀分布。然后由计算机计算出放射优化方案后实施治疗。如果是根治性放疗，可与外放射同时进行，1 次/周，每次 7~10Gy，共 2~3 次。此时外入射剂量可适当减少。如果是姑息性放疗可单纯使用，每次 7~10Gy，1 次/周，共 2~4 次。

腔放射的主要优点是能给予局部肿瘤高剂量照射，面对周围正常组织的放射剂量很小。同时放射源受计算机调控，在不同部位的停留时间，能按照病灶范围采用计算机优化放疗方案。其特点是对肿瘤杀灭效应强，而对正常组织的保护好，该技术的缺点是放射的有效范围有限，且剂量随距离增加而迅速衰弱，因而对体积较大的肿瘤，无法给予整个均匀足够的剂量。故腔内近距离后装放疗必须和外放射相结合，作为外放射的补充加量放疗才能发挥作用。

该技术的主要适应证有：①术后支气管残端复发或支气管切缘阳性时，在应用外放射的同时应用腔内放射。②在外放射治疗，由于气管、支气管腔内肿瘤产生肺段、叶、全肺不张或阻塞性肺炎的患者，同时给予腔内近距离放疗。③虽然给予足够的外放射后原发肿瘤仍有残瘤。腔内近距离放疗可作为一种局部加量放射的手段。

P Muto 等（1992 年）共治疗 19 例 NSCL 患者，其放射源为^{192}Ir 肿瘤缩小率为 100%，其大多数患者呼吸道症状得到缓解。上海医科大学肿瘤医院近年来用腔内放射和外放射结合治疗Ⅲ期病例 29 例。Ⅱ期肿瘤 1 例。其中伴肺叶或段不张 21 例，放疗后残留 4 例，手术或放疗后复发 5 例。经治疗后 15 例肺不张复张，22 例肿瘤瘤体缩小。近期放疗效果较好。腔内放疗的主要并发症有气胸、出血、支气管痉挛。后期反应有支气管粘连、狭窄等。

1933 年就有人使用^{222}Rn 行组织间插植放射性核素治疗肺癌。以后则较多使用^{125}I 插植。而近年来则使用^{192}Ir 插植。组织间插植在手术中进行。往往是剖胸手术后，虽肿瘤局限，但因与周围脏器和血管粘连无法切除，或仅作姑息切除肿瘤残留于胸腔，这时可行组织间插植放疗，能提高局部肿瘤控制率，但临床Ⅲ期试验结果未证实。

4. 脑转移的放射治疗　肺癌脑转移单发灶少见，以多发灶为主。国内有作者报道 201 例肺癌转移中，只有 20 例（10%）是单发灶。肺癌脑转移预后较差，其自然生存时间只有 1 ~ 3 个月。近年来对单有脑转移者采取积极手术、化疗、放射治疗或综合治疗，以延长生存期，脑转移为单个转移灶患者全身情况良者，可耐受手术者，争取早日采取手术切除加放疗。而为多发转移者一般均做放疗加化疗。肺癌脑转移的放疗范围及剂量对预后有一定影响。目前无论是单个转移灶还是多发转移灶均常规进行全脑放疗。有人曾对单个转移灶，仅做局部照射，缓解期无一例超过 1 年。对单个转移灶，仅作局部照射 30 ~ 40Gy，然后局部小野照射，病变区剂量达到 50Gy 以上效果最好，缓解期长，有少数患者存活 5 年以上。对肺癌脑转移的多发灶者，全脑放疗剂量以 40Gy 为好，个别患者可存活 2 年以上。全脑放疗期间，常规给予类固醇及甘露醇，一般情况下无急性脑水肿及脑疝等严重并发症发生。

5. 放射治疗的并发症　具体如下。

（1）食管损伤：放射性食管炎较为常见。常见于放射开始后 2 周左右，照射剂量 10 ~ 20Gy 时出现的进食疼痛主要是食管黏膜反应，30 ~ 40Gy 时出现的疼痛，可能是食管肌层和食管周围的组织反应。当化疗和放疗同时进行时更为严重。疼痛较轻者可不作处理，较重者可用黏膜表面麻醉剂止痛，如 1% 普鲁卡因液口服。疼痛剧烈者应暂停放疗。后期食管损伤较少。但文献报道有食管狭窄、粘连、溃疡和瘘管形成。

（2）心脏损害：在放疗期间产生的心脏损害发生率随放疗剂量的增加而增多。有人报道当放射剂量大于 40Gy 时。心脏损害的发生率约为 5%，而放疗剂在 60Gy 以上时，则发生率为 50%。常见心脏损害有心包炎、心包积液、心肌炎和纤维化等。急性放射性心脏损害常是亚临床的，可发现心电图改变和心肌收缩力减弱。心电图改变以 ST – T 改变最多见，后依次是房性期前收缩、室性期前收缩、心房颤动等。故对既往心电图异常者，老年人原有心肌供血不足或动脉硬化者要降低对心脏的照射量。

（3）肺损伤：放射性肺损伤早期表现常为急性放射性肺炎，晚期表现为肺纤维化。上海医科大学肿瘤医院 574 例放射病例中，急性放射性肺炎的发病率为 16.7%，肺纤维化发生率为 50%。急性放射性肺炎临床表现为刺激性咳嗽、气短、高热、胸闷、呼吸困难和发绀等，常伴有肺部感染。X 线片见照射野内有密度增高的片状或网状阴影，与正常组织边界明显。

急性放射性肺炎的治疗主要是休息，使用肾上腺皮质激素和扩张支气管药物，必要时吸氧，若有继发细菌感染时必须同时使用抗生素。肺纤维化可无症状，或仅有轻微咳嗽。后期表现为气短、呼吸困难、咳嗽、咳白色泡沫痰，较大体积的肺纤维化可产生右心衰竭。肺纤维化无特殊治疗，一般对症治疗。最有效的肺损害疗法是避免发生。其发生原因与肺部大野高剂量、快速照射有关。要尽可能设计较合理的放疗计划。

（4）脊髓炎：放射性脊髓炎一般发生在放疗后 2 年以后，主要为后期损伤，表现为横断性截瘫。只要把脊髓的放射剂量控制在 40Gy/20 次/4 周的安全范围内，一般不会产生此并发症。

（三）肺癌的化学治疗

化学治疗在肺癌的综合治疗中有十分重要的作用，尤其是小细胞肺癌。化学治疗主要是对小细胞肺癌和不能手术的非小细胞肺癌的治疗，手术及放射治疗的辅助治疗，以及局部并发症的缓解治疗。几乎90%的肺癌患者需要接受化疗或辅助化学治疗。化学治疗可使不能手术的晚期非小细胞肺癌及小细胞肺癌的生存期明显延长，辅助化学治疗可以提高手术治疗和放射治疗的疗效。大量研究结果报道显示，肺癌治疗的提高，无疑包括化学治疗在内的综合治疗将是最有希望的治疗手段。

1. 化学治疗的药物种类　具体如下。

（1）金属铂类药物：无论是 SCLC 还是 NSCLC，它在肺癌化疗中都占有重要的地位。顺铂对 NSCLC 的作用重要，高剂量可提高疗效，常用剂量为 $80 \sim 120 mg/m^2$。而卡铂对 SCLC 十分有效，该药是顺铂的相似物，据报道 56 例肺癌患者的 Ⅱ 期临床研究表明，单剂量治疗 CR 为 9%，PR 为 32%，中位生存期为 4.5 个月，其中仅有 43% 的患者恶心及呕吐，且不严重。36% 发生白细胞减少，14% 发生血小板减少。剂量为 $300 \sim 400 mg/m^2$，静滴，每月 1 次。缺点是骨髓抑制发生持续时间较长且不易恢复，严重的可致死亡。

（2）长春碱类：有长春新碱（NCR）、长春花碱（VLB），作用于肿瘤细胞的 M 期。对非小细胞肺癌的有效率为 22%，对小细胞肺癌为 24%。其不良反应为神经系统和骨髓抑制。近几年有新一代长春碱酰胺（NDS）问世。

（3）鬼臼类药物：常用药如鬼臼乙叉苷（VP16），近年有口服软胶囊问世。鬼臼类药物对 SCLC 疗效较好，单剂疗效可达 43%，VP16 软胶囊口服目前较多采用低剂量、长疗程治疗。鬼臼类可与铂类化合物合用有一定的协同作用。

（4）环磷酰胺类：目前仍常应用于肺癌的治疗。近年来，其同类衍生物异环磷酰胺（IFOS）对 SCLC 效果较好，如 CAO 方案的 RR 为 45% ~ 60%，异环磷酰胺替环磷的 IAO 方案，有效率可达 78.6%。

（5）紫杉碱类：其作用为促使微管集合，抑制 M 期微管的去聚合作用，以致微束功能异常。单药对 SCLC 和 NSCLC 的有效率分别为 50% 和 32%。

2. 肺癌化疗的适应证和停药指征　具体如下。

（1）肺癌化疗的适应证：①无手术切除或放射治疗条件的非小细胞肺癌，化学治疗可缓解症状，延长生存期。②小细胞肺癌，无论临床分期如何，一经确诊，即开始化疗。③对手术或放射治疗的病例，辅以化学治疗可以提高手术或放射治疗的疗效。④局部并发症如上腔静脉综合征、癌性胸膜炎等姑息性治疗，可缓解症状。

（2）修正或停止治疗方案的指征：①对非小细胞肺癌化疗 2 个疗程，对小细胞肺癌化疗 1 个疗程不见疗效或化学治疗有效后肿瘤又复发或恶化。②血小板低于 $5 \times 10^{10}/L$ 以下或白细胞低于 $3 \times 10^9/L$，而无积极有效的支持治疗。③感染出血。④患者不能忍受胃肠道反应。⑤心、肝、肾、肺功能严重障碍。⑥发热，体温高于 38℃。⑦有大咯血等其他并发症。

（3）诱导治疗：且目前国际盛行的治疗方向，这是因为肺癌在发现时仅 20% ~ 30% 能手术，尤其是Ⅲ期病变范围大，手术难以切净的肿瘤化疗能将病变范围缩小，争取手术或放疗。

3. 化疗疗效的评定标准　WHO 制定的肿瘤药物疗效评定标准：缓解率，X 线片中肿瘤最大直径乘以其垂直径较治疗前缩小 50% 以上为有效（RR），50% 以下为无效。根据吸收程度又可分为：①完全缓解（CR），经 X 线片和（或）纤支镜检查，病灶全部吸收者。②部分缓解（PR），病灶缩小大于 50%。③不能缓解（NR），病灶缩小不到 50%。④进展期（RD），病灶较治疗前扩大 25%。

4. 肺癌的综合治疗　肺癌的综合治疗在所有治疗方案中为最佳治疗，包括：手术与化学治疗，手术与放射治疗，手术与化学治疗，手术与放射治疗，手术与化学治疗及放射治疗，放射治疗与化学治疗等。综合治疗的疗效均优于单独的手术、放射或化疗。徐嘉彰（1985 年）报道了 153 例小细胞肺癌的手术治疗及综合治疗的疗效对比显示，单纯手术治疗的 3 年生存率在 Ⅰ、Ⅱ 及Ⅲ期患者分别为 22.5%、7.7% 及 8.6%，而手术后化疗或放疗的患者则 3 年生存率分别为 70%、50% 及 42.9%。原信之（1986 年）报道一组小细胞肺癌的单纯 CAO 化学治疗的反应率，PR 及 CR 分别为 75%、42%，而 CAO 化疗后加放射治疗的患者则为 100%、27%。

术后化疗为消灭手术时切除未净残癌及微转移癌，术后化疗须及时、早期，尤其是 SCLC 生长快、倍增时间短，术后更应酌情争取早日开始，一般以术后 2～3 周开始为宜。术后化疗周期视肺部的组织类型不同而有差别，SCLC 术后化疗各周期之间的间隔时间，开始争取 3～4 周 1 次，2～3 次后可视病员的承受能力而定。争取在 1 年内完成。NSCLC 以 6 个化疗周期为宜，其剂量可略低，为常用治疗量的 80%。

（四）其他治疗

1. 白介素治疗　将 IL－2 注入肺癌伴恶性胸腔积液中可达到一定的缓解率。李国庆等报道对 9 例肺癌伴恶性胸腔积液者行手术加免疫治疗，其中 7 例行肺叶切除，2 例行全肺切除。术后胸腔内灌注 IL－2、TNF－α（肿瘤坏死因子）后所有患者胸腔积液消失，症状缓解期大于 6 个月，如同时抽取积液以 IL－2 培养扩增淋巴细胞，使之达到 108～1010 LAK 细胞的血回输。1993 年刘旭等报道在 121 例癌性胸腔积液中，经 IL－2 加 TIL 后注入胸腔内达到 94.8% 的缓解率，其中 58.6% 为完全缓解，且见胸腔积液中癌细胞减少、淋巴细胞增加。

2. 高热微波治疗　肿瘤细胞，特别是 S 期细胞对高热较正常细胞敏感。当温度达 $41.5～45℃$ 时，高热对肿瘤细胞具有选择性抑制作用，故有人用高热微波治疗少数肺癌，使肿瘤细胞呼吸降低，DNA、RNA 及蛋白合成减少，扩大细胞膜渗透性而使细胞停止生长。

（蔡佳荣）

第二节　治疗研究进展

由于肺癌即是最古老又是目前最常见的肿瘤，也是治疗效果长期徘徊不前的肿瘤之一，因此无论是专科医院还是综合医院，对肺癌的研究都应该作为今后临床的重点，所以这里对肺癌分为两个专题进行研究，以便更好地理清思路，探索疑难，力争取得突破。按照分期分类和分层次治疗的原则，在全球 140 万新发的肺癌患者中约有 80 万患者属于非小细胞肺癌，而这一类型的治疗有明显的特殊性，所以治疗上必须有所区别才能真正提高肺癌的治愈率。

目前，对于非小细胞肺癌的治疗仍然是以外科手术、术后加化疗为主，包括术前的化疗和术后的辅助化疗，认为这是目前对非小细胞肺癌经典的治疗方法。现分别给予介绍。

外科手术，对肺癌的外科手术方法仍然是首先推荐的方法，只要是手术能够彻底清除病灶或患者体质能够承担手术的多数主张先行手术切除治疗，手术的方式要根据具体条件如患者的年龄和体质、手术者所在的医院及担负的条件，可以采取传统的开胸手术也可以选择胸腔镜条件下的微创胸外科的手术。

在保证肿瘤外科手术治疗效果的前提下，尽最大努力减少手术创伤一直是胸外科医生的不懈追求，也是现代外科发展的方向之一。同时科学技术的发展也在不断推动外科技术和器械的创新，20 世纪 90 年代初视频辅助胸腔镜手术诞生以来，微创外科技术在肺癌外科治疗领域中的应用日趋广泛，使肺癌外科技术发生了巨大的改变。通过胸腔镜可以实现如下几大目的。

一、视频辅助胸腔镜手术

在 20 世纪 90 年代初期最早实施 VATS 肺叶切除术之后，此技术在全世界范围内逐渐普及，但直到今天仍有部分胸外科医师不能接受胸腔镜肺叶切除术治疗肺癌。主要的担心有两个方面：是否符合肿瘤外科原则以及是否有足够的安全性。文献报道，技术熟练的胸外科医师施行 VATS 肺叶切除术与开胸肺叶切除术手术时间无显著性差异（227±47min vs 196±64min），术中出血量 VATS 组较少（150±126mL vs 300±192mL，$P = 0.0089$），并且，VATS 肺叶切除术并不增加术中出血的风险。McKenna 等报道了目前为止最大一组 VATS 肺叶切除术，1 100 例中仅有 7 例需中转开胸止血，无出血相关死亡病例，仅 4.1% 的病例需要输血，2.5% 的病例需中转开胸手术。另外，VATS 肺叶切除术与开胸手术肺叶切除术相比，术后疼痛评分、镇痛药用量、肋间神经阻滞需求和睡眠障碍均明显减少，留置胸管时间及住院时间均明显缩短，术后并发症减少。1 100 例 VATS 肺叶切除术围术期死亡率仅为 0.8%，84.7% 的患者无术后并发症发生。并且，VATS 肺叶切除术后肺功能损失较少，6min 步行试验以及术后 7d 和 14d 时血氧分压、氧饱和度、第 1 秒用力呼气量（FEV$_1$）、用力肺活量（FVC）均优于开胸手术者。对切口瘢痕大小满意度较高，肩关节活动障碍显著减少，完全恢复术前活动状态显著缩短。生活质量亦明显提高。新的证据显示：Ⅰ期肺癌 VATS 肺叶切除术后 5 年生存率达到 76%～94%；VATS 可以完成系统性纵隔淋巴结清扫。但是，VATS 肺叶切除术对胸外科医师技术要求较高，只有开胸肺切除手术经验丰富的胸外科医师才能熟练施行。因使用较多的高值耗材导致医疗费用较高，在我国许多基层医院普及存在一定的困难。

因为不同的医学中心 VATS 肺叶切除术技术操作有很大不同，切口数量 2～5 个，切口长度 4～10cm，以及是否需要撑开肋骨等，导致难以对此项技术进行客观评价。一个前瞻性多中心临床研究评价了 VATS 肺叶切除术的技术可行性和安全性。将 VATS 肺叶切除术标准化为一个 4～8cm 的切口、两个 0.5cm 的操作孔、不撑开肋骨、实施解剖性肺叶切除和淋巴结采样切除。共入组 128 例直径 ≤3cm 的周围型肺结节患者，111 例为ⅠA 期肺癌，其中 96 例（86.5%）成功实施了 VATS 肺叶切除术。中位手术时间为 130min，中位胸腔引流时间为 3d，发生出血 1 例，死亡 3 例，均与 VATS 操作无关。CAL-GB 39802 是第一个关于标准胸腔镜肺叶切除术的前瞻性多中心临床研究，证实对ⅠA 期肺癌行 VATS 肺叶切除术是安全可行的。期待其后续报道能回答 VATS 肺叶切除术是否符合肿瘤外科原则的问题。

随着 VATS 技术的成熟，胸外科医师开始尝试将 VATS 技术应用于更加复杂的肺癌手术，已有多家胸外科中心报道了胸腔镜下支气管袖式肺叶切除及肺段切除，日本学者甚至为一单肺患者成功实施了胸腔镜肺叶切除。目前，我国已经有许多胸外科中心开展了 VATS 肺癌切除术，在 2008 年第八次全国胸心血管外科学术会议上，华西医院刘伦旭介绍了更具有操作性、更加规范的"单向式胸腔镜肺叶切除术"，标志着我国 VATS 肺癌切除术的成熟。

二、胸腔镜加小切口开胸手术

VAMT 是在胸腔镜辅助下做一个 8～10cm 的肋间小切口，通过小切口撑开肋间，在胸腔镜辅助下，可达到满意的显露。术者直视下进行解剖性肺叶切除。VAMT 对手术医生的技术要求亦不如 VATS 高，国内开展 VAMT 肺癌手术较 VATS 更为普遍。VAMT 可使肺癌手术适应证明显扩大，技术成熟的胸外科医生使用常规手术器械经小切口开胸行肺癌根治手术多无明显困难。适用于Ⅰ～ⅢA 期 NSCLC。VAMT 由于无须使用高值一次性手术器械，不增加患者经济负担，更符合中国国情，适宜国内更多医院推广。

广州何建行等对 155 例Ⅰ～ⅢA 期肺癌分别采用 VAMT 和传统切口进行肺癌切除术，术后 5 年生存率分别为Ⅰ期 83.3%、66.7%，Ⅱ期 42.8%、41.7%，ⅢA 期 27.3%、25.0%，均无明显统计学差异，说明 VAMT 可达到与传统开胸手术相同的肺癌治疗效果。

在选择肺癌手术方式时，应根据患者的病情和手术者的技术水平强调个体化，注重疗效和安全性，不要一味追求 VATS，当开胸手术更有利于肿瘤根治性切除时，就应果断选用 VAMT 或传统开胸切口完成手术。

三、术中淋巴结清除

肺癌区域淋巴结转移具有重要的分期及预后意义。清除区域淋巴结是肺癌手术不可或缺的重要步骤。肺癌手术纵隔淋巴结最佳切除方式仍存在争议。几项仅有的关于不同纵隔淋巴结切除方式的前瞻性研究未能得出相同结论。德国学者 Izbicki 发现，根治性系统性纵隔淋巴结清除（radical systematic mediastinal lymphadenectomy，LA）组手术时间较纵隔淋巴结采样（mediastinallymph nodesampling，LS）组显著延长；LA 和 LS 均能提供准确的纵隔淋巴结 N 分期，但 LA 较 LS 能发现更多的多组纵隔淋巴结转移，提供详细的 N$_2$ 分期信息，多组纵隔淋巴结转移与单组转移相比，总生存期及无远处转移生存期均明显缩短。LA 组与 LS 组相比，似可降低局部复发率但无统计学差异，而远处转移率、总体生存率均无明显差异。

进一步的亚层分析显示，对于 pN_1 和 pN_2 仅有一组淋巴结转移者，LA 可显著提高无复发生存率（$P=0.037$），似可提高总体生存率（$P=0.058$）。但对于 pN_0 患者，LA 未显示出任何生存优势。提示较局限的 pN_2，转移患者可能从 LA 中获益。

美国东部肿瘤协作组在进行 ECOG3590 研究过程中，将 373 例 II 期和 III A 期 NSCLC 患者进行随机分组。其中 187 例行淋巴结系统采样（systematic Sampling，SS），186 例行完全纵隔淋巴结切除（complete mediastinal lymph node dissection，CMLND）。同样发现两组确诊 N_1 和 N_2 的效率相似，但两组诊断多组淋巴结转移的差异明显（12% vs 30%，$P=0.001$）。CMLND 组中位生存期显著长于 SS 组（57.5个月 vs 29.2 个月，$P=0.004$），进一步分析发现 CMLND 的生存优势主要体现在右侧肺癌（66.4 个月vs 24.5 个月，$P<0.001$）。

来自于我国关于系统性纵隔淋巴结切除的前瞻性随机对照研究获得了与西方学者相异的临床结果，共入组 532 例患者，系统性纵隔淋巴结清除（systematic nodal dissection，SND）组 268 例，纵隔淋巴结采样（mediastinal lymph nodalsampling，MLS）组 264 例。5 年生存率分别为：I 期 82.16% vs57.4%；II 期 50.42% vs34.05%；III A 期 26.98% vs 6.18%。多变量分析显示淋巴结清扫方式、PTNM 分期、肿瘤大小以及纵隔转移淋巴结个数是影响术后长期生存的主要因素。MLS 组术后病理分期 I 期比例较大，III A 期比例较小，而在 SND 组恰恰相反，作者认为 MLS 分期准确性差。导致分期漂移，影响对生存率进行的统计分析。

NSCLC 术中纵隔淋巴结清除范围尚未达成广泛一致。不同医学中心的临床实践中纵隔淋巴结清除范围差别极大，从仅仅进行目测摘除到实施系统性淋巴结清除。各自对手术方式的描述也不尽统一，这可能是导致临床结果不尽相同的部分原因。为了使肺癌手术进一步规范，欧洲胸外科医师协会制定了肺癌淋巴结清除方式的定义、手术操作规范及切除淋巴结病理检查标准指南。将纵隔淋巴结清除方式分为 5 类：

（1）选择性淋巴结活检（selectedlymph nodebiopsy）：仅切取几个可疑纵隔淋巴结进行病理检查以确定 N 分期，用于肿瘤不能被切除的开胸探查手术。

（2）采样（sampling）和系统采样（systematicsampling）：采样指基于手术前影像学或手术中发现，切取几个有代表性的纵隔淋巴结；系统采样指根据原发肿瘤特点切除预先选定的几个区域淋巴结。

（3）系统性淋巴结切除（systematicnodal dissection）：系统清除明确解剖标志内包含纵隔淋巴结在内的所有纵隔组织。除此之外肺叶特异性系统淋巴结清除（lobe - specific systematic node dissection）根据原发肿瘤所在肺叶的不同，清除特定区域内包含纵隔淋巴结在内的纵隔组织。

国际肺癌研究协会（international associationfor the study of lung cancer，IASLC）分期委员会制定的肺癌完全切除（Ro）标准包括系统性纵隔淋巴结切除或肺叶特异性系统纵隔淋巴结切除。最少切除 6 组淋巴结，3 枚肺门、叶间或叶内淋巴结，3 组纵隔淋巴结，其中必须包含隆突下第 7 组淋巴结。大组的资料显示对于 NSCLC，手术中清除纵隔淋巴结的数量是肺癌的一个重要预后预测因素，多于 4 组者生存率明显好于少于 4 组者。

Cochrane 系统综述数据库荟萃分析了 11 个前瞻性随机对照临床研究共 1 910 例 NSCLC 患者，结果显示对于 I ~ III A 期 NSCLC 患者，肺切除合并完全性纵隔淋巴结清除术后生存期长于肺切除合并系统性纵隔淋巴结取样。正在进行的美国外科医师学会肿瘤组 ACOSOG 20030 研究是为了比较系统性淋巴结清除与淋巴结取样是否能影响 NSCLC 患者术后生存期。初步的结果显示，两种纵隔淋巴结切除方式的术中出血量、死亡率和住院时间等无显著差距，系统性纵隔淋巴结清除手术时间长于淋巴结取样，术后引流量也较纵隔淋巴结取样多。两者对手术后长期生存的影响将于 2 年后公布。

肺门、纵隔脂肪组织中的淋巴管内可能存在癌细胞，因此肺癌手术中淋巴结清除的正确方法是将包含淋巴结于其中的纵隔及肺门脂肪、结缔组织整块而不是将各组淋巴结分别摘除。鉴于 2005 年 IASLC 分期委员会制定的肺癌完全切除标准较为宽松，为了更好地提高肺癌手术质量，2009 年 IASLC 分期委员会建议将肺癌区域淋巴结分为上纵隔区（2、3、4 组）、主动脉区（5、6 组）、下纵隔区（7、8、9

组）和 Ni 淋巴结，手术时应将同一分区淋巴结整块切除。

四、局部晚期肺癌扩大切除

由于早期肺癌缺乏特异性症状，难以做出早期诊断，75% 的 NSCLC 患者确诊时已属晚期。近年来，由于多学科综合治疗的开展，以及将器械外科和心血管外科技术应用于肺癌外科手术，使一部分侵犯心脏大血管的局部晚期 NSCLC（locallyadvanced non - small cell lung cancer, LANSCLC）有机会接受外科手术治疗，获得根治性切除而得以长期生存。但关于肺癌扩大切除问题，至今仍存在较大的争议。按1997 年第五版国际肺癌分期，T_4 肺癌无论淋巴结转移情况如何均属于 ⅢB 期，其治疗原则应以化放疗为主，一般不考虑外科手术。但对于没有纵隔淋巴结转移的部分 T_4N_0 NSCLC，外科手术有可能带来长期生存的获益。报道了 121 例侵犯心脏大血管的 LANSCLC 的多学科治疗结果，1 年生存率为 59.3%，3年生存率为 42.5%，5 年生存率为 22.6%。周清华等报道了 349 例扩大切除心房和大血管的病例，其中上腔静脉切除 65 例，全组总体 5 年、10 年生存率分别为 33.14%、23.56%。报道了所在医院 15 年LANSCLC 外科治疗的经验，共实施了 21 例上腔静脉切除，3 年生存率为 40%，术前新辅助化疗有取得更好长期生存结果的趋势。

肿瘤侵犯胸壁行包括受侵胸壁在内的扩大切除同样能取得较好的治疗效果。Rea 等报道了 122 例的NSCLC 胸壁切除，其中完全性切除 99 例，不完全性切除 23 例，5 年生存率为 28%。对此组肺癌患者的Cox 模型分析发现，有无纵隔淋巴结转移和手术是否完全性切除是最重要的预后因素。

需特别强调的是，这部分能通过手术取得较好治疗效果的 T_4 NSCLC，都是经过严格挑选的病例，其治疗效果在很大程度上取决于手术医生的手术技巧和病例选择的严格，只有那些无明显纵隔淋巴结转移的 T_4 肺癌才能从扩大切除中获益。因此，绝不能不加选择地对 T_4 NSCLC 进行外科手术，也不能不考虑自身及医院的技术条件而贸然开展 T_4 NSCLC 的外科手术治疗。

五、辅助治疗

尽管进行了完全切除，早期 NSCLC 手术后仍会复发，以远处转移为多见。已有多项研究评价了早期 NSCLC 术后辅助化疗的作用。

1995 年，NSCLC 协作组发表了一篇包括 52 个应用化疗随机对照研究的 Meta 分析，在其中 14 个包含 4 357 例患者的辅助治疗研究中，有 8 个研究使用了以顺铂为主的化疗方案。结果显示，与不用化疗者相比，使用了含顺铂方案辅助化疗的患者，其死亡风险降低了 13%，5 年生存率提高了 5%（P = 0.08）。之后出现的第三代化疗药物更加巩固了 NSCLC 手术后辅助化疗的地位。

关于 ⅠA 期 NSCLC 完全切除后辅助化疗的资料较少。NSCLC 术后含顺铂方案辅助化疗的荟萃分析347 例 ⅠA 期 NSCLC 资料，结果显示手术后辅助化疗没有获得生存益处。

近期的多个临床试验未能证实 ⅠB 期 NSCLC 完全切除后辅助化疗能带来有统计学意义的生存率的改善。一家单中心的随机对照研究显示术后辅助化疗能显著提高 ⅠB 期 NSCLC 完全切除后的长期生存，但结果与其他多项临床研究相左。NSCLC 术后顺铂辅助化疗的荟萃分析 1 371 例 ⅠB 期 NSCLC 资料，结果显示，与单纯手术相比，手术后以顺铂为基础的辅助化疗能减少死亡风险 8%，但差异无统计学意义。CALCB9633 研究结果显示，原发肿瘤直径大于 4cm 的 NSCLC 能从手术后紫杉醇和卡铂方案的辅助化疗中获益。

来自日本的资料显示，Ⅰ期肺腺癌完全切除后口服 UFT 2 年，与单纯手术相比，5 年生存率分别为88% vs 85%（P = 0.047）。亚组分析显示，最大的受益人群为 ⅠB 期肺腺癌患者。对 2003 例 IB 期NSCLC 患者生存资料进行荟萃分析显示，手术后口服 UFT 能显著提高总体生存率。但此结果未能在除日本以外的其他国家得到重复。

有较强的证据显示，Ⅱ期 NSCLC 完全切除术后以含铂两药方案为基础的辅助化疗能带来生存上的益处。IALT、BRIO 和 ANITA 等研究均证实了此点。NSCLC 术后顺铂辅助化疗的荟萃分析 1 616 例 Ⅱ期NSCLC 资料，结果显示手术后辅助化疗可以减少死亡风险 27%。

2009 年美国临床肿瘤协会（American Society of Clinical Oncology，ASCO）年会上，两项 NSCLC 完全切除术后辅助靶向治疗的临床研究引起了全球肺癌研究者的高度关注。美国纽约 SloarrKet - tering 纪念癌症中心的研究显示，对于 EGFR 突变的 NSCLC 患者，完全切除术后辅助吉非替尼或厄洛替尼治疗 1 年以上，无复发生存期明显长于同期进行辅助化疗者（43 个月 vs 31 个月，P = 0.03）。另一项厄洛替尼与安慰剂对比用于 EGFR 突变的 I B ~ III A 期 NSCLC 完全切除后辅助治疗的 III 期多中心随机对照临床研究 "RADIANT" 正在进行，结果非常值得期待。

六、术前辅助化疗

术前化疗一般用于肿瘤范围较大、术前评估切除有一定困难，通过化疗使肿瘤的范围缩小、局限，边界更加清楚后再实施手术治疗，当然也要根据患者的机体状况是否能承受手术来决定，如果特别晚期的患者，患者年龄又大、体质又差，在化疗后是否还要进行手术者需要科学的决策。但在这方面也有人进行了一些探讨，并且认为术前辅助化疗可以提高手术后的长期生存率。法国 Depierrc 等报道了迄今为止最大宗的一项多中心随机研究，也是第一个有早期 NSCLC 入组的新辅助化疗 III 期随机对照研究。总共有 373 例 I 期（T_1N_0 除外）、II 期及可手术的 III A 期患者入组，其中 355 例患者进行最终分析，有 167 例患者（47%）为 III A 期 NSCLC。患者被随机分为单纯手术组和术前新辅助化疗组，化疗方案为 2 个疗程的 MIP 方案，化疗有反应者术后再给予 2 个疗程，如果病理结果为 T_3 或 N_2 或不完全切除者同时给予术后放射治疗。结果显示，新辅助化疗组的完全病理缓解率为 11%，部分缓解率 53%。中位生存期为 37 个月 vs 26 个月（P = 0.15），3 年生存率为 52% vs 41%（P < 0.05），术前化疗组无瘤生存期显著长于单纯手术组（P = 0.033），而远处转移率则低于单纯手术组（P = 0.01）。虽然在中位生存率、3 年及 4 年生存率上没有显著性差异，但亚组分析提示对没有纵隔淋巴结转移的 N_{0-1} 患者，术前新辅助化疗的优势更明显。因此作者认为在未来 NSCLC 的新治疗策略的研究中需要将 I 、II 和 III 期 NSCLC 分开进行。

2008 年 ASCO 年会上 C. Scagliotti 报道了 CHEST 研究的中期结果。该研究共入组 270 例 I B ~ III A 期 NSCLC 患者，术前新辅助化疗组 129 例，化疗方案为吉西他滨和顺铂，每 3 周为 1 个周期，共接受 3 个周期化疗。单纯手术组 141 例，全组按 I B/ II A 和 II B/ III A 分层，结果显示 3 年无进展生存率（progress free survival，PFS）术前化疗组为 53%，单纯手术组为 48%（P = 0.109），3 年总生存率分别为 67% 和 60%（P = 0.053）。两组间 3 年 PFS 和总生存率均无统计学差异。但亚组分析发现 II B 和 III A 期术前化疗组和单纯手术组患者的中位 PFS 分别为 4.0 年和 1.1 年，中位生存期分别为 5.7 年和 2.1 年，差异均具有统计学意义。但由于该研究中途停止入组，其结果可能存在一定的偏移，因此 NSCLC 新辅助化疗对 II B 和 III A 期患者的生存优势仍需大样本随机对照临床试验加以证实。

七、术后辅助化疗

术后辅以化疗为经典的治疗方法，在临床上广泛的普及，这是因为单纯的手术切除患者的 5 年生存率一直徘徊不前，为 67% ~ 23%，最终的死亡原因是疾病在其他部位的转移性复发，这充分提示非小细胞肺癌是一种系统性疾病。目前，主要通过术前或术后应用化疗或放疗来提高患者术后的生存期。术后化疗的效果多数取决于疾病的分期，NSCLC 协作组 30 个临床中心实验结果共涉及 8 147 例 NSCIC 患者，1995 年 Meta 分析结果显示基于顺铂的化疗可以使 NSCLC 患者的 5 年生存率提高 5%。这一分析结果奠定了化疗在 NSCLC 治疗中的地位。

另据报道，早在 1995 年，NSCLC 协作组为评价细胞毒药物辅助治疗对 NSCLC 术后患者生存的影响进行了荟萃（Meta）分析，该 Meta 分析包含 52 个随机临床研究的 9 387 例术后的 NSCLC 患者，评价的主要目标是生存率。结果发现，术后加用含铂的化疗方案进行辅助化疗者优于不化疗者，可使死亡风险下降 13%，5 年生存的绝对获益率提高 5%，但无统计学差异（P = 0.08）。该 Meta 分析的结果虽为阴性，但激起了人们对 NSCLC 术后应用含铂方案进行辅助化疗的研究兴趣。1995 年后，完全切除 NSCLC 辅助化疗的 III 期随机临床试验主要有 ALPI、BLT、IALT、JBRIO 和 ANITA，Pignon 等对这些临床试验进行了荟萃分析，其主要目的是找出哪些患者可从术后辅助化疗中获益。4 584 例完全手术切除的、术后进行以顺铂为基础的辅助化疗的 NSCLC 患者进入该分析中，平均随访5.2年，辅助化疗组总死亡风险为0.89，5 年生存的绝对获益率为5.4%，Ⅱ期和ⅢA 期患者获益，而JA 期患者未能从中获益，获益与分期和患者的卡氏评分有关，与患者的性别、年龄、组织学类型、手术方式、是否进行放疗以及与顺铂联合的药物无相关性。该荟萃分析还首次确立了顺铂剂量的重要性，认为总剂量必须超过300mg。Ⅱ、ⅢA 期 NSCILC 患者术后应进行以顺铂为基础的辅助化疗，长春瑞滨/顺铂为有效的化疗方案，其他的联合方案和顺铂的剂量仍需探讨；而ⅠB 期患者能否从辅助化疗获益仍需探索。

关于非小细胞肺癌（NSCLC）术后的辅助化疗，长期存在争论。1995 年，NSCLC 协作组对 52 项以铂类为主方案的辅助化疗的 Meta 分析，证明了能减少死亡风险13%（HR：0.87），并将其转化为提高5%的5 年总生存率。但由于患者数量仍不够多，这种微弱的优势并不具有统计学意义（$P = 0.08$）。

另外有关Ⅲ期大型研究提示，其后的大型Ⅲ期随机研究（1994—1998 年）有意大利肺癌辅助治疗项目（adjuvant lung project of Italy，ALPI），这一研究随机入组了1209 例患者，1088 例患者可评价疗效。分为单纯手术组和手术加 MVP（mitomycin C，vindesine，cisplatin）辅助化疗组。结果显示，到疾病进展时间（TTP）有利于 MVP 组，风险率（HR）为0.89，但无统计学意义（$P = 0.12$）。生存期也是 MVP 组略好（HR：0.96；$P = 0.59$）。究其原因，MVP 是第一代较老的方案（但以往曾是标准方案）。值得注意的是在亚组分析中，Ⅱ期 NSCLC 化疗的患者获得了提高10%以上的5 年生存率。1995—2000 年的国际肺癌辅助治疗研究（international adjuvant lung cancertrial，IALT）入组了1867 例患者。该研究将患者分入单纯手术组和术后辅助化疗组。化疗方案可根据各参加单位的意愿从 4 个两药联合方案中选择。其中有56%的人参加 CE（cisplatin，etopside）方案；27%参加 NP（vinorelbine，cisplatin）方案；6%参加 CV（cisplatin，vindesine）方案；7%参加 CVLB（cisplatin，vinblastine）方案。经 56 个月的中位随访，发现化疗的依从性较好。有76%的患者完成了计划中的给药，16%的患者需要减少剂量，8%未接受治疗。化疗组仅有23%的患者发生Ⅳ度毒性，因化疗而死亡的为0.8%。无病生存（TTP）和总生存均有利于化疗组，5 年的复发风险率和绝对生存益处分别为 HR：0.83、5.1%（$P < 0.003$）和HR：0.86、4.1%（$P < 0.03$）。证实第三代方案疗效的进一步提高 2004 年 6 月，在美国临床肿瘤学会（ASCO）年会上又发布了两个第三代方案的辅助治疗结果——CALGB9633 号和 NCIC – BR10 号研究。其中，CALGB9633 研究用的是泰素和卡铂并且只入组ⅠB 期的患者。由于在总生存期上比无化疗对照组有明显的优势（4 年生存率高出12%，$P = 0.028$）而造成的两组明显不平衡，被独立数据监察委员会在入组344 人时提前关闭。本项研究的依从性非常好，有85%的患者完成了 4 个周期的治疗。不良反应也不重，仅有36%的患者发生了Ⅲ～Ⅳ度骨髓抑制，没有治疗相关性死亡发生。因此，本方案有可能是一个耐受良好的术后辅助治疗方案。但到 2006 年 ASCO 会议上第五年的随访资料显示两条生存曲线又并到了一起。使得Ⅰ期的 NSCLC 术后辅助化疗作用再次成为不定因素。NCIC – BRIO 研究共入组 482 例完全切除的 IB 期和Ⅱ期患者。他们随机被分入 4 周期的顺铂和长春瑞滨组或不做化疗的单纯观察组。结果发现 5 年的无复发生存率为61%比48%（$P = 0.012$），总生存率为69%比54%（$P = 0.002$）。与 CAL – GB9633 研究相比，本方案的耐受性略差。虽然没有因毒性的死亡，但Ⅲ～Ⅳ度中性粒细胞减少占73%，其中6%发生发热性中性粒细胞下降。34%的患者未能开始或只接受了 1 个周期的化疗；在出组的患者中因患者拒绝或药物毒性分别占30%和12%。因此，对于术后虚弱的患者身体状况和药物毒性等问题是该方案可操作性的一个重要考虑。2005 年，长春瑞滨国际辅助治疗研究组（A-NITA）进一步证实了 NP 方案在Ⅱ期和ⅢA 期：NSCLC 术后辅助治疗的有效性。与观察组相比中位生存期分别为65.8 个月比 36.5 个月（$P < 0.05$）；38.6 个月比 24.1 个月（$P < 0.05$），因此推荐使用。

八、联合化疗

对于局部无法切除病灶的晚期非小细胞肺癌（占诊断病例的35%～40%），一般选择联合化疗的方法，当然对部分的患者也可以选择放疗与化疗结合的方法。

经历了 20 年后，随着大量新药的不断问世和放射手段的改变，这种状态发生了明显的变化。目前的治疗方式是联合放射治疗和化学治疗。偶尔的患者还可以借助外科的手段达到较好的效果。本节将围绕这些问题，对一些新的观念和分歧进行讨论。

1. 放射治疗和化学治疗联合的方式　放化疗结合的目的是在有效控制局部复发病灶的同时又能铲除远处已存在的微小转移病灶。使用联合手段除了能增加对肿瘤细胞的杀伤外，还有如下好处：①改变放射治疗的剂量/效应曲线的斜度。②减少可能存在的致死或亚致死性放射损伤。③减少从损伤中恢复的时间。④扰乱细胞周期动力学，使对化疗敏感时相和增殖中的细胞比例增加。⑤由于改进的供血和增加了对放疗化疗的敏感性，减少了肿瘤负荷和乏氧状态。⑥增加了药物的运转和摄取。显然，放、化疗的联合使用具有其一定的理论意义和实践价值。

序贯化放疗是研究人员较早的尝试。很多小型的临床试验证实了中位生存期可达到 9.6 ~ 16 个月。2 年生存率可达 20% ~ 40%。其后若干的大型前瞻性随机研究结果各异。其中，CALGB8433 号研究首次报道了令人信服的生存期的资料。实验设计中 TRT 组为 6 周内给 60Gy；TRT 加化疗组的方案为先给 2 个周期顺铂（$100mg/m^2$，静滴，第 1、29 天给）和长春花碱（$5mg/m^2$，静滴，每周用 1 次连续用 5 周），再给同样剂量的 TRT。由于中期分析中放化疗组明显的生存期上的优势，实验提前关闭。结果：两组的中位生存期为 13.7 个月、9.6 个月，7 年的随访生存期的更新资料为 13% 比 6%。CALGB8433 研究与以往不同的地方是：入组条件限制在较好预后的人群。如低肿瘤负荷者，锁骨上淋巴结转移者不入组；行为状态评分为 ECOG 0 或 1 分；体重丢失不能超过 5% 等。这些限制性条件极严格，代表了 50% 的日常医疗中所见的Ⅲ期患者的情况。其次，所用的方案里含有顺铂。其三，化疗接放疗中所用的都是各自的全剂量。CALGB8433 号研究中的结果其后又被美国另一项组间研究（RTOG88 - 08 和 ECOG4588）所证实。该研究用的几乎是相同的方案。次年的 Meta 分析进一步证实了化放疗联合应用在生存期上的优势。

2. 同步化放疗　日本的研究首次证实了同步化放疗优于序贯化放疗。Furuse 等用 MVP（丝裂霉素 $8mg/m^2$，静滴，第 1 天，第 8 天；长春地辛 $3mg/m^2$，静滴，第 1 天，第 8 天，第 29 天，第 36 天；顺铂 $80mg/m^2$，静滴，第 1 天，第 29 天）方案与 TRT 相配合，TRT 在第 2 天给 2Gy、每日 1 次到 28Gy，休息 10d 再给余下的 28Gy，共 56Gy。在序贯治疗组，TRT 是在 MVP 方案结束后以常规方式给予 56Gy。入组标准包括锁骨上淋巴结转移的不可切除性Ⅲ期 NSCLC，年龄小于 75 岁，ECOG 行为状态评分为 0 ~ 2 分。$T_3N_0M_0$ 和有胸腔积液的患者不入组。共 320 例患者入组，314 例合格。同步和序贯两组的有效率分别为 84% 和 66.4%。中位生存期为 16.5 个月比 13.3 个月。随访 5 年的生存率为 15.8% 比 8.9%。值得注意的是：序贯治疗组的中位生存期与前述 CALGB 和 RTOG/ECOG 的结果非常近似。说明序贯化放疗资料的可重复性和在这一基础上的化放疗同步资料的扎实性。

RTOG9410 是更近代的研究，证明了同步和序贯的差别。610 例患者均是不能手术切除的 NSCLC，有较好的行为状态评分（KPS≥70%）和体重要求（丢失≤5%），被随机分为 3 个小组。序贯组为顺铂加长春花碱方案，在化疗后的第 50 天开始总量为 60Gy 的放疗。每日 1 次放疗的同步组在第 1 天就开始总量为 60Gy 的放疗加相同的化疗方案。每日 2 次放疗的同步组接受总量为 69.6Gy 剂量以 1.2Gy 每日 2 次的方式给予。并配合顺铂加足叶乙苷（PE）的不同化疗方案。最后结果显示中位生存期是：每日 1 次同步组为 17 个月，每日 2 次同步组为 15.2 个月，序贯治疗组为 14.6 个月。经 6 年的随访后 4 年生存率分别为 21% 比 17% 比 12%（P = 0.046）。生存率仍然是每日 1 次同步组最好。

在化放疗联合治疗使用的探索中，有一项研究是值得一提的。SWOG9504 号研究虽然不是一项大型Ⅲ期随机临床研究，但它采用的温和方案同步放化疗再单药巩固化疗却取得了较好的结果。具体做法是本研究采用 PE 方案加同步放疗 2 个周期（共 56d），然后泰素的单药巩固化疗 3 个周期的方法。在 83 例ⅢB 期 NSCLC 患者中取得了中位生存期（MS）26 个月，1、2、3 年生存率分别为 76%、53%、40% 的好成绩。与之前的 SWOG9019 方案（PE/RT→PE）各项结果（MS 15 个月；1、2、3 年生存率分别为 58%、34%、18%）相比，均明显超出。因此，PE/RT→D 方案迄今为止是ⅢB 期 NSCLC 看到的最佳方案。不良反应也较大，主要是中性粒细胞下降。同步放化疗时Ⅳ度为 18%，D 方案巩固化疗时为 56%。食管炎Ⅲ度为 5%，Ⅳ度为 6%。截止到 2005 年的总结，SWOG9504 研究中 PE/RT→D 方案的 4

年和5年生存率均为29%。而 SWOG9019 研究中的，PE/RT→PE 的 4 年生存率和 5 年生存率均为 17%。但 2007 年的 ASCO 会议上，Hoosier 肿瘤研究组（HOG LUN 01-24/US002-033）对这一结果进行Ⅲ期临床的验证性研究报告令人失望。用多西紫杉醇单药巩固化疗组的中位生存期为 21.5 个月，观察组反而为 24.1 个月；3 年生存率分别为 27.2% 和 27.6%；PFS 两组分别为 12.3 个月和 12.9 个月。认为多西紫杉醇巩固化疗不能增加疗效反而增加毒性，巩固化疗的进一步探索不一定会有明显好处。认为 PE/RT 仍然是标准方案。ASCO2007 年会 SWOG0023 研究报告了又一个阴性结果，即在多西紫杉醇巩固化疗后用吉非替尼维持治疗反而缩短生存期，用和不用的中位 PFS 为 8 个月比 12 个月，中位生存期为 23 个月比 35 个月（P=0.01）。为什么会有这种结果还需进一步研究。

总结以上资料，CALGB8433 研究虽然是序贯性化放疗的方式，但已明确地令人信服地把化学治疗带进了局部晚期不可切除性 NSCIC 的治疗中，改变了这期患者只用放射治疗的历史。其后，日本肺癌研究组和 RTOG9410 试验又把这期患者的治疗方式推向了同步放化疗的程序，并获得更好的生存期的结果。但由于存在较严重的食管炎等不良反应，同步方式只适用于行为状态评分较好的有很好耐受性的患者群体。因此，今后的任务是如何提高全身和局部控制率，如使用更新的有效化疗药物和更先进的放疗设备。此外，分子靶向性药物与放化疗的有机结合也在本期 NSCLC 的治疗中不断探索。

九、放化疗并举

对无法实施手术的患者或术后复发转移的患者，也就是临床上所说的晚期病例，但患者有积极的要求治疗或实际条件还有争取治疗的可能，只有采取放疗或放化疗并举的方法，近年来这方面的探索也在进行中。

一般而言，对这类患者选择如下方法：

1. 第三代标准方案的选择 经过长期多项二联方案的比较研究，现已公认，以顺铂或卡铂为基础的紫杉醇、多西紫杉醇、吉西他滨或长春瑞滨等二联方案都是很好地治疗 NSCLC 的一线方案，已被学术界广泛接受。问题是哪个在哪些情况下更好些而被首选呢？本文将介绍几项重要的研究以供权衡。美国东部肿瘤协作组（ECOG）1594 号研究将 1 207 例ⅢB/Ⅳ期 NSCLC 患者随机分入 4 组：顺铂/紫杉醇（对照组）、顺铂/吉西他滨、顺铂/多西紫杉醇和卡铂/紫杉醇。结果全组患者的有效率为 19%（17%~22%），中位生存期为 7.9 个月（7.4~8.1 个月），1 年生存率为 31%~36%，均无统计学上的差异。由于卡铂/紫杉醇有相对好的生活质量和较少的不良反应而被 ECOG 推荐使用。另一项第三代方案优于另一个第三代方案生存期的结果是在 TAX326 号研究中体现出来的。这也是迄今为止单组病人数量最多的研究。1 218 例ⅢB/Ⅳ期患者被随机分入 3 组，即顺铂/多西紫杉醇、卡铂/多西紫杉醇和对照组顺铂/长春瑞滨。当顺铂/多西紫杉醇与对照组相比有效率更高及中位生存期和 2 年生存率较好，分别是 31.6% 比 24.5%（P=0.029）；11.3 个月比 10.1 个月（P=0.044）；21% 比 14%。由于这是在生存期上的第三代方案比另一个第三代方案，虽然中位生存期差距并不大，但也值得重视。卡铂/多西紫杉醇与对照组相比时无生存期上的优势。美国西南肿瘤协作组（SWOG）在入组的 408 例晚期 NSCLC 患者中做了卡铂/紫杉醇方案和顺铂/长春瑞滨方案的对比研究，结果发现有效率为 25%、28%，1 年生存率为 38% 比 36%，中位生存期为 8 个月比 8 个月。两个第三代方案在疗效上完全无区别。只是卡铂/紫杉醇方案有更好的耐受性和生活质量。

最近的 Meta 分析收集了 13 项研究共 4 500 例患者，试图以观察总生存和无进展生存为终点来说明吉西他滨加铂类治疗的优势。结果发现吉西他滨方案的 1 年生存率为 39%，而其他方案为 35%，增加 3.9%。2 年生存率为 14.2%、11.6%。总的风险比 0.9（P<0.01），有利于吉西他滨方案。因此，总的印象是吉西他滨方案与其他方案相比时，在总生存期和无进展生存期上有微弱的在统计学上有意义的增进。综上所述，第三代方案中吉西他滨和多西紫杉醇方案略强，紫杉醇和长春瑞滨方案略弱。它们之间在生存期上的比较，很难有绝对的胜出。因此，结合疗效、不良反应、年龄、行为状态评分和费用等多方面考虑做出适合每一个患者的选择才是正确的做法。

2. 非小细胞肺癌的二、三线治疗 人们知道在临床最初确诊时，约有 40% 的患者已属于有远处转移的晚期患者。另有35%是属于局部晚期的患者，尽管有积极的联合手段治疗，仍有80%~85%会复发转移。这些数字表明最终有高达80%的患者都会发展成晚期NSCLC，需要有效的全身治疗和后续性治疗。从历史的角度来说，患者在一线治疗失败以后若不再接受任何进一步的治疗，中位生存期也就只能维持3~5个月。20世纪80年代末和90年代初，很少有临床研究来针对晚期复发性、抗拒性的患者。随着一些毒性较低、新的作用机制药物的不断问世，近年来很多临床研究开始关注这一领域。但大多数为小型的Ⅱ期研究。这里仅用国际公认的Ⅲ期临床研究结果来阐明目前这一领域的治疗标准和规范。有人将204例过去接受过铂类为基础方案的患者分入两组，一组为多西紫杉醇100mg/m²，iv，每3周1次。另一组为最好的支持治疗（BSC）。他们注意到了以前所用方案的数量，有效性，行为状态评分和Ⅳ期的病人数量比例。同时还排除了以前用过紫杉类的患者。由于前49例接受多西紫杉醇患者有较大的不良反应同时有3例治疗相关性死亡，故后55例患者均改为75mg/m²，未再发生死亡情况。100mg/m²剂量组有效率为6.3%，但与BSC比未见明显生存期上的益处。75mg/m²剂量组有相似的有效率5.5%，但中位生存期（7.5个月比4.6个月）和1年生存率（37%比19%）均比BSC组强。当把多西紫杉醇两个剂量组合并在一起后，生存上的优势仍然超过BSC对照组（P=0.047）。Fossella等进行了一项3组对比随机Ⅲ期研究，分别为100mg/m²和75mg/m²多西紫杉醇对比长春瑞滨或异环磷酰胺单药。有效率多西紫杉醇的2个剂量组分别为10.8%和6.7%，而对照组的两个单药仅为0.8%。生存期上的明显优势只在75mg/m²多西紫杉醇上（P=0.025），而不在100mg/m²剂量组上。1年生存率在75、100mg/m²多西紫杉醇和二单药对照组中分别为32%、21%和19%。这些发现与Shepherd等的发现是一致的，均说明75mg/m²多西紫杉醇有更好的耐受性，从而转化成生存期（率）上的好处。因此，美国FDA批准了75mg/m²多西紫杉醇为一线含铂方案失败以后的复发抗拒性。

3. NSCLC的二线治疗方案 二线治疗中的另一个重要药物是近年发展起来的培美曲塞（pemetrexed，alimta）。在一个总数571例患者参加的国际多中心随机Ⅲ期临床研究中。对比了它与多西紫杉醇作为NSCLC二线治疗的效果和不良反应。发现有效率为9.1%比8.8%；疾病稳定率为45.8%比46.4%；PFS两组均为2.9个月；中位生存期为8.3个月比7.9个月；1年生存率两组均为29.7%。各项指标两组均无区别。但在血液学不良反应上，Ⅲ~Ⅳ度中性粒细胞下降为5.3%比40.2%（P<0.001）；发热性中性粒细胞下降为1.9%比12.7%（P<0.001）；感染性中性粒细胞下降为0%比3.3%（P<0.004），因中性粒细胞下降、发热需住院的为1.5%比13.4%（P<0.001）；培美曲塞均明显优于多西紫杉醇。非血液学毒性上，脱发为6.4%比37.7%（P<0.001）；ALT升高为7.9%比1.9%，其中Ⅲ~Ⅳ度为1.9%比0（P=0.028）。其他如疲倦、恶心、腹泻等二者无差别。由于不良反应方面培美曲塞占明显优势，因此在二线治疗上形成强劲的挑战。但多西紫杉醇每周方案的使用仍需与培美曲塞作进一步的比较研究。在二线治疗中对于何时给药更有利，ASCO 2007年会的LBA7 516报告做出了有益的回答。即用健择、卡铂方案一线化疗4个周期后达到CR、PR、SD的患者立即进行多西紫杉醇化疗还是等到疾病进展后再化疗，哪个更好？结果发现立即组和延迟组的PFS为6.5个月、2.8个月（P<0.0001），12个月的PFS率为20%比9%。中位生存期为11.9个月、9.1个月（P=0.071）。虽然未能显示出统计学差异，但2.8个月的差距还是值得重视的。

十、分子靶向治疗

分子靶向治疗是近年来在临床上研究的热点之一，从理论上讲更符合小细胞肺癌的临床实际，实施此方法的治疗可能更有针对性，也是今后随着临床基础研究的深入将要开拓的领域。

全球28个国家210个中心共1 692例晚期患者参加了研究。研究的终目标是生存期，次目标有到治疗失败时间（TTF）、有效率（RR）和生存质量（QoI）等。令人没有想到的是：与安慰剂组对比吉非替尼未能看到生存期上的优势。吉非替尼比安慰剂组的中位生存期为5.6个月比5.1个月；1年生存率为27%比22%（P=0.11）。即使把腺癌单分出来统计两组相比也是6.3个月比5.4个月，31%比17%（P=0.087），统计学处理仍未通过。但在亚组分析中，看到东方人（HR=0.66，P=0.001）、从不吸烟者（HR=0.67，P=0.012）与整个群体比有明显的优势。因此，吉非替尼使用中群体选择的异源性是值得重视的。

中国医学科学院参加的阿期利康公司 EAP 研究资料统计，截止到 2004 年 12 月的 91 例晚（Ⅳ）期患者随访结果，作为三线和二线治疗的有效率为 26.4%，稳定率为 27.5%，加在一起的临床受益率为 53.9%。与我国的临床注册研究和日本学者的研究结果大致相同。经我们随访 12 个月的 54 例患者，中位生存期为 11.7 个月，1 年存活率为 48%。这都是目前国际上少有的好效果。中国其他单位的研究也证实了吉非替尼可能对亚洲人有独特的疗效，为什么有这样的差别还需进一步做深入的分子生物学等方面的研究。据调查，EGFR 的突变率对疗效有重大的影响。亚洲人的突变率比西方人高，女性的突变率高于男性。近来，有人对吸烟状况与突变率的关系也做了深入调查。Phanm 等在 265 例中发现从不吸烟者的 EGFR 突变率可达 51%，吸烟在 15 包/年（即 1 天 1 包连续 15 年或等额值如 2 包/7.5 年）以下者的突变率为 30% ~ 46%，在 16 ~ 75 包/年者的突变率为 9% ~ 10%，在 75 包/年以上者为 0%。因此，吸烟造成 EGFR 突变率的下降，而下降者疗效就不好，预后就不好。这一倾向性不仅表现在对靶向性药物治疗上，也表现在对化疗的疗效上。这些发现，都为我们宣传戒烟提供了有力的证据。另一项大型Ⅲ期临床研究（BR 21）是与 ISEL 相似的艾罗替尼（tarceva）的研究。虽然在有效率上与 ISEL 中的吉非替尼相似为 9% 比 8%，但总生存期上与安慰剂对比是明显超出的（HR = 0.70）1 年生存率为 31% 比 22%（P < 0.001）。为何这两种酪氨酸激酶阻断药会有这样的差别，曾有多种原因的分析，但无确切的最终结论。有一点，即群体的不一致性是值得注意的。在 ISEL 研究中，仅有 18% 的患者对最后一次化疗方案有效，而 BR 21 中有 38%。ISEL 中 45% 入组者是肿瘤进展者，而 BR 21 中是 28%。此外，两组研究患者来源的地域分布也是不一样的，有可能通过环境影响因素的不同和其他因素而影响结果。

关于在二线治疗中化疗和靶向治疗谁更强的问题，2007 年 ASCO 会上日本的 V - 15Ⅲ期研究说明了一定问题。吉非替尼与多西紫杉醇分别达到 11.5 个月比 14 个月的中位生存期及 48% 比 54% 的 1 年生存率。虽然统计学上无差异，但并未达到吉非替尼非劣性（上限 < 1.25）设计的要求。但有效率（22% 比 12%）、生活质量均是吉非替尼好。另值得注意的是，肿瘤进展后有 53% 的患者从多西组交叉到吉非组，而 36% 从吉非组交叉到多西组。多西紫杉醇取得了历史上最好的二线治疗成就。有无后续性吉非替尼疗效的影响是很值得探讨的。大家非常关注的另一个问题是：酪氨酸激酶抑制药与化疗方案一起用是否会有更好的效果？二项大型的Ⅲ期随机临床研究回答了这个问题。INTACT（iressa in NSCLC trialassessing combinationtherapy）1 入组了 1 093 例晚期初治的患者随机进入吉非替尼 250mg、500mg 和安慰剂组，同时使用顺铂/健择化疗方案。令人遗憾的是中位生存期分别为 9.9 个月、9.9 个月、11.1 个月，完全没有提高。INTACT2 将 1 037 例患者随机分入同样的 3 组加卡铂/泰素方案，中位生存期分别为 9.8 个月、8.7 个月、9.9 个月，也完全没有看到任何好处。无协同或相加作用的原因迄今尚无明确的解释。一些专家认为同步使用化疗和吉非替尼可能有拮抗作用，因而最好序贯使用。另一些人更倾向于由于未能区分生物学上对 RKT 抑制剂有效的亚群而在一个未选择性的群体中冲淡了这一作用的益处。就像赫赛汀（herceptin）在乳腺癌患者中的使用一样，若不查 HER - 2 的表达就可能会误以为无效。近来 EGFR 突变和基因表达数量的研究直接影响到吉非替尼的疗效就说明了这一问题。艾罗替尼在另外两项大型Ⅲ期研究 TRIBUTE 和 TALENT 中也未能证明与卡铂/泰素方案和顺铂/健择方案联合应用有何好处。

西妥昔单抗（cetuximab、erbitux、C225）是针对 EGFR 的一种 IgG1 单克隆抗体。EGFR 的配体如 EGF、TGF - β 一旦结合到受体上就能激活下游信号传导通路而使肿瘤生长和增殖，对化疗、放疗的抗拒、增加转移的倾向，表现为很差的临床预后和短生存期。通过阻断 EGFR，西妥昔单抗可以防止信号传导通路的激活从而阻止肿瘤细胞的生长。此外，它还可以通过抗体依赖性细胞介导的细胞毒性（ADCC）作用引发细胞免疫效应。西妥昔单抗的给药方式为：首剂 400mg/m² 2h 以上通过静脉点滴，以后每周 250mg/m² 1h 静脉给药。每次给药前都应进行抗组胺的预处理以防止过敏反应。Lilenbaun 等观察了西妥昔单抗在 66 例复发转移了的 NSCLC 患者至少是二线以上治疗中的作用。其中，13 例从未吸烟，38 例是三线或更多线的治疗。总有效率为 5%，疾病控制率为 35%；中位 TTP 为 2.3 个月，中位生存期为 8.1 个月，1 年生存率为 41%。最常见的不良反应为皮疹占 91%，但Ⅲ度仅占 6%。其他Ⅲ度/Ⅳ

度的不良反应有呼吸困难（15%），疲倦（14%），感染（9%），头痛（6%），背痛（5%）和肺炎（5%）。在一项随机对照的Ⅱ期临床研究中，Rosell等观察了西妥昔单抗加或不加NP（NVB 25mg/m²，静脉滴注，1d、8d，PDD 80mg/m²，静脉滴注，第1天，每21d为1个周期）方案在一线治疗NSCLC中的作用。共86例患者随机进入两个组，每组43例。经过确认后的有效率两组分别为35%比28%；无进展生存期（PFS）分别为4.8个月比4.2个月；中位生存期为8.3个月比7.0个月。Ⅲ/Ⅳ度皮肤不良反应为12%比0；中性粒细胞下降为50%比37%，这一研究为2004年开始的大型Ⅲ期研究（FLEX）进行了初步的探索。表明西妥昔单抗与化疗可能有相加或协同作用。

在耐受性和安全性方面，Ⅰ期研究未显示出剂量限制性毒性。与化疗合用时也未出现毒性的协同现象。不良事件主要有高血压、血栓形成、蛋白尿和鼻出血，但都不严重。延期一年的观察见有深静脉血栓发生但在抗凝药的帮助下还在维持治疗，未见其他未预见的不良事件出现。主要的耐受性方面的考虑是出血的问题，表现为6例发生咯血和吐血，5例发生在低剂量贝伐单抗组。其中4例死亡，似乎都与肿瘤相关。一般这些肿瘤都位于中心部位而且邻近大血管，肿瘤的类型为鳞癌且观察到坏死和空洞的形成。因此，在随后的Ⅲ期随机临床研究中有咯血病史和鳞癌组织学类型的患者不能入组。2005年美国东部肿瘤协作组（ECOG）在ASCO年会上发布了ECOG4599号Ⅲ期随机临床研究的结果。在本研究中用的是Ⅱ期中的高剂量贝伐单抗即15mg/kg，每3周1次，配合泰素（200mg/m²）和卡铂（AUC 6）。结果显示中位生存期与单纯化疗组时为12.5个月比10.2个月（P=0.007）；无进展生存期为6.4个月比4.5个月（P<0.0001）；有效率为27.2%比10.0%（P<0.0001）。各项指标均是贝伐单抗组好。结论为贝伐单抗加上PC方案化疗后在非鳞癌性NSCLC中能够改善生存期，无进展生存期和有效率，略为增加一些包括咯血在内的严重出血的倾向。由于PCB方案将晚期转移性NSCLC的治疗中位生存期提高到了12.5个月，它已成为ECOG的新的标准方案。2007年ASCO发表了AVAiL（B017704）的中期结果：即用另一个第三代方案健择、顺铂（GC）加贝伐单抗7.5mg/kg也能提高有效率（RR）和无进展生存期（PFS）。与安慰剂组比，贝伐单抗组的RR为34%比20%（P<0.0001）；中位PFS为6.7个月比6.1个月，12个月PFS为14.1%比9.7%，HR0.75（P=0.0026）。因时间尚短，中位生存期还未达到。

最初有人曾设想原发性肿瘤可以通过产生一种抗血管形成的物质如内皮抑素（endostatin）和血管抑素（angiostatin）来抑制肿瘤自己的生长和转移。内皮抑素可以抑制内皮细胞的增殖从而增加肿瘤细胞的凋亡。Ⅰ期临床研究中曾经试图用一系列的替代性生物学的终目标来监测肿瘤的变化，如系列肿瘤活检；血清取样来做离体的内皮细胞增殖生物测定；各种手段来做血流定量的测定等。Ⅰ期临床研究中通过静脉给药的剂量范围为每天16~600mg/m²，药物耐受性较好，未看到剂量限制性毒性，表现为线性药动学的特点。一小部分患者中还观察到肿瘤缩小和长时间的稳定。由于某些原因，这个药物未能继续在西方国家发展。我国在这一药物的进一步发展上做出了杰出的贡献，孙燕、王金万等组织了用国产的内皮抑素YH-16到Ⅰ~Ⅲ期临床研究中。其中Ⅲ期随机临床研究入组了493例ⅢB期和Ⅳ期的NSCLC患者，分别加入了长春瑞滨加顺铂（NP）方案组和NP加YH-16组。有效率为19.5%比35.4%（P=0.003），中位TTP为3.6个月比6.3个月（P<0.001）。Ⅲ度、Ⅳ度的中性粒细胞下降、贫血、恶心、呕吐等不良反应两组相似，并未因加入YH-16而增加。随着随访时间的延长，中位生存期、1年生存率等数据都将很快得出。本研究说明内皮抑素可以与化疗药物NP方案发生协同或相加作用，TTP的如此延长在国际大型Ⅲ期NSCLC的研究中尚属少见，非常可能会转化成生存期上的优势，使NSCLC的治疗有实质上的进步。

由于肿瘤的进展、转移和血管生成依赖于多种生长因子的激活通路和基因的改变，因此，同时阻断若干种信号转导通路有可能起到治疗的作用。最近，有学者用贝伐单抗和埃罗替尼（tarceva）对一组NSCLC患者进行了VEGF和EGFR双阻断的尝试，发现在40例可评价的患者中，PR率为20%，SD率为25%。在Ⅰ期研究中也未发现剂量限制性的毒性，因此可能是一个安全有效的非细胞毒性药物的联合治疗方案。由于是在复治的患者中取得的效果，值得进一步扩大深入研究。血管的直接的抑制，如内皮抑素对于瘤床内的微血管内皮细胞的作用可以防止它们对各种内皮细胞分裂素的应答和反应。间接的抑制，如 EGFR 酪氨酸激酶抑制药又可以抑制肿瘤本身内皮细胞分裂素，如前血管因子 bFGF、VEGF、TGF – α 等。最近临床的一些研究都倾向于同时靶向肿瘤细胞和肿瘤相关的血管内皮细胞具有最好的临床效果。因此，联合靶向治疗是目前研究的热点课题。

十一、个体化治疗

个体化治疗是目前和今后肿瘤患者治疗研究的方向，有文献报道 8 147 例 NSCIC 患者结果显示，5 年化疗绝对受益率为 4%，8 年绝对受益率为 5%，而用基因模型来判断非小细胞肺癌患者的预后被认为是晚期判断的最佳指标，因此近年来，人们的视线转向了肺癌的基因组学研究。其中研究比较多的就是利用基因表达来判断预后，这些研究从单一基因分析发展到目前采用基因芯片技术高通量筛选出与肺癌预后相关的基因。研究的目的是要确定与肺癌不同生物学特性相关的基因序列，并根据这些序列来预测肺癌患者的无病生存和总生存，也就是制定一个优于当前 TNM 分期的预后预测方法，从而为肺癌的个体化治疗提供依据。根据基因芯片筛选出来基因的不同表达情况将肺腺癌分成若干个亚型，不同亚型具有不同的生物学特点和预后。日本 Endoh 等从这些已筛选出的基因中挑选出 44 个基因，并采用 RT – PCR 方法定量检测其在 85 例肺腺癌标本中的表达后发现，患者预后与其中 8 个基因（PTK7、CIT、SC-NNIA、PGES、EROIL、ZWINT 及两个 EST 基因）密切相关，其中 PTK7、CIT、SCNNIA、PGES 基因的高表达与预后好相关，而 EROIL、WINT 及两个 EST 基因的高表达与预后差相关，从而建立了一个预测肺腺癌患者预后的基因模型。美国杜克大学 Potti 等在 89 例肺癌组织标本建立起来的基因表达谱中发现，133 个基因的组合具有判断预后的意义，从而建立了肺荟萃基因模型（the lung metagene model）。研究者使用此模型对 ACOSOG 20030 试验（25 例）和 CAL – CB 9761 试验（84 例）的肺癌患者进行预后预测，总的预测准确率分别达到 72% 和 79%。对 68 例总生存率近 70% 的 Ⅰ A 期 NSCLC 进行预测，可将其分成预后完全不同的两组，其中预后差者的 5 年生存率小于 10%，而预后好者则超过 90%。在中国台湾省荣民总院的一项研究中，研究者利用基因芯片技术在 125 份 NSCLC 术后冷冻标本中筛选出与肿瘤进展相关的 672 个基因。研究者将这些基因的表达信息与患者临床资料相结合，确定了与术后生存相关的 16 个基因，通过实时 RT – PCR 方法对 101 份标本进行分析后发现，其中 5 个基因与预后显著相关：DUSP6、MMD、STATI、ERBB3 和 LCK。

研究者共进行了 60 625 次基因位点（125 例 × 485 个位点）检测后，将基因表达水平进行了量化，基因表达 <25%、25% ~50%、50% ~75% 和 >75% 分别定义为 1、2、3 和 4，根据基因或死亡风险比区别风险基因和保护基因，从而发现了上述 5 个与生存显著相关的基因位点。通过对患者进行上述 5 个基因的检测和风险评分，可将其分为高（>50%）、低（<50%）两个风险组。结果发现，两组的总生存期（P < 0.001）和无复发生存期（P = 0.002）均有显著性差异，低危组的总生存期是高危组的 2 倍（40 个月 vs 20 个月）。研究者发现，这 5 个基因决定的高风险因素与Ⅲ期肿瘤是疾病复发的显著相关因子，并推测高风险组患者可从辅助化疗中获益。

该研究是目前有关肺癌预后基因模型研究的新进展，如果进一步的临床试验能证明这一基因模型预测的准确性，那么其临床应用前景将更大。因为在临床上对这 5 个基因的检测可通过 RT – PCR 方法实现，该方法花费少，且操作不复杂，仅需要少量的组织样本就可以进行。

以上我们列举的只是一些有代表性的肺癌预后基因模型研究，类似的研究还有很多。尽管不同研究组之间得到的结果有重叠，但各研究结果之间的差异仍很大，所采用的实验技术、标本选取以及统计分析方法的不同均可导致这些差异的产生。

对于 5 个基因模型预测 NSCLC 患者预后的研究结果，有些专家就提出了质疑。英国曼彻斯特市梅奥诊所的 Yang 等最近回顾分析了以微阵列为基础的肺癌预后预测实验发现，新技术实际上并未优于传统的病理检验。Yang 认为，首先，尽管 5 个基因预测模型研究的样本量相当大、差异不大，也已经过两个阶段的效果确认，但仍需对其进行重复确认；其次，这 5 个基因是基于同一个团队 5 年前进行的研究结果挑选出来的，但由于基因体信息与科技的快速进步，目前的基因范围与当时发现的 672 个基因已有很大的不同；最后，患者的预后会受到许多因素影响，而其中一些因素并不包含于该团队所使用的多变量分析模式中，因此在模式建立与效果确认时应纳入更多的因素，包括更详细的病理分期、T 与 N 分期（还有淋巴结状况）、肿瘤分化分级、其他相关疾病以及是否吸烟等。

尽管存在分歧，一些验证基因模型准确性的前瞻性临床研究将要展开。这些试验需要在使用辅助化疗仍有争议的患者群（如 I A 期）中进行，目前对这些患者是否行辅助化疗需根据肿瘤大小而定。基因模型可根据风险决定对患者是否行辅助化疗，低风险者由于其预后好可能不需要术后辅助化疗，而高风险者则可能从辅助化疗中获益，而且这两组调查人群皆会接受后续追踪以确认基因模型对生存率的影响。中国台湾省有研究小组目前正在计划这样的临床试验。

含铂方案是目前 NSCLC 的一线标准化疗方案。铂类药物主要与 DNA 链上的碱基作用形成链内/链间 DNA，改变正常复制模板的功能。核苷酸剪切修复（nucleotide excision repair，NER）途径与铂类抵抗有很强的相关性，核苷酸剪切修复交叉互补组 1（excision repair crosscomple menting group 1，ERCC1）是 NER 途径中的关键因子。

2006 年 9 月《新英格兰医学杂志》报道了国际肺癌临床试验（IALT）入组的 761 例完全手术切除的 NSCLC 患者肿瘤组织中 ERCC1 的表达情况。335 例（44%）表达 ERCC1 蛋白，426 例（56%）ER-CC1 蛋白表达缺失；ERCC1 阴性的患者随机接受辅助化疗可明显延长生存时间、降低死亡风险，而 ERCC1 阳性患者无论是否接受辅助化疗，生存情况差异没有统计学意义。证明 ERCI 表达缺失相对于 ERCC1 表达者接受含铂方案化疗获益，表明 ERCC1 水平可作为铂类治疗的一个独立预后变量，是评价 DDP 抵抗的一个关键基因。在一项Ⅲ期临床随机研究中，研究者根据晚期 NSCLC 患者的 ERCC1 mRNA 的表达水平对患者施行不同的治疗方案。在试验组中对 ER－CCl mRNA 高表达的患者施行顺铂＋多西紫杉醇的化疗方案，对 ERCC1mRNA 低表达的患者施行吉西他滨＋多西紫杉醇的化疗方案。另外一组为对照组，对照组的患者应用的都是顺铂＋多西紫杉醇的化疗方案。和预期的结果一样，与对照组相比试验组患者对化疗有更高的反应率。

（蔡佳荣）

第八章

食管肿瘤

第一节　食管鳞癌的外科治疗

　　全世界范围内，食管鳞癌是组织学类型最常见的食管癌。食管鳞癌的发病率因地域不同差异巨大，在某些地区，食管癌是首位死因。在美国，食管鳞癌逐渐减少，主要组织学类型被快速上升的食管腺癌所代替；然而，在 2005 年，仍然有 6 500 例（约 45%）患者为鳞癌。多数食管鳞癌外科的治疗经验源于中国和日本，中日的食管鳞癌占全部食管癌的 80% 以上。由于其预后很差，多种方式的综合治疗常用来提高患者的生存期、控制局部的肿瘤。

　　手术是食管鳞癌的主要治疗手段。然而，对于食管鳞癌的手术治疗的方式却存在很多的不同意见。尽管食管鳞癌的外科治疗已经有几十年的历史，但对于最佳手术方式的选择，切除范围和淋巴结清扫程度依然存在很多争议。另外，该病还因为肿瘤的局部和区域的侵犯，使得外科治疗面临很大的挑战。在这一章中，我们回顾了当前对于食管鳞癌的外科治疗的一些概念。

一、病因学和流行病学

　　在美国，食管鳞癌的最常见的危险因素是长期吸烟和酗酒。由于贲门失迟缓造成的慢性食管刺激和碱性食物对食管的损伤也会导致食管癌。导致食管癌的其他重要因素为环境因素和饮食原因，包括进热食、维生素缺乏和严重的亚硝酸盐的接触。这些因素在亚洲是导致食管癌的重要因素。

　　2005 年，美国大约有 14 520 人被诊断为食管癌，13 570 例死于该病。在新发病例中，11 220 例为男性，3 300 例为女性。在美国，食管鳞癌的发病率在逐步下降，同时食管腺癌的发病率显著上升。鳞癌常见于美国非洲裔男性，而且其发病率保持相对稳定，其中多数病例都有明确的吸烟史和饮酒史。但在世界范围内，食管鳞癌仍是最常见的病理类型。这些特定的地区包括：伊朗、土耳其、中国和印度，食管鳞癌仍是常见的死因之一，发病率超过 100/10 万，不过在美国男性的发病率仅为 7.7/10 万，女性仅为 2/10 万。

二、诊断

　　食管鳞癌的常见临床表现为不同程度的吞咽困难。其他的常见症状和体征有体重下降、反流、呼吸道症状、胸痛和上消化道出血。该病常常在出现症状时即为晚期，约 28% 的患者在诊断时就已经存在远处转移。吞咽困难的评价依靠上消化道造影，常表现为典型的腔内型肿物、管腔狭窄和近端食管扩张。内镜检查，特别同时进行超声内镜检查是食管癌的确诊手段。这两种手段的结合应用提高了肿瘤（T）分期、淋巴结（N）分期、肿瘤定位（上、中、下段食管）和病理组织学的准确性。另外，一个重要因素是，内镜可以对胃是否可作为食管的替代物给出一个合适的评价。

　　晚期食管癌也可以通过 CT 和 PET - CT 诊断；然而这些检查常用来对食管癌进行分期。

三、分期

　　对于食管鳞癌进行准确的分期是进行治疗的关键。当前的食管癌分期标准是表 8 - 1 的 AJCC 分期标准。有腹腔干淋巴结转移的中上段的食管鳞癌被分到 M_{1b} 期。这一期并不总是存在远处转移。Akiyama 等按照不同的肿瘤位置和侵犯深度，对于淋巴结转移进行了详尽的描述。伴有转移性淋巴结的颈部食管癌，其淋巴结转移的部位有 31% 发生在腹部。同样，下段食管癌的颈部淋巴结转移也有 9.8% 之高。侵犯黏膜下层的肿瘤，淋巴结转移率可达到 30%。

表 8-1 美国癌症联合会（AJCC）食管癌 TNM 分期

原发瘤（T）	
T_x	原发瘤无法评价
T_0	无原发瘤证据
T_1 *	肿瘤限于固有层或黏膜下
T_2	肿瘤侵至肌层
T_3	肿瘤侵出肌层至食管周围组织
T_4	肿瘤侵至邻近结构（气管、心包、脊椎、主动脉）
区域淋巴结（N）	
N_x	区域淋巴结无法评价
N_0	无区域淋巴结转移
N_1	有区域淋巴结转移
远处转移（M）	
M_x	远处转移无法评价
M_0	无远处转移证据
M_1	有远处转移证据
M_{1a}	下 1/3 食管癌腹腔淋巴结转移
	上 1/3 食管癌颈淋巴结转移
	中 1/3 食管癌胸外淋巴结受累
M_{1b}	其他远处转移

注：* T_1 患者有时分为 T_{1a}（黏膜内未侵至黏膜下）和 T_{1b}（肿瘤侵至黏膜下）。

食管癌的临床分期开始于食管超声内镜（EUS），有了超声内镜才能对食管癌的 T 和 N 进行精确的评价。前面提到，EUS 已经成为评价疾病局部侵犯程度的基本方法，特别是 T 分期。EUS 可以对 89% 的患者的 T 分期和 73% 的 N 分期进行准确评价。

胸部和上腹部的 CT 也可以用来检查食管癌有无远处转移，但对于局部侵犯程度准确率稍低。CT 进行 N 分期的准确率约为 67%（敏感性为 55% 和特异性为 83%）。PET-CT 已经成为探测远处转移和区域淋巴结转移的更灵敏的手段。PET-CT 也能像 CT 一样对远处转移进行检查。在一组 100 例食管癌的患者中，PET-CT 发现 16% 阳性病灶，而他们的 CT 检查为阴性。另外，PET-CT 对于观察新辅助化疗疗效有重要的作用。得克萨斯州 M. D. Anderson 医院的 Swisher 等评价了 PET-CT 对术前新辅助放化疗后的重新分期、反应和预后，发现病理反应与放化疗后的标准吸收值（SUV）相关，而且放化疗后的 SUV 大于 4 是与低生存率相关的唯一的术前因素（2 年生存率 33% 对 60%，$P=0.01$）。

对于常有外侵的中段和上段食管癌，气管镜检查对于评价其对于气管等呼吸道的侵犯有非常重要的意义，特别是 EUS 证实为 T_3 的肿瘤。有较大创伤的检查，如胸腔镜和开腹分期也已经被采用。另外，鉴别有无胸膜或腹膜的转移，淋巴结活检能够提高 N 分期的准确率达 93%；但是，由于费用较高，通常仅用来对术前影像学认为有高度转移可能性的患者进行检查。

四、术前评价

食管鳞癌的患者通常年龄较大，且常有合并症。另外，很多患者合并营养不良和长期吸烟、酗酒史。鉴别能否控制患者的心肺并发症，降低并发症风险十分必要。标准评价包括完整的病史和对合并症的认真鉴别诊断检查。物理检查通常要包括肺功能和心脏负荷功能检查。如果有其他的合并症，就要给予相应的检查，以排除存在严重术后风险的病例。

食管鳞癌的另一个重要的术前评价是营养状况评价。即便没有明显的体重下降，继发于进食困难的饮食变化常导致术前营养不良。术前营养支持常是必要的。肠内营养对于进食困难和准备进行化疗或放疗的患者都是必需的。在某些病例，化放疗或手术可能因为纠正严重的营养不良被迫推迟。鼻肠管和空肠造瘘管较胃管更常用，因为后者可能损伤胃，影响其作为食管替代物的使用。

五、食管鳞癌外科手术方式

食管癌的位置、肿瘤分期和外科医生的经验水平决定了食管鳞癌的手术入路。外科切除的程度、淋巴结清扫的范围和消化道重建的方式一直存在着很大的争议。如果不考虑入路的问题，有一点是一致的——尽可能完整的切除肿瘤，另外（如果有可能）尽可能保证消化道的连续性。

如何定义完整的外科切除是食管癌外科争议的焦点。至少应包括近、远两侧断端和切除的侧向边缘均应镜下阴性。有可能，切缘应距肿瘤在 5cm 以上。大多数争论均源于侧向切除范围。因此，食管癌外科的入路明显不同，其选择常受外科医生的经验、训练和治疗哲学思想的影响。

六、切除方法

我们粗略地将食管癌的切除方法按照食管胃吻合的位置分类：下三分之一的食管癌可以应用所有的手术方式，上三分之一和一些中段食管癌可能只能应用颈部吻合的技术。

（一）颈部吻合

1. 经膈肌食管癌切除（食管拔脱术）　经膈肌食管癌切除手术是由经胸食管癌切除术发展而来的，原因是当时手术本身一定程度上受麻醉的限制。Tumer 在 1936 年首先进行了该手术，一旦经胸食管癌切除可行，外科医生大多不愿采用此种术式，因为经胸视野更好。至 1978 年，Orringer 和 Sloan 再次采用了该术式，他们认为这样可减少食管癌和吞咽困难的围手术期并发症发生率。从那时起，经膈肌的食管癌切除有了一定的地位，但争议也一直就伴随着该手术，这种手术对于食管癌切除的彻底性一直受到质疑。虽然该术式能够彻底清扫腹腔干淋巴结，但对于纵隔内淋巴结的清扫却十分有限。很多医生认为这种限制不会影响无瘤生存期和总体生存期。而且，该术式可以避免开胸相关的并发症。最近，Orringer 报道了 1 085 例患者进行了经膈肌的食管手术，在院死亡率为 4%，明显的术后并发症为 20%。吻合口瘘发生为率 13%，喉返神经损伤的发生率低于 7%，永久性的声音嘶哑低于 1%。最近的一些改良的吻合技术的报道，使颈部吻合口瘘发生率降至 2.7%。其他特异性的罕见的并发症包括损伤奇静脉和食管床的出血，以及钝性分离时的气管树损伤。

2. 三野食管癌切除（McKeown 改良手术）　该术式首先出现在 1976 年，患者左侧卧位，同时右臂包裹置于术野内。先施行腹部手术，接着开右胸，最后开右颈。

该术式后来改进，现在第一步进行右开胸解剖食管。关胸后，患者改为平卧位，然后暴露左颈部食管。这种手术对于胸中段的食管癌很有用处，特别是想要避免胸部吻合的病例。另外，这种术式可以切除食管的全长，获得最长的上下切端。与经膈肌食管切除相比较，开胸增加了并发症的发生率，但可以安全地切除食管周围的软组织一直到气管树，并完整的清扫纵隔淋巴结。淋巴结清扫通常包括腹腔干和纵隔淋巴结，但是颈部的淋巴结清扫就要进行完全的三野清扫手术。

（二）胸内吻合

1. 经胸食管癌切除（Ivor-Lewis）　第一个成功的经胸食管癌切除手术分别由 Lewis 在 1946 年、Tanner 在 1947 年完成，并且一直沿用到现在。最初伴随有很多的并发症和很高的死亡率，但现在一系列报道显示，死亡率明显下降至 3%~6%，并发症的发生率为 26%~34%。该术式对于下段和一些中段食管肿瘤的切除提供了非常好的暴露，能够彻底切除胸腹部的淋巴结。

除并发症发生率和术后疼痛的增加，该术式主要的缺点是吻合口置于胸腔内。曾经，胸腔内吻合较颈部吻合死亡率更高；然而，围术期处理水平的提高和手术技术的明显进步使患者因胸内吻合口瘘造成的死亡率明显下降。早先报道的胸内吻合口瘘相关的死亡率为20%～33%。不过，最近来自MD Anderson癌症中心的经验指出，发生胸内吻合口瘘的患者的死亡率与无吻合口瘘的患者没有差异（3.3%对2.5%，P=0.55）。该单位在34年当中，吻合口瘘相关的死亡率从43%下降至3.3%。这部分的归功于手术修补瘘口的成功率的提高和应用肌肉瓣加强吻合口的技术。

2. 左胸腹联合入路 左胸腹联合手术常适用于食管下三分之一癌，因此较少用于食管鳞癌。然而，当遇到远端病变，它仍然是一种可选择的术式。虽然与Ivor-Lewis手术相似，但这种手术的优势在于不用更换体位，仅通过一个切口就能获得直视术野，进行胸腹腔两野的淋巴结清扫。这种手术的缺点在于食管胸中、上段在左胸是被主动脉遮挡的。

3. 食管的替代物 由于准备简单，血运可靠，长度充分，胃常用作食管替代物。然而，在一些特殊的病例，胃不适合或没有用做替代物，结肠第二常用的替代物。一些医生因为功能上的优点而喜欢间置结肠手术，其反流发生率更少。不过，很多老年患者由于动脉粥样硬化的原因使结肠使用受到限制。术前的动脉造影对于判断能否应用结肠作为食管替代物非常必要。

在一些特殊病例，胃和结肠都不能使用。对于较短的远端食管癌的手术，可以用带蒂的空肠作为替代物。在一些高难度的病例中，食管的缺失较长，我们需要用增压的血管袢支持的较长的空肠作为替代物，远端的血管弓需要与颈部的血管进行吻合。

七、外科的争论一切除的范围

1. 经膈肌或经胸腔切除 几个回顾性的研究比较了经膈肌和经胸腔的食管癌切除的结果，认为经胸腔切除增加了术后的并发症。三个前瞻性的经膈肌和经胸腔切除的研究正在进行中（表8-2）。虽然患者数量不多，但是数据显示并发症发生率和死亡率无显著差异，并且其中的一个研究中比较了Ⅲ期患者的3年生存率，认为差异也没有显著性。在近期更多的前瞻性随机对照显示这两种术式的围术期死亡率没有显著性差异，但是经胸腔手术组肺部并发症发生率较高。生存率没有统计学差异；不过，3年后经胸腔手术组生存率显示领先的趋势（图8-1）。

表8-2 近期膈肌和经胸腔食管切除治疗食管癌临床试验总结

	试验	患者	术式	在院并发症	吻合口瘘	肺部并发症
Hulscher 等，2002	220 PRT 腺癌	THE 106	2（2%）	15（14%）	29（27%）	5年29%
		TTE 114	5（40%）	18（16%）	65（57%）	5年39%
Horstmann 等，1995	87 RS	THE 46	7（15%）	23（50%）	16（35%）	3年21%
		TTE 41	4（10%）	10（24%）	12（29%）	3年17%
Goldmine 等，1993	67 pts PRT	THE 32	2（60%）	2（6%）	6（19%）	无差异
		TTE 35	3（8.5%）	3（9%）	7（20%）	
Chu 等，1997	39 PRT	THE 20	3（15%）	NR	14（70%）	中位16个月
		TTE 19	0（0%）		11（56%）	中位13.5个月

注：NR=未报道；PRT=前瞻性随机试验；RS=回顾性研究；THE：经膈肌食管切除术；TTE：经胸食管切除术。

2. 食管的整块切除 这种手术通常包括三野食管癌切除，而不仅仅是切除范围较宽。它应该包括心包后、两侧胸膜、奇静脉、胸导管和所有这一区域内的淋巴结。支持者认为这样能够完整地切除纵隔内食管旁的软组织，以获得一个根治性的切除边缘。一种改良的整块切除保留了奇静脉，但仍然包括后纵隔的切除也包括胸导管。回顾性研究认为整块切除与标准的经胸食管癌切除进行比较，能提高生存率。还没有前瞻性的资料对这两种技术进行比较。在Altorki和他的同事的系列报道中，整块切除术后的院内死亡率为4.8%，术后并发症的发生率为40%。总的和无瘤5年生存率为46%和40%。

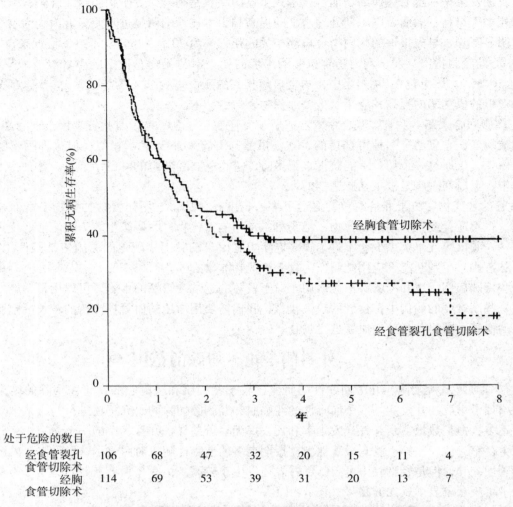

图 8-1　Kaplan-Merier 生存曲线显示随机分配至经膈肌和经胸腔食管切除并扩大淋巴结整块切除患者的无病生存

3. 三野淋巴结清扫　由于食管淋巴引流方式的变异性,刺激一些外科医生进行扩大的淋巴结清扫,包括上纵隔两侧喉返神经旁、头臂干和双侧颈部的淋巴结。三野淋巴结清扫在 20 世纪 80 年代首先在日本流行,因为有报道认为颈部孤立结节切除后证实转移率达到30% ~40%。美国的一些报道也认为食管鳞癌颈部淋巴结的转移率为 40%。有 13% 的患者颈部淋巴结转移是唯一转移部位。在亚洲,特别是日本,扩大的淋巴结清扫已经是食管鳞癌的标准手术方式,包括腹部、下纵隔、上纵隔、有时候还包括颈部淋巴结。这种积极的手术常用于食管下三分之一鳞癌,与两野清扫相比,三野清扫提高了上、中纵隔淋巴转移的患者的生存率(30% 对 5.6%,P = 0.005)。然而,156 例患者的总的生存率两组之间没有差别,两野45%,三野51.7%,P = 0.406 43。在其他的一些三野清扫的报道中,Nakagawa 等报道了174 例病例,总 5 年生存率是 55%,总复发率43%。局部复发率是 17.5%。颈部有淋巴结转移的病例中,尽管经过这样积极的手术治疗仍有63%的局部复发。尽管死亡率很低,只有1.3%,但并发症发生率75%,喉返神经损伤的发生率达到58%。

八、颈部食管癌

颈段食管鳞癌占所有食管癌的 7% ~10%。颈段食管癌由于靠近环咽肌,对于施行手术是一个巨大的挑战。另外,早期的淋巴结转移就可以侵犯气管旁和颈深部淋巴结。

检查肿瘤的范围和其距环咽肌的距离至关重要。保留食管上段平滑肌非常必要,因为胃咽吻合既增加了操作的技术难度，又增加了吸入性肺炎的机会。为获得干净的切缘，胃咽吻合的手术方式要求至少要距离环咽肌1cm以上，这一术式是由Ong和Lee在1960年提出的。颈部食管癌有94%要同时进行咽切除。下咽、食管、喉的整块切除，气管切开，双侧颈部淋巴结清扫。食管重建要依靠切除边缘的水平决定。如果肿瘤位于上颈段食管，一段血管吻合的间置空肠可以作为很好的食管替代物。另外，还可以用胸大肌或肌皮瓣替代食管。部分的胸骨劈开或胸骨柄切除可能有利于手术暴露。如果远端的肿瘤在颈部水平无法保证切缘干净，若想完整切除就应该采取经膈肌或经胸腔的食管切除手术，用胃、结肠或带增压的血管袢的间置空肠替代食管。

这种激进的治疗手段对患者的生活质量伤害巨大，以至于很多患者选择外照射作为首选治疗。然而，上三分之一肿瘤的全量放疗结果还是不如手术；放疗后局部复发率高达80%。作为替代选择，全量放化疗对于颈部食管癌是一种有效的治疗手段，其重要的优势在于避免了手术并发症和喉切除造成的相关功能丧失。一组34例病例报道，应用5-氟尿嘧啶和顺铂为基础，同时给予平均剂量61.2Gy的外照射的放化疗，局部控制率为88%，5年生存率为55%。补救手术对于那些病变不能缓解或复发的病例可行，然而经常会增加并发症的发生率和死亡率。

九、总结

虽然食管鳞癌在美国的发病率很低，但仍是食管外科医生最常见的恶性肿瘤。常发生于食管上段、常有呼吸道的侵犯和伴有生理状态的下降，这些都给外科治疗带来很大的困难。尽管多学科的综合治疗的技术不断提高，外科治疗仍是食管鳞癌的主要治疗手段。食管鳞癌的手术治疗决定于肿瘤的位置、分期和外科医生的经验。由于食管鳞癌大多在食管的中上段，三野清扫的食管癌切除是最常推荐的手术。这个在日本和中国取得很好治疗效果的手术在美国还没有作为常规的治疗手段。

（蔡佳荣）

第二节　胃食管交界部腺癌的外科治疗

虽然胃癌总体发病率在西方一直保持稳定，但是从远端食管到近端胃的胃食管交接部（GEJ）的肿瘤发病率和贲门明显不同。CEJ肿瘤定义为：贲门近端和远端5cm以内的病变。Siewert等将其分为几种类型：Ⅰ型：下段食管，来源于特定的肠上皮化生，向下浸润侵犯GEJ；Ⅱ型："真正的贲门癌，来源于贲门上皮"；Ⅲ型：贲门下癌，从下向上侵犯GEJ。手术是这该病的主要治疗手段。然而，尽管手术很彻底，生存率仍然很差。多中心前瞻性研究显示，新辅助化疗或放疗没有明确有效的证据。新的药物和方法还在研究当中，最近一些临床试验将会影响美国的GEJ癌的治疗。

一、诊断/临床分期

虽然肿瘤早期可出现类似上腹部不适等消化道症状，但是经常被患者忽视，体征通常出现较晚。患者有隐约的上腹症状，在进一步诊断前按照胃炎治疗几个月的情况并不罕见。病变侵犯远端食管主要表现为进食哽噎，贲门病变则主要表现为疼痛和出血。随着病情进展，患者体重下降。体检可发现不同程度的体重下降和远处播散小结节，例如锁骨上淋巴结转移。

常规血液学检查可以现缺铁性贫血，并应行大便潜血实验。晚期患者癌胚抗原（CEA）水平可增高，但早期该指标并不敏感。气钡双重造影对于检查进食哽噎十分有用，但对位置较低的GEJ或贲门癌则意义有限。内镜检查可直接看到肿瘤，并进行活检（图8-2）。除能明确诊断，内镜检查还可在直视下检查食管、胃、十二指肠，给手术提供病变范围信息，如肿物大小、位置和形态，包括病变的远端和近端范围，这对于手术切除的计划很有帮助。

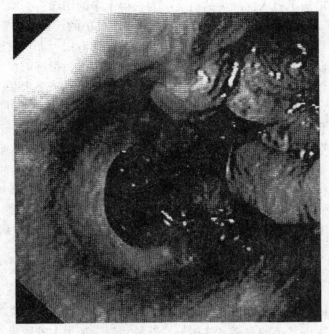

图 8 - 2　胃食管交界部（GEJ）恶性肿瘤内镜下观

　　钡餐和内镜可确定肿瘤侵犯的范围，但是不能确定其侵犯的深度。CT 检查（图 8 - 3）和超声内镜（EUS）可以确定局部肿瘤侵犯深度。CT 扫描可评价远处转移，特别是肝脏和肺，也可以评价腹腔动脉干周围淋巴结侵犯的情况。除非在检查时胃是充分扩张的，CT 对胃壁侵犯程度的评价意义有限。因为图像斜向通过胃壁弯曲，靠近 GEJ 和贲门的胃壁难于准确评价。EUS 对于肿瘤侵犯深度的评价有效（T分期）。确定高风险的患者（浆膜和淋巴结侵犯），经常入组进行新辅助化疗。超声内镜不是对每个个体的 T 分期都有效，对于鉴别是壁内病变还是透壁病变，75% ~ 85% 都是不准确的。

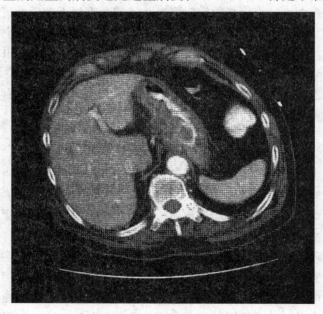

图 8 - 3　CT 扫描显示胃壁增厚，恶性

　　CT 扫描和低级别 EUS 对于食管旁淋巴结侵犯的评价还不如单纯形态学检查准确。淋巴结的大小未必反映有无肿瘤侵犯，较大的淋巴结可能由于慢性炎症引起。CT 对于区域淋巴结侵犯的评价准确度约为 50%。EUS 用于检查患者 N 分期的时候，并不能提高准确率，也不能区分阴性或阳性结节，准确率约为 75%。加上细针穿刺吸引细胞学检查（FNA）能够提高区域淋巴结的诊断准确率。FNA 细胞学检查胃周和区域淋巴结是否发生转移提供了客观可靠的评价手段。EUS 的发展对手术计划的制订提供了很多依据。我们发现，对于 GEJ 或近端胃癌，EUS 可帮助医生决定是采取全胃切除胃空肠吻合还是用 Ivor - Lewis 或经膈肌食管胃吻合。术前的 EUS - FNA 淋巴结定位，可以精确计划区域淋巴结清扫的方案。我们一直用 EUS - FNA 和 CT 结合的方法来决定胃切除和吻合的方式，特别是近端侵犯的贲门癌，GEJ 和远端食管癌。

全身正电子 CT 扫描是对于 CT 扫描不能确定的远处转移病变进行评价的有用手段。PET 利用肿瘤细胞对 5 - 氟脱氧葡萄糖（FDG）的特异性吸收来鉴定 <1cm 的病变性质。Luketich 等发现，PET 能够筛查出其他检查手段没有发现远处转移的患者和实际上存在的远处转移，这一比例高达 20%。因为 PET 的这种能力，和对加入临床试验队列的患者的术前准确评价的需要，PET 通常在进行了 CT 和 EUS 等基本检查后进行。

二、手术分期

腹腔镜对于评价小的转移（如肝脏表面或腹膜转移）很有价值。腹腔镜还能提供原发肿瘤侵犯浆膜和胃周及肝门淋巴结的证据。对于有食管侵犯的病变，一些中心还用胸腔镜行进一步分期以确定治疗策略。两个研究确认了开腹在处理这些病变中的价值。来自 M. D. Anderson 癌症中心的 Lowy 等报道了 71 例术前行 CT 和腹腔镜分期的患者。有 20 例患者腹腔镜发现了潜在的腹膜和肝脏转移。这些患者的中位生存期 5 个月。同样，Sloan - Kettering 纪念医院的 Burke 等发现了 37% 的潜在病变。经过单纯腹腔镜治疗的患者不再需要其他的姑息手术。腹腔镜手术时可取腹膜细胞学检查，且如为阳性，是接受 RO 手术的患者判断预后的一个重要因素。在一个 371 例胃癌患者行 RO 手术的研究中，6.5% 的患者通过腹腔灌洗获得了阳性细胞学结果，中位生存期少于 15 个月。

三、治疗

病变局限且能手术的患者，手术是主要的治疗手段。不伴转移的病例，病灶完整切除、镜下切缘阴性是患者长期生存的唯一机会。手术方式取决于病变的位置和侵犯程度。外科策略是以最少的并发症获得最佳的手术切除效果。GEJ 和近端胃癌患者，医生要选择是经腹腔全胃切除胃空肠吻合，还是胸腹联合切除远端食管和近端胃并胸内的食管胃吻合（经典 Ivor - Lewis 手术），或是经膈肌食管切除术食管胃颈部吻合。一般而言，如果肿瘤局限于近端胃且未超 GEJ，我们一般选择经腹腔全胃切除食管空肠吻合，这样可获得完全组织学阴性的切缘。我们认为阴性切缘超过 5cm 能提高患者生存率；与近端胃次全切除相比，该手术能减少胃切除术后的并发症。全胃切除 Roux - en - Y 吻合可以避免胃近端次全切除术后的碱性反流性胃炎。这个手术还可以比次全切除更好的清扫胃周淋巴结。

（一）经膈肌与经胸腔食管切除

侵犯 GEJ 和远端食管的病变，食管切除的目的是获得充足的阴性切缘（图 8 - 4）。大多数医生的经验认为，这两种技术并没有明显优劣差异，尚无前瞻性随机研究证明哪一种更好。Hulscher 等报道了 220 例中到下段食管腺癌或胃贲门受侵的远端食管癌，比较了经膈肌或经胸腔整块切除和淋巴结清扫，发现经胸手术后围术期并发症较高，但是术后的院内死亡率两者无差异；术后总生存率或无瘤生存率没有明显差异。

这两种手术方法操作上也有共同点。术前口服泻药和抗生素进行术前准备，以便可将结肠作为替代食管的第二选择。上腹正中从剑突至脐切口，可切除剑突以便更好暴露食管裂孔。如发现肝脏或腹膜转移，或是切除范围之外的转移结节，我们就放弃手术。轻柔地将肝左叶拉向中线，沿结肠上缘切除大网膜。评价胃是否适合制作成管状胃，如果用胃替代食管，切除小弯要注意保留部分需距离胃网膜右血管 2cm 以上。在游离大网膜时要极其小心，保护好胃网膜右动脉弓。暴力牵拉可能损伤胃网膜静脉，因为它是注入结肠中静脉，牵拉后容易造成新的管状胃的静脉栓塞。我们常规进行胃排空的引流（幽门肌层切开或幽门成形）。这种操作一直存在争论，有人认为它容易造成倾倒综合征，有人认为它可以防止胃排空延迟。

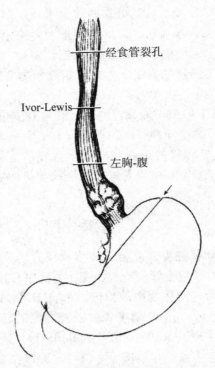

经食管裂孔

Ivor-Lewis

左胸-腹

图 8-4 常用手术切点，手术过程需要切除胃食管交界处肿物，远端食管是部分食管胃切除术。近端胃切除一部分（箭），根据指征，切除不同长度近端食管

在小弯侧，沿胰腺前缘切除范围包括脾动脉周围，通常还包括肝动脉和胃左动脉加上胃周淋巴结。由于脾切除会增加并发症，因此除非肿瘤侵犯了脾脏，否则不常规切脾。抬起胃和胃胰腺游离后，暴露胃左动脉和冠状静脉。这些血管可以在靠近腹腔动脉干的部位结扎切断或用切割闭合器切断。

开胸的食管切除可以在直视下切除胸段食管。如果右开胸，可以联合开腹；如果左开胸，可切开膈肌和（或）切断肋弓进入腹腔（胸腹联合切口）。一旦胃游离完毕，如上述解离裂孔，腹部被关闭，患者转为左侧卧位。通常用沙袋将患者固定在手术台上。采用经第五肋间的后外侧切口，保护前锯肌。进入胸膜腔，游离下肺韧带。将萎陷的肺向中上牵拉，暴露后纵隔覆盖食管的纵隔胸膜。游离胸段食管。切断奇静脉，清扫纵隔淋巴结（两野淋巴结清扫），将游离完毕的胃拉至胸腔。在切除食管下段和近端胃以后，高位胸腔内吻合，可以手工吻合，也可用吻合器。放置两根胸管，我们将后面的胸管用可吸收线固定在吻合口附近。吻合口瘘的发生率达到20%。胸内吻合面临的一个更困难的问题是纵隔炎和脓肿。而Martin等最近报道胸内吻合口瘘相关的并发症并非像以前认为的那样明显与术后死亡相关。

经膈肌切除食管和近端胃能和上述相同的方式开腹游离胃，并加上扩大Kocher法以获取充分的管状胃，并减少吻合口张力。远端食管能通过扩大的膈肌裂孔进行直视下的扩大切除。用食管牵拉带牵拉下段食管。用较轻的、可延伸的拉钩，使直视范围向上可达到主动脉弓水平。用食管牵拉带向下拉食管，游离食管后方，用食指尖沿食管向头侧分离。随着器械的进步，如Ligasure血管闭合系统的应用，减少了钝性分离胸段食管的必要性。

第二个切口沿左侧胸锁乳突肌前中边界切开。在胸锁乳突肌和颈动脉鞘的侧面反折和气管中间的反折之间暴露下方食管。用食管牵拉带拉出颈部食管。用手指在椎体前间隙钝性分离游离食管后壁，最终与从下方游离的平面相连接。颈段食管用直线切割缝合器切断，标本由后纵隔送至腹部。近端胃由多次切割缝合器切断。仔细操作，保证胃的边缘有几厘米。食管和GEJ被拉向右侧，用直线切割缝合器切断贲门和胃底，注意距肿瘤足够远。这样能保证胃的阴性边缘，同时可制作管状胃。管状胃经纵隔拉至颈部。同胸内吻合相似，既可以手吻，也可以用吻合器吻合管状胃和颈部食管。在颈部吻合口旁放置一

J-p引流管。关闭颈部切口前，仔细检查纵隔内有无出血。出血的风险主要来自于奇静脉或发自胸主动脉的食管气管支；下段食管和 GEJ 的肿瘤可以通过扩大食管裂孔，得到充分暴露，而在直视下完成解离。发生颈部的吻合口瘘，通常打开颈部伤口，如果进一步的并发症很轻微可以观察。

整块的食管切除是对食管癌和 GEJ 癌更根治性的手术。该术中胸段食管连同食管旁软组织一起切除，包括心包、胸膜、胸导管和右侧膈脚的一部分。扩大的淋巴结清扫范围包括胸内淋巴结加上腹部淋巴结，类似部分的 D₂ 根治术（胃左、腹腔干、肝总、脾、胃周和食管旁淋巴结）。在颈部做一个切口用来吻合。如此的扩大的手术不仅增加了手术时间，而且增加了术后的并发症。一些人反对在获得阴性的切缘后，进一步根治性的淋巴结清扫，认为这只是做到了生物学的根治和肿瘤的正确分期，而不是扩大的手术能够提高术后的生存期；如此，更加扩大的手术似乎不能提高总的生存期。

（二）全胃或近端胃切除

全胃切除的目的是：①干净的近端或远端切缘。②切除引流淋巴结，包括胃右和胃左动脉、脾动脉、肝总动脉旁和胃周淋巴结。沿结肠上缘和肠系膜解剖胃结肠韧带，直到胰腺下缘并向上切除胰腺被膜。切断胃网膜右动脉。解离胃右动脉结扎。清扫肝总动脉旁淋巴结。用直线切割缝合器切断近端十二指肠。解离胃左动脉后，抬起胃并向上一直解剖至 GEJ。无损伤钳钳夹或荷包缝合游离后的食管，完整切除。用圆形吻合器行食管十二指肠端侧吻合或 Roux-en-Y 食管肠吻合（不用空肠袋）。充分的 D₂ 淋巴结清扫最少清扫 15 枚淋巴结，以进行准确的分期。

近端胃切除可以治疗 GEJ/贲门癌，而不切除食管。在这个手术中，胃和下段食管按照上述进行游离。用无损伤钳或荷包缝合牵引食管进行游离。近端胃用直线切割缝合器数次激发切断，如胸内吻合一样的制作管状胃（Ivor-Lewis）。可用手吻，也可以用圆形吻合器。Harrison 等报道了 98 例近端胃癌的患者进行全胃或近端胃切除。两组之间的住院时间、院内死亡、长期生存都无明显差异，他们并没有对术后的功能和生存质量没有进行评价。

微创手术技术应用腹腔镜和（或）胸腔镜进行。因为患者开胸手术的高并发症率和肺功能的明显损伤，有人采取了用胸腔镜游离食管并清扫纵隔内的淋巴结的手术。这就避免了开胸和术后呼吸功能的潜在损伤。

上述的任何一种手术，其绝对的目的都是获得组织学阴性切缘。一旦能做到切除干净，肿瘤的生物学行为决定生存期而不是肿瘤的大小。

（三）多学科综合治疗：术前或术后

不幸的是，在根治手术后肿瘤的复发是常见的。对于不能进行高风险的扩大手术的患者现已开始应用多学科的综合治疗。在给予某项治疗前，进行风险分层对于管理 GEJ 癌患者相对困难，其目的是筛选适合进行积极的多学科治疗的高风险病例。目前通常采用的治疗 GEJ 癌的方法是同步放化疗。目前有几个应用术前化疗或放化疗的 Ⅱ 期临床研究，对于大多数食管癌患者，报道认为，与历史对照相比较能够提高生存期。有大宗病例报道显示，与单纯手术比，综合治疗的生存期也有明显的提高。然而，Walsh 等的随机研究术后用顺铂和 5-氟尿嘧啶和外照射（40Gy）的放化疗与单纯手术进行比较，放化疗后病理完全缓解率 25%，3 年生存率放化疗组是 32% 而单纯手术组为 6%。这一研究结果支持现行的术前多学科治疗对于 T 分期和（或）N 分期较晚的下段食管腺癌的作用。

对于大多数远端的未侵犯食管的病变，O116 国际试验组认为，手术加新辅助放化疗可以改善患者的生存期。MacDonald 等报道了 556 例胃腺癌（20% 的患者是近端胃和 GEJ 病变）进行了随机对照研究，给予单纯根治术或术后 5-Fu，四氢叶酸，和 4500cGy 分割放疗。新辅助放化疗组中位生存期是 36 个月，单纯手术组 27 个月（P=0.05）。这一研究中，结合成功的术前多学科的综合治疗的大多数近端胃病变，使得对于 GEJ 病变的患者也采取了相同的方案。

新辅助化疗和（或）放疗对于局部晚期的胃癌的疗效正在研究中。

Ajani 等报道了一个多中心非随机研究，对于可切除的胃癌术前放化疗（5-Fu/LV 和顺铂及 45Gy 放疗）。76% 患者为近端胃癌。中位生存期为 33.7 个月，病理完全缓解率为 30%。MACIC 研究是一个随机对照研究，由 Royal Marsden 医院即将完成，对可手术的胃癌和下段食管癌进行术前化疗（吡柔比星、顺铂和连续静脉滴注的 5 - Fu）得到不错的初步结果，可能提供一个术前全身治疗的有力方法。

当前的常用于术前或术后化疗的药物为顺铂、5 - Fu、吡柔比星和紫杉醇。生物靶向药物，如上皮生长因子受体（EGFR）抑制剂也在研究当中。新辅助化疗的一个可能的限制是治疗非靶向的人群（不能从靶向治疗获益的患者）。影像学和术前的多种分期方法的进展对于帮助确定患者高复发风险的风险分层评估，并从新辅助治疗中获益。

（四）反应

传统的影像学已经用于疗效评价，但是对于实体瘤影像学的评价标准存在一些限制。它很难分清肿瘤和残留纤维化。组织病理学评分已经被用来定义治疗相关的纤维化占活体肿瘤的百分比。很多研究认为组织学反应评分对于不同的胃肠道实体肿瘤是有效的，虽然其明确的临界点还没有统一。对于局限的下段食管癌，Chirieac 等鉴别了食管癌的 50% 或更多的新辅助放化疗组织学反应，它是一个明显对食管术后放化疗提高无瘤生存期和总生存期的有意义的因素。PET 对于新辅助治疗后的意义还在研究中。Downey 等认为 60% 以上的标准吸收值（SUV）的降低与 2 年无瘤生存率和总生存率的提高相关。Swisher 等发现新辅助治疗后，PET 的 SUV 超过 4 是生存期降低的独立的影响因素（HR = 3.5）。

对于胃癌，Lowy 等认为组织学反应（90% 或更多）是预示新辅助化疗后改善的独立因素。Ajani 等认为，新辅助放化疗后，明显的组织学反应是预测患者生存的指标。

四、姑息治疗

超过 25% 的 GEJ 腺癌的患者因为病变恶化或并发症无法接受根治性手术。姑息治疗的目的是改善患者的吞咽状况，以使患者的体重和营养状态得到稳定。食管扩张是可行的。并发症率很低（< 10%）；然而，这种治疗的缓解期很短，通常只能持续 2 ~ 4 周。全量放疗对于提高患者的进食量是一种非常好的无损伤的治疗选择。成功率，按照食管开放和吞咽困难的缓解持续时间进行测量，50% ~ 70%。内镜下支架放置对于缓解吞咽困难有很高的成功率。可延展的金属支架的成功率 80% ~ 90%。

五、结果

在有经验的中心，GEJ 癌切除术后 30 天内围术期死亡率低于 5%。Muller 等报道了 1 201 例的一组病例，食管癌手术治疗院总内死亡率为 13%。在他们的回顾性研究中，46 692 例病例中总并发症发生率为 36%，总临床吻合口瘘发生率为 12%，且与吻合器或手工吻合无关。术后肺炎的发生率，在胸内吻合和胸外吻合的病例中比例相似，但是，经胸手术的患者术后吸入性肺炎的发生率要高于未经胸手术的患者（23% 和 10%）。Memorial Sloan - Kettering 医院的 Rizk 等报道，在 510 例患者中有 21% 的吻合口瘘的发生，而且这种"技术上的并发症"不仅增加住院天数和院内死亡率，而且明显降低总生存率。几个州数据库的报道认为，食管手术数量的提高可以改善治疗的结果。Begg 等报道低手术量的中心食管切除术后的死亡率 17.3%，有经验的中心只有 3.4%。

在 Statewide Planning 和 Research CooperativeSystem 中，分析了 207 家医院，超过 1 100 名外科医生，Hannan 等报道 3 711 例胃切除手术的总的死亡率为 6.2%，推测应该包括全胃和部分胃切除手术。观察死亡率从低手术量的中心的 11.2% 到高手术量中心的 2.9%，同样，死亡率从 8.8% 到 6.2%。卫生部公布的数据，Birkmeyer 等发现调节死亡率的下降是从 11.4% 到 8.6%。

六、复发/监测

为了有效地进行癌症复发的监测，必须明白其治疗失败的不同类型。GEJ 腺癌能局部侵犯邻近结构，并可以发展成淋巴结、腹膜，或远处转移。局部失败通常在胃床和周围淋巴结。尸检研究表明，局部复发占患者总数的 50% ~ 70%。最高的局部治疗失败风险的患者是那些原发肿瘤侵透胃浆膜的或严重淋巴结侵犯的。D´Angelica 等报道了 367 例经 RO（边缘阴性）手术的胃癌患者，复发的病例中，79% 发生在术后 2 年内。近端胃病变与远端胃相比，具有较高的局部和远处的复发风险。从复发到死亡的中位生存时间是 6 个月。

目前没有强烈建议做周期性的影像检查。如果具有高局部或远处复发风险的患者，入选了胃肠道疾病试验，可以被选择性的频繁监测，这时可以发现复发的病变。

七、结论

GEJ 腺癌的发病率持续上升，可能跟巴雷特食管和慢性胃食管反流性疾病的发病率上升相关。GEJ 腺癌的治疗与分期相关，在患者治疗前进行准确的分期极其重要，特别是要进行新辅助治疗的病例。扩大的切除依靠准确的定位和大小，用来决定食管胃吻合的水平。随着更新更好的化疗药物和分子靶向药物的出现，GEJ 腺癌的治疗效果的进步有着越来越大的希望。

（蔡佳荣）

第三节　电视胸腔镜、纵隔镜、腹腔镜镜辅助下食管癌根治术

20 世纪 90 年代初，VATS 和纵隔镜出现后，由于其体表创伤小、术后疼痛轻和患者恢复快的优点，在心胸外科的许多领域得到广泛接受和推广。但由于食管癌切除术有特殊的技术难度，手术操作方式种类繁多，缺乏广泛承认的手术方法，至今少有大宗病例报道。

一、适应证

电视腔镜下行食管癌切除的适应证尚无明确规定，一般认为以下几点可作为适应证：

（1）食管钡餐造影肿瘤直径 <5.0cm，无软组织阴影者。

（2）肿瘤直径 >5.0cm，以腔内生长为主者，如覃伞型、腔内型。

（3）胸部 CT 检查扫描显示肿瘤无外侵，纵隔淋巴结无肿大者。

二、手术方法

1. 常用仪器设备　常规胸部、腹部器械，胸腔镜器械 1 套（0°胸腔镜镜头、各种型号穿刺器、抓钳、组织剪、钛夹钳、分离钳、腔内持针器、推结器、五叶拉钩、肺钳、食管游离器、靴形胸骨探条），监视器（2 台）、摄像主机、光源主机、电刀、超声刀、切割闭合器、腔镜下缝合针（雪橇针）。

2. 麻醉、体位及消毒　静脉复合麻醉，气管内插入双腔管以便保证术中左肺单肺通气，右侧肺萎陷达到电视腔镜下充分直视。体位：将患者置于左侧卧位，一次性颈、右胸、上腹部联合消毒铺巾，护皮膜将术巾与皮肤固定在术野周边，以便胸腔操作完成后放平患者。不用重新消毒铺巾。

3. 手术操作可分为 3 个步骤　具体如下。

（1）胸腔镜下经右胸游离食管及清除淋巴结：左侧卧位（文献多报道用此体位，并经右胸清扫食管旁淋巴结，也有少数经右侧卧位，左胸入路，行食管旁淋巴结清扫），右手悬吊在麻醉架上，必要时前倾少许，使右肺倾向前方，暴露右后纵隔，左肺通气。一般在肩胛下角线第 6 肋间做 1.5cm 切口，置入胸腔镜。在腋后线第 8 肋间、腋中线第 6 肋间分别做 1.5cm 切口，为 2 个操作孔。在锁骨中线第 4 肋间做 1.5cm 切口，置入肺牵拉器。在腋前线第 3 肋间做 1.5cm 切口，置入吸引器及食管牵拉带。具体切口选择可根据食管病灶位置及胸腔长度适当调整。手术时，调好镜头后，肺牵拉器将右肺拉向前方。暴露后纵隔，沿食管纵行剖开纵隔胸膜，探查食管肿瘤位置及外侵情况，在确定无外侵后，在肿瘤下方或上方正常食管处开始游离食管，并套食管牵拉带将食管提起，电凝或超声刀向上，向下逐步将胸段食管游离。常规游离奇静脉至少 2.0cm 以上，两端分别用 7 号丝线结扎（体外打结），在两侧上两道钛夹，中间切断，切断后避免在断端附近反复操作，以防止线结或钛夹脱落。检查和清扫胸内淋巴结，在清扫淋巴结时先打开包膜，在包膜内切除，以防止损伤周围组织。检查无出血，膨肺无漏气，在最低切口处放置胸腔引流管，缝合其余切口，恢复双侧通气。

对一些心肺功能极差、不能耐受开胸食管癌手术患者，这一步骤还可在纵隔镜下完成。在内镜图像

监视下游离食管，可以清楚地观察到纵隔内器官和食管旁肿大的淋巴结，并可用器械进行分离和清除，其最大的优点是避免传统食管拔脱的盲目性，从而有效降低出血、喉返神经和胸导管的损伤。

（2）腹部手术：这一步骤可开腹完成，也可在腹腔镜下借助超声刀和切割闭合器等器械完成。

1）开腹：患者转平卧位，取上腹正中切口进腹，游离胃，在贲门处切断食管，关闭残胃，在胃底最高处大小弯缝双股、单股 7 号丝线做标志，经胸骨后隧道，把胃送至颈部。

2）腹腔镜辅助：患者转平卧位，下段食管癌经左胸入路膈肌切口游离胃（经左胸入路行食管旁淋巴结清扫）。中段食管癌（或经右胸入路行食管旁淋巴结清扫者）在腹腔镜下游离胃，切断膈肌角，适度扩大膈肌裂孔，不切断食管，胸腔食管游离后将胃牵引至胸腔。随着技术的熟练，腔镜下全胃游离可以在短时间内顺利完成，是在 VATS 食管癌手术中值得推荐的方法。手术中胃左动脉旁淋巴结的清扫应予以重视，腹腔镜外科中胃左动脉骨骼化值得借鉴。

（3）消化道重建

1）经颈部吻合手术：颈部切口行食管或结肠吻合，沿左胸锁乳突肌内缘切口游离颈段食管，经切口将食管拉至手术野亦切断，建立胸骨后隧道，胃经胸骨后拉至颈部，行食管胃吻合，用 1 号丝线或可吸收缝线行全层一层间断缝合。

2）经胸吻合：对下段食管癌，将胃游离后拖入胸腔，借助腔镜下切割闭合器切断食管下段或近端胃，再借助腔镜下吻合器完成胃 - 食道吻合术。

三、并发症

与传统开胸食管癌手术相比，术后并发症中肺炎和喉返神经麻痹发生率较开放手术高，但自从采用腹腔镜行腹部操作后，肺炎的发生越来越少，颈部吻合瘘、吻合口狭窄、喉返神经损伤、胸腔积液、肺部感染等的发生率与传统开胸手术无明显差异，处理方法同传统开胸手术。

（蔡佳荣）

第九章

胃癌手术治疗原则和术式选择

第一节 手术治疗原则

一、选择胃癌外科手术的最佳切口

外科手术是治疗胃癌的基本方法和主要手段，手术切除是目前唯一有可能治愈胃癌的方法。

选择胃癌外科手术最佳切口，应依据胃癌的部位和可能扩散的范围。理想的切口是开腹后肿瘤能直接显露在手术野，能探查到胃癌的全貌，为此，经路必须是捷径，切口必须开阔。食管胃吻合或食管空肠吻合手术部位深，操作困难。采用经胸或胸腹联合切口手术容易完成，但胸腹联合切口手术较经腹手术创伤大、术后并发症多、术后呼吸支持时间延长，尤其是老年和合并慢性阻塞性肺疾患者，因此，应该尽可能经腹手术。凡自门齿至胃癌最短距离为40cm时，完全可以经腹手术，38cm时可能要经胸，不足37cm者须做胸腹联合切口。但是，如能选择适当体位可使深在手术部位距切口距离变短。一般经腹手术切口选用上腹正中切口向下绕脐5cm，取"反弓式"体位。该体位使患者的剑突对准手术台的腰桥，腰桥头侧手术床摇低10°、脚侧手术床摇低15°，腰桥升高10~15cm。该体位可使手术野显著变浅，使深部的手术操作不经胸也易于完成。此外，选用上腹部拉钩行近端胃切除、全胃切除，可减少经胸手术。如果术中发现切口不能满足根治手术要求时，应扩大或改行切口。这也是避免术中挤压而致医源性扩散，保证彻底清除淋巴结和良好缝合的基本条件。

二、尽早阻断癌肿的血供与淋巴流和尽量减少对癌肿的机械性刺激

为了预防手术操作引起医源性血行性和淋巴性的癌扩散，对可行根治术者，首先将胃左、右血管，胃网膜左、右血管，及其周围组织集束缝扎。

对癌肿的机械性刺激，尤其粗暴的挤压，可促使癌细胞向血管和淋巴管流入。手术过程中，操作要轻柔。术中需提起胃时，应提握健康胃壁部分，尽量避免直接提握癌肿。如癌侵犯浆膜，应用4~6层纱布覆盖缝合保护，防止癌细胞脱落腹腔内。或应用医用纤维蛋白胶涂抹浆膜受侵处。

三、彻底切除胃癌原发病灶

应广泛地切除癌周胃，彻底切除胃癌原发病灶及所有可能切除的转移灶，胃切断线要求离肿瘤肉眼边缘不得少于6cm，癌灶边缘分界明显者也不得少于3cm。食管胃结合部癌应切除食管下端3~4cm。胃远侧部位癌应切除十二指肠第一部3~4cm，接近胰头附着处。远侧胃切除的口侧胃切断线，小弯侧在贲门右侧下2cm，大弯侧在胃网膜左动脉第2、3终末支或脾下极。胃切除范围尚应参考癌肿大体类型决定。局限型癌（Borrmann Ⅰ、Ⅱ型）至少在癌缘外3~4cm，浸润型癌（Borrmann Ⅲ、Ⅴ型）至少在癌缘外5~6cm切断胃。对 Borrmann Ⅳ型胃癌，宜行全胃切除或联合脏器切除。

四、系统地、彻底地清除胃周淋巴结

要系统地、彻底地清除胃周淋巴结，外科医师必须熟悉胃癌的分期、胃癌转移相关的淋巴结分组、

三站淋巴结的位置。1985 年 5 月国际抗癌联（UICC）在日内瓦国际会议上正式颁发了胃癌 TNM 分期，在全世界推广应用，后经多次修订，至 2010 年 TNM 分期方案为第 7 版。术者必须在术前及术中探明胃癌原发病灶的范围和浸润深度（T 分期）以及淋巴结转移范围（N 分期），以便制订合适的手术方案，达到真正的根治。胃癌是否根治，取决于是否有癌残留。病理组织学检查无癌残留的胃癌根治术，为所谓 RO 切除，有癌残留为 R1 切除，胃癌手术结束时，有肉眼可见的癌残留为 R2 切除。RO 切除对延长生存期有益，是胃癌的独立预后因素。胃癌手术时的淋巴结清除站别以 D（dissection）表示，D 是指淋巴结清除范围，第一站淋巴结未全部清除者为 DO，第一站淋巴结全部清除为 D1，依次为 D2 和 D3。是否为根治手术或根治程度如何，应依据胃癌的范围、根治程度分为 A、B、C 三级。A 级根治是指淋巴结清除范围超过有癌转移的淋巴结站别，即 D＞N，在胃切缘的 1cm 距离内无癌残留；B 级根治是指淋巴结清除范围仅达到已有癌转移的淋巴结站别，即 D＝N，其胃切缘无癌残留，但在 1cm 距离内有癌残留；C 级根治是指胃切缘有癌残留。

　　胃癌手术分为根治性手术与姑息性手术。胃癌根治性手术包括早期胃癌的内镜下黏膜切除、内镜下黏膜剥离术、DO 切除术和 D1、D2 切除术等以及部分进展期胃癌的 D2 手术及扩大手术 D2＋。胃癌外科手术治疗的基本原则是使胃癌根治手术达到 RO 切除和 A 级根治，胃周淋巴结清除范围达到 D＞N。

（杨　飞）

第二节　手术方式的选择

　　胃癌外科治疗手术无固定的手术方式，应依照肿瘤组织学、胃癌所在部位和胃癌的分期、胃癌浸润深度、淋巴结转移状况、远处转移范围和预期生存期、生活质量以及胃癌手术个体化原则，来选择手术方式。胃癌的手术治疗可选择传统的开腹手术或腹腔镜下手术。依胃切除范围可选择内镜下黏膜切除、局部胃切除和胃节段切除、近侧胃切除、远侧胃切除、全胃切除，或全胃切除＋联合脏器切除；依胃切除同时清除胃周淋巴结范围可选择 D1、2、3 淋巴结清除的手术。目前医学界已将 D2 手术作为进展期胃癌系统淋巴结廓清最低限度的典型手术。D2 胃切除手术成为进展期胃癌的标准术式这一观念，已渐为许多胃癌高发国家（如中国、韩国、德国、英国、意大利、荷兰等）医生所接受。长期以来我国积极推广 D2 胃切除术式，显著提高了胃癌的疗效。

一、早期胃癌手术方式的选择

　　1963 年日本早期胃癌定义为：位于黏膜或黏膜下层、不论病灶大小、有无淋巴结转移均称早期胃癌。但是术前很难确认具体胃癌病例是否已经有淋巴结转移。确立早期胃癌概念的目的主要是指这一类型的胃癌外科手术可能治愈，而不代表胃癌发生时间的早晚。日本学者复习以往治疗的大量病例发现，从早期胃癌的大小、部位、组织学类型、癌浸润深度、大体类型等特征，可以判断是否有淋巴结转移和转移的部位。黏膜内癌的淋巴结转移率为 2.7%，而且转移多出现在与癌周邻近的第 1 站；而黏膜下癌淋巴结转移率为 18.6%，淋巴结转移有时会出现在第 2 或第 3 站，直径＜1cm 者转移发生率 4%，＞4cm 者转移发生率 18%；胃下部癌第一站淋巴结转移率为 14.5%，其所属各组淋巴结均有转移可能，第二站淋巴结转移率为 6.9%，以 No.7、8a 淋巴结转移发生率较高，而 No.1、9、11P、12a 和 14v 无转移。早期胃癌手术治疗方式选择以准确的手术前分期为前提，可合理缩小胃切除及淋巴结清除范围。

　　从胃癌的表面特征能推测出有无淋巴结转移，甚至可能推测出转移的部位，早期胃癌的手术方法的选择就能迎刃而解。

　　目前早期胃癌的手术治疗趋势，不仅要求提高长期存活率，而且要求手术达到微创、术后恢复好，有良好的生存质量。胃癌的前哨淋巴结是指胃癌淋巴回流的第一个淋巴结、最先发生肿瘤转移的淋巴结，了解前哨淋巴结转移与否，可反映出区域性淋巴结转移的状况，对合理缩小手术范围起到了指导性作用。辨认前哨淋巴结的方法，是术中将染料吲哚菁绿注入胃浆膜下，可了解其前哨淋巴结的转移状况，在无转移的情况下，施行缩小手术是安全可行的，也可避免盲目扩大手术范围。

在不影响"根治"的前提下，施行局部切除手术，缩小胃切除及淋巴结清除范围，对于 <2cm 隆起型黏膜癌和 <2cm 隆起型黏膜下癌，选择不加淋巴结廓清昀局部胃切除，其切缘应距肿瘤 3cm 以上。早期胃癌的缩小手术包括内镜下黏膜切除和缩小手术 A、缩小手术 B。

1. 内镜下根治性癌灶切除　内镜下黏膜切除（endoscopic mucosal resection，EMR）是目前治疗黏膜内癌最常用的手段，技术已较成熟，并发症发生极低。其方法是胃镜下在病灶边缘黏膜下注射含肾上腺素昀生理盐水，用吸引和胶圈抓住并套扎病灶区，再电凝切除。适用于分化良好、直径 2.0cm 以下的黏膜内癌。内镜下黏膜剥离术（endoscopicsubmucosal dissection，ESD）可切除的胃黏膜范围比 EMR 更为广泛，EMR 或 ESD 要成为一种治愈性手术，必须达到切缘干净、无淋巴结转移，要求术前诊断准确。

2. 缩小手术　日本 2001 年 3 月《胃癌治疗指南》第 1 版、2010 年第 3 版提出缩小手术名称、种类和手术适应证。缩小手术是指胃切除范围缩小，占全胃的 2/3、不切除大网膜，保留胃网膜囊，胃周淋巴结清除范围缩小。依胃周淋巴结清除范围将缩小手术分为缩小手术 A 和缩小手术 B。

缩小手术 A 的适应证：1A 期胃癌（黏膜癌、黏膜下癌，NO）中不适宜内镜下黏膜切除治疗者，或分化型、<1.5cm 的黏膜下癌。其淋巴结清除范围是不论肿瘤部位，行 D1、加第 7 组淋巴结清除，或胃远侧胃癌行 D1、加 7、8a 淋巴结清除。对于这类早期胃癌患者行 D1 手术的预后和 D2 手术比较差异无统计学意义，而 D1 手术的死亡率和并发症发生产率，显著低于 D2 手术。术后恢复和生活质量也明显好于 D2 手术。

缩小手术 B 的手术适应证为出现淋巴结转移可能性较低、不能进行内镜下黏膜切除术的黏膜下层癌，或 1B 期病例中的黏膜下胃癌，无淋巴结转移，或 T1N1，而 T1 为单一病灶且 >2cm。淋巴结清除范围是 D1 + 第 7、8a、9 组淋巴结清除。

日本学者对早期胃癌还设计了其他缩小切除范围的手术。如胃节段性切除，是对胃体进行有限度的部分切除，适于胃体部的黏膜层肿瘤，其淋巴结清除范围限于胃周围，若肿瘤位于胃小弯侧，则应该清除胃左动脉淋巴结，亦可同时保留迷走神经分支。

缩小手术的胃切除可采用传统的开腹手术或腹腔镜下近、远侧部分胃切除、胃节段切除。为提高术后生活质量，采用保留迷走神经肝支和"鸦爪"支的保留幽门的胃切除术和保留迷走神经腹腔支的胃节段切除术，可减少术后倾倒综合征、腹泻、胆结石的发生。

有些学者对早期胃癌的缩小手术持有不同意见。首先，早期胃癌的手术治疗术式的选择应以准确的手术前分期为保证，然而即使是目前分辨很高的超声胃镜（15～20MHz）也很难达到术前分期绝对准确。其次，常规病理检测。HE 染色诊断淋巴结转移阴性的早期胃癌患者，经 CAM5.2 单抗标记的免疫组织化学检查，胃周围淋巴结内可能存在微转移灶。Jianhui 等研究 79 例黏膜下胃癌手术切除的 1 945 个淋巴结，同时用常规病理检查和免疫组织化学检查，发现淋巴结转移率从 13% 增加至 34%。有微转移的黏膜下癌 5 年生存率 83%，较无转移的黏膜下癌的 100% 低。Raab 等回顾性分析 120 例早期胃癌的手术治疗结果，只按良性溃疡行胃 2/3 部分切除，而不行淋巴结廓清术，按肿瘤学原则行胃大部切除或全胃切除加淋巴结廓清术，其疗效有明显差别。黏膜癌的手术切除范围不影响 10 年生存率，但是，对黏膜下癌胃切除加淋巴结廓清术的 10 年生存率优于不加淋巴结廓清的胃切除病例。因此，早期胃癌患者施行缩小手术应持谨慎态度，避免术前对癌的浸润或转移范围诊断不足，使手术范围未能超出浸润或转移范围，导致癌残留，使本来可以治愈的早期胃癌治疗丧失治愈机会。对多发癌、3cm 以上的黏膜癌和黏膜下癌宜行 D2 手术。

3. 标准 D2 根治术　D2 根治术是胃癌的标准术式。彻底廓清第一站（NI）和第二站（N2）淋巴结的手术称为 D2 根治术，也广泛应用于早期胃癌的治疗。在缺乏准确分期技术的情况下，标准根治性手术仍然是早期胃癌的合理选择，超出缩小手术 A 或缩小手术 B 手术适应证以外的黏膜下层癌出现第二站淋巴结转移可能性很大。另外，如适应证是黏膜癌、非浸润性、无溃疡、无淋巴结转移、估计行胃镜下黏膜切除术有困难者，在隆起型病变直径 <2.5cm，凹陷型病变直径 <1.5cm 也可采用 D2 根治术。日本胃癌学会建议的手术要点是必须在根部结扎切断血管，相应区域淋巴结的彻底廓清。为此手术时须施行网膜囊外剥离技术，胃远侧部位癌必须将大网膜连同横结肠系膜前叶及胰腺被膜一并整块从相应的

脏器上剥离，在根部结切断胃左及胃网膜右血管。小弯侧的解剖从贲门沿肝脏面切开肝胃韧带直至肝十二指肠韧带，连同前叶一并向胃侧解剖，以便能在根部结扎胃右血管及廓清贲门淋巴结群。肝总动脉干需切开包裹其外的血管神经纤维板，才可能廓清该组淋巴结群，实施 D2 手术。

4. 腹腔镜、内镜联合腹腔镜　在早期胃癌手术中的应用　1994 年 kitano 等报告首例腹腔镜辅助远端胃切除后，腹腔镜辅助胃切除术在日本和韩国得到了蓬勃发展，越来越多的早期胃癌患者接受腹腔镜辅助胃切除术，其手术种类也日趋多样化，几乎涵盖了常见的传统手术方式。早期胃癌的腹腔镜手术有腹腔镜下胃局部切除术和腹腔镜胃癌根治术，前者包括腹腔镜下楔形切除术和腹腔镜下胃黏膜切除术。腹腔镜下胃局部切除术治疗早期胃癌的适应证是黏膜癌、非浸润性、无溃疡、无淋巴结转移、估计行胃镜下黏膜切除术有困难者，在隆起型病变直径 <2.5cm，凹陷型病变直径 <1.5cm。日本胃癌学会建议局部切除适用证是直径 <2cm 的高分化黏膜层癌。腹腔镜下胃局部切除术两种式式的选择主要取决于病变部位，适用于胃后壁邻近贲门或幽门处的病灶，不论病变位于胃前壁、胃大弯、胃小弯。腹腔镜下胃黏膜切除术适用于胃后壁邻近贲门或幽门处的病灶。无论是腹腔镜下楔形切除术还是腹腔镜下胃黏膜切除术，术中一般都需要内镜下进行肿瘤定位。

早期胃癌的腹腔镜胃癌根治术涵盖了开腹手术的基本方式，适应证的选择也与开腹手术相同。胃癌根治术有 3 种手术方式：腹腔镜下胃切除、腹腔镜辅助胃切除术、手助腹腔镜胃切除术。根据腹腔镜淋巴结廓清范围，早期胃癌的腹腔镜胃癌根治术分为：①D1 式，廓清第 1 站淋巴结；②DI + No.7，下部癌则为 D1 + No.7、8a、9；③D2 式，廓清第 1 站淋巴结加第 2 站淋巴结。

直径 <2cm 的分化型早期胃癌，可以通过胃镜下黏膜剥离术、联合腹腔镜淋巴结廓清术达到根治性治疗。在胃镜下黏膜剥离术切除早期胃癌病灶的同时，于切缘周围注射特殊染色剂，以标记胃淋巴结与淋巴管，然后在腹腔镜下有针对性地实施淋巴结廓清。内镜切除和腹腔镜胃切除无疑开创了治疗早期胃癌的另一种全新的手段。在根治性的前提下，最大限度地保留胃功能和良好的生活质量，是外科医生乐意接受的全新治疗方法。

二、进展期胃癌手术治疗方式的选择

进展期胃癌应行根治性手术，其基本要求是充分切除胃癌原发病灶、转移组织器官，规范切除胃周淋巴结，即达到 Ro 切除、A 级根治程度。胃癌的分期、切胃方式和淋巴结转移状况是影响进展期胃癌预后的重要因素，尤其是淋巴结清除程度与术后生存期十分相关。

（一）进展期胃癌的胃切除及胃周淋巴结清除手术方式的选择

近侧胃切除术及胃周淋巴结清除手术方式主要适用于贲门癌，但是，2009 年第 7 版 AJCC/UICC 食管癌 TNM 分期中弃用了贲门癌这一称谓，认为称食管胃连接部腺癌为妥。食管胃连接部腺癌依贲门齿状线分 3 型，Ⅰ型为远端食管腺癌；Ⅱ型为贲门齿状线上 1cm 处至贲门齿状线下 2cm 处，是真正意义上的食管胃连接部腺癌；Ⅲ型是贲门齿状线下 2~5cm 处的近端胃癌。食管胃连接部腺癌手术径路和食管胃切除范围仍有争议。目前较为一致的看法是：Ⅰ型经胸手术，Ⅱ型经腹或胸腹联合切口，切除距病变上缘 Scm 的下段食管和距病变 5~6cm 的近端胃或切除全胃；Ⅲ型经腹手术，切除距病变上缘 5cm 的下段食管和全胃。Ⅱ型和Ⅲ型食管胃连接部腺癌是否需要行全胃切除也存有争议。以前认为，全胃切除并发症多、术后生活质量差，仅当病变超过 2 个胃区时才考虑行全胃切除术。另外，文献报道进展期胃近端癌 No.5 胃癌淋巴结转移率为 4.08%~10.3%，No.6 淋巴结转移率为 2.9%~1.3%。因此，进展期胃近端癌手术必须清除 No.5 和 No.6 淋巴结。由于只有结扎胃右血管和胃网膜右血管，并在十二指肠球部切断，才能清除 No.5 和 No.6 淋巴结，所以进展期胃近端癌理应行全胃切除。淋巴结（N）分期是判断胃癌预后的重要指标。UICC 公布的第 5、6 版以及 2010 年新公布的第 7 版胃癌 TNM 分期中，皆以淋巴结转移数目进行 N 分期。只有达到一定的淋巴结检查数目，才能得出较为准确的 N 分期。美国 2010 年版胃癌指南要求，胃癌手术切除检查淋巴结数目最低不能少于 15 枚。近端胃切除的淋巴结切除数目小于全胃切除，较难达到这一要求。全胃切除术后反流性食管炎发病率明显低于近端胃切除术，生活质量优于后者。故当今普遍认同对于进展期Ⅱ型、Ⅲ型食管胃连接部腺癌，均应行全胃切除术。

位于胃近端的早期、限局型、未侵出浆膜的进展期胃癌，行近端胃切除术，彻底清除第一站（N1）1、2、3、4组淋巴结和第二站（N2）5、6、7、8a、9、10、11组淋巴结的D2手术。行近端胃切除、应同时加做幽门成形术，以减少术后残胃排空障碍的发生。

（二）根治性远侧胃大部切除

适用于胃远端1/3和胃窦、幽门的胃癌，采用远侧胃大部切除，切除全胃的远侧2/3以上、切缘距肿瘤6cm和至少2cm十二指肠，切除转移组织器官，并彻底清除第1站（N1）和第2站（N2）胃周淋巴结的D2标准根治性远侧胃大部切除。

根据cTNM分期，Ⅱ、Ⅲa期和一少部分Ⅰb期（病灶>2cm者），以及Ⅲb期中之T3N2可获得A级根治者，行D2标准根治性远侧胃大部切除术并不增加手术并发症。

（三）保留幽门的胃癌根治术（pylorus – preserving gastrectomy，PPG）

Koyama等应用于胃中部（M区）的早期胃癌，同时廓清第1站淋巴结、但不廓清第5组淋巴结。然而一般第5组淋巴结的转移率较高。有鉴于此日本的Sawai等研究了幽门的血供发现，幽门是靠幽门下动脉供血。Sawai等对210例进展期胃癌进行腹腔动脉选择性造影发现幽门下动脉主要自胃右动脉或胃网膜右动脉发出。保留幽门的胃癌根治术中应在发出幽门下动脉的远侧结扎胃右动脉或胃网膜右动脉并廓清第5或6组淋巴结，才能符合根治手术的要求。

（四）根治性全胃切除术

1897年Schlater行首例全胃切除成功。以后对消化道重建进行研究和实践，术后营养障碍等远期并发症也得到了改善。根治性全胃切除的适应证包括胃体癌、浸润性胃癌和部分胃中部胃癌均应行全胃切除。

（五）联合脏器切除

胃癌联合脏器切除术是指一次手术切除邻近两个以上脏器的手术。胃癌可直接或血行转移至结肠或结肠系膜、肝脏、胰腺、大小网膜、左肾上腺。进展期胃癌行根治性手术基本要求之一，是彻底切除转移组织器官，要达到胃癌根治术RO目的。因此，一旦发现胃周围脏器有可切除癌灶时，应积极进行联合脏器切除。

1. 联合切除横结肠及横结肠系膜　胃下1/3癌侵及横结肠或侵及横结肠系膜、中结肠动、静脉，应积极施行联合切除横结肠及横结肠系膜。

2. D2胃癌根治术加尾侧胰、脾切除术　以往认为廓清脾门淋巴结（No.10）、脾动脉周围淋巴结（No.11）需要切除脾肾韧带，在Rold被膜和肾被膜之间分离，同时切除远端胰腺和脾脏；Nakayama1956年将胰脾切除定为近端胃癌根治术的标准式式内容之一。但是，胃癌淋巴结转移与肿瘤位置和浸润深度有关，近端胃癌25%以上发生上述淋巴结转移，切除脾以利于廓清脾门和脾动脉旁淋巴结，可提高远期生存率。而远端胃癌很少发生脾门淋巴结转移，不需要为了廓清脾动脉周围和脾门淋巴结而切除脾脏。胃淋巴通路不经过胰腺实质内，淋巴结转移只局限于脾动脉周围的结缔组织，不切除胰腺和脾静脉就能廓清胰腺上缘淋巴结、脂肪组织。施行胃癌D2手术加脾切除不增加术后并发症和死亡率、不降低术后生存期。胃癌联合胰、脾切除术术后胰瘘、吻合口瘘、腹腔脓肿、术后糖尿病发生率高、死亡率高。20世纪70年代中丸山圭一等的基础临床研究结果证明胃癌除直接侵及胰腺外，无胰腺转移，还证明保胰与不保胰的D2手术疗效相同。但保胰手术并发症明显减少。现已取得共识，保胰、脾动脉加脾切除是胃上、中部癌D2清除是合理术式，只有胃癌直接侵及胰、脾或No.10、11淋巴结有严重转移，才行半胰加脾切除术。

3. 联合肝切除术　胃中部或上部、小弯侧胃前壁癌，与肝左叶贴近，限局型癌，尤其Borrmann2型癌，有较深溃疡，溃疡底反应明显，易与贴近之肝脏粘连，侵及肝脏，这种癌腹膜转移较少且晚发生，易于切除，切除后预后良好。多应用肝局部切除术或楔形切除术。胃癌肝转移比大肠癌肝转移预后差。其切除范围要根据转移灶部位、数目以及大小，行肝左外叶切除术或左半肝切除术。

4. 胃癌姑息性手术方式的选择　胃癌姑息性手术仅适用于远处转移或肿瘤侵犯重要脏器无法切除

现代肿瘤外科治疗方法

但合并出血、穿孔、梗阻等胃癌并发症者。姑息性手术以解除症状、提高生活质量为目的。胃癌姑息性手术包括两类：一是切除原发灶的手术，另一类是不切除原发灶的各种短路手术。因局部原因作姑息性切除的治疗效果最佳。Ⅲ和Ⅺ期胃癌不论淋巴结转移情况和有无肝、腹膜或远处转移，以姑息性切除治疗效果最好。

（杨　飞）

第三节　胃癌外科治疗的现状和展望

我国胃癌发病有下列三个重要特点：①胃癌绝对病例数接近全球半数，据世界卫生组织 GLOBOCAN2010 年报告，2008 年全球胃癌新发病例约为 989 000 人，其中 463 000 例（46.8%）来自我国；同年全球胃癌死亡病例约为 737 000 人，其中 352 000 例（47.8%）来自我国；②早癌比率低，就诊时进展期胃癌比率占 90% 左右，淋巴结转移率高达 60%～80%；③肉眼分型 Borrmann Ⅲ 型比率偏高，中山大学附属第一医院这一比例为 56.46%。因此，进展期胃癌是我国胃癌外科的重点临床和科研课题。

近二十年来，胃癌诊治取得了明显的进展，特别是胃癌各种手术的适应证更为明确，但手术仍然是可能治愈胃癌的唯一手段。另一方面，围术期辅助治疗的作用虽然未能大幅度提高生存率，但其增强手术疗效方面的作用已经得到广泛的认同，化疗有助于晚期胃癌患者延长生存期。

把握好胃癌各临床病理分期的不同手术适应证非常重要，我国胃癌患者就诊时，绝大多数属进展期病变，但肿瘤临床病理分期各不相同，为患者选择个体化手术方案业界已有共识。因此，将患者的准确分期至关重要。胃镜、胸部 X 线、核素骨扫描、内镜超声、CT 和腹腔镜是术前分期的重要手段，但这些检查各有长短，虽然联合使用可有效提高术前分期的准确率，但与实际分期仍有一定差距，而且普遍联合使用上述检查无疑会推高医疗费用，有"过度检查"之嫌，不符合目前社会对医疗服务的要求。因此，如何适度运用和避免滥用检查是业界必须认真考虑的难点之一。胃癌患者左锁骨上、脐周淋巴结转移和盆底种植，靠外科医生徒手做体格检查即能发现。如果术前分期各项检查确实难以实施，可以用上述体检加上胸部 X 线和肝脏超声的简化套餐来满足基本要求，借此决定患者是否适合手术治疗，绝大部分病例可得到正确的分流。对接受手术病例，术者尚可在术中认真求证或纠正患者分期，虽然许多患者要等待术中冷冻切片甚至是术后石蜡切片才能得到最后的准确分期。但如果手术者仔细探查，认真判断，实际误差可以大大减少。

东亚国家多年来主要采用 D2 术式，将其视为进展期甚至部分Ⅰ～Ⅱ期胃癌的标准术式。由于医学影像和手术手段的快速发展，胃癌手术前分期精准程度有较大幅度的提高，根治性胃癌治疗正在从标准的 D2 或更广泛的手术向量身定做的个体化治疗转变。

从所有期别的胃癌扩大淋巴结廓清所收集到资料证明，早期胃癌的一些亚组患者淋巴结转移的风险极低，该亚组患者可通过内镜或腹腔镜技术实施治疗而获益，且可采用保功能手术提高患者的生活质量。胃癌的切除范围曾经有过激烈的争辩，早期的欧洲临床试验由于 D2 胃切除死亡率较高而备受诟病，但中国台湾和意大利的研究显示，该手术如由有经验的外科医生施行是安全的，与 D1 手术比较，患者有明显的受益。日本的Ⅲ期试验对没有转移的腹主动脉旁淋巴结进行廓清，证明其受益不会超过 D2 手术。根治性胃切除若因肿瘤直接侵犯而切除邻近器官会导致并发症发生率升高。

众所周知，胃癌治疗包括完全切除含原发病灶的脏器，廓清相关的淋巴结，尽可能灭活腹腔的肿瘤细胞和附加必要的辅助治疗。以下就胃癌特别是进展期胃癌的治疗问题作一评述。

一、客观评价淋巴结廓清的作用

胃癌淋巴结廓清分为 D0～D3（旧版为 D4）4 或 5 级：D0 指淋巴结完全没有切除，只适用于某些早期胃癌；D1 是限制性手术，适用于相对早期病例；D2 是标准手术，适用于大部分进展期病例；D3 或 D3＋是扩大淋巴结切除，适用于淋巴结转移比较多的病例。国际抗癌联盟（UICC）推荐切除和检查的淋巴结不少于 15 枚，为此，术者术后对标本进行认真解剖至关重要。

20 世纪 60 年代早期，日本阵内等开始采用广泛根治手术，旨在减少局部及区域性肿瘤复发和提高胃癌疗效。此后，淋巴结的根治性切除在日本逐渐普及，成为手术治疗的重要组成部分。早年的大量回顾性分析显示，淋巴结廓清手术的安全性和生存等结局指标在各期胃癌均取得了良好成绩。D2 淋巴结廓清的全胃切除或次全胃切除一直是东亚国家进展期胃癌外科治疗的"金标准"。

20 世纪 90 年代后期，该手术的作用受到西方临床试验结果的挑战。但少数几项随机对照试验的结论是否足以推翻几十年的临床观察值得探讨。英国医学研究委员会（the Medical Research Council）和荷兰胃癌小组（Dutch Gastric Cancer Group）在 20 世纪 90 年代初分别进行了可根治胃癌 D2 廓清的Ⅲ期临床试验，这 2 项试验均不能证明 D2 廓清的生存获益高于 DI 廓清，但这些试验的 D2 住院死亡率极高，分别为 13% 和 10%，英国试验的 D2 生存曲线一直到试验结束都没有超过 D1，而荷兰试验的 D2 生存曲线第 4 年后就赶上了 D1，而且此后一直领先，但都未达到统计学上差异的显著性。

早期有关淋巴结廓清试验显示 D2 廓清结局差于 D1 廓清的原因有：①当时参加试验的外科医生普遍缺乏 D2 胃切除手术经验，手术质量控制不尽人意。英、荷两国试验未对研究者进行试验前手术质量控制的必要培训，也未先行预试验以证明其安全性，在许多外科医生还没有达到学习曲线平台时，患者人组已经结束，故其结论受到质疑。荷兰试验参与试验的 80 所医院都是低手术量单位，大多数医生每年施行数例胃癌手术，难以保障稳定的手术技术质量。②相关人员在处理重要并发症如吻合口瘘、胰瘘和腹腔脓肿等方面的经验欠缺，这些因素导致试验的并发症发生率和死亡率升高。③试验规定全胃切除时常规切除胰尾。分析上述两项试验的细节发现，并发症率和死亡率增高的真正原因是脾切除和远端胰切除，而不是 D2 廓清本身。荷兰试验的随访结果再次于 2010 年作了报告，该报告称 D2 淋巴结廓清的区域性复发率和肿瘤相关的死亡率低于 D1 廓清，作者推荐 D2 廓清作为可切除胃癌的手术。

意大利胃癌研究组（The Italian Gastric CancerStudy Group，IGCSG）在 1994 年启动了一项验证 D2 廓清安全性和提高生存率的有效性前瞻性单组Ⅱ期临床试验，吸取了英、荷两项试验全胃切除死亡率高的经验教训，他们采用 Maruyama 保胰手术方法取代常规远端胰切除，而且严格执行质量控制措施，包括研究者在日本特指中心接受术前手术培训，并由有经验的外科医生监督手术，该试验仅 9 家医院参与，共施行 191 例手术，其死亡率为 3%，Ⅱ期临床试验的生存结局比英、荷国试验的 D2 组好得多。Ⅱ期临床试验获得阳性结果后，IGCSG 又启动了Ⅲ期试验，比较 D1（n = 133）和 D2（n = 134）的结局，5 家专科医院参与，总病例数为 267 例。手术后 30 天内死亡率 D1 组和 D2 组分别为 3% 和 2.2%，专业中心有经验的外科医生施行 D2 手术的安全性获得了验证。业界正在期待生存率资料结果。

2006 年来自台北的Ⅲ期试验报道，比较 D1（n = 110）和 D3（n = 111）的结局，其 D3 手术根据旧的日本分类，在 D2 的基础上，再加肝十二指肠韧带内、肠系膜上静脉周围、肝总动脉后及胰腺后淋巴结廓清，但不包括腹主动脉旁淋巴结。该试验在单一中心由 3 位经验丰富的外科医生施行手术，显示 D3 组生存率较 D1 组显著改善，5 年生存率分别为 59.5% 和 53.6%（P = 0.04），这是全球第一个显示扩大淋巴结廓清比局限淋巴结廓清生存率受益的Ⅲ期临床试验，可惜该试验的结果没有在 NCCN 指南中得到适当的引用，可能与其样本量偏小和生存获益度的显著性差别还不够大有关。

日本的回顾性分析显示近端进展期胃癌脾门淋巴结转移率为 20% ~ 30%，因此保胰的脾切除曾经是标准 D2 全胃切除的组成部分。英国和荷兰的 D2 试验显示脾切除是手术后并发症发生率和死亡率的重要危险因素之后，日本临床肿瘤组（Japan Clinical Oncology Group，JCOG）启动了一项Ⅲ期试验，评价全胃切除中脾切除的作用，未侵犯胃大弯的胃上部 1/3 进展期胃癌行全胃切除共 505 例随机分为切脾组（n = 254）和保脾组（n = 251），现已完成病例入组，正在等待最终结果。该试验有足够效能去评价全胃切除中脾切除对总生存期的影响，如果两组生存率未能显示显著性差别的话，保留脾脏将是今后胃癌治疗的重要选择。

二、胃切除的范围

掌握合理的胃（含原发病灶）切除范围也是胃癌手术的重要原则。胃切除的范围根据病变位置、大小、肿瘤侵犯深度、Borrmann 分型和肿瘤组织的分化程度等因素考虑。对肿瘤较大、T 分型较深、肉眼形态属弥漫倾向、Borrmann Ⅲ和Ⅳ型、分化程度较低的肿瘤，胃切除范围要求适当扩大。要求胃切除后切缘没有肿瘤残留，近、远端切缘离病灶应在 5cm 以上。胃远侧半的肿瘤，究竟应做胃次全切除还是全胃切除，过去甚至目前仍然有争论。几十年前，西方把全胃切除和作为胃癌的手术常规，后来发现这样的手术增加了手术的并发症和死亡率，其 5 年生存率却并未能优于局限性手术，才逐渐否定了这一常规。在欧洲多国 62 个中心的一项涵盖 16 594 病例的大规模调查显示，44% 的外科医师选用全胃切除治疗 Lauren 弥漫型胃窦癌。根据美国外科学会的调查，在美国，约 19% 的胃远侧部癌的患者接受全胃或几乎是全胃的切除。1 997 年美国国家肿瘤材料分析显示，在 6 400 例胃癌中，12.3% 的胃窦幽门区胃癌患者接受全胃切除，如果连切除邻近器官的病例也列入统计，则这个比例高达 40%。当今，大多数人同意，胃远端癌行远端的胃次全切除原则上已经足够。瘤体大、T 分型晚、Borrmann Ⅳ型、病理分化低的胃远端癌行全胃切除也是无可厚非的。对于胃上部癌采用全胃切除还是近端切除的争议更大。由于胃上部癌的患者往往就诊较晚，近端胃切除往往达不到根治的目的。据报告，贲门胃底癌发生第 5 组（幽门上）和第 6 组（幽门下）淋巴结转移的概率不低，不做全胃切除难以清除全部肿瘤组织。其次，近端胃切除吻合口瘘致死率高，术后并未能改善生活质量。有报告称，对于Ⅰ、Ⅱ期的贲门腺癌，扩大全胃切除术后 5 年生存率为 83%，而近端胃切除术只有 16%。综上所述，除了胃上部早期小癌和局限型癌、上下径在 2～3cm 以内而又无淋巴结转移者可做近端胃切除外，其余均应做全胃切除。但是，近二十多年，近端胃癌比率有上升趋势。最近，有少数作者提出胃近端切除也是可行的。美国 Harrison 等比较胃上部癌做近端胃切除和全胃切除的结果，发现两组的平均住院日、死亡率、复发时间和 5 年生存率均无显著差别。

三、扩大范围的淋巴结廓清手术

过去尽管没有清晰证据，但是比 D2 更广泛的切除手术如 D3 和 D4 手术一直在东亚国家被广为采用。大于 D2 的淋巴结廓清手术在 20 世纪 80 年代和 90 年代初期较流行，目前尚缺乏高级别证据支持这种手术的普遍开展。

进展期胃癌腹主动脉旁淋巴结微转移率为 10%～30%，腹主动脉旁淋巴结转移患者系统廓清淋巴结后 5 年生存率高达 20%，20 世纪 80 年代起，日本较普遍施行腹主动脉旁淋巴结廓清。20 世纪 90 年代末，JCOG 在日本 24 家医院进行一项Ⅲ期试验（JCOG9501），比较 D2（n=263）和 D2＋腹主动脉旁淋巴结廓清（PAND，n=260），5 年总生存率 D2 和 D2＋PAND 组的 5 年生存率分别为 69.2% 和 70.3%，D2＋PAND 组与 D2 组相比，中位手术时间延长 63 分钟，中位失血量多 230mL。与 D2 比较，可根治胃癌行腹主动脉旁淋巴结廓清并不能改善生存率。但该试验入组患者的腹主动脉旁淋巴结转移率仅为 8%，该试验对腹主动脉旁淋巴结属预防性廓清，而不是治疗性廓清，结果只证明预防性淋巴结廓清无获益，未能证明治疗性廓清无效。这项试验结果公布后，对于腹主动脉旁没有明显的淋巴结转移病例，日本已经不再把腹主动脉旁淋巴结廓清作为常规手术。

沿腹主动脉周围转移、腹腔干及其分支融合性淋巴结转移都是预后不良的因素，JCOG 进行的Ⅱ期临床试验（JCOG0001），评价局部进展期腹腔干周围淋巴结成簇转移或（及）腹主动脉旁淋巴结转移的胃癌患者进行 D2＋PAND 手术前化疗的作用和安全性，术前化疗药物是伊立替康和顺铂，该试验由于出现 3 例治疗相关的死亡，在入组 55 例后提前终止试验。结局显示术前化疗生存有获益，中位生存时间为 14.6 个月，3 年生存率为 27%。在这项研究的基础上，JCOG 又进行了相似人群和相似手术的Ⅱ期临床试验（JCOG0405），但因为 S-1 加顺铂是日本不能切除或复发性胃癌的标准化疗方案，其术前化疗药物改为 S-1 加顺铂，入组 53 例，51 例符合入组条件，切除率和 R0 切除率分别为 92% 和 82%，无治疗相关的死亡事件，该试验评价结合新辅助治疗的腹主动脉旁淋巴结廓清对明显腹主动脉旁淋巴转移的安全性及作用，最终能否改善生存结局尚不得而知，其结果令人期待。

四、联合脏器切除

据报，贲门癌的下纵隔的转移率为 10%～40%，由于纵隔淋巴结的转移难以评估，对于贲门部胃癌，常采用胸腹联合切口。JCOG 的Ⅲ期试验（JCOG9502）比较胸腹联合切口和腹部切口经食管裂孔廓清治疗侵犯食管不足 3cm 的贲门癌的结局，167 例患者随机分为经腹食管裂孔组（n＝82）和胸腹联合切口组（n＝85），首次分析 5 年生存率前者为 52.3%，后者为 37.9%，后者的死亡率为 4%，并发症率为 49%，前者的死亡率为 0%，并发症率为 34%，经腹食管裂孔组结局优于胸腹联合切口组，最终分析预期胸腹联合切口组总生存率的优势仅为 3.65%，试验在取得预期样本量（n＝302）之前终止。这些结果不支持治疗这些肿瘤常规采用经胸腹联合切口。

　　局部进展期胃癌有胰头或十二指肠侵犯可能需要施行胰十二指肠切除术，由于该手术并发症率和死亡率较高，过去很少采用。最近报告该手术的 5 年生存率为 16%～34%，在此结果的影响下，这种消极的局面有所改变。虽然该手术的并发症率较高，但仍然可以在大的中心由经验丰富的外科医生进行，以获得 RO 切除的效果。但该手术的生存获益可能仅限于低度淋巴结转移的胃癌患者，对于革囊样胃癌，由于弥漫增殖和常常不能根治，扩大切除范围如左上腹脏器切除术加或不加 Appleby 手术也有开展，但因这些肿瘤最终不能根治，或者某些似乎可根治的肿瘤即使做了扩大手术，预后也很差。当前，进展期胃癌采用单独手术治疗是不足够的，业已证明，对于边缘性可切除胃癌，加入新辅助化疗可使患者获益更大。

　　胃癌本身很少直接侵犯脾脏，但胃上部癌脾门淋巴结转移时有发生。以前认为，脾门淋巴结转移可能引起肿瘤的进一步播散，因此，凡胃体、胃底及贲门等部位的肿瘤根治术，应常规将此淋巴结与肿瘤作整块切除。为了达到这一目的，往往将脾脏一并切除。20 世纪 90 年代起，脾的免疫功能被阐明，脾脏不但具有抗感染且有抗肿瘤微小播散的免疫功能。为了降低手术死亡率和提高生存率，近年多数人同意，脾切除不应做根治性手术的常规。Wanebo 等总结了 12 439 例胃癌，其中 21.2% 接受了脾切除。在根治性切除的 3 477 例中，26.2% 病例做了脾切除。脾切除组手术死亡率为 9.8%，而非切脾组为 8.6%。5 年生存率切脾组为 20%，而非切脾组为 31%（P＜0.000 1）。按分期比较，切脾后，生存期降低在Ⅱ、Ⅲ期最明显。切脾与非切脾组之间的远处转移率也有明显的不同，前者为 29%，后者为 15.5%。作者认为，第Ⅱ、Ⅲ期胃癌一般应避免作脾切除。而对于可切除的胃近端进展期胃癌（Ⅳ期），或肿瘤侵犯脾脏、胰腺或脾门有肉眼淋巴结转移者，则有必要做脾切除。英国 Griffith 等的报告得出类似的结论。切除胰腺上缘的淋巴结是胃癌根治术中的基本组成部分。为了清除脾动脉周围的淋巴结，往往需要切除胰腺的远侧部。但胰腺切除可发生胰瘘、膈下脓肿和术后糖尿病等并发症。1979 年，Maruyama 倡用保留胰腺的脾切除术。手术中可以不必切除胰腺和脾静脉而将脾、脾动脉和脂肪结缔组织包括淋巴结完全切除。保留胰横动脉可满足胰腺的血液供应，这种保留胰腺的手术可以防止糖尿病的发生。日本 Kodera 等回顾性总结 224 例 D2 切除术，在Ⅱ、Ⅲ期或 N1 和 N2 的患者，胰脾切除不仅不能提高生存率，且吻合口瘘发生率升高，住院时间延长。指出不应将胰脾切除作为 D2 的常规手术。日本其他作者也认为附加到全胃切除的胰脾切除并不能提高胃癌患者的生存率，故不应再作为常规应用。手术台上区分胰腺受肿瘤侵犯还是炎性反应有时相当困难，荷兰 Piso 报告 1986—1997 年 33 例术中怀疑胰腺侵犯，仅 13 例（39%）得到病理组织学证实。这些病例多有淋巴结转移、肝转移或腹膜播散。第 10 组脾门淋巴结有否转移与胃近端癌侵犯深度有关，而第 11 组脾动脉周围淋巴结有否转移与第 10 组脾门淋巴结是否转移有密切相关。因此，对于胃近端 T2 癌肿，保留胰脾是合理的手术。而对于胃近端 T3 癌肿，应当切除脾脏。远端胰腺切除仅适用于原发癌或淋巴结转移癌直接侵犯胰腺的胃癌患者。脾切除的指征为：①胃近端进展期胃癌（Ⅳ期）；②肿瘤直接侵犯脾脏；③胰腺或脾门有肉眼淋巴结转移；④术中损伤脾脏修补失败。进展期胃远端癌一旦侵犯胰头部和十二指肠，常规的胃癌根治术达不到 R0（无显微残留）甚至 R1（无肉眼残留）的根治水平，只有合并胰十二指肠切除是唯一可能根治的手术方式。在以前，胃癌如侵犯十二指肠或胰腺，许多外科医师往往放弃根治切除的机会。因为胃癌根治术和胰头十二指肠切除术（PD）叠加，手术创伤大，并发症率和死亡率高，手术风险大。另外，过去的观点认为，此类患者已属晚期，即使手术范围扩大，也不能提高 5 年生存率。现在复杂手术的并发症发生率和死亡率有明显的下降。以 PD 为例，死亡率已从早年的 30% 左右，下降到现在的 5% 以下。与壶腹周围癌比较，胃癌做 PD 有所不同，首先，门静脉与胰腺组织的分离一般不困难，因为侵犯胰头或十二指肠的胃癌很少侵犯门静脉，这是手术的有利因素。但是，胃癌 PD 手术也有不利因素。首先，由于病变很少导致梗阻，患者一般没有黄疸，胆总管和胰管无明显扩张，手术作胰肠吻合时相对难度较大，需特别注意。另外，这类病例胰腺组织一般没有明显慢性炎症，与空肠吻合的胰断端组织柔软脆性大。笔者经验结合文献资料认为，下列指征可作为胃癌根治术（全胃切除或胃次全切除）加 PD 术参考：①胃远侧部癌侵犯十二指肠超过其起始部 1～2cm；②胃癌侵犯胰头且较固定者；③多原发癌需切除上述器官者；④幽门下淋巴结转移并侵犯胰头者；⑤发现胃远端肿瘤相关联的胰头十二指肠肿物，无法鉴别肿瘤直接侵犯和炎症包块，术中活检可能引起胰瘘等并发症者。但如有下列情况，不应施行该手术：①有远处转移者；②腹腔播散不能作 R1（肉眼根治）切除者；③腹水明显非单纯低蛋白血症引起者；④肝转移不能完全切除者；⑤全身情况不能耐受上述手术者。

五、缩小手术

对各期胃癌进行扩大淋巴结廓清，再仔细解剖和检查淋巴结，获得了大量有关淋巴结转移的范围和形式的知识。据此可发现，早期胃癌很少发生淋巴结转移，这样的病例不必要施行广泛的淋巴结廓清。

早期胃癌手术治疗预后良好，5 年生存率超过 90%。20 世纪 90 年代起，保功能的手术用于治疗早期胃癌以减少胃切除后综合征，在保障高根治度的前提下取得更良好的生活质量。

保留幽门的胃切除是一个保功能手术，最初由 Maki 等在 1967 年报道，用于消化性溃疡手术，胃体的早期胃癌很少向幽门上淋巴结播散，该播散率<1%。迷走神经幽门支沿胃右动脉旁行走，省略幽门上淋巴结廓清时可保留幽门支，幽门功能得以保留。因此，保留幽门的胃切除适用于早期肿瘤。保留 2～5cm 的袖口式幽门可防止胃的快速排空引起的倾倒综合征，幽门下血管予以保留以维持袖口式幽门的血供。有报告称手术后的餐后倾倒综合征、胆汁反流和胆囊结石的发病率降低，体重恢复接近 Billroth Ⅰ重建的相关水平，生存率结局与传统的胃切除相若。

近端 1/3 的早期胃癌很少发生远端胃周围淋巴结播散，近端胃切除用于这些患者以维持胃储库的作用，通过类似于幽门保留的胃切除保留迷走神经而保留幽门功能。无论在近期的副作用还是远期的生存率，这种手术效果均优于全胃切除。近端胃切除后反流性食管炎是常见的并发症，近端胃切除常与抗反流的手术合并进行。

六、胃癌的腹腔镜手术

20 世纪 90 年代起，腹腔镜这种微创手术已应用于早期胃癌，腹腔镜楔形切除和黏膜内切除最初用于治疗没有淋巴结转移风险的早期胃癌，自从 Kitano 等首先报告腹腔镜辅助远端胃切除和淋巴结廓清手术后，全球淋巴结转移风险极低的早期胃癌腹腔镜手术治疗普遍开展。有 4 项小型的随机对照试验都报告，相对于开放手术，腹腔镜手术具有许多优点，包括术后恢复快、疼痛减低、肺功能损害降低。同时，与开放远端胃切除手术比较，并发症发生率和死亡率也没有显著差异。最近日本腹腔镜手术研究组的 1 项单中心涵盖 1 294 例患者的回顾性研究显示，腹腔镜胃切除的并发症率和死亡率分别为 14.8% 和 0，生存率结局也与开放胃切除相若。日本 JCOG 进行 1 项 Ⅱ 期临床试验（JCOG0703）探讨腹腔镜辅助远端胃切除治疗 Ⅰ 期胃癌的可行性，结果显示，腹腔镜辅助远端胃切除如由有经验的外科医生施行，手术是安全的，并发症率也在可控范围之内。之后，JCOG 又着手启动了大型的 Ⅲ 期试验比较 Ⅰ 期胃癌腹腔镜辅助胃远端切除术和开放性胃远端切除术的研究（JCOG0912）。

韩国腹腔镜胃肠外科研究组进行 1 项多中心的 Ⅲ 期试验（KIASS），评估早期胃癌上述手术的短期和长期的结局，总病例数为 342 例，随机分为腹腔镜辅助远端胃切除组（n＝179）和开放性远端胃切除组（n＝161）。两组的并发症率分别为 10.5% 和 14.7%（P＝0.137），死亡率则分别为 1.1% 和 0%。生存率结局可能很快就会公布。

纵观全局，日韩的腹腔镜手术目前主要适应证是早期胃癌，我国重庆、广东和福建等地大的中心开展腹腔镜手术治疗进展期胃癌已经数年之久，摸索出我国腹腔镜手术治疗进展期胃癌的特色。但笔者认为，在随机对照试验的正面证据出现之前，不宜全面推广 D2 腹腔镜手术。

七、辅助治疗

一项比较单独手术（n＝275）和手术加术后辅助化放疗（CRT）（n＝281）的Ⅲ期随机对照试验（INT01161SWOG9008）显示了后者的生存明显受益，化放疗组包含根治性手术、45Gy的放疗结合氟尿嘧啶和四氢叶酸钙化疗，单独手术组和手术联合放化疗组的中位生存期分别为27和36个月（P＝0.005），该试验90%患者接受局限性的D0或D1淋巴结廓清，仅100患者接受D2淋巴结廓清，由于接受D2手术的病例数太少，难以将淋巴结廓清范围与生存作相关性分析，但详尽的分析显示，不足的手术对生存有负面影响，Sasako等注意到了该试验在化放疗组的人群结果与日本相似试验的人群结果很相似，大多数的预后因素即组织学类型、肿瘤位置、年龄、肿瘤大小和深度等组间可比性也较强，但5年生存率在美国的INT0116试验中的手术加化放疗组和日本试验的单纯手术组分别为42%和61%，Sasako等坚信，日本单独D2手术的生存状态要好于美国的D0/D1手术加术后化放疗，换言之，如果把D2胃切除作为标准手术施行，辅助性化放疗的作用就没有这么明显。

MAGICⅢ期试验比较单独手术（n＝253）和手术加围术期辅助化疗（n＝250），是首个证明围术期化疗疗效的试验，围术期化疗的方案是手术前和手术后各3个疗程，化疗静脉注射表柔比星、顺铂和氟尿嘧啶。5年生存率分别为23%和36%（P＝0.009），围术期化疗有13.3%的5年生存率得益。该试验对手术范围未作风险率比分析，另外，该试验的T1＋T2比率比西方一般的报告要高得多，且两组的差别（分别为51.7%和36.8%）可能有显著意义，因此围术期化疗的真正作用仍然是不清楚的。2007年，日本报道的胃癌TS–Ⅰ辅助化疗试验（ACTS–GC）结果比较单独手术和手术加S–1辅助化疗，化疗方案为根治性D2手术后6个月内开始给予S–1，持续一年，S–1辅助化疗组（n＝529）的3年生存率明显高于单独手术组（n＝530），分别为80.5%和70.1%（P＝0.003）。在日本，S–1辅助化疗已经是Ⅱ、Ⅲ期胃癌根治性D2手术后的首选治疗方案。

虽然辅助化疗的作用获得了肯定，但目前的生存率疗效相差还不足够大，而且术后化疗降低患者生活质量。开发疗效更好、不良反应更小的药物是目前胃癌治疗的当务之急。

（杨　飞）

第十章

胃癌姑息性外科治疗

第一节　概述

胃癌的整体发病率已呈下降趋势，并且早期胃癌的发现率在逐年增加，但进展期胃癌的比例仍占大部分，除日、韩等国外，临床上发现的Ⅲ、Ⅳ期胃癌仍占大多数，手术探查中仅30%～50%的病例可以行根治性切除，仍有一半以上的患者得不到根治性切除。美国等西方国家数据显示19.2%～26%的患者是接受姑息性手术治疗，此部分患者占胃癌总数的10%～15%，这些患者中1/3仅能做姑息性非切除性治疗，如旁路或造瘘手术；余下2/3患者行姑息性切除手术。总体而言胃癌手术大约20%能做姑息性手术，其比例不在少数。不少文献报道完全有效的姑息性切除可以减少肿瘤负荷、缓解症状、提高生存质量、提升后继治疗的疗效，进而部分延长患者生存时间的作用。

胃癌姑息性手术的目的比较一致，其原则是通过选择性的姑息治疗在最低化并发症的前提下获得最大化的术后效果。其定义一般为：原发灶不能切除的旁路手术或有明显转移灶残留的胃切除手术。现有关于姑息手术的文献报道仍旧缺乏足够的数据以形成共识性的结论，因此也存在一些分歧，主要是：①姑息性手术治疗是否有价值？②姑息手术的适应证如何掌握？③手术方式如何选择？

过去认为胃癌姑息性手术效果不是很理想，比如旁路手术不能延长生存时间；姑息切除有很高的并发症及手术死亡率，尤其是姑息性的全胃切除术，由于现代手术设备、技术的改进，麻醉和监护的完善，围术期营养的有效支持，姑息手术已经成为相对安全的手术，手术死亡率已经普遍下降至5%以下。全国胃癌协作组综合3 128例姑息切除的胃癌病例，1、3、5年生存率分别为48.9%、22%、11.7%，手术死亡率仅为3.9%。国外的文献报道也一致认为，姑息性手术能总体延长患者的生存时间，部分改善生活质量，虽然有比较高的手术并发症率，但手术死亡率无显著差异。有学者认为术前、术中准确地评估病情，合理地选择姑息手术方式，以及优化综合治疗的方案可以最大限度地体现姑息手术的价值。

一般认为胃癌患者病程发展到以下4个阶段被认为已经不可能根治，所行手术可视为姑息性手术：①原发灶不可切除；②血行转移；③腹膜转移；④远处淋巴结转移。笔者认为后3点在临床上不是绝对的，有少量患者伴有可切除的肝转移或可切除干净的腹膜转移或少量的D3淋巴结转移也有潜在根治的可能，当然这些患者术后需要进一步的综合治疗，但从胃癌的生物学行为而言，我们认为伴有远处转移的患者其得到的手术还是姑息性的。

原则上，姑息性手术主要适用于有病灶性并发症和预期姑息手术可改善生活质量的胃癌患者，具体适应证如下：①胃癌病灶引起的上消化道明显梗阻；②胃癌病灶引起的上消化道明显出血，近期有致命性结局可能；③胃癌急性穿孔；④胃癌引起的严重疼痛等其他症状，明显影响患者生活质量。⑤患者肿瘤性预期寿命尚有相当一段时间而不是肿瘤的终末期。最后一点是施行姑息性手术的前提条件。

姑息性手术方式包括两大类：①未切除胃原发灶的旁路或造瘘手术；②切除原发灶的姑息性切除术。姑息性切除术根据切除癌灶量又可分为绝对姑息性切除和相对姑息性切除，前者是指肉眼可见明显癌灶残留的胃切除术，后者是指癌灶可能已经完全切除，肉眼不可见，但不属于根治性切除。

（杨 飞）

第二节 未切除原发灶的旁路手术

未切除原发灶的旁路手术（bypass）通常被应用于胃远端巨大肿块者，含部分 T4 患者。大的肿瘤常累及十二指肠、肝十二指肠韧带、胰头，多伴有幽门梗阻。此期患者绝大多数一般情况差，多有低蛋白血症，手术耐受力差，勉强行姑息性切除风险极高，为改善其梗阻症状而行旁路手术。侵犯十二指肠和（或）胰头的胃远端肿瘤，如局部病灶尚可作 R0 切除，而且患者全身状况尚能耐受胰十二指肠切除者，仍有可能行根治性切除。另一类多见于广泛的腹膜转移伴癌性腹水，通常腹腔转移已累及全腹腔，任何积极的切除手术意义不大，故行简单的旁路手术。旁路手术占总的姑息手术的比例一般在 1/3 左右。根据北京市肿瘤防治研究所资料，旁路手术平均生存时间为（7.66±0.73）个月，与单纯剖腹探查病例的（5.51±0.6）个月相比，两者无明显差异，此数据与广州中山大学的 6.4 个月相似。国外荷兰 Hartgrink 报道 129 例非切除姑息性手术的平均生存期为 8 个月，韩国延世大学 81 例旁路手术患者平均生存时间为 7.9 个月，79 例单纯剖腹探查病例的平均生存时间为 9.2 个月，以上数据均十分相近。Lawrence、Meneer 报道 239 例单纯剖腹探查与 86 例胃或空肠造瘘以及胃空肠吻合短路术的疗效比较，其术后生存时间胃造瘘为 6.9 个月，空肠造瘘 3.3 个月，胃空肠吻合短路术 3.9 个月，与单纯剖腹探查术的术后生存时间 4.6 个月无太大的差异。因此，一般认为旁路手术相比于单纯剖腹探查术（开关术），其平均生存时间无显著差异。相比于姑息性切除手术，旁路手术不能改变胃癌的自然生存曲线，仅能起到短期内改善饮食情况，解除梗阻，缓解症状的效果，其预后情况远较姑息性切除差，基本无 2 年生存的患者。因此姑息性旁路手术延长生存期不是其主要目的，其目的在于解除梗阻，缓解症状，不可否认对于幽门梗阻患者旁路术后，其生存质量短期有一定的提高，患者不至于急骤的呕吐无法进食而很快进入终末期。

旁路手术一般包括胃造瘘、空肠造瘘及胃空肠吻合，而以胃空肠吻合较常使用。一般采用 Courvoisier 顺蠕动吻合（图 10-1），于近端空肠与胃体无瘤区前壁或大弯侧做类似于 Billroth Ⅱ 式的胃空肠吻合术，手术简单易行，大多数患者可获得满意的疗效，是胃癌旁路手术最常用的手术方式，必要时可加做输出、入空肠袢的 Braun 吻合（图 10-2）。但胃空肠吻合术效果有时并不够理想，少数病例术后进食状况仍旧很差，表现为术后恢复饮食时间延长和多不能恢复至普通饮食。摄入饮食不佳的原因与肿瘤影响吻合口位置的选择、黏膜下浸润造成吻合口狭窄以及胃动力障碍有关。此外胃空肠吻合术后往往存在胃肠道出血，表现为呕血和黑便，其原因可能与食物对肿瘤表面的摩擦有关，长期失血可造成严重贫血。胃空肠吻合术后部分患者的效果不够理想且通常被其他症状所掩盖，因此往往被医患双方所忽视。既然胃空肠吻合术是以改善症状、维持一定的生活质量为主要目的的术式，因此 Kaminishi M 在 1997 年提出了改良的胃空肠吻合手术（图 10-3），被称为分隔式胃空肠吻合术（stomach - part. itioninggastrojejunostomy，SPGJ）。其方式是横断胃大弯侧的大部分胃体，保留胃小弯的方法，将肿瘤所在部位的胃远端排外，将吻合口置于无肿瘤浸润的近端胃，因而不仅能够选择合适的吻合口位置，而且避免了肿瘤的直接蔓延引起日后的吻合口狭窄。国内第二军医大学王建军等已有相关文献报道，SPGJ 术后的饮食摄入明显优于 GJ，多能达到普通饮食。其原因可能还与胃动力学有关，即 SPGJ 术将胃大弯侧的大部分胃体横断，从而阻断了胃近端向幽门方向的蠕动，使食物得以顺利通过吻合口，而 GJ 术式仍存在胃的顺行蠕动，对于有幽门梗阻的患者而言，这种蠕动可能非但无效，反而增加了幽门区肿块的负担，食物不但不易通过，还会增加肿瘤表面出血的机会。SPGJ 术后因为食物不再与肿瘤表面过多的接触，出血的机会也随之减少，目前此方法被日本胃癌治疗指南推荐。另外一种旁路手术为排外式胃空肠吻合术（gastric exclusion，GE），由 Devine 提出，故称为 Devine 原法，手术方式是将胃体全横断，远断端关闭（图 10-4）。近断端与空肠吻合，取得了较好的疗效，然而 GE 也有不足之处，远端残胃内肿瘤出血与黏膜分泌液出路不畅，可能会引起残腔扩张甚至破裂；在胃小弯处常存在肿瘤浸润或融合成团的转移淋巴结，因此不能手术切开离断，使 GE 手术的应用受到限制。为了克服 Devine 原法的缺点，有作者提出改良的术式，其一是胃远断端与输入袢空肠吻合（图 10 -5），其二是胃空肠 Roux - en - Y 吻合（图 10 -6）。SPGJ 与 GE 相比起到了扬长避短的作用。SPGJ 可以将空肠与胃大弯侧吻合，也可以直接与胃前壁吻合。前者适用于近端正常胃壁较少余地不多的病例，可以沿大弯侧利用部分胃底做吻合；后者一般有较多的正常胃壁可以利用，可以避免大弯侧的过度游离和吻合口的角度过大，手术操作相对简单，使用线形切割闭合器操作 SPGJ 将更加简便、可靠。上述改良的胃空肠吻合术操作较经典的胃空肠吻合手术稍复杂，胃创伤和缝合量增加，对手术并发症发生率是否有影响还不得而知，最好能通过随机对照试验提供证据。

近来随着腔镜技术的广泛应用，旁路手术也有在腔镜下完成的案例。相比于开腹手术，腔镜旁路手术能减少对患者免疫功能的影响，减少疼痛，缩短住院时间，恢复快速的优点。另一种同样具有上述优点且更容易操作的方法是内镜支架术，支架术最早由德国的 Truong 在 1992 年首次操作，完成的病例数已较多，90% 患者能获得临床成功，但最终因肿瘤的继续生长而导致 17% 的患者重新梗阻，需再次置管。目前临床上以支架术为主，大部分医生和患者希望新辅助化疗起效后能再次手术。对于化疗无效者，腔镜旁路手术也是可取的。

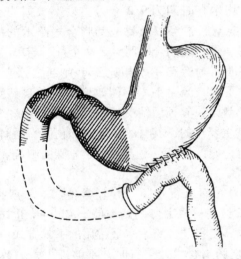

图 10 -1　Courvoisier 法

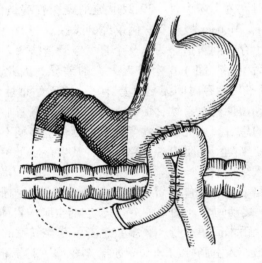

图 10 -2　加做 Braun 吻合

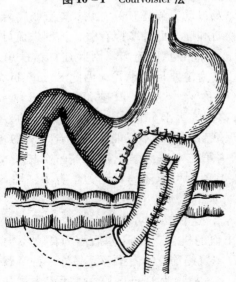

图 10 -3　切除胃大弯部分胃壁

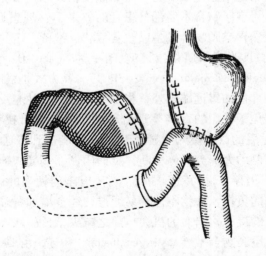

图 10 -4　Devine 原法，胃远端完全旷置

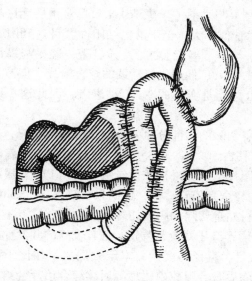

图 10 - 5 胃远断端与输入袢空肠吻合

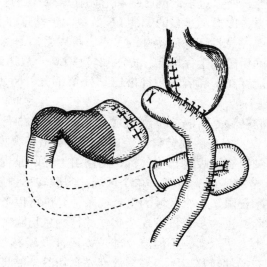

图 10 - 6 Roux - en - Y 吻合

（杨　飞）

第三节　姑息性胃切除术

与旁路手术不同之处在于姑息切除的目的是最大化术后效果、最小化术后并发症。对于个体而言必须慎重考虑到患者的风险 - 受益指数（Risk - Benefit Ratio），姑息切除术可在相当程度上避免肿瘤性并发症，这是姑息性切除的优点。姑息切除在控制并发症、手术死亡率的前提下，其目标是不但要求改善症状而且要为后继的治疗提供可能，最终能部分延长患者的生存时间。由于缺乏足够的病例分析，因此文献报道争论很多，主要集中在适应证不明确，临床上手术医生的判断各异，导致结果很不一致，尤其是Ⅳ期患者。关于临床病理因素与姑息性胃切除术的相关性，少有文献做深入的分析。国内上海瑞金医院和广州中山大学的资料分析认为姑息性胃切除术可以改善预后。综合国内外众多文献报道，姑息性的胃癌原发灶切除术后减轻了肿瘤负荷，也减少了癌症引起的出血、穿孔、梗阻等潜在的危险。姑息切除也可增加患者术后并发症，但不增加术后死亡率，所以可以肯定姑息性切除效果明显优于不切除。

一、姑息性切除的适应证

韩国延世大学医学院 1987—1997 年 10 年间姑息性胃切除的 366 例病例，手术死亡率 2.2%（8/366），平均生存时间为 28.5 个月，1 年、2 年、3 年、5 年生存率分别为 27%、16%、12%、10%，术后复发或疾病进展以腹膜转移最多见 39.5%（30/76），其次为肝转移 17.1%（13/76）。我国胃癌协作组综合 3 128 例姑息性切除的胃癌病例，手术死亡率 3.9%，1、3、5 年生存率分别为 48.9%、22%、11.7%，两组结果基本接近，姑息性切除后平均生存时间与性别、T 分期、LN 廓清数目无关。如果以年龄 70 岁为界，两组有显著差异，此结果与荷兰的报道一致。肿瘤大小以 5cm 为界有显著差异。Borrmann Ⅰ/Ⅱ型生存时间大于 Borrmann Ⅲ/Ⅳ型，此结果与国内陈峻青等报道一致。分析发现姑息性次全切除组生存时间优于全胃切除组，结果与国内徐光炜等报道一致。进一步分析发现全胃切除组 2 处以上远处转移灶比例明显高于次全切除组（46/185，24.9% 比 31/181，17.1%，P = 0.05），可以解释全胃切除组生存时间短的原因。

上述延世大学病例均为姑息性切除，所以关于淋巴结转移情况的分析仅引用以解剖位点为分类的 4th UICC 分类标准。无淋巴结转移组 N_0 与第一站 N_1 淋巴结转移组无差异，而与 N_2、N_3 均有显著差异，N_1 与 N_2、N_3 亦有差异，而 N_2 与 N_3 之间无差异，提示姑息性切除如患者条件许可，建议尽量切除 N_1 以内的淋巴结，而伴 N_2、N_3 淋巴结转移的患者，因其病程较前两组已是明显晚期且多伴有其他远处转移病灶，所以过多的淋巴结廓清无临床意义，这一结果与之前关于廓清 LN 数目对预后无影响的结果一致，再一次提示过多的廓清 LN 数量对于姑息性手术价值不大。至于淋巴结阳性数目（5th UICC 分类标准）与姑息性切除后生存的关系，可以看出 N$_0$、N$_1$ 与 N$_2$、N$_3$ 组之间差异显著，这一结果可以预测姑息切除后患者生存情况，提示如转移 LN 个数达到 N$_2$、N$_3$，强烈建议后续的综合治疗，但涉及姑息性切除可能存在未廓清的阳性淋巴结残留部分，N$_1$ 患者可能是实际的 N$_2$、N$_3$ 患者，因此这一结果仅供参考。

腹膜转移是胃癌首位致死原因，事实上术中行姑息切除的大部分原因皆因腹膜转移引起，且术后复发 50% 以上亦是腹膜转移。上述延世大学患者腹膜转移占 50.5%（185/366），与国内大多病例报道相似。单纯以有无腹膜转移分析，阴性组生存明显优于阳性组。如果按照横结肠以上（P1）、横结肠以下（P2）、全腹（P3）分类，单个区域的腹膜转移预后均较全腹膜转移佳，此结果与日本 Yonemura 报道一致，提示仅限于单个区域的患者如条件允许可以考虑行姑息切除加腹膜切除，而全腹转移者不必强行做姑息切除，进一步分析发现全腹转移行姑息切除者其预后与开关者无差异，且有较高的并发症率。腹膜转移分类方法众多，不但涉及部位，还涉及转移灶数目、直径等因素，本组数据显示相比于全腹转移者，仅有局部转移者不要轻易放弃姑息切除。姑息切除后联合腹腔内化疗等后续综合治疗会给此类患者带来新的希望，但总体上有无腹膜转移生存时间仍有显著差异。

肝转移是姑息手术的另一个适应证。以往对肝转移后行姑息切除意见并非完全一致。据延世大学资料，姑息手术后生存时间在有、无肝转移两组无显著差异，分析原因可能与大部分患者为单叶肝转移可以手术切除相关，而两叶转移比例仅为少数。仅限于单一肝叶病灶的患者，姑息切除后与全肝转移差异显著，这一结果与国内毛伟征组报道部分一致，提示对于单一肝叶转移患者建议行姑息切除。

对于远处转移病灶数量是否会影响姑息切除后的生存鲜有报道。Hartgrink 报道姑息切除有利于 70 岁以下仅限于一处转移灶的患者，能提高生存时间。本组资料显示相同结果，对于 2 处或 2 处以上转移灶，姑息切除后平均生存时间较短，因此建议此类患者不宜行姑息切除。

4COX 风险回归分析发现，年龄 >70 岁、第 2、3 站淋巴结转移 4（4th UICC）、腹膜转移、远处转移病灶数 ≥2、姑息性全胃切除为独立的危险因素。综上所述，推荐姑息性切除相对适应证如下：①年龄 ≤70 岁；②肿瘤直径 ≤5cm；③第一站以内的淋巴结转移；④局部腹膜转移；⑤非弥漫性肝转移；⑥仅一处以内的远处转移灶。当患者一般情况较差、手术风险很大时，即以下情况不推荐行姑息性切除：①年龄 >70 岁；②肿瘤直径大于 5cm 且无法保证上下切缘阴性者；③第二站以上淋巴结转移；④全腹膜转移；⑤弥漫性肝转移；⑥有 2 处以上远处转移灶。

二、姑息性切除的手术方式

（一）姑息性全胃切除术

近年来流行病学调查显示，胃近端癌的发病比例呈上升趋势，尤其在西方国家近端癌的比例有报道已高达 60%，对比于远端肿瘤，近端癌通常不适宜做简单的胃空肠吻合。为达到缓解梗阻和控制出血等症状势必行全胃或近端胃切除，但临床上姑息性全胃切除的比例高于近端胃切除，这其中还包括一部分皮革样胃或胃体巨大肿瘤患者。Wilson 报告行姑息性切除的食管癌和贲门癌病例中，90% 可获得正常吞咽功能，Ellis 等报告全胃切除的手术死亡率低至 1.3%，症状缓解率为 82.7%。

过去认为姑息性全胃切除并不可行，很大程度上是由于全胃切除的手术死亡率和并发症发生率高。如前文所述，目前全胃切除已经成为安全手术，手术死亡率普遍下降至 5% 以下，相比姑息性的胃远端次全切除术，全胃切除术后虽然有较高的并发症率，但手术死亡率相似。综合文献报道，姑息性全胃切除的手术死亡率在 3% ~18%。延世大学资料显示，姑息性全胃切除组手术死亡率 2.7%（5/185），平均生存时间为 19 个月，较旁路或剖腹探查的 9 个月差异有显著性（P=0.000）。

文献报道，老年因素是影响姑息性全胃切除的一个重要因素，因其手术死亡率和并发症率很高，故很多医院将年龄超过 70 岁的患者列为全胃切除的相对禁忌证。Hartgrink 组报告，小于 70 岁姑息性全胃切除的并发症为 41%，而大于 70 岁则高达 68%，两组有显著差异；并且手术死亡率亦有显著差异

（5%比26%）。延世大学姑息性全胃切除后小于70岁较大于70岁有较长生存时间（20ms vs 7ms，P = 0.000）。因此，对年龄大于70岁的年老患者行姑息性全胃切除术仍需慎重。姑息性全胃切除患者的肿瘤发生部位与次全切除者有明显不同，一般都位于食管、贲门或胃体巨大型，部分全胃弥漫型（皮革胃），外科医生往往因此类患者无法行次全切除或短路术，而行全胃切除。数据分析，胃上部、食管或贲门部肿块行姑息性全胃切除后平均生存时间较胃体或皮革胃长（44ms 比 16ms 比 9ms，P = 0.030），因此对胃上部肿瘤条件许可应尽量行姑息性全胃切除，不但能改善梗阻或出血症状，也能延长生存时间，简单地行食管支架植入术有待探讨。姑息性全胃切除部分位于胃体部的患者通常肿块体积巨大，数据统计显示：直径≤10cm 与 >10cm 平均生存时间有显著差异（22ms 比 12ms，P = 0.05），因此对肿块直径小于10cm者，有条件应行姑息性全胃切除；而直径大于10cm又手术风险极高者，不必强行全胃切除，可行胃空肠改道（肿块仅限于单壁者更合适）。胃周淋巴结转移者术后平均生存时间较胃远处淋巴结转移者长。因此，有条件行姑息性全胃切除者最好能一并廓清胃周淋巴结，而第2、3站淋巴结不必勉强廓清以保证手术安全性。伴腹膜转移的姑息性全胃切除其预后同样不及无腹膜转移组。因此伴腹膜转移者姑息性切除后需要加行腹腔内化疗等其他进一步治疗措施，以控制腹膜转移进展。姑息性全胃切除组伴肝转移者，行胃切除术多伴肝转移灶切除，因此两组预后无显著差异，提示对肝转移者应尽量处理其病灶，无论是手术切除或射频治疗，其效果与无转移组相似。如按照5th UICC病期分类分析，≤Ⅲ期较Ⅳ期术后平均生存时间有显著延长。因此，对于Ⅲ期及以下的患者，有条件尽量行姑息性全胃切除。

COX 风险回归分析显示，年龄（≤70岁比 >70岁）及腹膜转移是影响姑息性全胃切除的独立危险因素，因此我们慎重推荐：对于年龄大于70岁，或伴腹膜转移的晚期患者，慎行姑息性全胃切除术，因其对延长生存无任何优势。但如若患者有严重的梗阻、出血等症状，在术前完善风险评估的前提下则仍然可行，单纯食管下端梗阻又大于70岁无法耐受手术的患者可考虑行支架术，给患者带来更少的痛苦。

姑息性全胃切除能缓解晚期胃癌患者的症状，提高患者生活质量，虽然有学者认为姑息性全胃切除是不满意的姑息性手术，但报道的病例数较少，并且其结果并非完全不满意，很多患者改善了吞咽功能，延长了非住院生存时间。相比于旁路、剖腹探查、支架术，姑息性全胃切除能延长生存时间，提高生存率。但由于其相对高的手术死亡率和并发症，因此做姑息性全胃切除仍需慎重，有学者认为其相对适应证为：①年龄≤70岁；②非皮革胃；③肿瘤直径≤10cm；④淋巴结转移局限于胃周区域；⑤无腹膜转移；⑥病期≤Ⅲ期。相对禁忌证：①年龄 >70岁；②皮革样胃；③肿块直径 >10cm；④胃远处淋巴结转移；⑤腹膜转移；⑥病期Ⅳ期。以上指征仅相对而言。如果患者确定有无法保守控制的出血情况或肿块即将穿孔等，则相对禁忌证不需要过多地考虑，但对于仅仅是梗阻症状的患者可适当考虑相对禁忌证。总之，随着姑息性全胃切除术应用指征的增大，手术死亡率和并发症发生的下降，患者术后生活质量日益受到重视，姑息性全胃切除的可行性已经受到许多外科医生的认同。当然，过分消极保守或过分积极全切的观点仍需外科医生在临床实践中把握。

（二）姑息性胃次全切除术

姑息性胃次全切除术比例往往较全胃切除术高，因胃肿瘤发生分布仍以远端胃为主，多篇文献报道也证实了这一点，这其中也包括部分近端次全切除病例。发生在近端的肿瘤有两种选择，近端胃次全切除或全胃切除，这主要由术者习惯决定。近年来随着吻合器的广泛应用，大大简化了胃近端次全切除或全胃切除的过程，在技术上已经不是手术取舍的理由。选择全胃或近端次全切除者，往往不考虑做远端正常胃与空肠的旁路方式，有一部分患者因为不耐受切除术而改行支架术，以解除梗阻症状。

发生在远端胃的肿瘤，姑息手术有多种选择，候选手术有：远端次全切除、全胃切除、近端胃空肠吻合术、幽门梗阻部支架术、胰十二指肠除术等。

延世大学医学院数据显示，姑息性胃次全切除术后生存时间与年龄、性别、肿块位置、大小、组织分型、T分期及有无肝转移无关，与之相关的是：①是否有联合脏器切除；②Borrmann分型；③LN转移范围；④腹膜转移；⑤病期。无联合脏器切除组术后平均生存时间较联合脏器切除组短，提示对于能手术耐受的患者，行姑息性切除时应尽量联合切除局限在某个脏器的转移病灶以获得更长的生存时间，不推荐行不彻底的联合脏器切除。美国 MSK 癌症中心报道，联合切除较非联合切除有较高的并发症率（36% 比 24%），但死亡率相同（4% 比 4%）。因此，联合脏器切除需要更严密的术后监护，及时处理并发症。按 Borrmann 分型分析，如将Ⅰ、Ⅱ型归为一类，Ⅲ、Ⅳ型归为另一类，术后生存时间则差异有统计学意义。此结论与国内毛伟征等报道一致，因此对于 Borrmann Ⅰ、Ⅱ型患者有条件者，尽量首选姑息性胃次全切除，而不做旁路手术。进一步对比Ⅲ、Ⅳ型患者，其术后平均生存时间仍较旁路手术为长，况且Ⅲ、Ⅳ患者往往很少有正常胃壁组织来选择行旁路手术，因此笔者认为Ⅲ、Ⅳ型患者虽然平均生存时间较Ⅰ、Ⅱ型患者短，但仍应尽量行姑息性胃切除术，手术不一定强求次全切除以保留部分正常胃组织，一般上切缘保证有 5cm 以上，否则可行全胃切除术。同期资料显示，Borrmann Ⅲ、Ⅳ型患者次全切除术后，胃肠吻合口及残胃复发 4 例，而 Borrmann Ⅰ、Ⅱ型只有 1 例残胃复发。

淋巴结转移的位点（4th UICC）仍旧影响着姑息性胃次全切除术的生存时间。数据显示：N_0、N_1 患者其平均生存时间较 N_2、N_3 长。进一步分析：N_0 与 N_1，N_2 与 N_3 之间生存无差异，因此，对于晚期肿瘤患者行姑息性胃次全切除的同时仍需廓清至少第一站的淋巴结，考虑到此类患者往往是晚期患者，其局部情况复杂，廓清第一站胃周淋巴结已足够，过多的廓清对于生存意义不大，提倡尽量减少手术创伤，提高手术安全性。伴有腹膜转移者其平均生存时间较无转移者短，对于仅限于横结肠上区的腹膜转移行姑息性切除时，最好一并切除；对于 P_2（横结肠下区）、P_3（全腹）型腹膜转移，姑息切除后建议行 CHPP（持续腹腔热灌注化疗）等综合治疗方法。Yonemura 系列研究表明对于 P_2、P_3 型患者，即使行姑息性切除也不要轻易放弃对腹膜转移灶的治疗。行腹膜切除有很高的术后并发症及死亡率，因此 P_1 型患者建议应切除肉眼可见的种植灶，而其他类型腹腔转移不必强求完美地切除所有的种植灶，加做 CHPP 等腹腔内化疗是目前比较有效的非手术方法之一。

胃癌累及肝脏或血行转移的发生率较低，一部分为 T_4 型患者侵及肝叶，可行肝叶不规则切除术，术后平均生存时间 50 个月，较未侵袭组平均生存时间 42 个月长，但无统计学差异。因此，T_4 患者若累及肝叶者，条件许可，宜行肝叶联合切除。胃癌发生肝转移大部分为血行转移，中国医科大学肿瘤研究所报道为 6.2%，日本 Okano 报告为 11%，延世大学数据为 2.0%，但肝转移在姑息切除组中比例较高。大肠癌肝转移的手术切除率为 20% ~ 50%，而胃癌肝转移切除率仅为 10% ~ 20%，且中位生存时间只有 5 ~ 8 个月，因此胃癌肝转移灶的手术切除存在争论，未能被广泛接受。肝动脉插管化疗的效果仍然不满意，文献报道，生存时间仅有 2.9 ~ 11.8 个月。Okano 组报道了胃癌肝转移的手术治疗结果，认为独立单个转移灶或复发的病灶手术切除效果好，多个转移灶联合胃切除能短期内延长生存时间。按转移程度分类：一叶内转移为 H_1，两叶内少数转移为 H_2，两叶内多发转移为 H_3。H_1 转移者手术切除可获益，5 年生存率在 30% 左右。中国医科大学资料表明 H_1 转移行联合切除比不切除者明显为佳，H_3 转移无明显差异。韩国资料显示，H_1 平均生存时间较 H_2、H_3 明显延长。H_2 与 H_3 之间亦有显著差异。因此，笔者建议在保证肝功能耐受和手术安全的前提下，胃癌肝转移病灶（除 H_3，双叶密布型外）要尽量手术切除，且不论切缘是否阳性。就病程分期而言（5th UICC），Ⅲ期及之前的患者其姑息切除后的平均生存时间明显较Ⅳ期患者长，既然差异有显著性，是不是Ⅲ期之前的患者就一定要行姑息切除，而Ⅳ期患者不必行姑息切除？进一步分析发现，Ⅳ期患者大部分为广泛腹膜转移或 H_3 型肝转移的患者，其预后极差，无 1 年生存者，所以建议不宜行姑息切除，而其余Ⅳ的病例仍旧建议尽量行姑息切除，毕竟术后生存时间仍较旁路或开关术长。

经 COX 风险回归分析发现，联合脏器切除、Borrmann 分型（Ⅰ，Ⅱ与Ⅲ，Ⅳ）、淋巴结转移站点（胃周与远处）及病程分期（Ⅲ期之前与Ⅳ期）是独立的影响预后的因素。综上所述，笔者建议：①Borrmann Ⅲ，Ⅳ型患者宜行姑息性全胃切除术；②不必强求 N_2，N_3 站点的淋巴廓清；③仅限于横结肠以上的 P_1 型腹膜转移建议一并切除腹膜转移灶，而 P_2、P_3 型不强求切除率，可行腹腔内化疗等方案；④除 H_3 型肝转移，其他类型的肝转移要尽量切除；⑤Ⅳ期患者伴 H_3 或广泛腹膜转移不建议行姑息性胃次全切除术。姑息性胃次全切除术几个注意点：①保证胃残端切缘阴性，否则改行全胃切术；②近端胃次全切除术，食管缘尽量保证阴性；如伴有第 2 组及以上淋巴结转移不能廓清干净者，不必行开胸手术以切除更多的食管，而保证其切缘阴性，食管切缘可以阳性；③十二指肠残端一定要保证切缘阴性，不建议行联合胰十二指肠切除的姑息手术。

由于新辅助化疗的研究进展，使得部分患者得益于化疗，对于化疗无效者，再行姑息性旁路手术。现有的资料缺乏新辅助化疗对姑息性切除的影响，主要是以下4个问题仍未有证据可循：①新辅助化疗能否提高根治率和减少姑息性切除的比率？②新辅助化疗能否提高姑息性切除率、减少旁路或开关的比率？③新辅助化疗能否提高姑息性切除后的效果？④新辅助化疗是否影响姑息性切除后的并发症率和死亡率？

目前，新辅助化疗已越来越被接受成为治疗进展期胃癌的一种有效的治疗策略，其术前降期的效果已被广泛认同。确实，对于大部分Ⅲ、Ⅳ期胃癌患者单一手术并非是一个完全有效的治疗策略。对于术前明确评估为不可根治的晚期患者第一时间做剖腹探查或勉强行姑息手术的策略备受质疑，相反首选新辅助化疗再行剖腹探查近来已成为治疗晚期胃癌的趋势。文献报道，术前 ECF 化疗方案治疗后再手术切除率可以明显提高 17.5%～30%，其中可以达到根治的比例为 8.7%。Ⅲ期患者对化疗有反应者其根治比例明显增加。联系到幽门巨大病灶但仍属Ⅲ期无法切除者，新辅助化疗后再手术切除是比较优化的可行方案。通常Ⅳ期患者化疗反应较Ⅲ期较差，但化疗后仍可提高姑息性切除的概率，而不是行简单的旁路术。有报道新辅助化疗后行姑息性胃切除术者其术后生存时间明显较非化疗组延长（8.6ms 比 4ms）。此治疗策略由于开展较迟，目前尚未有大量病例分析报道，现有报道其化疗后并发症、术后死亡率、并发症较常规治疗组无明显差异。由于涉及多种化疗方案及不同的病期，因此临床随机对照仍在不同组间进行，但大致趋势已明了。总之，对于术前明确评估不可切除的晚期患者新辅助化疗之后有潜在根治的希望存在，而不必急于行姑息性的手术。

姑息性切除由于其对缓解症状、提高生活质量、延长生存时间、增加后继治疗机会的有利影响，目前已被广泛接受。选择何种姑息手术方式取决于手术医生的判断，严密的术前评估往往会起到事半功倍的作用，晚期胃癌不是一个简单的局部性病变，全身性治疗策略可使患者获益。

（杨　飞）

第四节　胃癌肿瘤减荷手术

一、肿瘤减荷手术的理据

肿瘤减荷手术即肿瘤细胞减灭术（cytoreductive surgery），指尽可能切除肿瘤组织，降低肿瘤负荷，有利于联合放化疗，利于达到长期缓解。研究表明，大块肿瘤有较多的静止期细胞，而目前所选用的抗癌药物多为周期性或时相特异性药物，不能杀灭静止期细胞。肿瘤减荷手术可使残余灶的血供及含氧情况好转，使肿瘤细胞由静止期进入增殖周期，生长比率提高，从而有利于实施化疗或放疗以延长患者生存期。对于根治性手术后腹膜复发的病例，广泛的腹膜切除和腹腔内温热灌注化疗有利于控制病情和改善预后。最近法国报道的一组大宗资料表明，1 344 例非卵巢来源的腹膜转移癌患者（胃癌来源 159 例）接受了肿瘤减荷手术，其中 1 154 例同时行术中和（或）术后早期腹腔内温热灌注化疗，总并发症发生率和死亡率分别为 33.6% 和 4.1%，总中位生存期为 30 个月，胃癌患者中位生存期为 9 个月。

二、肿瘤减荷手术的适应证

（1）胃癌合并局限的腹膜转移者。
（2）胃癌卵巢转移瘤。

三、肿瘤减荷手术的禁忌证

（1）全身多处广泛转移者。
（2）一般情况差，无法耐受手术者。

四、手术要点

切除范围应包括原发肿瘤区域病灶及可切除的转移灶。不要求行彻底的胃周淋巴结廓清。腹膜切除范围包括病灶所在处，如大网膜、小网膜、前壁腹膜面、膈面、结肠旁沟、膀胱（或子宫）直肠陷窝、后腹膜等，病灶不能切除者可试用电灼破坏。对于无法根治切除的胃癌卵巢转移瘤（Krukenberg 瘤），也应尽量切除。满意的肿瘤减荷术残留肿瘤直径应≤2cm。

五、注意事项

（1）尽量切除肿瘤组织，满意的减荷术（残余肿瘤直径≤2cm）的预后显著好于不满意的减荷术（残余肿瘤直径＞2cm）。

（2）胃癌腹膜转移行减荷手术后一般结合术中或术后腹腔内温热灌注化疗，效果更佳。

（3）胃癌卵巢转移瘤减荷术后联合全身化疗，可延长生存期。

（杨　飞）

第十一章

胃癌并发症的外科治疗

胃癌并发出血、梗阻、穿孔、腹水、疼痛等症状和体征时可视为胃癌不同发展阶段的临床表现，也可作为一种独立的疾病来进行治疗。此类并发症有些是胃癌晚期的临床表现，有些是胃癌早期的临床特点。有的必须进行急诊手术，有的需要限期手术或择期手术，有的适合内科治疗，有的选择外科治疗。本章主要介绍此类并发症的诊断与治疗的相关理论知识与手术方法。

第一节　胃癌并发出血的手术治疗

上消化道出血最多见于胃、十二指肠溃疡病，其次是肝硬化门静脉高压引起的胃底、食管静脉破裂，两者约占80%。胃、十二指肠肿瘤出血约占5%，主要见于胃癌，其次是胃肠道间质瘤、恶性淋巴瘤等，对于上消化道急性大出血的患者，往往需要紧急手术处理。在手术前应尽量明确出血的病因、出血的部位，出血的速度及出血量，才能选择合理的治疗方案。

一、临床表现及特点

所有胃癌均有出血，多为小量出血，有贫血临床表现者占30.9%，呕血、便血的发生率只占6.9%。小量出血是由于肿瘤侵蚀小的滋养血管引起的，当肿瘤破坏中等以上血管或黏膜下层血管遭到广泛侵蚀时可引起大出血。所以进展期胃癌和早期胃癌均可引起大出血。在中国医科大学附属第一医院统计的300例早期胃癌中，以呕血、便血为首发症状的占20%，而同期进展期胃癌只占5%。40年前，有这样一个病例：患者为男性，56岁，以反复便血、贫血来诊，无任何其他临床表现，经过两次胃肠透视，只发现胃窦区黏膜粗大，诊断为肥厚性胃炎。在没有胃镜的年代，经脱落细胞学检查，发现典型的癌细胞，诊断为胃癌，决定手术治疗。开腹后未触及胃内病变，切开胃腔探查时见胃窦区有1.5cm×1.0cm浅溃疡。术中冰冻及术后病理证实为早期胃癌，此例为我国报告的第一例早期胃癌。早期胃癌为什么容易出血呢？正像内痔出血一样，一期的内痔易破坏黏膜下曲张静脉引起新鲜出血，而二、三期内痔由于血栓形成及周围组织的纤维化出血量较少。从消化管的解剖学看，胃黏膜下层有丰富的血管，在做胃切除时必须对黏膜下血管进行彻底止血，否则容易发生术后出血。当浅表广泛型早期胃癌广泛侵及黏膜下血管时，容易引起大出血。1/3早期胃癌患者中无任何症状，有30%是以出血为首发症状的。因此，对既往无胃病史、突然出现上消化道大出血时，在排除溃疡病及门脉高压症外，应首先想到胃癌出血的可能性。

出血作为胃癌的一个临床症状，不一定是晚期胃癌的表现，许多中晚期患者多伴有贫血的临床特点，但往往无明显呕血、便血史，这是什么原因呢？从手术前选择性腹腔动脉造影（DSA）上看，胃左动脉等主要血管被肿大的淋巴结、癌组织挤压、侵蚀，血管弯曲变形、狭窄。从手术中看，胃左动脉被癌组织包绕，管腔变细，甚至不出血。从术后病理上看，有的血管被破坏或形成血栓，大出血的发生率并不高。因此，在临床上遇到一个胃癌伴有贫血的患者，如果有明显便血或呕血的病史，说明贫血是由出血而致，治疗效果及预后较好，相反没有便血和呕血的患者，贫血可能由于长期慢性不显性出血，导致营养不良、癌中毒及造血功能低下造成的，治疗效果较差。

除胃癌出血外，胃内其他肿瘤也可引起上消化道大出血，应予以鉴别。胃原发恶性淋巴瘤是仅次于胃癌的胃内肿瘤，占胃恶性肿瘤的 1% ~4%。作者收集全国 250 例胃原发恶性淋巴瘤的资料，以呕血、便血为首发症状的占 32%，远远高于胃癌。本病的术前诊断符合率仅为 10%，大部分患者被误诊为胃癌或溃疡病，说明大部分医生对本病缺乏认识。50 年前，在我科成立初期遇到这样一个病例，患者为男性，20 岁，以呕血、便血反复发作来诊，胃肠透视诊为胃窦癌。术中探查胃窦区有肿块，行远侧胃大部切除术。在闭锁胃小弯时，发现胃切缘肥厚，缝合时进针费力。于是将胃切缘送术中冷冻检查，病理报告为恶性淋巴瘤，改行全胃切除术。术后患者经综合治疗长期生存。从本例起我们对此病进行了长期的临床和病理研究，总结出本病与胃癌有以下不同特点：①发病年龄轻：胃癌中位年龄 55 岁，本病 45 岁，提前 10 年；②性别差异不大：胃癌男女比例为 5：1，本病为 1.2：1，以中年女性发病居多；③病史长短不同：胃癌平均 3 个月，本病为 2 年，较胃癌病史长；④症状与体征差异大：胃癌短期内消瘦、贫血，但触不到肿物；本病以反复出血、腹部肿块为主要表现，患者虽有贫血，但一般状态良好，症状与体征不相符。根据以上临床特点，我科对本病诊断的准确性现已达 80% 以上。在行胃镜及 X 线检查时，可见胃内巨大皱襞、多发结节、散在溃疡及肿块等多彩像改变，经活检病理得以确诊，本病在治疗方法上与胃癌不尽相同，治疗效果也较胃癌好，因此遇上有上消化道出血的患者，要有对本病的警惕性。

胃间质瘤破坏胃黏膜层时，也可引起出血，本病以胃中上部居多，肿瘤病灶隐匿，多无自觉症状；呕血、便血往往是首发症状。有一例患者为女性，25 岁，反复排柏油便 3 年，输血 4 次，每次输血量为 1 000mL，但无任何其他临床表现，以缺铁性贫血治疗不见好转，后经胃肠透视及胃镜检查诊断为胃大弯平滑肌瘤（间质瘤），手术切除标本见胃大弯侧有 5.0cm×7.0cm×4.0cm 向腔内生长的肿物，顶端有 0.5cm×0.5cm 溃疡，溃疡中心部有一中等血管破裂口，内有黑色血栓。周期性出血是本病的最大临床特点，应引起内外科、急诊科医生的注意。

二、诊断程序及技术

（一）诊断程序

对于上消化道出血的患者，诊断中要做到定性质、定部位、定出血量三个关键问题。

1. 定性诊断　出血来源于什么疾病？是良性疾病还是肿瘤引起的出血？这是诊断的关键问题。30 年前，作者治疗了一个这样的病例：患者为男性，30 岁，平时无胃病史，也无肝炎及肝硬化表现，在一次饮酒后突然大量呕血，出血量约为 1 000mL，经输血补液后出血停止，半月后行胃镜检查，见胃中下部有 7.0cm×7.0cm 浅溃疡，附有白苔，其间三个黑色凝血块，溃疡周边隆起，胃镜活检病理诊断为胃癌，择期行胃癌根治术，检查手术切除标本时见胃镜下的凝血块即为黏膜下血管形成的血栓，术后病理诊断：早期胃癌（Ⅱc 型），侵及黏膜下层（sm 癌），患者长期生存至今。

对急性上消化道大出血的患者，需急诊手术时，如何判定出血的来源是十分重要的。40 年前，有学者在农村医院工作时，遇到一位上消化道大出血的病例，患者男性，30 岁，频繁呕血不止，血压下降，决定行急诊开腹探查，术中触摸到胃小弯侧有一病变，立刻行远侧胃大部切除术。术后检查切除标本见胃内有一 1.0cm×1.0cm 溃疡，医生认为是胃溃疡引起的出血。术后即发现胃管内不断滴出新鲜血液，1 小时出血量为 400mL，决定再次手术，术中探查见十二指肠后壁还有一溃疡病变，伴有活动性出血，切除病变后出血停止。上述两个病例在性别、年龄、出血量等临床表现上完全一样，前者是在有条件的情况下，术前明确诊断，治疗正确，后者在无法明确术前诊断的条件下急诊手术，首次手术将一个复合性溃疡的患者误诊为胃溃疡出血，遗漏了十二指肠出血的病源，不得不行二次手术。医生对于一个急性消化道大出血的患者，不能满足于找到了一个病变，就是出血源，要注意有无多发病变及并发疾病。

2. 定位诊断　有一 50 岁男性患者，以消化道出血入院，出血停止后行胃镜检查，见胃中下部有一广泛性糜烂及浅表溃疡，取活检病理 5 块，病理诊断为早期胃癌，术中触摸不到病变的位置，根据胃镜所见行远侧胃大部切除术，术后病理报告为近侧切缘癌残留，急诊行二次全胃切除术。将两次切除标本缝合起来观察，发现病变直径达 10.5cm，此例为浅表广泛型早期胃癌。吸取本例教训后，我科对特殊类型早期胃癌、胃镜下病变广泛或境界不清时，采用色素内镜、放大内镜、点墨法等判定病变的位置和范围。日本全国统计，在采用点墨法前，近侧切缘癌残留及切除距离不足者占 8.2%，采用点墨法后，减少到 1.3%。对于胃癌并发出血的患者，为了判定病变部位，手术中应切开胃腔探查，我们在对一例出血患者进行手术时，切开胃腔清理积血后，见病变范围较大，呈浅表糜烂性改变，黏膜下血管破裂出血，切除标本病理检查结果为多发早期胃癌，共有 12 个孤立的病变。早期胃癌中的胃内多发癌较进展期胃癌明显增多，我们统计了全国 400 例早期胃癌，多发癌占 14%，多发病变数目不等，是癌残留和出血的原因之一，此点应引起内镜医生及手术医生的重视。

3. 定量诊断　在定性、定位诊断之后，还应对出血的速度及出血量做出判断。一位 56 岁的男性患者，在行胃镜检查时发现为胃体部有 3cm×4cm 溃疡病变，为 Borrmann Ⅲ 型胃癌，分别在癌堤四周取病理，当最后一次在溃疡中心部取活检时，突然自活检处出血，呈喷射状涌出，立刻用正肾盐水喷洒止血，不见效果，因胃内出血量很大，试图用钛夹止血也未成功，立刻进行手术止血，从胃切除标本上看，为胃左动脉的贲门食管支动脉出血，出血动脉管口开放。对于出血量大，出血速度快的患者，应立即手术治疗。胃癌多为慢性出血，出血量往往无法统计，而出血的速度及患者出血后的全身状态是决定治疗的关键。

（二）诊断技术

胃双对比造影、胃镜及黏膜活检是诊断胃内病变最实用的三种方法，在急性大出血时均难以应用，此时可采用下述两种诊断技术。

1. 选择性腹腔动脉造影　采用 seldinger 法经一侧股动脉插管，导管插入腹腔动脉后，再进入胃左动脉、肝总动脉、胃十二指肠动脉，称为超选择性动脉造影，对急性出血期患者有特殊意义。有一位 56 岁的男性患者，胃癌术后第 6 天，突然自引流管涌出大量血液，随之血压、脉搏测不到，呼吸停止，紧急气管插管，及实施各种抢救，血压、脉搏出现，立即行 DSA 检查，发现为脾动脉破裂出血。立即进行栓塞止血，大出血停止，起到立竿见影的效果，为以后的治疗争取了时机。

2. 放射核素检查　此种检查技术对出血期患者是最敏感的一种方法，出血速率在 0.1mL/min 即可检出，以锝硫黄胶体（^{99m}Tc）扫描最灵敏。有一例 40 岁女性患者，卵巢癌术后 2 年，不定期的便血而致贫血，经各项检查未查到出血原因，在行放射核素检查时发现空肠内有一出血病变，手术证实是卵巢癌转移病变引起的出血。

上述两种特殊检查方法对胃癌并发出血的性质、发生部位、出血量的诊断有一定意义。我们在对 30 例胃癌进行术前超选择性动脉导管化疗时，发现有些病变的出血可以显示，用栓塞化疗后出血停止、病变缩小。对于诊断困难的病例在有条件的医院可以采用。

三、治疗原则及方法

胃癌并发出血的治疗应采取比良性疾病更积极的态度。因后者可经保守治疗而免于手术，前者最终要进行手术治疗。手术的目的是止血，只有切除病变才能彻底止血，应根据患者的全身状态、病期的早晚、出量速度、出血量等选择不同的治疗方案及方法。

（一）急性大出血的治疗

急性大出血多发生于中等以上动脉破裂，出血速度快，出血量大。若患者血压、脉搏允许，应立即开腹探查，切除病变止血。若患者全身状态不具备手术条件，立即行 DSA 检查，栓塞止血，待患者状态好转后限期手术。

急性大出血的另一个原因是早期胃癌黏膜下血管广泛破裂出血，此时行 DSA 检查及治疗达不到止血目的，应积极采取手术治疗。术中要充分切除病变范围，防治癌残留。因早期胃癌是通过手术可以治愈的疾病，止血的同时要注意手术的根治性。进展期胃癌的大出血，特别是胃主要血管的出血，病变已较晚，不要扩大手术范围，以免出现术后诸多并发症。

（二）慢性出血的治疗

胃癌均有慢性出血，最终导致患者贫血，甚至严重贫血。有些长期原因不明的贫血患者，一旦诊断为胃癌引起的贫血，积极要求手术，有些医生也持这种观点，结果事与愿违。有一例术前 HGB 60g/L 的胃癌患者急于手术，结果术后发生了吻合口瘘等许多并发症。此类慢性贫血的胃癌患者，病期较晚，全身营养状态差，不要急于手术，待患者全身状态稳定，HGB 达 90g/L 以上时，手术是比较适宜的，手术中除达到止血目的外，还应兼顾手术的安全性和根治性。

（三）晚期患者出血的治疗

胃癌晚期患者并发大出血时，病变已不能切除，处理上较困难。有一例胃癌晚期患者，反复大呕血，输血后病情稳定，几天后再次呕血。决定开腹探查，术中见病变与胰头、横结肠系膜广泛浸润固定，无法切除。从胃前壁切开胃腔，清除积血后见胃小弯后壁有一巨大溃疡，周边癌堤广泛出血不止，用于纱布填塞压迫止血后，用氩气刀、双极电凝、止血纱布、缝合等方法止血均无效，而且出血增多，患者状态极差。此刻作者采用医用胶瘤体内注射法取得明显效果，将福爱乐医用胶分五点，瘤体内注射，每点 0.5mL，注射后瘤体凝固，出血停止。此后，在内镜下，对难以止血的病变；在手术中，对难以处理的出血采用此种方法，均取得较好效果。

（四）医源性出血的预防

胃癌并发出血的患者，手术后继续出血，是原发出血病变出血，还是医源性出血，有时难以判断。有这样一起医疗纠纷，患者为女性，43 岁，术前诊断为胃癌并发幽门梗阻、胃出血。手术中见病变已不能切除，即行胃空肠吻合，术后自胃管内涌出新鲜血液，两小时内达 800mL，立刻再次手术，术中见原发病变广泛出血，抢救无效死亡，这是对原发疾病的重视程度和处理经验不足有关。

有一次，作者在为一例胃癌并发大出血的患者手术时，病变切除，手术经过顺利，关腹前麻醉师告知我胃管内有新鲜血液不断滴出，立刻拆开缝线检查，见胃小弯闭锁缘的黏膜下有一小动脉在喷血，立刻缝合止血，出血停止。吸取本例教训，在做胃小弯闭锁时将传统的全层结节缝合改为褥式结节缝合，起到了彻底止血的效果。胃肠吻合时一定要做胃侧黏膜下止血，再无术后出血发生。近年来均采用器械吻合，但器械吻合也有出血的病例。二十多年前，我国尚很少使用吻合器，有一次日本专家来我国做胃癌手术示范，在用吻合器行胃肠吻合后，发现吻合口下端的肠腔内有积血，立刻切除吻合口，行二次吻合器吻合获得成功。在广泛使用吻合器的今天，这样出血的病例也偶有发生。为了预防医源性出血的发生，在行胃肠吻合前将干纱布条塞入残胃腔擦拭，观察有无出血，胃肠吻合后观察肠腔内有无积血，手术结束前请麻醉师或跟台护士观察胃腔内有无新鲜血液引出。

胃癌并发出血的诊治是一个紧急而复杂的过程，需要准确的判断、合理的方案、正确的治疗，才能达到预想的效果。

（杨　飞）

第二节　胃癌并发梗阻的手术治疗

一、诊断程序及要点

胃癌并发梗阻时有明显的临床表现，贲门部梗阻时表现为吞咽困难；幽门梗阻时表现为上腹胀满和呕吐，这只是证明梗阻发生部位的存在诊断。为了制订手术方案，选择合理的术式，判定治疗效果，必须对胃癌的大体类型、浸润深度、淋巴结转移等做出明确的诊断。

（一）定类型

胃癌的大体类型是影响预后最重要的因素之一。Borrmann Ⅰ 型胃癌根治术后的 5 年生存率可达 70% 左右，而 Borrmann Ⅳ 型胃癌，无论采取何种治疗方法，很少有超过 5 年以上生存期的。有学者在

40 年前治疗过这样一个病例：患者为男性，56 岁，术前诊断为胃癌并发幽门梗阻，术中所见胃下部有成人手拳大的巨大肿瘤，阻塞幽门口，仅行单纯胃大部切除术。术后标本见一巨大菜花样肿物，为典型的 Borrmann Ⅰ型胃癌，结果术后患者长期生存。而在作者手术治疗的 Borrmann Ⅳ型胃癌患者中，生存期没有超过 4 年的。术前判定胃癌大体类型最好的方法是胃双对比造影和胃镜检查，B 超、CT 检查可清晰显示出胃癌的大体类型。

（二）定深度

胃癌的浸润深度是制订手术方案的重要依据。B 超、CT、MRI 检查是对浸润深度判定的可靠诊断技术。在术前检查中只有对胃周脏器的浸润深度、范围做出准确的判定，才能决定合理的术式，如果病变浸润广泛，不要扩大手术，但病变局限、浸润周围脏器虽然较重，但不能轻易放弃手术或缩小手术。有学者在对外院的一次会诊中有这样一个病例：患者为男性，45 岁，术前诊断为胃癌并发幽门梗阻，已半月不能进食，在 TPN 治疗中，术前影像学资料显示为 Borrmann Ⅱ型胃癌，溃疡已侵入胰头，其他脏器无转移，按常规只能做姑息手术或胃肠吻合，而对该患者行胃癌根治术联合胰头、十二指肠切除后，获得了较长的生存期。

（三）定转移

廓清胃癌转移淋巴结是外科手术的主要内容。既往对胃周淋巴结的转移范围、数量、性质只能在术中发现，现代的检查技术在术前即可做出判定。一例胃癌并发幽门梗阻的患者，在术前检查中发现左肾上腺有一肿大淋巴结，术中证实为转移淋巴结，而其他淋巴结未见转移，即为跳跃性转移。CT、MRI 检查对判定淋巴结部位、数量、有无转移有较大参考价值。有一例 56 岁男性患者患胃癌并发出血、梗阻，在术前 CT、MRI 检查中发现，胃周及腹主动脉旁淋巴结广泛转移，手术中得以证实，在摘除的 153 个淋巴结中有 152 个转移。

二、治疗原则及方法

临床上许多胃癌患者并发有幽门不全梗阻或完全梗阻，而且是一个慢性的临床经过。所以，幽门梗阻是胃癌的一种临床表现，而不是一个独立的疾病，也不像急性大出血的患者需要紧急处理。它是胃内病变的局部表现，而不一定是胃癌的晚期表现，不能一律做姑息手术或胃肠吻合。经术前检查，明确病期早晚后，制订正确的治疗方案。

（一）治疗原则

1. 全身营养状态的判定与调整　胃癌并发幽门梗阻的患者多伴有体重减轻、贫血、低蛋白等营养不良表现。判定营养不良的简单方法是体质指数（BMI），对有重度营养不良的患者，需进行 2~3 周的营养治疗。营养治疗是否会促进肿瘤细胞增生、扩散，一直是人们关注的问题，经动物实验和临床观察表明，没有发现两者相关。从理论上讲，术前营养治疗增强了机体的免疫功能，对保证手术安全性起很大作用。

2. 病期判定与手术方案选择　胃癌术前分期是制订手术方案的依据，胃癌的手术经历了胃大部切除阶段、标准根治阶段、扩大根治阶段，逐渐走向方案合理化、术式标准化阶段。无限制的扩大手术逐渐被淘汰，D2 手术已被人们采用和推广。对于胃癌并发梗阻的患者，在全身状态调整后，应选择 D2 手术，且不能因梗阻而缩小手术。

3. 胃癌的生物学行为与个体化治疗　胃癌的大体类型、浸润深度、淋巴结转移、浆膜面表现、分化程度等在每个具体病例上表现的不尽一致，治疗方法也各不相同，仅就大体类型而言，Borrmann Ⅰ、Ⅱ型胃癌，即使病期较晚，选择合理术式预后效果也较好，而 Borrmann Ⅲ型胃癌即使扩大手术，也难取得理想的效果。现代胃癌外科治疗进入了个体化治疗阶段，对并发梗阻的胃癌患者，更要重视这一原则。

一位 90 岁的男性患者患胃癌并发幽门梗阻、胃出血，半个月来反复呕吐、呕血，术前检查 HGB 60g/L，TP 45g/L，ALB 30g/L，处于贫血、低蛋白状态，B 超、CT 提示：胃窦区胃癌，Borrmann Ⅱ型，胃周围未见肿大淋巴结，在进行营养状态调整后开腹探查，术中见病变在胃下部，行 D1 胃癌根治术，术后长期生存，在他一百岁生日时，医生随访了他，老人活动自如，生活自理。胃癌并发梗阻的手术治疗应遵照：患者的全身状态是手术安全的基础，病期的早晚是制订手术方案的依据，肿瘤的生物学行为是选择术式的条件。遵照这三条原则，才能达到手术安全性、根治性，保留胃功能性的统一。

（二）手术种类及术式改进

胃癌并发梗阻的外科治疗，可选择胃癌根治术、姑息切除术、胃肠吻合术、造瘘术等多种术式。

1. 远侧胃大部切除术 胃癌并发幽门梗阻时，原发病变常侵犯胰腺、十二指肠、横结肠及系膜、肝门部等。传统的手术步骤是首先游离大网膜，切断胃网膜右动、静脉，胃右动、静脉，再游离、切断十二指肠，自下而上地进行胃大部切除，称逆行胃大部切除术。手术过程中由于对原发肿瘤的反复牵拉、触摸，易造成癌细胞的血道、淋巴道扩散和脱落，手术从最接近肿瘤的部位开始，操作复杂，出血多，打的是"攻坚战"。为此，作者对手术步骤进行了改革，首先切断胃左动、静脉和胃，自上而下地进行胃切除，称为胃癌顺行切除术，因为手术从远离病变的健康胃开始，打的是"包围战"。顺行切除法与逆行切除法相比有以下优点：①在胃相对静止状态下首先切断胃，可准确判定胃切除范围，防止切缘癌残留，及癌细胞胃内的扩散；②首先切断胃左动、静脉，阻断循环，防止癌细胞脉管转移；③手术可在无触摸病变的情况下，30 分钟内切除病胃，减少或避免癌细胞的医源性脱落、种植；④手术操作遵照胃的胚胎发生、演变形成的韧带、血管、网膜的历史解剖学关系，也符合胃癌发生后形成的地理解剖学关系，尤其是胃癌与胰腺、十二指肠浸润，逆行法切除有一定困难者，采用顺行切除法可顺利切除，使某些只能做胃肠吻合的病例做了姑息切除，也使一些姑息手术变成了根治手术。除对于胃胰皱襞短缩、胃左动、静脉被淋巴结浸润的病例，采用顺行切除法有困难时，应按传统手术步骤进行外，作者均采用胃癌顺行切除术。

（1）手术步骤：①切除左半侧大网膜，确定胃大弯侧切断点；②切断肝胃韧带；③切断胃左动、静脉；④切断胃；⑤切断胃右动、静脉；⑥切除右半侧大网膜；⑦切断十二指肠（图 11 -1）。

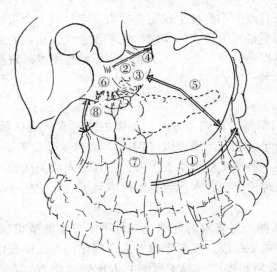

图 11 -1 胃癌顺行切除术的手术操作步骤

（2）切除左半侧大网膜，确定胃大弯侧切断点：从横结肠中央处向左侧切除大网膜达脾下极（图 11 -2A），再向胃壁方向切断胃网膜右动脉终末支达胃壁，确定胃大弯侧切断点（图 11 -2B）。

（3）切开肝胃韧带：自肝缘下，自下而上切开肝胃韧带，达贲门右侧（图 11 -3）。

（4）切断胃左动、静脉，廓清 No.7 淋巴结：在小网膜囊内找到胃胰皱襞，切开其被膜，显露出胃左静脉，切断结扎后，廓清 No.7、No.9 淋巴结，暴露出胃左动脉，用小直角钳带入 7 号线，自动脉根部结扎后，线上方平行上两把血管钳，两钳之间切断，近侧端缝合结扎（图 11 -4）。

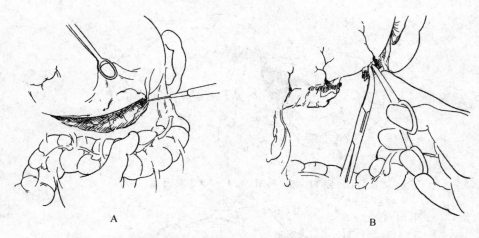

图 11－2　切除左半侧大网膜（A），确定胃大弯侧切断点（B）

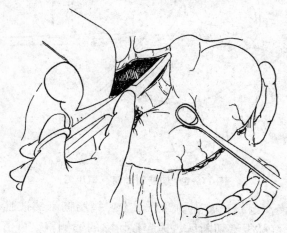

图 11－3　切开肝胃韧带

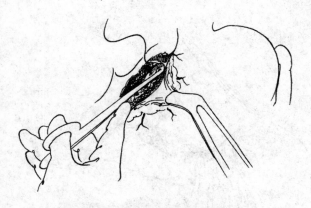

图 11－4　结扎、切断胃左动、静脉

（5）廓清 No. 1、No. 3 淋巴结：于贲门右侧及胃小弯上部廓清 No. 1、No. 3 淋巴结，此处部位狭窄，由术者一人操作，根据胃癌大体类型，确定胃切除范围，一般在右贲门下 2cm 为胃小弯切断点（图 11－5）。

（6）切断胃：在大弯侧预定切断线上平行上两把直钳，两钳之间切断胃（5cm），口侧端留作吻合口，接着在预定切断线上从大弯侧向小弯侧平行上两把十二指肠钳，两钳之间切断胃（图 11－6），或用直线切割吻合器切断胃，闭锁胃小弯。

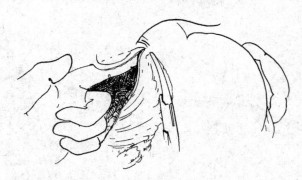

图 11-5　廓清 No. 1、No. 3 淋巴结

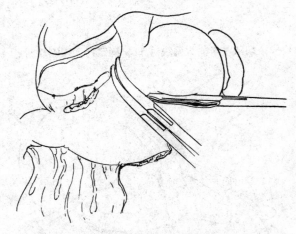

图 11-6　切断胃大弯、胃小弯

（7）切除胃与胰腺的癌浸润组织：首先切开肝、十二指肠韧带的被膜，廓清 No. 12 淋巴结，再廓清 No. 5 淋巴结，自胃右动、静脉根部切断后，提起拟切除的远侧胃，可清楚显露胃与胰腺的关系，如有癌浸润，在直视下用电刀彻底切除病变组织，达十二指肠后壁，此为顺行切除的最大优点之一（图 11-7）。

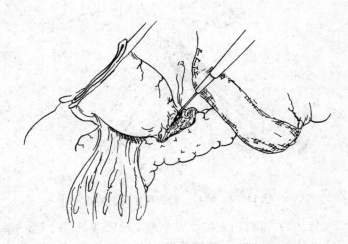

图 11-7　用电刀切除胃与胰腺的浸润

（8）切除右半侧大网膜：从已切除的左半侧大网膜开始向右侧切除大网膜，廓清 No. 6 淋巴结，切断胃网膜右动、静脉，切断十二指肠，相当于逆行切除法的第一步。其他淋巴结的廓清方法及胃肠吻合与逆行切除法相同。有学者通过上百例的临床实践，认为该术式特别适用于胃癌并发幽门梗阻的外科治疗。

2. 近侧胃大部切除术　胃上部癌常浸润贲门、食管，引起咽下困难或完全不能进食，称为食管浸润型胃癌，恶性程度高。患者因不能进食而很快处于营养不良状态。对不能耐受手术的患者可采用食管内支架、胃造瘘等方法维持营养治疗，对于可以手术的患者多采用胸腹联合切口行胃近侧切除术，但手术侵袭较大，术后并发症增多，有一定风险性。为此，作者采用经腹切开膈肌，行胃近侧大部切除术。与前者比较损伤程度变小，食管切除距离可达5cm，而且可不下胸腔引流，术后恢复快，对于老年体弱、肺功能低下或伴有胸膜疾病、不宜开胸者尤为适用，手术操作如下。

（1）手术切口：通常采用上腹正中切口，对于肥胖及肋弓夹角狭小者，可采用肋缘下弧形切口，开腹后用悬吊拉钩充分显示术野，切断左肝三角韧带（图11－8），即可显露病变部位。

（2）切开膈肌：距食管裂孔左侧3cm处，用两把止血钳提起膈肌膜部，用电刀切开膈肌3cm（图11－9），将示指伸入胸腔，探查病变的浸润程度及与膈肌的关系，确定病变的切除范围。在病变处外3cm环形切开膈肌，并缝合止血，缝线不要剪断，留作支持线提起膈肌，手术过程中应注意保护心包及右侧胸膜，于左膈下动脉根部切断、结扎，防止术中出血（图11－10）。

（3）廓清纵隔内淋巴结：提起膈肌缝线，充分暴露出纵隔及左胸腔，剪断肺下韧带，沿纵隔向上廓清 No.110、No.111、No.112 淋巴结（图11－11），剪断迷走神经、游离食管，在病变上5cm切断食管（图11－12），在胸腔内行食管胃吻合术（图11－13）。

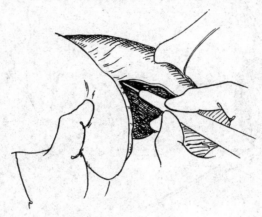

图11－8　切断左肝三角韧带

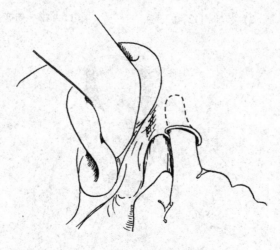

图11－9　切开膈肌，探查病变

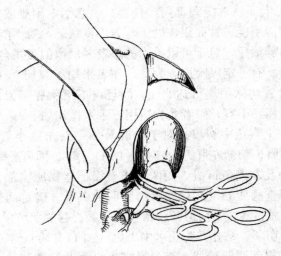

图 11－10　切断左膈下动脉根部

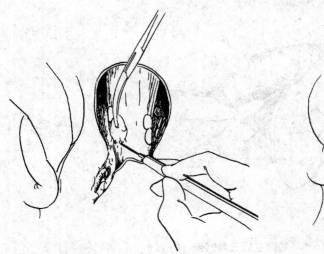

图 11－11　廓清 No.110、No.111、No.112 淋巴结

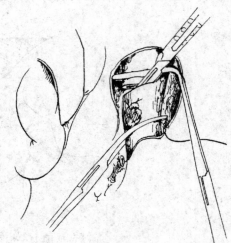

图 11－12　病变上 5cm 处切断食管

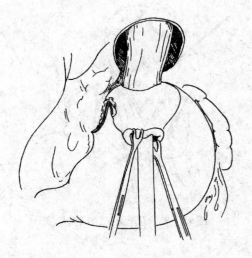

图 11－13　食管胃吻合

（4）关闭膈肌：吸净胸腔积液，关闭膈肌，将膈肌切缘与胃壁结节缝合一周（图 11－14）。缝合

要严密，缝合结束前请麻醉师将两肺膨胀，观察有无漏气、漏水。一般可不放胸腔引流。术后如发现胸腔积液，可穿刺吸出。作者经临床实践体会，该术式适用于食管浸润距离在 3cm 以下者，超过 3cm 以上者应采用胸腹联合切口。对于因梗阻不能进食者，采用该术式最为适用。

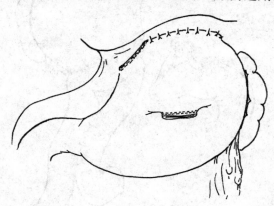

图 11 - 14　关闭膈肌

3. 改道手术　对于并发幽门梗阻的胃癌晚期患者，术中探查病变不能切除时，为解除梗阻，可行胃空肠吻合术。

（1）胃前壁胃 - 空肠吻合术：距 Treitz 韧带 40cm 处提起空肠，行结肠前胃前壁 - 空肠吻合，吻合口要求 10cm，在吻合口下方再做 Braun 吻合（图 11 - 15）。

（2）胃大弯缘胃 - 空肠吻合：切除部分大网膜，在胃大弯缘最低处与空肠吻合，再加 Braun 吻合（图 11 - 16）。

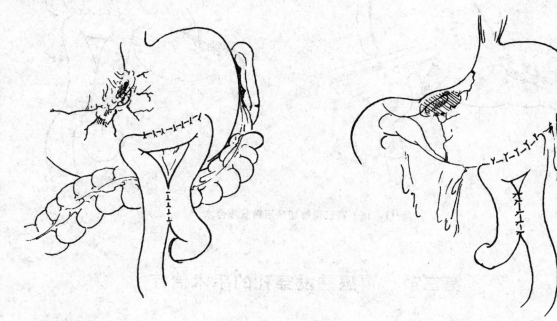

图 11 - 15　胃前壁胃 - 空肠吻合术　　　　图 11 - 16　胃大弯缘胃 - 空肠吻合术

（3）胃切断后胃肠吻合：在病变上方 5cm 切断胃，远侧端闭锁旷置，近侧端行胃 - 空肠吻合（图 11 - 17）。

（4）胃三角形切除后胃肠吻合：在距病变较远的胃大弯缘做三角形胃切除后，远端闭锁，近端行胃 - 空肠吻合（图 11 - 18）。

胃癌并发梗阻的手术治疗，在现代外科条件下，尽量做胃癌根治术或姑息切除术，而胃肠吻合术只能解除梗阻，达不到延长生存期的目的。

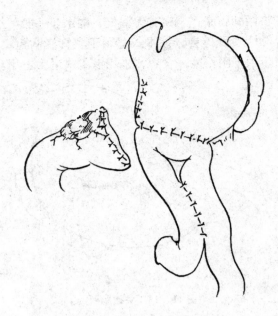

图 11 – 17　胃切断后胃肠吻合术

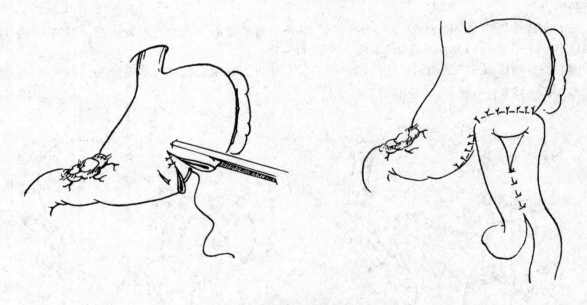

图 11 – 18　胃三角形切除后胃肠吻合术

（杨　飞）

第三节　胃癌并发穿孔的手术治疗

一、诊断程序及要点

胃癌并发穿孔与上腹其他空腔脏器的穿孔一样，发病急、进展快，需要医生进行准确的判断和及时的处理。

对于原发病因不明的上消化道穿孔，要认真对待，不能被其他疾病所掩盖。有一位 45 岁的男性患者，患慢性胆囊炎、胆石症，收住院准备进行胆囊切除术。手术前一天，突然出现剧烈腹痛，继之出现急性腹膜炎的体征。急诊开腹探查，术中发现为胃癌穿孔，行胃癌根治术及胆囊切除术。术后追问病史才发现，患者近半年来上腹胀满，食欲减退，进行性消瘦，经超声检查后诊为胆囊炎、胆石症后，没有怀疑是其他疾病，才造成这一结果。

慢性胆囊炎、胰腺炎、肝炎、萎缩性胃炎、溃疡病等均可能出现上腹胀满、疼痛等症状，与胃癌表现无明显区别，但这些良性疾病往往病程长，体重变化小。而胃癌在短期内即出现食欲减退、消瘦，这一点与良性病变有明显不同，可通过胃镜、双对比造影检查进行鉴别。

对于术前已诊断是胃癌的患者，突然出现急性腹膜炎的临床表现时，自然想到是胃癌引起的穿孔。对于胃癌并发穿孔的患者在诊断中要进一步明确穿孔发生的时间、部位、腹膜炎的范围及患者的全身状态等。胃癌并发幽门梗阻时发生了胃穿孔，因胃内压力增大，胃内容物大量流入腹腔，形成弥漫性腹膜炎。而空腹时发生的胃穿孔则可能形成局限性腹膜炎。胃癌穿孔时由于腹腔内环境的突然改变，产生剧烈的腹痛，可引起患者血压、脉搏的改变，甚至出现休克。穿孔时间越长，对患者全身状态影响越大，所以及时对患者的腹膜炎程度及全身状态做出判断，显得尤为重要。诊断的程序和方法应简便实用，不能进行过度检查，腹部超声检查即可发现腹腔内游离气体，腹腔渗出物的性质、部位及数量。血尿常规、血气分析等检查，可以提示患者的全身状态。这些检查均可在床边进行，以减轻患者的痛苦。

二、治疗原则及手术方法

治疗的原则是及时、正确的选择治疗方案及方法。所谓及时就是胃穿孔一旦确立，应立刻决定治疗方案，需要手术的不能延误手术时间。所谓正确就是所有的胃穿孔未必全需要手术。有一位56岁的女性胃癌患者，在术前化疗中突然上腹部剧烈疼痛，经腹部X线及超声检查，发现膈下游离气体，但腹腔内无积液，腹膜炎仅局限于上腹部。因患者化疗反应重，体质衰弱，采取保守治疗，半月后开腹探查，术中见肿瘤已大部分坏死，穿孔部位与肝左叶粘连。做了胃癌根治术，术后恢复顺利，现已生存8年。还有一位43岁的女性胃癌患者，在行胃镜检查中，突然上腹部疼痛难忍，经影像学检查证实为胃穿孔。内镜医生十分紧张，请外科医生会诊。会诊时有两种意见，一是立即手术，因为这是急腹症，另一种意见是先保守治疗，根据病情变化决定是否手术。理由是患者有低蛋白血症，手术有一定风险。患者为空腹时胃穿孔，超声检查见腹腔内主要是游离气体而无腹腔积液。胃镜检查时见病变在胃体部，需行全胃切除，急诊手术有一定不利因素。征得家属意见后决定先行保守治疗。经胃肠减压后第二天腹痛明显缓解，经半月的TPN治疗全身营养状态改善，择期进行根治性全胃切除术，获得了长期生存。

有些医生认为胃癌并发穿孔是晚期胃癌的表现，只能行穿孔修补或姑息手术，不能行根治手术。上述两个病例说明，胃癌穿孔是病变的局部表现。从浸润深度上看已穿透胃壁（se），而没有侵入周围脏器（si）。从部位上看，穿孔发生在胃前壁小弯侧居多，胃后壁不发生穿孔。从大体类型上看，穿孔均发生于Borrmann Ⅱ、Ⅲ型胃癌，而Borrmann Ⅳ型胃癌不发生胃穿孔。因此，胃癌并发穿孔的患者不一定是晚期胃癌的表现，有的生物学行为较好，应采取积极的治疗措施，其手术方法有以下几种。

（一）胃癌根治手术

胃癌并发穿孔的手术同出血、梗阻的治疗一样，只有切除原发病变，才能达到预期效果。至于做根治手术还是姑息手术要根据患者的全身状态、病期早晚、生物学行为来进行分析，选择个体化治疗方案。对于术前已诊断为胃癌的患者，突然发生胃穿孔，在术式选择上不能因这种并发症的出现而缩小手术，应按原手术方案确定术式。对手术前没有诊断为胃癌的患者，要根据术中探查结果决定术式。有一位60岁的男性农民，来诊时已是急性弥漫性腹膜炎，手术中发现胃癌穿孔，腹腔污染严重，已超过6小时，但穿孔部位在胃小弯前壁，与周围脏器无浸润，胃周淋巴结无明显肿大，作者为他做了胃大部切除术，仅廓清了第一站淋巴结，大网膜也没有切除，手术记录上明确写着胃癌姑息切除术。术后5年随访时发现患者在田间从事农业劳动。回顾当年的病理检查结果为Borrmann Ⅱ型胃癌，胃周淋巴结无转移。在我科统计的2 326例胃癌手术病例中，姑息手术后的5年生存率为6.82%，其中就包括这样的病例。因此，对于胃癌并发穿孔患者的手术要根据患者的条件、医生的能力、医院设备正确选择。在现代外科飞速发展的今天，尤其是在外科营养、抗生素的保驾下，可以将既往认为不能切除的胃癌切除了，将姑息手术变成了根治手术，在胃癌并发穿孔的手术上应该采取这样的积极措施。

（二）胃癌姑息手术

胃癌并发穿孔的手术，是做根治术还是姑息切除术，术前只能做个初步估计，术中探查才是决定做何种术式的关键。有一例胃癌患者，手术探查时见胃前壁有直径 1.5cm 穿孔，周围组织坏死，无法缝合，胃后壁与胰头部浸润固定，不能行根治切除。医生采用胃癌顺行切除的方法，首先在胃上部健康部位切断胃，自上而下切开胃与胰腺之间的浸润，视野清楚，操作方便，可避免副损伤。病变切除后胰腺的创面及出血，用医用胶浅层注射或喷洒，可防止出血及胰液渗出。对于病变在胃内浸润广泛者，可行姑息性全胃切除，对于病变直接浸润肝、胰、横结肠者可行姑息性联合脏器切除。在我科的资料中，姑息性胃癌切除后的生存期和生存质量明显高于穿孔修补、开腹探查者。在患者全身状态允许的情况下，应尽量将病变切除，而不能轻易放弃。

（三）穿孔修补术

胃癌并发穿孔时在下述情况下应选择穿孔修补术，一是穿孔时间长，腹腔污染严重，患者的生命指标受到影响；二是病期较晚，已有腹膜、肝等脏器转移；三是局部病变严重，浸润大血管、胆管及重要器官。手术的目的是治疗感染和减轻中毒，挽救生命。因为大量的胃内容物和胆汁涌入腹腔，造成化学性、细菌性腹膜炎和全身中毒，用任何抗生素都无济于事。手术的方法是彻底冲洗和充分引流，对于腹腔污染严重者，必须用大量生理盐水冲洗腹腔的每个角落，将附在肠壁、肠系膜等处的脓苔尽量取出。作者在为一例中毒性休克患者手术时，彻底冲洗后患者的血压、脉搏恢复正常，用生理盐水达 12 000mL，充分引流是防止术后感染的重要措施，对于腹腔污染严重者，在左、右上腹及下腹各平行放两条引流管，共 8 条引流管，引流管的位置应选择腋中线的侧腹壁，两条平行放置的引流管在切口的上角缝合固定，两管之间的切口皮肤不要缝合，使腹腔渗液可沿两管间流出（图 11－19）。有的医生嫌术后换药麻烦，将其缝合，结果造成引流不畅。有的医生认为引流管放置过多，会造成逆行感染，只单独放两条引流管，结果造成管腔阻塞，腹腔积液不能引出。有学者认为腹腔内管道化引流是预防腹腔积液和感染的重要手术措施，术后经常挤压引流管，保持引流通畅，每天观察引流量及引流液的性质，在 24 小时内当引流管的引流量小于 10mL 时逐一拔出，不会造成逆行感染，对于腹腔污染不严重者，可适当少放引流管。

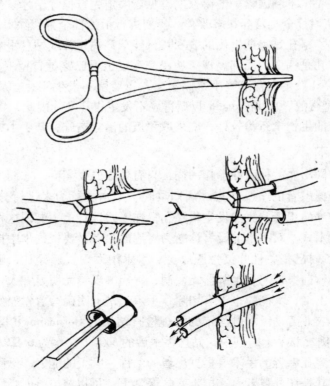

图 11－19　置引流管的方法

关于穿孔修补的方法要根据穿孔的部位、大小、胃壁的质量，进行处理，小的穿孔可全层缝合，大网膜覆盖。大的穿孔可将大网膜填塞穿孔内，缝合固定。有学者遇到一例小弯侧直径 2cm 的胃穿孔，穿孔周边的组织坏死变薄，采用上述方法难以将穿孔缝合。而采用游离大网膜填塞法，将大网膜连同胃网膜右动脉，自左向右从胃大弯侧游离下来，切断结扎胃网膜右动脉向胃壁的分支血管，切断胃结肠韧带，将游离的大网膜整块填塞于穿孔处，并喷洒医用胶固定（图 11 - 20），术后患者恢复顺利。大网膜为什么能起到这样的效果呢？因为大网膜有三个功能，一是吸收功能，可将腹腔渗液迅速吸收；二是吞噬功能，可将腹腔内异物吞噬、包裹，提高机体的免疫作用；三是粘连功能，腹腔内有炎症、创伤时大网膜可很快粘连，防止炎症扩散，如阑尾炎时的大网膜粘连、开腹手术后的刀口粘连、粘连性肠梗阻等。半个世纪前，我国兴起中西医结合治疗急腹症的高潮，几乎所有的急腹症都用中药治疗，胃穿孔就是其中之一，而大网膜的作用就在于此。总结历史的经验教训，从循证医学的角度，制订合理、正确的治疗方案是现代医学的进步。

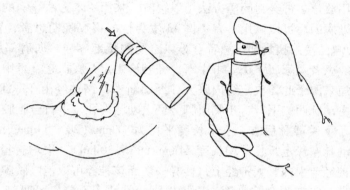

图 11 - 20　喷医用胶的方法

（杨　飞）

第四节　末期胃癌疼痛的手术治疗

疼痛是晚期肿瘤患者的最大痛苦，是造成恐惧与死亡的主要原因，给患者及家属带来极大的精神负担。治疗的目的是减轻患者的痛苦，提高生存质量，而不是为了延长生存期增加患者的痛苦。治疗的原则是所采用的方法、技术要尽量减少对患者的刺激，简便而有效。医生在治疗前要认真考虑给患者带来的益处和害处，既不能放弃治疗，又不能过度治疗。末期胃癌的疼痛主要来自两大方面：一是肿瘤的转移病变压迫肠管、胆管、输尿管等引起的梗阻性疼痛，二是肿瘤的直接浸润、扩散压迫肝、胰等实质脏器和神经引起的剧痛。前者往往需要手术治疗，后者多采用三阶梯止痛疗法，必要时采用手术治疗。

一、梗阻性疼痛的手术治疗

当腹腔内的空腔器官因肿瘤压迫引起梗阻，产生剧烈的腹痛，危及患者的生命时，为解除梗阻，减轻疼痛而需要手术治疗。手术应以损伤小为原则。有一例 70 岁的男性患者，患晚期胃癌，长期卧床，并口服硫酸吗啡控释片止痛，造成大便干燥，粪便在结肠内大量积存，采用番泻叶、开塞露等各种治疗不见缓解，无力将大便排出，腹胀、腹痛使患者难以忍受，决定手术治疗，开腹后见横结肠、乙状结肠内积存大量粪便，像算盘珠子似的石样硬，切开肠腔取出粪便后，行横结肠造口术，术后患者腹痛明显缓解，自腹壁造口处排气，肠梗阻解除。有一位 67 岁的胃癌晚期男性患者，近一个月来剧烈腰痛，用麻醉药止痛，三天前无尿，经超声检查见双侧肾盂及上段输尿管扩张、积液，为解除梗阻，查找病因而开腹检查，术中见后腹膜像一块硬塑料板一样固定于后腹壁上，此为胃癌腹膜转移的一种类型，称硬化型腹膜转移，是患者腰痛的原因。因双侧输尿管包裹其中，手术操作十分困难，选择什么术式呢？最简单的办法是双侧肾盂造瘘，但给术后管理增加麻烦，患者剧烈腰痛也不能缓解。于是决定术中经膀胱镜插入输尿管导管做指示，导管插入输尿管 5cm 处受阻，手术医生触到了导管的尖端后，于此处切开了后腹膜找到了输尿管，将输尿管用橡皮筋提起，切除了大部分硬化后腹膜，将双侧输尿管解剖出来。此时见输尿管血运良好，为防止输尿管与周围组织粘连、弯曲、坏死，将双侧输尿管导管插入肾盂中，排出 1 000mL 尿液，术后患者腰痛缓解，排尿通畅。有一例 62 岁的女性患者，入院时诊断为胃癌浸润胰头、肝门部，因手术已不能切除而行新辅助化疗，一周后患者出现黄疸，右上腹剧烈的疼痛，伴有高热和白细胞升高，查体时于右肋弓下可触及一囊性肿物，伴有限局性腹膜炎，临床诊断为急性胆囊炎，急诊开腹探查见胆囊极度扩张，胆囊底部有直径 2cm 的坏死区，排出 1 000mL 胆汁后，行胆囊造瘘术，术后体温平稳，黄疸减轻，疼痛缓解。

二、压迫性疼痛的手术治疗

末期胃癌的疼痛主要来自于原发病变和转移病变侵犯和压迫腹腔神经丛的交感神经引起的，大多采用麻醉药物止痛，或采用放疗、神经封闭等方法予以缓解，采用手术方法止痛的较少，对某些顽固性疼痛的胃癌晚期患者在明确病因后可以试用。有一例 43 岁男性的胃癌晚期患者，胃镜检查见胃内有一巨大溃疡，CT 检查显示肿瘤已侵入胰头部，患者有难以忍受的腰部疼痛，向肩部放散，每日弯腰屈背躺在床上，靠哌替啶度日。患者及家属坚决要求手术，经会诊决定开腹探查，术中见肿瘤与胰腺广泛浸润固定，患者的顽固性疼痛来源于此，决定行内脏大神经切断术，该神经由 $T_5 \sim T_{10}$ 交感神经结向内走行的节前纤维组成，经胸主动脉两侧下行，于膈肌脚旁经主动脉裂孔，下行至腹腔神经节，右侧内脏大神经沿腹主动脉右缘下行于下腔静脉后方，主干长度平均为 41mm（20～55mm），平均直径为 1～6mm。左侧内脏大神经沿腹主动脉左缘走行，平均长度 24mm（15～30mm），平均直径为 2～4mm。胰腺的痛觉神经纤维主要经腹腔神经节由内脏大神经上行传导，切断该神经可以消除胰腺疾病引起的疼痛，手术方法简便，切开肝胃韧带，向左侧牵拉食管，显露出膈肌裂孔，不分离膈肌脚，在腹主动脉左侧缘触摸，可以发现似琴弦样条状纤维，用小直角钳挑起，呈银白色直径 2mm 的神经，切断该神经并送术中冷冻病理检查证实为神经组织，手术完成。一般只切除左侧内脏大神经，即可解除疼痛。该患者手术后疼痛基本消除。该手术已成为解除晚期胰腺癌、慢性胰腺炎引起顽固性疼痛的有效措施，对晚期胃癌疼痛的治疗应该查明原因，利用各学科的先进技术综合治疗，可使患者获得较好的生存质量。

（杨　飞）

第五节　胃癌并发腹水的手术治疗

《日本胃癌规约》中规定：胃癌腹水中一旦查到脱落癌细胞，即 cy（+），无论胃癌浸润深度、淋巴结转移如何，即定为 4 期胃癌，cy（+）是判定胃癌分期的独立因素。腹水来自两方面，一是营养不良，低蛋白血症的渗出液，二是癌细胞对腹膜大网膜、肠系膜的侵犯，引起分泌和抑制功能的失衡，晚期胃癌的腹水两者并存。传统的观念认为胃癌的手术主要目的是切除病变对邻近脏器的直接浸润（联合脏器切除）和廓清胃周淋巴结（D1，D2），对于血道转移和腹膜转移，手术刀则无能为力。随着对胃癌生物学本质的认识和提高以及现代医学的发展，对某些病例采用了手术治疗，但必须严格掌握手术的适应证，胃癌并发腹水时原则上采用药物治疗，对发生并发症者应选择手术治疗。

一、手术适应证

胃癌并发腹水的患者发生出血、穿孔等紧急情况下，应立即手术治疗，因腹水是个慢性发展过程，而胃穿孔、出血可随时危及患者的生命，因此不能因并发腹水而放弃治疗。

胃癌转移病变引起肠梗阻时，也应采取手术治疗，有一例 43 岁的男性胃癌患者，突然出现上腹部剧烈疼痛，频繁呕吐，经影像学检查诊为肠梗阻，开腹后放出 1 000mL 腹水后，梗阻部位在小肠上段，为一转移病变压迫所致，切除部分肠管梗阻消失。

胃癌并发顽固性腹水者可试用手术治疗，有一位 30 岁的女性患者，诊断为 Borrmann Ⅳ型胃癌，并发大量腹水经多次腹腔化疗后，腹水不见减少，后又行放腹水、腹带加压及各种方法治疗，仍不见消退，患者状态较好，征得家属意见后开腹探查，放出 1 500mL 腹水后，见大网膜布满大量粟粒至核桃大结节，腹膜及肠系膜表面也有雪花样点片状结节覆盖，全胃变硬、缩小，与周围脏器无浸润，顺利切除全胃后，行全腹膜切除术，术后恢复顺利，腹水明显消退，生存期一年。

胃癌并发腹水的晚期经常发生肠梗阻，或因反复腹腔化疗后，虽腹水减少，但由于腹腔内纤维粘连，也易引起肠梗阻，治疗上很困难，也是患者致死的主要原因。要根据患者全身状态选择适当的治疗方案。

二、术式选择

（一）部分腹膜切除术

有一位 45 岁女性患者，术前诊为卵巢癌，并发腹水，开腹探查见左卵巢有手拳大肿瘤，大网膜又有散在转移结节，在切除大网膜过程中发现胃区有肿块，于是妇科医生请作者去会诊并参加手术，经探查胃下部有一 3cm×4cm 占位病变，这是一例典型的胃癌卵巢转移病例，决定行远侧胃癌根治术，切除全部大网膜及卵巢后，见盆底腹膜有散在转移结节，其他部位未见转移病变，行盆底腹膜切除术，术后患者经化疗及生物治疗获得 5 年以上生存期。

（二）全腹膜切除术

有一例 62 岁的男性胃癌患者，术前超声检查时发现有少量腹水，开腹后见胃体部有一巨大肿物，膈面腹膜至盆底腹膜、肠系膜有散在转移结节，伴少量腹水，按常规，该患者只能是开腹探查或姑息性手术，术中与患者家属交代病情时，家属坚决要求彻底切除肿瘤，于是决定行全胃切除及全腹膜切除术，从膈面腹膜开始向盆底腹膜剥离切除。手术中注意以下几个问题：①所谓全腹膜切除只能将腹膜极大部分切除，对手术操作困难的部位不必勉强切除，以防损伤血管和脏器。②对于脏面腹膜、肠系膜及肠壁上的转移结节无法切除时，可以电刀烧灼。③腹膜切除后易发生粘连性肠梗阻，预防的办法是将全部小肠折叠缝合，以保持消化道通畅。有学者共行 10 例全腹膜切除术，5 例为术后腹膜转移，最长生存期为术后 2 年，大部分在一年左右。以大肠癌腹膜转移预后较好。胃癌并发腹水的手术治疗在不断探索之中，可能成为综合治疗的一个有效措施。

（杨　飞）

第六节　同时性消化道多原发癌的手术治疗

一、多原发癌的诊断标准

多原发癌的诊断标准为：①每个肿瘤均为恶性；②每个肿瘤有各自的病理形态；③彼此排除互为转移的可能。6 个月以内发现为同时性多原发癌；6 个月以后发现为异时性多原发癌。多原发癌发病率低，漏诊率高，因癌灶分布范围广，无规律可循。食管、胃、大肠是消化道多原发癌好发器官，尤以大肠最为多见。可分布于同一器官、不同器官、相邻或不相邻肠段。外科医师往往只满足于发现第一个癌灶而易遗漏第二癌灶，因此应重新认识消化道癌发生的多中心论。多原发癌的病理类型以腺癌为主，食管癌和肛管癌以鳞癌多见。消化道癌的临床症状一般以腹痛、腹胀、腹部不适、呕吐、腹泻、黑便、呕血、腹部包块为主，腹部体征除首诊病灶处可能有压痛、扣及腹部包块外，腹部其他部位可能也有阳性体征：如压痛、扣及腹部包块、直肠指诊异常等。本节主要讨论胃癌并发其他部位消化道癌的辅助检查诊断和外科处理。

二、辅助检查

1. 肿瘤标志物　与消化道癌有关的肿瘤标志物主要有以下几种：AFP、CEA、CA50、CA125、

CA19-9，血液中肿瘤标志物明显升高时一般肿瘤处于进展期。①癌胚抗原：健康成人血清 CEA 浓度多在 2.5μg/L 以下，而胃肠道肿瘤患者血液浓度明显增高。CEA 是目前消化道恶性肿瘤中应用最广泛的一种标志物，其诊断特异性呈"宝塔状"，即对下消化道癌症（结直肠癌，胰腺癌）的特异性甚高（大于 78%）。CEA 是结直肠癌研究中最有价值的指标。②糖类抗原 19-9（CA19-9）：健康人和良性病血清值 <37U/mL，恶性肿瘤血清值 >100U/mL。异常升高主要见于胰腺癌和胆囊癌。此外，多种消化道恶性肿瘤如 58% 的结肠癌、50% 的胃癌、49% 的肝癌、10% 的肺癌以及乳腺癌等均有升高。③糖类抗原 242（CA242）是一种新型肿瘤标志物，多用于胰腺癌及结直肠癌的血液学诊断，与 CA19-9 和 CA50 相比 CA242 灵敏度相当或稍低，但特异性较高。在良性肝胆疾病和胰腺炎中，血清 CA242 水平很少或轻度升高，假阳性率低于 CA19-9 和 CA50。④糖类抗原 50（CA50）：正常值为 4~11U/mL。CA50 是一种广谱肿瘤标志物，在多种胃肠道或非胃肠道上皮恶性肿瘤中均有升高，与其他指标联合检测可以提供更多信息。⑤CA72-4：正常 1~2U/mL，良性瘤中 <3U/mL，CA72-4 须与 CEA 等肿瘤标志物联合应用以弥补其阳性率的不足。⑥小肠黏蛋白抗原（SIMA）：属新型癌胚抗原，结直肠癌组织中含量明显升高。血清中 SIMA 与组织 SIMA 在分子量和生化性质上相似。⑦鳞状细胞癌抗原（SCCA）：正常人血清水平 <2μg/L。目前 SCCA 主要用于宫颈、头颈部、食管、肺、气管、泌尿生殖道和肛门等部位的鳞癌的诊断、预后，以及疾病监测和疗效评价。⑧甲胎蛋白（AFP）：在临床上主要用于原发性肝细胞性肝癌，生殖系统胚胎性恶性肿瘤，异常妊娠如胎儿宫内死亡、神经管畸形、无脑儿和脊柱裂等的诊断、疗效评价与随访。在结直肠癌患者中主要用于肝内占位的鉴别诊断，排除原发性肝癌。

2. X 线钡剂造影　全消化道的钡剂造影检查有助于发现消化道的多发癌灶，是同时性消化道多原发癌的首要筛选检查手段。消化道黏膜的充盈缺损、局部黏膜破坏中断、狭窄、局部管壁僵硬、钡剂通过受阻、蠕动消失或减弱等征象是消化道癌的 X 线造影表现。

3. CT、MRI 检查　全腹腔的 CT、MRI 检查有助于发现腹腔内的明显占位灶，根据病变部位行进一步的检查和处理。CT 与 MRI 对于显示肿瘤邻近组织受累情况，淋巴结或远处脏器有无转移具有很大优势，有助于临床分期与手术估计，但均难以分辨良恶性。在诊断不明时，可在引导下细针穿刺细胞学检查。新近发展了 CT 仿真内镜技术（CTVC）和将 CT 技术与先进的软件技术相结合的 3D 与 2D 成像技术。3D 图像以薄层螺旋 CT 扫描数据为资源，采用特殊的计算机软件对消化道内表面具有相同像素值的部分进行立体重建，以模拟常规结肠镜检查效果的方式显示其腔内结构。2D 图像即将消化道沿纵轴切开后，从横轴面、矢状面、冠状面观察的外部图像。3D 内部图像与 2D 的外部图像相结合、互相补充，在检测消化道病变方面发挥巨大作用。CTVC 先行盆腹腔 10mm 层厚扫描，选择可疑病变部位，再进行 3mm 层厚薄扫病变部分，利用支持软件经重组形成仿真窥镜图像，结合横断面图像进行诊断，并进行分期。

4. 内镜检查　胃镜、结肠镜、小肠镜可发现全消化道的病变，观察其形态并取病理。近年来出现了新的技术和进展，诸如放大内镜和放大变焦染色结肠镜、内镜窄带成像技术、细胞内镜、显微内镜、超声结肠镜，以上技术对于发现早期病变，对于手术前分期有极大帮助。

三、同时性消化道多原发癌的手术方案选择

（一）胃多原发癌

癌灶位于胃的不同部位时，一般行全胃切除术并对胃周淋巴结进行廓清。

（二）胃癌同时并发食管癌

若胃底贲门癌并发食管下端癌可切除食管癌和近端胃后食管与远端胃吻合，应注意癌灶切除范围和吻合口是否有张力，若食管癌灶位于中上段与胃癌灶相距较远则须切除全胃及食管癌灶后，以结肠或空肠重建消化道连续性。

（三）胃癌并发十二指肠癌

远端胃癌并发十二指肠癌可行胰十二指肠切除术；其他胃癌须行全胃切除加胰十二指肠切除术，食

管与空肠吻合。

（四）胃癌并发结直肠癌

因为胃癌与结直肠距离较远，手术经评估都可切除时分别行胃癌切除和结直肠癌切除。

（杨 飞）

第七节 门脉性肝硬化并发胃癌的手术治疗

门脉高压症是肝硬化最为常见的并发症之一，是门静脉系统血流受阻或血流量增加所致的以门静脉压力升高、脾大、食管胃底静脉曲张和腹水为特点的临床综合征。门脉高压症引起的上消化道出血常因食管静脉曲张破裂和门脉高压充血性胃病导致，其病死率为22%~84%，首次出血病死率为40%以上，再次出血病死率超过60%。门脉高压充血性胃病包括胃黏膜病变和肝源性消化性溃疡，是否会导致胃癌的发生至今仍有争议。胃溃疡和胃黏膜病变作为胃癌的癌前病变可能和以下因素有关：①肝硬化门脉高压时，胃黏膜微循环障碍；②黏膜抵抗力下降；③高促胃液素血症；④激素代谢紊乱；⑤胃排空延迟，食物潴留；⑥低蛋白血症；⑦肝细胞内超氧歧化酶活性下降，氧自由基及脂质过氧化物水平升高。临床工作中胃肠外科医师常常会遇到门脉高压症并发胃癌的状况，门脉高压症或进展期胃癌的预后都不乐观，因此并发患有两种疾病的患者预后较差，手术风险亦极大，必须在围术期做好充分准备，制订合理的手术方案以确保手术的安全性。

一、术前准备

（一）胃癌的手术前准备

胃癌手术前最主要是行腹部CT检查，评估胃肿瘤大小、位置、淋巴是否有转移、肿瘤与周围器官关系、是否有远处转移。经多学科综合小组影像学专家评估认为胃癌可切除可能性较大时，可行其他准备；若胃癌切除可能性较小时，因为并发有肝硬化性门脉高压症，不建议行冒险性的剖腹探查，可选择辅助化疗，消化道因为肿瘤造成梗阻可放置支架管缓解症状。其他胃癌术前准备内容。

（二）肝硬化性门脉高压症的术前准备

1. 血清/血浆检查　血清或血浆学检查是肝功能评价最为常用的手段，它可以简单地做以下分类：①反映肝细胞及小胆管损伤的指标：包括丙氨酸氨基转移酶、天门冬氨酸氨基转移酶、碱性磷酸酶、γ-谷氨酰转肽酶；②反映肝脏转运有机离子能力的指标：总胆红素和结合胆红素、总胆汁酸；③评估肝脏合成功能的指标：清蛋白、胆碱酯酶、前白蛋白、凝血酶原时间（PT）；④肝脏清除试验或负荷试验：肝脏清除试验或负荷试验主要检查肝脏的代谢能力，例如吲哚氰绿（ICG）试验、胰高血糖素负荷试验、咖啡因负荷试验、半乳糖耐量试验及利多卡因试验等，这些检查可以从不同方面定量反映肝脏储备功能，其中应用较多的为ICG试验。ICG注入人体后由肝细胞选择性摄取，以游离形式排泄到胆管，汇入胆汁排入肠道，不存在肝肠循环。无创ICG试验使用脉冲ICG分光光度测定法可以无创实时监测血液中ICG浓度。目前常用的两个参数ICG 15分钟滞留率（ICG-R15）和ICG血中清除率（KICG）是国际上较为公认的评估肝脏储备功能和预测术后肝功能衰竭的指标。

2. 影像学检查　①CT检查：利用CT计算出剩余肝脏与整体肝脏的体积比结合ICG检测，计算手术后剩余肝脏的吲哚氰绿血浆清除率（KICG）；②磁共振的应用：Gd-EOB-DTPA是肝胆细胞特异性造影剂，由肝脏细胞特异性摄取并通过胆道系统排泄；经静脉注入该显像剂后行动态磁共振扫描，获得肝区与主动脉区的时间-强度曲线，利用反卷积方法计算肝脏摄取分数用来定量评价肝脏整体功能，其与ICG-R15有很好的相关性，可以无创性定量评估肝病患者的肝脏功能；③核医学检查：SPECT-CT和相应的显影剂（^{99m}Tc-植酸钠、^{99m}Tc-乙二烯三胺五醋酸-半乳糖人血清蛋白）结合可以较好地评估肝脏的代偿功能，但由于价格较高应用范围较小。

3. Child-Pugh肝功能评分系统　Child-Pugh肝功能分级是应用最早、最广泛的评分系统，其包含了临床症状（腹水、肝性脑病）和实验室检查（胆红素、清蛋白、PT 或国际标准化比值）共 5 项指标，但仅对肝硬化失代偿期患者具有较好的评估作用，并不能评估肝脏储备功能，其对肝脏手术风险的预测价值也有限，由于其所需费用较低、检查较少所以应用最普遍。Child – Pugh 改良分级法分三级，A 级为 5~6 分；B 级为 7~9 分；C 级为 10~15 分（表 11 – 1）。

表 11 – 1　Child – Pugh 肝脏疾病严重程度计分与分级

指标	异常程度计分		
	1	2	3
肝性脑病	无	1~2	3~4
腹水	无	轻	中度以上
血清胆红素（μmol/L）	<34.2	34.2~51.3	>51.3
人血清蛋白（g/L）	≥35	28~34	<28
凝血酶原时间（秒）	≤14	15~17	≥18

4. 食管胃底静脉曲张评估　食管胃底静脉曲张的大小、范围以及血流动力学状况，需行内镜检查、磁共振门静脉成像（MRPVG）以及多普勒超声（DUS）检查等。内镜可发现食管胃底静脉曲张的大小、多少和范围，MRPVG 可显示门静脉系统解剖，包括侧支血管的大小、多少和部位等。DUS 可显示向肝血流或离肝血流，有经验的 DUS 检查者可较准确地检测门静脉和（或）肝动脉的肝血流量。以上肝脏和门静脉系统解剖学和血流动力学研究对在行腹部手术时是否需同时行门静脉高压症（PHT）手术以及行何种 PHT 手术提供极有价值的信息。

5. 脾功能亢进评估　①外周血细胞的变化：脾亢时外周血细胞减少，会造成血细胞一系或多系同时减少，表现为白细胞和（或）血小板减少，也可表现为红细胞减少，可分别称为脾亢性白细胞减少症，脾亢性血小板减少症，或脾亢性红细胞减少症。一般早期只有白细胞和（或）血小板减少，进展比较缓慢，甚至可以相对稳定几年。白细胞减少，主要影响中性粒细胞，但严重脾亢时各种白细胞都可以减少；血小板则常呈中等度减少。以后随着脾大，则可以发生全血细胞减少，称为脾亢性全血细胞减少症，显示病程已进入晚期。一般门脉高压脾亢的肝硬化患者，因肝功受损等原因常为中等度正色素性贫血，网织红细胞增多；个别患者由于缺乏叶酸而呈巨细胞性贫血，缺铁可发生小细胞低色素性贫血，消化道出血可引起低色素性贫血。如果血 WBC <2.5×10⁹/L，PBL <60×10⁹/L，视为重度脾功能亢进。②B 型超声波检查：正常脾长径 <10~11cm，厚径 <4.0cm，超过时（特别是厚径 >4.0cm）即可诊断为脾大。如脾大已超过Ⅱ度或脾周炎存在，或脾周韧带短缩，脾活动度不佳，或脾周韧带侧支循环丰富等，均视为难度大的脾切除，应予以重视。

6. 手术前药物治疗　具体如下。

（1）胃癌的药物治疗：胃癌手术前没有特殊用药，若有反酸、胃灼热等高胃酸症状，可给予奥美拉唑口服；若有腹胀、嗳气等症状，可给予多潘立酮（吗丁啉）等对症处理。

（2）肝硬化性门脉高压症的药物治疗：经静脉适量补充极化溶液（GIK）以增加肝糖原储备，减少蛋白质消耗。对血浆蛋白低者应补充新鲜血浆或清蛋白，使人血清蛋白 >30g/L。口服维生素 B、维生素 C 族，同时纠正患者术前存在的水、电解质和酸碱平衡失调，积极护肝和纠正凝血功能障碍。应用新鲜冷冻血浆、血小板和冷沉淀物纠正任何潜在的凝血障碍。围术期应用抗生素时应尽量选用对肝、肾毒性小的抗生素，以免加重肝脏负担。

二、手术方案选择

胃癌的除范围分为远端胃切除、近端胃切除、全胃切除和胃肠吻合术。以下介绍门脉性肝硬化和门脉性肝硬化并发胃癌时的手术方法选择。

（一）门脉性肝硬化手术方法

1. 内镜治疗　①内镜下食管曲张静脉硬化剂注射治疗：通过胃镜下注射静脉硬化剂可达急症止血

和预防再出血的目的，控制急性出血率达74% ~92%，近期止血率达80% ~100%，需间歇注射4~6次硬化剂，历时9~16周，近期止血效果较好，但远期易再发生大出血。②内镜下食管曲张静脉套扎术：内镜负压吸住曲张静脉，拉紧套圈套住曲张静脉。此种方法处理结扎粗大的曲张静脉，止血率达90%。其优点是不引起注射部位出血，无系统性并发症，近年来受到推崇。缺点是细小突出不显著的曲张静脉无法结扎。③热凝法：激光热凝法是利用氩离子激光和ND-YAG激光促使组织原子和分子振动，使光能转化为热能，使细胞水分蒸发、组织蛋白凝固、血管收缩闭合和血管内膜血栓形成而止血。利用电流或热（高热150℃）封闭血管，导致组织蛋白变性凝固而控制出血。

2. 介入疗法　适用于内镜治疗失败和不宜外科手术者。介入方法为经皮肝门静脉胃冠状静脉栓塞或经颈静脉肝内门体支架分流术（TIPS）。

3. 去血管化手术　①贲门周围血管离断术（Hassab手术）：手术包括切断胃短血管的脾切除及胃上部食管下端周围血管离断。血管离断包括冠状静脉胃支、食管支、高位食管支、胃后静脉及左膈下静脉，其中高位食管支及胃后静脉切断尤为关键。手术死亡率、术后脑病发生率及存活率均优于分流术，该术式不但用于急症手术，也推荐用于择期及预防性手术，且易于在基层医院推广。②贲门周围血管离断加食管下端或胃底血管阻断术，又称联合断流术（Sugiura）手术。1973年Sugiura提出经胸腹联合断流术，即经胸行食管血管离断及食管横断再吻合术，经腹行贲门周围血管离断及脾切除术，手术可以一期或二期完成，以后简化为最常用的经腹改良Sugiura手术，使手术创伤减小，手术时间缩短，并减少了经胸并发症。③食管下端胃底切除术：最彻底的断流术，因手术复杂、并发症多、对患者打击大而未能推广。④食管下端吻合器横断术：采用吻合器从胃前壁小切口放入，在贲门上1~2cm处横断并吻合食管，同时结扎胃冠状静脉，取得了较好的效果。该术式操作简单，手术时间短，特别适用于危重患者的急症止血。

4. 分流性手术　门静脉高压症的形成有门脉血流阻力增加和门静脉血流量增加两个基本因素，因肝硬化不能逆转，肝内阻力无法解除，只能通过减少门静脉血流量使门静脉压力降低，这就是用各种分流术治疗门静脉高压症的理论基础。分流性手术根据其对门脉血流的影响分为：完全性分流、部分性分流、选择性分流三种类型。但该分类是相对的，并有一定的时限性，如脾肾分流术分流口径大，特别是中央型脾肾分流也属完全性分流以及远端脾肾分流术在其后期，可能失去其选择性而成为完全性分流。TIPS其实是分流式的微创手术。

5. 断流＋分流性手术　在远端脾肾分流（S-DSRD）基础上加作脾胰和胃血管断流（DSRS-SPGD）即胃大小弯血管离断，横断胃上部并再缝合，其目的是阻断胃壁上血流。随访10年，DSRS-SPGD与S-DSRS、DSRS-SPD对照，再出血率低，生活质量提高，死亡率低，门静脉向肝血流能长期保留，即长期保留其选择性分流作用。

6. 肝移植　肝移植是终末期肝硬化是最主要的适应证，不仅治疗门脉高压症，并解决了原有肝脏疾病，这是近年来肝外科的重大发展。但由于肝脏供体不足，花费巨大，技术门槛较高，因此肝移植治疗门脉高压症的数量受到严重限制。

（二）门脉性肝硬化并发胃癌的手术方法

门脉性肝硬化和胃癌都有多种手术方法，在同时治疗两种疾病时选择何种手术方法？如何在多种手术方法中进行排列组合才能在根治胃癌的同时降低因门脉高压症引起的消化道出血呢？以下为根据胃癌的位置选择胃切除范围后再选择门脉高压症的手术方法。

1. 近端胃切除术　这两种手术方式已经切除了导致门脉高压症消化道出血的易发位置，可加做脾切除术，预防和治疗脾功能亢进，形成胃癌根治术＋断流手术。若手术者习惯行分流手术也可在胃癌手术同时行分流手术。

2. 远端胃切除术　此种手术残存胃的血液供应为胃短血管和膈下血管及食管下端的血液供应，若行断流手术，切除脾脏后残存胃的血供只能依靠来自膈下血管及食管下端的血液供应，残存胃发生缺血坏死的可能性较大。远端胃切除术时可同时行分流手术或在胃癌手术前后行介入手术或内镜下手术。也可保留脾脏只行脾动脉结扎并仔细解剖和缝扎贲门周围明显增粗的曲张血管，既可保证残胃的血供、减少残胃坏死和吻合口瘘的风险，又可部分降低门脉压力、减少上消化道大出血的机会，而且手术的创伤也较小。

3. 全胃切除术　胃癌癌灶位于胃体或超过两个分区需要切除全胃，则同时切除脾脏；若胃癌切除范围限于远端胃但脾脏必须切除，残余胃的血运缺乏易致残胃坏死，可扩大胃的切除范围至全胃并切除脾脏。

总之，门脉性肝硬化并发胃癌手术时应施行个体化原则以保证患者手术安全性，手术时机和手术方式选择应根据两种疾病的危重程度充分做好术前准备，选择合理有效的手术方式。

（杨　飞）

第八节　腹主动脉瘤并发胃癌的手术治疗

腹主动脉瘤是指腹主动脉管壁永久性局限性扩张超过正常血管直径的50%。通常情况下，腹主动脉直径 >3cm 可以诊断腹主动脉瘤。腹主动脉瘤的发生与年龄、性别、种族、家族史、吸烟等有关。高龄、男性、白种人、阳性家族史和长期吸烟者腹主动脉瘤发生率会相应增高。90%以上发生在肾动脉水平以下，而其中75%的患者并无临床症状。流行病学的筛查研究提示老年男性人群中的发病率在1.7%～6%之间，男：女为（3.5～6.1）：1，随年龄的增长发病率增加。大多数腹主动脉瘤均无症状，患者无意中或在查体时发现腹部搏动性包块。部分患者主诉中腹部或腰背部钝痛，可持续数小时甚至数日。疼痛一般不随体位或运动而改变。当疼痛突然加剧时常预示腹主动脉瘤即将破裂。动脉瘤破裂后血液若被局限在腹膜后，血压尚可维持，通过急症手术，患者尚有一定生存概率；若腹主动脉瘤破裂入腹腔，患者短时间内失血性休克而死亡。因此腹主动脉瘤是人体内的不定时炸弹，不及时处理，隐患极大，风险极高。

一、腹主动脉瘤的影像学检查

（一）B 超及多普勒检查

B 超及多普勒检查广泛应用于腹主动脉瘤的筛查、术前评估和术后随访，其敏感性可以达到90%以上，无创、费用低廉、无辐射，而且数据可靠是其优势。但 B 超检查准确度和操作者的经验、手法、探头角度有关，其客观性尚嫌不足。肠道气体干扰使诊断准确率有所下降。

（二）血管造影

血管造影包括腹主动脉造影和 DSA 检查，两者可显现腹主动脉瘤的大体形态和位置，但有时动脉瘤的宽度可为透光性附壁血栓所掩盖。

（三）CT 血管造影（CTA）

CTA 已经逐渐成为腹主动脉瘤术前检查和术后随访的"金标准"。腹主动脉瘤术前 CT 评估内容包括：瘤体最大直径；瘤体和肾动脉的关系；肾动脉下正常主动脉（即瘤颈）的长度、直径及成角、钙化情况；髂动脉的直径及迂曲情况；还需要仔细分析有无血管变异，如副肾动脉、双下腔静脉或主动脉后左肾静脉等。所有这些数据都可通过一次高质量的 CTA 了解清楚。

（四）磁共振血管造影（MRA）

MRA 的造影剂用量小，对心脏和肾脏功能影响小，肾脏功能不全的患者首选 MRA。但其成像质量与 CT 相比尚有差距。

二、腹主动脉瘤保守治疗的指征

腹主动脉瘤瘤体直径 <4cm，建议每2～3年进行一次彩色多普勒超声检查；如果瘤体直径 >4～5cm 需要严密监测，建议每年至少行一次彩色多普勒超声或 CTA 检查。瘤体 >5cm，或监测期间瘤体增长速度过快，需要尽早手术治疗。

三、腹主动脉瘤手术方法

（一）腹主动脉瘤的开放手术

1. 开放手术的适应证 ①腹主动脉远端到肾动脉之间有足够的非扩张区，以允许血管内移植物近心端锚定，即近端瘤颈，近端正常腹主动脉的长度需要根据每个移植物的特点而定，推荐的长度是 1.0 ~ 1.5cm；②近端瘤颈的严重扭曲将不能进行血管内介入治疗。一般来说，如果肾动脉以上与近端瘤颈成角 <60°，不推荐行介入治疗；③如果需要植入支架的部位是髂动脉，那么它的形态学必须足以使血管内装置附着；④髂总和髂外动脉的口径必须允许输送鞘通过，或者它们必须承受球囊的扩张以利于输送鞘通过；⑤髂血管的扭曲程度必须能使传送系统进入腹主动脉，支架移植物的传送系统的顺应性的差异和展开可能影响它们在扭曲血管中的最终应用；⑥畸形的血管，尤其是肠系膜下动脉或副肾动脉不能位于需要排除的腹主动脉段，如果这些标准达不到，有可能由于技术原因而不能行介入治疗。

2. 开放手术的方法（腹主动脉瘤切除 + 人造血管置换术） 全身麻醉，开腹后切开后腹膜，显露腹主动脉，于肾动脉下方正常动脉处阻断主动脉近端，病变远端阻断双侧髂动脉或腹主动脉，切开瘤体，结扎腰动脉，取分叉型或直行人工血管植入，分别与近端腹主动脉和双侧髂动脉或远端腹主动脉吻合，恢复血流，瘤壁包裹植入血管，关闭腹腔。

（二）腹主动脉瘤手术的腔内修复手术

1. 腔内修复手术的适应证 形态学满足腔内治疗的要求包括近端瘤直径长度 >1.5cm，瘤颈无严重钙化，无严重扭曲及成角，双侧髂动脉无闭塞或严重狭窄，患者经济条件可以接受腔内治疗或一般情况差不能耐受开腹手术。近段瘤颈的条件至关重要，在无法行腔内修复的患者中，有超过 50% 的患者是由于近端瘤颈条件不适合，如瘤颈过短、直径过大以及成角过大等。除瘤颈长度要求严格外，瘤颈的直径也不宜过大，一般的观点是不宜超过 3cm。

2. 腔内修复手术的方法（股动脉切开，腹主动脉造影 + 覆膜支架植入术） 全身麻醉，取腹股沟纵切口长 5cm，显露股动脉及分支并预置阻断带，Seldinger 穿刺导管至腹主动脉瘤上方的腹主动脉造影，确定瘤体大小、上下端情况、累及范围。取定制分叉型支架植入腹主动脉及双侧髂总动脉，以肾动脉下缘为定位释放支架，再次造影示双肾动脉显露良好，腹主动脉瘤消失，无任何内漏，则退出输送装置，关闭切口。

（三）腹主动脉瘤手术并发胃癌的手术方法选择

（1）对于腹主动脉瘤并发胃癌的患者，首先应对其全身情况，包括心、肺、肾、脑等重要器官功能进行评估，对其耐受两种大手术的可能性进行分析。

（2）评估腹主动脉瘤和胃癌两种疾病的危险程度，以确定哪种疾病急需处理。如胃癌已出现穿孔、出血或严重梗阻，则应先行胃癌根治术。如腹主动脉瘤已破裂或濒临破裂，则应先做腹主动脉瘤切除术或行腔内修复手术。

（3）若腹主动脉瘤和胃癌都不需要急症处理，应先评估腹主动脉瘤是否可以行腔内修复。若腹主动脉瘤有腔内修复指征可先行腔内修复，2 周后再行胃癌根治术。若腹主动脉瘤必须行开放手术才能解决，则应根据腹主动脉瘤体大小、患者全身情况和各器官功能来决定是同期还是分期手术。当胃癌处于进展期，而腹主动脉瘤较小，则可仅施行胃癌根治术，腹主动脉瘤留待日后处理并严密观察腹主动脉瘤变化。当腹主动脉瘤直径 >5cm，经术前评估患者一般情况尚好，各器官功能可耐受大手术时，应采取同期手术方案。手术中必须首先行腹主动脉瘤手术，在完整封闭后腹膜后再行肿瘤切除术。也可先经后腹膜入路作腹主动脉瘤手术，再转变体位经腹腔行胃癌根治术，从而减少腹腔内细菌污染人工血管的可能性。术前应充分肠道准备和预防性使用抗生素。手术中严格进行无菌操作，胃癌和腹主动脉瘤应使用两套不同的器械，并更换铺巾和布单；用动脉瘤壁包裹人工血管；抗生素浸泡人工血管或用大网膜覆盖人工血管等。

（杨　飞）

第九节 脾脏疾病并发胃癌的手术治疗

一、脾脏疾病的分类

1. 原发性脾脏疾病 ①脾脏血管性疾病；②脾脓肿，或脾脏特异性感染（结核、梅毒）；③脾囊肿；④脾脏良、恶性肿瘤；⑤有症状的游走脾或脾扭转。

2. 门脉高压性脾大、脾功能亢进 略。

3. 脾脏炎性疾 略。

4. 血液病导致的脾亢 ①原发性血小板减少性紫癜；②遗传性球形红细胞增多症；③原发性中性粒细胞减少症；④原发性全血细胞减少症。

二、脾脏疾病并发胃癌的手术前准备

（一）血液学检查及准备

部分脾脏疾病和血液病有关，必要的血液学检查包括血常规、血细胞形态学检查、白细胞分类、骨髓细胞分析、血细胞化学染色、染色体核型检查、免疫学检查、骨髓病理活检、相关酶学检查等，详情参阅内科相关专著。

（二）影像学检查

常用的影像学检查包括 B 超、CT、MRI，以上三种方法的主要目的在于观察脾脏的形态、大小、与周围器官特别是胃的关系；脾脏原发疾病尤其占位性病变的位置、大小、性质、与周围器官的关系。血管造影主要用于脾脏血管病变疾病，观察脾脏血管是否存在闭塞、充盈缺损、假性动脉瘤、动静脉瘘等情况。

（三）药物及其他准备

门脉高压性脾功能亢进的手术前药物准备前已叙述，脾脏脓肿及脾脏炎性疾病手术前需抗感染治疗，血液病性脾脏疾病手术前主要针对原发性的血液疾病进行相应处理。

1. 原发性血小板减少性紫癜的药物治疗 具体如下。

（1）肾上腺皮质激素：对提升血小板及防治出血有明显效果，然而停药后半数病例可复发，但再发再治仍有效。肾上腺皮质激素可抑制单核－吞噬细胞系统的吞噬作用，从而使抗体被覆的血小板的寿命延长，改善毛细血管的渗透脆性，改善出血。应用剂量以临床常用的泼尼松为例：急性型时为防止颅内出血，剂量较大，2~3mg/（kg·d），至血小板达安全水平为止。慢性型 0.5~1mg/（kg·d），一般需 2~3 周始能显效，然后逐步减少剂量，5~10mg 每日或隔日口服，维持期 4~6 个月。出血较重者静脉滴注氢化可的松或地塞米松疗效好。肝功能差或长期口服泼尼松无效者，改用泼尼松龙有时可以奏效。长期用药者应酌情加同化类激素（如苯丙酸诺龙）。

（2）免疫抑制剂：环磷酰胺 50~150mg/d 口服，一般 2~6 周才可奏效，缓解率 30%~40%，对骨髓抑制作用强。硫唑嘌呤 50~150mg/d 口服，缓解率 40%，需长期用药。长春胺生物碱可选择性地与单核－吞噬细胞的微管球蛋白结合，抑制它们的吞噬作用和 C3 受体功能。长春新碱（VCR）0.025mg/kg，每次 1mg，或长春碱（VLB）0.125mg/kg，每次不超过 10mg，溶于 500~100mL 生理盐水，缓慢静滴 8~12h，每 7~10d 一次，3~4 次为一疗程，疗效较好。

（3）免疫球蛋白：可抑制自身抗体的产生、抑制单核－吞噬细胞的 FC 受体的功能、保护血小板免被血小板抗体附着。皮质激素能影响免疫球蛋白对巨噬细胞的阻断作用，不宜合用。

（4）达那唑（danazol，炔羟雄烯异噁唑）：是一种合成雄激素，但其雄性作化用已被减弱。其作用可能是与恢复抑制性 T 细胞功能使抗体减少有关。剂量为每日口服 400~800mg，疗程≥2 个月，妊娠妇女禁用，定期查肝功能。输注血小板用于有危及生命的出血患者或术前准备，6~20U/d，每输血小板 2.5U（每单位相当于 200mL 全血所含血小板），可使血小板升高 $10 \times 10^9/L$。如先输注免疫球蛋白再输注血小板，可使血小板寿命延长。输注血小板易使受者产生同种抗体，影响今后输注效果。

（5）血浆置换：适用于急性重症患者，以图在短时间内除去部分抗血小板抗体。每日交换血浆 3 ~ 5 单位，连续数日。慢性 ITP 一般无效。

（6）促血小板生成药：目前尚无有效的促血小板生成药。可用肌苷 200 ~ 600mg，每日三次口服；或 200 ~ 600mg 静脉注射或滴注，每日 1 ~ 2 次。氨肽素 1g，每日三次口服。核苷酸 100 ~ 200mg，每日三次口服。

2. 遗传性球形红细胞增多症的药物治疗　需补充叶酸 1mg/d 口服。溶血严重者应给予输血。一般当发生溶血危象或再障危象时应输血。平日注意防治感染。给予小量叶酸，以防缺乏。

3. 原发性中性粒细胞减少症的药物治疗　具体如下。

（1）促白细胞生成药：在临床上应用的很多，如维生素 B_6、维生素 B_4、利血生、肌苷、脱氧核苷酸雄激素、碳酸锂等，但均缺乏肯定和持久的疗效，因此，初治患者可选用 1 ~ 2 种每 4 ~ 6 周更换一组，直到有效，若连续数月仍不见效者不必再继续使用。

（2）免疫抑制药治疗：如糖皮质激素、硫唑嘌呤环、环磷酰胺大剂量人血丙种球蛋白输注等对部分患者，如抗中性粒细胞抗体阳性或由细胞毒 T 细胞介导的骨髓衰竭患者等有效。

（3）集落刺激因子治疗：主要有非格司亭（rhG - CSF）和 rhGM - CSF 用非格司亭（rhG - CSF）治疗严重的慢性粒细胞减少症。其他原因所致的中性粒细胞减少症如 Fehy 综合征、药物性粒细胞缺乏症、骨髓内破坏不定期中性粒细胞减少症 Kostmann 综合征、Shwachmann 综合征等也有治疗成功的小宗病例报道，治疗不仅通过促进骨髓内粒细胞生成和释放而使中性粒细胞数升高，而且可以激活成熟中性粒细胞，从而使其吞噬功能增强而有利于感染的控制。

三、脾脏疾病并发胃癌的手术选择

（一）术前准备

1. 一般患者的准备　脾切除无论作为急诊手术或选择性手术，都需要有充分的术前准备，以保证手术安全和利于患者术后的恢复。择期性脾切除，术前准备应检查红细胞、白细胞及血小板计数，检测血红蛋白和出、凝血时间，了解肝、肾、心、肺功能，而且脾切除术中有时会遇到意外，需常规备血，急症脾切除应在积极扩容等抗休克治疗，处理一些其他危及患者生命的并发伤，如张力性气胸、四肢骨折等的同时，急诊剖腹探查。

2. 肝功能不良患者的术前准备　肝功能不良者，术前应进行保肝治疗，使肝功能基本恢复，按 Child 级应在 B 级以上，或转氨酶正常，血浆总蛋白 50g/L 以下，血清蛋白 30g/L 以上，凝血酶原时间不超过正常 50%，血胆红素不超过 $17\mu mol/L$。术中应避免低温和酸中毒。

3. 血液病患者的术前准备　血液系统疾病，脾切除术前可针对不同的原因，分别给予维生素 K 或输血。对长期应用皮质激素治疗的患者，术前 1 天和手术当日应加倍用药，同时，还可增加血管的应激性以减少出血。对溶血性贫血患者有溶血危象时，一般先经内科治疗纠正后，再予以手术。

4. 免疫功能低下患者的术前准备　由于脾切除术后免疫功能低下，容易发生感染性并发症。一般患者均应在手术前 1 天预防性应用抗生素，对免疫功能低下的患者可在手术前 3 天开始应用，对于有感染的患者，术前应做抗生素敏感试验，如时间允许，应待感染控制后再行手术。

全身情况很差的患者常需适当地延长手术准备时间，对于心、肺、肾功能不全的患者，也应较好控制后才进行手术。

（二）脾脏疾病并发胃癌的手术方案选择

由于脾脏与胃的毗邻关系，脾脏疾病并发胃癌的手术方案主要有以下几种：单纯胃癌根治术；胃癌根治术 + 脾脏切除术；胃癌根治术 + 脾脏部分切除术。选择何种手术方案时主要考虑以下因素。

1. 胃癌瘤灶部位　肿瘤位于胃底、贲门，第 10、11 组淋巴结明显肿大的患者，在行胃癌原发瘤灶及周围淋巴结廓清的同时可切除脾脏。肿瘤位于远端胃的患者，可根据患者所患脾脏疾病是否需要切除脾脏来决定。

2. 脾脏疾病是否需要切除脾脏　以下脾脏疾病需要行脾切除术。

（1）血液系统疾病：①遗传性球形红细胞增多症、遗传性椭圆形红细胞增多症，可满意的纠正黄疸和贫血；②丙酮酸激酶缺乏，脾切除不能纠正贫血，但有助于减少输血量；③珠蛋白生成障碍性贫血，原称地中海贫血，脾切除可减轻溶血和减少输血量；④自身免疫性溶血性贫血，约50%的患者可获得较好的疗效；⑤免疫性血小板减少性紫癜，术后约80%的患者可获得满意的疗效：出血迅速停止，血小板在几天内即迅速上升。

（2）造血系统疾病：①慢性粒细胞性白血病，可缓解病情；②慢性淋巴细胞性白血病，术后可在一定程度上缓解病情；③霍奇金病，对病情的就评估和治疗方案的制订的帮助；④戈谢病，手术对症状的改善有帮助。

（3）脾功能亢进：主要是对于肝硬化门脉高压引起的脾亢，效果良好。

（4）脾本身疾病：游走脾、脾囊肿、脾肿瘤、脾动脉瘤、脾脓肿。

（5）胃癌手术时损伤脾脏或脾血管。

3. 脾脏切除范围　脾脏部分切除术适用于以下疾病：胃癌手术中损失部分脾脏或分支血管；脾脏占位病变位于脾上极或下极。

（杨　飞）

第十节　胆管系统外科疾病并发胃癌的手术治疗

临床上需外科治疗的胆管系统疾病主要有胆管先天性畸形、胆管感染、胆系结石、原发性硬化性胆管炎、胆道蛔虫病、胆道出血、胆道肿瘤。除胆道先天性畸形未见有并发胃癌的报道外，其他胆管外科疾病均见有并发胃癌的报道。因此，我们有必要探讨胃癌并发胆道系统外科疾病的诊断和治疗，以加强认识，防止对疾病的漏诊误诊，提高早期诊疗率。

胆石症（cholelithiasis）是指胆管系统包括胆管和胆囊内发生结石的疾病，是胆道系统的常见病、多发病。胆石症根据胆石化学成分的不同，可以分为胆固醇结石、胆红素结石和混合性结石。近年来，随着人民生活水平的提高，胆固醇结石的发病率高于胆红素结石。胆石症按照结石的位置不同分为胆囊结石、肝外胆管结石及肝内胆管结石，其中胆囊结石占胆石症的50%~60%。

胃癌和胆管系统结石同时存在称胃癌胆石综合征（Gastric cancer cholelith syndrome，GCCS），临床并非罕见。胃癌和胆系结石均属消化系统疾患，胃癌病因目前尚不清楚，胆管或胆囊结石是由于反复感染，胆道不畅胆汁淤积而形成结石。两种疾病有无共同病因及胃、胆两病灶有何相互影响尚需进一步探讨。

由于现代检查手段丰富和检查水平的提高，胃癌胆石综合征患者近年发生率明显提高，由于在目前的临床工作中广大医务工作者对胆道系统疾病并发胃癌的认识不足，并且其发病率较低，早期胃癌没有明显的临床表现，甚至中晚期胃癌虽有胃部症状也常被认为是胆道系统外科疾病所致。这就容易造成诊断上的疏漏，以至到出现消化道出血、不全性幽门梗阻、上腹部包块等征象时，才给予胃镜等相应检查。在胃癌误诊的病例中，漏诊率达10%。

现将胃癌胆石综合征做以下介绍。

（一）病因

胃癌的病因现在尚不清楚。胆道结石成因也是十分复杂，尚未完全清楚，普遍认为是与反复感染、肝脏的脂类代谢、胆囊的局部环境改变、胆道梗阻等有关。但是目前的研究尚未见报道胆石症、胆道炎症与胃癌有直接相关性。两者是否存在相关性还需要进一步探索。

其中某个器官发生疾病或出现功能上的紊乱，都可以影响其他器官的功能状态或诱发其发生疾病。说明机体的整体性和脏器病理生理的相关性。胆石症、胆囊炎时，由于结石的长期刺激、慢性炎症或胆囊与周围的粘连，也常伴发胃的症状。

　　另外文献报道常规开腹胃切除术后胆囊结石的发病率可达 12.7%～30%，分析其产生胆囊结石或胆汁淤积的原因可能为淋巴结廓清和胃切除术中损伤迷走神经的肝支及腹膜后交感和副交感神经纤维影响胆囊收缩功能所致。

（二）临床表现

　　1. 症状　具体如下。

　　（1）上腹部疼痛：患者可表现为上腹部隐痛不适，可以是右上腹部明显，也可以是左上腹部或者剑突下明显，疼痛可以是阵发性发作，也可以持续性发作，当患者胃癌晚期时，疼痛多为持续性存在。

　　（2）胃肠道症状：患者表现为恶心呕吐、食欲缺乏、嗳气、上腹部烧灼感、腹胀、反酸、饮食后饱胀等。实际上，可以是胆道疾病急性发作期间导致的胃部症状，也可以是胃癌导致的。临床医师要加强认识，不要因为胆道系统的疾病，忽略可能同时存在的胃癌的作用。

　　（3）寒战、高热：患者体温可高达 39℃ 以上，可能是因为胆道继发性感染、感染扩散，或者是由于胆道系统病情加重、已发生并发症（如化脓性胆囊炎、穿孔、并发急性胆管炎等），也可能是胃癌晚期导致的癌性高热。

　　（4）消瘦：当胆道系统的结石、炎症未得到有效控制，发展成相应的叶、段胆管积脓，或者肝脓肿，患者可以因为长时间的消耗性弛张热，导致消瘦、体弱。患者因为长时间的食欲缺乏，恶心呕吐，也可以导致不同程度的消瘦、体重减轻。但是，切不可以因为胆道系统的病变，而忽略患者可能存在的胃癌。

　　（5）黄疸：胆管梗阻后患者会出现黄疸症状，一般黄疸出现在腹痛、高热等症状之后，其轻重程度、进展速度和持续的时间取决于胆管的梗阻程度。当胃癌累及十二指肠壶腹部、胰头、肝胆时，也可以出现黄疸症状，要注意鉴别诊断。

　　（6）胆绞痛是胆石症的典型表现：当饱餐、进食油腻食物后胆囊收缩，或是睡眠体位改变，由于结石嵌顿于胆总管下端或者壶腹部，引起胆总管平滑肌及 Oddi 括约肌痉挛所致，患者可出现右肩部放射性疼痛，伴恶心、呕吐。持续嵌顿于胆囊壶腹部或颈部的较大的结石，可引起胆总管狭窄或胆囊胆管瘘，以及反复发作的胆囊炎、胆管炎、黄疸，这是胆石症所特有的 Mirizzi 综合征。

　　2. 体征　胃癌胆石综合征患者，若胆石症处于静止期，无梗阻和并发炎症，可无胆道系统疾病的临床症状体征，临床上无明显症状或是表现为不同程度的胃癌的体征；当胆石症并发梗阻和炎症时，患者表现为不同程度的上腹部膨隆，腹式呼吸受限；上腹部可因胃癌和胆石症的共同作用导致不同程度、范围的腹部压痛、反跳痛、肌紧张，患者 Murphy 征可以阳性，有的患者可以触诊到肿大的胆囊，或是胃部肿块；如果患者病情发展迅速，胆囊发生坏死、穿孔，抑或胃癌发生坏死穿孔，可以导致患者出现弥漫性腹膜炎；患者可因胃癌表现出不同程度的贫血、黑便，甚至因为腹腔胃癌的种植性转移，肛诊触及盆腔肿块。

（三）实验室及相关辅助检查

　　1. 实验室检查　一般情况下胃癌胆石综合征患者会有不同程度的白细胞升高，红细胞降低，低蛋白血症；部分患者消化道肿瘤标志物可升高；部分患者会有血清胆红素、转氨酶、碱性磷酸酶等升高。

　　2. 影像学检查　影像学检查应根据不同的病情加以选择应用，也可联合应用，以达到对病情的准确定位和定性。

　　（1）B 超：是胆道系统疾病首选的无创性、简便的检查，对于胆石症患者的准确率在 90% 以上，当受到肠管积气影响时，对胆管下端的结石可显示不清，B 超对胆道炎症，特别是胆囊的炎症也有重要的诊断意义，但 B 超对胃癌的诊断，尤其是早期胃癌的诊断，没有丝毫的临床意义。

　　（2）口服胆囊造影、经皮肝穿刺胆管造影（PTC）、磁共振胆管胰管造影（MRCP）、内镜逆行性胆管胰管造影（ERCP）都有助于显示胆道系统的梗阻情况，能比较准确地显示结石的大小、数量、梗阻部位以及梗阻的程度。

（3）CT 及 MR：对于胆道结石的诊断价值不及 B 超，但是有助于发现胃部的肿瘤性病变。还有助于发现腹腔淋巴结转移和腹腔内其他脏器的转移情况。

（4）胃镜检查：是目前检查胃癌最直观、最准确的诊断方法，也是胃癌检查的首选检查方法。

（5）气钡双重对比造影：气钡双重对比造影可观察胃轮廓的变化、黏膜的形状、胃的蠕动情况，可发现大小为 1～2mm 的黏膜癌，对早期胃癌的确诊率可以达到 80% 以上。

（6）超声内镜：超声内镜整合了内镜和超声两者的优势，可清晰地获得肿瘤浸润深度、淋巴结的转移情况，有助于对胃癌的术前分期，指导手术治疗方案。也有助于对胆道结石的发现。

（四）诊断存在的问题

胃癌胆石综合征的诊断是关键，在临床工作中，胃癌易延误诊治。患者常表现为上腹部不适的早期症状。由于超声检查简单方便，临床上常将超声作为检查的首选方法，但容易受 B 超检查结果的误导，加上不细致的询问病史，很多临床医生将胃癌引起的胃部症状看作是慢性胆囊炎引起的临床综合征的一部分，但在给患者行胆道系统手术的术前、术中常发现有胃癌同时存在，造成对胃癌的漏诊。漏诊原因分析如下。

（1）对胃癌表现的非特异性认识不足，特别是早期胃癌，临床症状体征不明显。胃癌和胆囊结石及胆管结石表现均有上腹隐痛、饱胀不适经常发作，同时伴有反酸暖气，恶心呕吐，均无明显消瘦。反复的急性胆囊炎胆绞痛发作史，胆结石、胆囊炎的症状常掩盖胃癌的症状。从而造成误诊为单一的胆道系统病变，容易造成早期胃癌的漏诊。因此临床医生提高对胃癌胆石综合征的认识和警惕是关键。

（2）过于依赖 B 超检查结果：因 B 超检查对胆囊结石诊断准确性高，临床医师过多依赖 B 超检查，亦未作进一步分析，便把因消化道肿瘤引起的腹痛、腹胀、食欲缺乏归结为胆石症的原因。

（3）腹腔镜手术或者开腹小切口胆囊切除手术中未养成同时探查腹腔其他脏器的习惯，腹腔镜下探查没有开腹探查的触觉感，可能遗漏部分小的肿瘤。如行胆囊切除术时能全面探查腹腔，多可发现胃肠道肿瘤。

（4）忽视胃镜检查：胆道结石伴贫血、消瘦、乏力、食欲缺乏、高龄患者更应注意与消化道肿瘤鉴别，胃镜检查对诊断非常重要。资料表明约 1.2% 消化不良症状是由消化道癌肿引起的。但是有不少临床医生指出，仅依靠病史中出现消化道症状（尤其是不明显的消化不良症状）建议患者接受胃镜检查，很多患者难以接受。因此有学者建议根据血常规、大便潜血实验、肿瘤标志物以及上消化道钡餐造影等结果综合考虑是否需要做胃镜检查。但是多项检查带来的问题是检查烦琐、耗时较长，而且早期癌肿的肿瘤标志物并不是敏感性和特异性指标，尤其对胃癌意义不大。上消化道钡餐造影效果与放射医师操作技术有关，早期胃癌就更难发现。因此建议胆道系统结石等外科疾病患者有下列情况时应注意胃癌的存在，并采取胃镜检查：①年龄 50 岁以上，既往有胃溃疡病史者；②胆道结石患者近期出现不明原因的食欲缺乏、反酸、呕吐、消瘦、贫血、大便潜血阳性；③胆道手术后患者症状、体征无缓解，或术后临床表现无法用胆囊切除术后引起的一系列症状来解释的。

（5）胆道结石等外科疾病手术时忽略对胃肠道的探查，导致胃癌等胃肠道疾病的漏诊。

当然，临床上也常存在因为满足于胃癌的诊断，而漏诊、延迟诊断胆道结石的情况，但是在胃癌术前准备时，往往可以通过 CT、彩超等检查诊断出来，少数病例可以在胃癌手术中对肝胆系统的探查中发现。所以，临床医生要加强对胃癌胆石综合征的认识和警惕，胆道系统外科疾病手术或者胃癌手术时要注意对另一系统的探查，避免将另一疾病继续留置腹中，预防出现另一急腹症而使患者二次手术治疗。

（五）外科治疗

胃癌胆石综合征大概有 4 种类型：即慢性型（如单纯胆石症伴胃癌早期病变）、急性型（如胆石嵌顿绞痛伴胃癌大出血）、慢胃急胆型（如单纯胃溃疡恶变伴胆石性胆囊穿孔）、慢胆急胃型（如单纯胆石症伴胃癌穿孔）；就诊时胆石胃癌均表现明显则称同时性，如两组病变住院时仅一组被确诊，而另一组在近期或远期被确定则可称异时性。

同期手术根治两病灶为首选，但若患者身体情况欠佳，不能耐受，尤以对老年体弱者，就可行单纯胆石取除保留胆囊；也有主张青壮年若胆囊功能完好者也行保留胆囊的结石摘除术。对不能承受胃癌根治或扩大根治者，单纯病灶切除，姑息性手术均可考虑。

胃胆一期手术，先后无固定规范化模式，具体次序要根据病灶状态来决定，若为萎缩性胆囊结石性炎变可先行胆囊切除再行胃癌根治手术；若胃癌处于大出血，应先行胃癌根治手术，然后处理胆系结石；若胆总管结石并发梗阻性化脓性胆管炎则应先切开胆管减压引流待血压稳定后再行胃的手术。具体情况还是需要根据不同患者的情况和术者的经验和习惯来定。

若为胆管扩张结石伴梗阻，需做内引流者，可先行胃癌根治术，胃空肠吻合，十二指肠残端不封闭与胆管吻合，则可以简化手术程序。

对手术中发现的胃癌胆石综合征要根据患者情况确定是否要根治两病灶，不要在准备不充分的情况下贸然的进行胃癌根治术，若情况允许也要在术中征得家属同意后同时处理两病灶，避免术后医疗纠纷。

胃癌行胃切除术后继发性胆囊炎的患者死亡率会增高，也给患者带来二次手术的痛苦和负担。有资料表明由于淋巴结廓清造成的迷走神经损伤可能破坏了胆囊内环境，导致患者在胃切除术后容易诱发急性胆囊结石、胆囊炎且预后较差，因此对于术前检查明确并发胆囊结石、胆囊炎的胃癌患者，即使是无症状的胆囊结石，行胃癌根治术联合胆囊切除术也是合理的。其中在腹腔镜辅助下行胃癌 D2 根治术并发胆囊切除术安全、可行，有创伤小、恢复快等优点。

胆囊切除术中，发现胆囊无粘连、结石无嵌顿、胆囊壁水肿不明显，无法解释术前的症状和体征，就应该探查胃肠道。若胃壁充血、水肿明显，或胃壁有包块、巨大的溃疡，或胃周围有肿大的淋巴结、局部蠕动差、与周围组织粘连，应取可疑组织进行术中快速病理检查，尽快明确诊断，避免漏诊，影响治疗效果。

总之，胃癌并发胆道系统的外科疾病，临床的诊断是重点，因为两种疾病类似的消化道症状，以及不明显的临床特异性表现，这就要求临床医师加强认识，避免因为满足于一种疾病的诊断，而导致对另一种疾病的漏诊、误诊。对于胃癌并发胆道系统外科疾病的外科手术治疗，没有固定规范的标准，以一期手术切除两种病灶为佳，但是也可以根据患者的不同情况，选择二期手术治疗。具体的手术方式、切除病灶的孰先孰后还是要根据两种病灶的轻重缓急，把胆道外科手术和胃癌的手术更好地结合在一起，以达到对两种疾病根治的效果，并尽量减少患者的创伤，提高患者的预后。

（杨　飞）

第十一节　胰腺外科疾病并发胃癌的手术治疗

胰腺是人体的第二大腺体，具有内外分泌两种功能。胰腺除胰尾部被浆膜包绕外，其余部分位于腹膜后，胰腺其深在的位置使其病变也比较隐匿。胃癌患者就诊时并发胰腺外科疾病在临床上并非罕见，临床医生需加强对该种疾病的认识，现介绍以下几种胃癌并发胰腺外科疾病的诊治。

一、胃癌并发胰腺炎的外科治疗

（一）胃癌术前并发胰腺炎

临床常有确诊为胃癌的患者入院后行术前常规检查期间，中上腹隐痛加重，食欲缺乏，恶心呕吐，应用甲氧氯普胺（胃复安）等对症治疗症状无好转。行 CT 检查及血淀粉酶等检查示：胃癌并发急性胰腺炎，予以禁食、补液、生长抑素、奥美拉唑、胃肠减压等治疗后胃肠道等临床症状缓解；也有部分患者胰腺炎起病隐匿，无暴饮暴食史，上腹部隐痛持久并加重，应用常规胰腺炎治疗方案用药时间长、血淀糊酶持续高值、症状缓解较慢，经辅助检查示胃癌侵犯胰腺或者肿瘤压迫导致胰管不同程度的梗阻而并发胰腺炎。由于这类患者梗阻因素不易去除，而致胰腺炎病程迁延不愈。

胰腺炎的常见病因是胆石症、酒精过量、暴饮暴食、高脂血症等。当临床上缺少上述病因证据时，称为特发性胰腺炎。在遇见少见病因胰腺炎时，特别是对原因不明急性胰腺炎腹痛常规治疗病情无明显好转时，应考虑胃癌存在的可能，采用胃镜检查排除胃部病变。

对于胃癌并发急性胰腺炎或者慢性胰腺炎急性发作的患者，若患者胰腺炎处于急性水肿期且胃部病变无急性并发症，首选保守治疗，给予禁饮食、补充营养、纠正水电解质平衡、抑制胰腺外分泌、抗感染、镇痛等治疗，待患者病情稳定后限期给予胃癌手术。

当胃癌患者并发胰腺炎非手术治疗无效或者出现以下情况时，给予手术治疗。

（1）胰腺炎发展成急性重症胰腺炎伴严重的休克，弥漫性腹膜炎，肠麻痹，胰周脓肿及消化道出血者。

（2）胰腺炎非手术治疗无效，病情加重者。

（3）胆源性胰腺炎需解除梗阻者，或并发胆源性败血症者。

（4）怀疑外伤导致的胰腺损伤者。

（5）胰腺炎并发脓肿、假性囊肿、十二指肠乳头狭窄、结石者。

（6）胃癌并发穿孔、出血者：根据患者的病情，术中决定是否给予胰腺清除引流等手术联合胃癌根治或姑息手术，但手术风险加大，需和患者家属做好沟通并在术中严密观察患者的各项指标。术后需严密监护，并继续予以抗胰腺炎的治疗。

（二）胃癌术后并发胰腺炎

资料表明，术后急性胰腺炎的发生率为0.39%。胃癌手术中剥离胰腺被膜、廓清胰腺周围淋巴结，常需要将胰腺充分游离，术后患者几乎全部发生不同程度的胰腺炎。即使是术中没有对胰腺进行直接操作，部分患者术后也出现胰腺功能异常。胃癌术后一旦并发胰腺炎，其并发症发生率及病死率增高，因此有必要探讨胃癌术后胰腺功能异常的临床特点及其诊治方法。

胃癌术后胰腺炎与普通胰腺炎比较，在发病原因、背景、临床表现及诊治原则上都有其独特性，掌握其特点是预防胃癌术后胰腺炎发生、及时诊治及改善预后的关键。

1. 发病原因　胃癌术后出现胰腺炎原因可能有以下几点。

（1）剥离胰腺被膜和胰周淋巴结过度应用电刀或过于追求彻底廓清致胰腺刺激损伤，胰液外漏。电刀还可直接刺激胰腺微循环血管使其痉挛或形成微小血栓。

（2）胃十二指肠球部因肿瘤侵犯使胰周粘连，剥离被膜时出血而盲目缝扎，影响胰管通畅。

（3）为清除胰腺上缘脾动脉周围淋巴结，有时需结扎脾动脉影响胰腺血供，或者是清除胰头后淋巴结时刺激十二指肠降部或十二指肠血运受损，致奥狄（Oddi）括约肌痉挛，胰腺分泌排泄受阻。

（4）术前未发现的胆囊或胆总管微小结石嵌入壶腹部或术中损伤胆总管下段。

（5）十二指肠液淤滞及胰管高压，术后输入袢梗阻致十二指肠内压升高、胰液排出受阻，激活胰酶。

（6）术后鼻饲时间过早或鼻饲油腻流体致胰腺负荷加重。

（7）胃癌根治术廓清13、16组淋巴结，需长时间暴露牵拉胰腺致组织局部水肿，影响胰液回流，同时可致肝胰壶腹括约肌痉挛，胆汁反流，导致胰酶激活。

（8）麻醉及手术创伤引起机体应急性反应，大量儿茶酚胺分泌致使内脏血管收缩，影响胰腺血运。

（9）其他原因：如壶腹部转移压迫等。

2. 临床表现及诊治　术后急性胰腺炎发病时间一般为术后11小时至4天，表现为患者术后切口和腹部疼痛渐剧、腹痛位置模糊、肠蠕动恢复障碍以及烦躁、出冷汗、心动过速、低血压。实验室检查白细胞和血淀粉酶数值升高，血、尿淀粉酶高于正常值范围上限5倍以上。Simons认为上腹部放射性痛、肌紧张、高热和轻度黄疸是术后急性胰腺炎的四大临床表现。姜洪池等认为胃癌根治术后急性胰腺炎常表现为低血压、休克、上腹部尤其腰背部疼痛及无其他原因可解释的恶心、呕吐、腹胀等。

胃癌根治手术，特别是扩大根治手术造成的剥离范围广、创伤大、切口疼痛等症状容易掩盖手术后胰腺炎的症状表现，因此胃癌根治术后急性胰腺炎及时诊断比较困难，如出现以下情况要想到胃癌根治术后并发急性胰腺炎的可能。

（1）术后疼痛较剧、镇静止痛治疗效果不佳。

（2）术中无大量失血、术后也无内出血，但术后出现不明原因的烦躁不安、心动过速、低血压等症状，常规补液疗效不佳。

（3）患者出现与病程恢复进程不相符的胃肠功能恢复障碍。

（4）无其他原因可解释的白细胞计数和中性粒细胞升高等。

临床医生要加强对本病的认识，及时行血清淀粉酶、B超级CT等影像学检查，有助于早期诊断。

文献报道，6%～32%的腹腔手术患者术后早期血清淀粉酶升高；胃癌术后早期吗啡和哌替啶应用可致肝胰壶腹括约肌痉挛使血淀粉酶升高到急性胰腺炎相近水平。因此血清淀粉酶在术后急性胰腺炎诊断中的准确性欠佳，但以上两种情况下患者无心动过速、低血压、白细胞等增高、影像学等方面异常，且常规治疗有效。注意鉴别诊断有助于避免误诊和漏诊。

3. 治疗原则　治疗方法有保守治疗和手术治疗两种，具体治疗方法主要取决于创伤性胰腺炎的病理类型及临床表现的轻重程度，因二次手术治疗医患双方都有所顾忌，因此多数选择保守治疗。

保守治疗主要包括禁饮食、生长抑素和质子泵抑制剂的应用、静脉高营养及营养管鼻饲，中药清胰汤营养管注入或保留灌肠。

临床医生不能一味地追求保守治疗而延误手术时机，要如出现下列情况则需建议患者二次手术治疗。

（1）保守治疗期间病情恶化，出现全身感染症状。

（2）B超发现胰周或腹腔积液量明显增多，但引流量较少。

（3）血淀粉酶持续升高，CT提示胰腺坏死范围逐渐扩大。

（4）腹腔活动出血者。

（5）因胰腺渗出可能造成十二指肠残端瘘或吻合口瘘。

再次开腹手术治疗主要包括：清除胰腺及胰周坏死组织；并发十二指肠残端瘘者留置十二指肠残端造瘘管；并发出血者给予彻底止血；发现吻合口瘘处给予周围腹膜组织填塞修补；腹腔彻底冲洗和充分引流；术后根据药敏结果选用相应抗生素，常规应用生长抑素、质子泵抑制剂等治疗。

4. 预防　术前须明确有无导致胰腺炎的潜在危险因素，如胆囊或胆总管微小结石、高脂血症等。

术中注意事项如下。

（1）确保胰腺的主要血液供应，清除胰周淋巴结时避免供应胰腺的血管受损。

（2）游离胰腺被膜时锐性分离，减少电刀热损伤，更避免损伤腺体实质。

（3）避免奥狄括约肌持续过度痉挛，在处理十二指肠侧胰腺及胰头后淋巴结时尽量锐性分离，同时确保十二指肠血运。

（4）避免人为胆总管下段损伤瘢痕形成。

（5）引流管位置放置适当，确保引流通畅。

术后肠外营养支持，避免过早鼻饲油腻食物；将术中疑有胰腺损伤、有饮酒嗜好、慢性胰腺炎以及接受扩大根治术的患者是胃癌根治术后急性胰腺炎的高危患者，术后予以预防性抗胰腺炎治疗；高危患者慎用吗啡类镇痛药等；对可疑患者及时行B超、CT等辅助检查，并予双套管持续灌注冲洗。

二、胃癌并发胰腺肿瘤的外科治疗

（一）胃癌并发胰腺癌的外科治疗

临床上胃癌并发原发性胰腺癌的病例较罕见，确诊病例绝大多数已属中晚期，临床医师对这种二重癌认识不足，往往造成对该病诊断和治疗上的疏忽。

1. 临床表现　胃癌和胰腺癌都缺乏特异的临床表现，很多时候患者病史可以提供一些诊断线索，关键是临床医生对该病要有足够的认识，及时给予患者相应的检查。

多数患者伴有黄疸、体重减轻与疼痛消瘦、腹胀不适、腰背痛、乏力、腹部包块、发热、腹泻等多种临床表现。患者的首发症状取决于胃癌的大小和浸润范围以及胰腺癌的发生部位，如肿瘤侵及胆管及壶腹部者常以黄疸就诊；而胃癌或胰腺癌较大者常表现为腹痛、消瘦、腹部包块和发热等症状；胰体尾癌患者突出的首发症状为腰背酸痛、腹痛及上腹饱胀等；部分患者在右上腹可触及无痛肿大的胆囊；部分患者伴有腹水、左锁骨上、脐周肿大僵硬的淋巴结，这是肿瘤远处播散的表现。西方文献报道胰腺癌患者20%～30%可并发静脉血栓类疾病的表现，但亚洲人中该表现不多。

2. 辅助检查　具体如下。

（1）实验室检查：胰腺癌缺乏特异的早期诊断指标。肿瘤标志物检测方法简便，费用低廉，已在临床广泛应用。其中CA19-9是目前最为敏感的胰腺癌诊断标志，连续动态检测CA19-9更能有效鉴别消化系统良性与恶性疾病，对于判断胰腺癌手术、化疗、放疗等效果和预后等也有重要价值。

（2）影像学检查包括超声、内镜超声、CT、ERCP、MRI、MRCP与PET，通常这些技术也被用于肿瘤切除性的评估。胃癌术前须胃镜检查，并且镜下取病理诊断。

（3）穿刺活检：胰腺肿块的术前穿刺活检可经皮，也可在内镜超声或CT引导下进行。如果患者高度怀疑胰腺肿瘤，且肿块可切除，根据美国NCCN与中国的胰腺肿瘤治疗指南，不建议行穿刺检查；如果肿块无法切除，但临床高度怀疑胰腺癌，在无禁忌证的情况下，应该建议患者通过穿刺取得病理以确定诊断，然后予以放疗或化疗。

3. 治疗　胃癌并发胰腺癌的预后差。由于胰腺癌尚缺乏有效的辅助治疗措施，外科治疗仍然是有望治愈胰腺癌的唯一方法。随着胰腺癌外科手术的发展，胰腺癌的手术切除率明显提高，并且围术期死亡率和并发症发生率已明显降低。因此，胃癌并发胰腺癌患者尽量争取手术治疗。

目前腹腔镜探查在发达国家已成为胰腺癌手术前的常规探查手段。资料表明，腹腔镜探查使20%原术前影像判断可切除的患者避免了不必要的开腹手术。建议有条件的单位对胃癌并发胰腺癌患者术前常规腹腔镜探查腹腔情况，很多位于肝脏表面和腹膜的微小转移灶（直径<1cm）无法通过常规影像学检查发现，可以通过腹腔镜或联合腹腔镜超声检查发现。通过腹腔镜超声，还可以进一步判断肿瘤与主要血管的关系，淋巴结肿大的情况，有助于制订周密的手术方案，减少不必要的开腹手术。

胃癌并发胰腺癌患者的手术治疗要根据腹腔探查不同的情况，选择联合胃癌手术和胰腺癌切除术或姑息性手术进行治疗。若患者病情允许，能够达到根治术要求的患者，尽量采用根治手术，即胃癌根治术结合胰十二指肠切除术、全胰切除术、胰体尾切除术等，这类手术创伤较大，操作复杂，术后并发症较多，如胰瘘、急性胰腺炎、左膈下感染或脓肿、糖尿病等，成为影响预后的主要危险因素，因此术者应该谨慎选择手术适应证。姑息性手术可提高无法行根治性手术患者的生存质量，可根据具体的情况行胆肠吻合、胃肠吻合、胰管空肠吻合、腹腔神经丛阻滞等，这些姑息性手术虽不能达到恶性肿瘤根治目的，但在改善患者症状、提高生活质量、延长寿命等方面有一定帮助，并为放化疗提供条件。其中，腹腔神经丛阻滞缓解胰腺癌疼痛的有效性和安全性已得到多个临床随机试验和Meta分析的证实，但国内尚无药监局批准的注射用乙醇，限制了此技术的应用。

胰腺癌新版的TNM分期法认为，当肿瘤局部侵犯肠系膜上静脉和门静脉时，只有在准确的术前分期和可切除性评估方法如CT、腹腔镜探查的基础上证实为Ⅰ、Ⅱ期胰腺癌的患者，方可进行联合血管切除的根治性手术。以现代外科技术而言，除非患者出现多发远处脏器转移、腹腔播散、侵犯动脉，否则一般肿瘤是可切除的；侵犯肠系膜上静脉-门静脉不超过2cm，周径不超过1/2圈，理论上可联合血管切除进行肿瘤根治。但是扩大手术切除范围对改善患者的预后并无必然相关性。

姑息手术主要目的是解除梗阻和缓解疼痛，术中发现肿瘤不可切除时，若不存在梗阻，过去的观点不建议行预防性旁路术，但现在很多学者建议行预防性胃肠吻合术、胆肠吻合术，可预防远期的十二指肠梗阻和胆道梗阻。

对于无法手术的胃癌并发胰腺癌患者，可采用放化疗进行治疗，但是现在尚未有标准的方案，仍值得临床医师进行进一步的探索。

（二）胃癌并发胰腺良性肿瘤的外科治疗

胰腺良性肿瘤包括来源于胰腺内、外分泌系统的良性肿瘤，前者主要是良性的胰岛细胞瘤，罕见的有胃泌素瘤、胰高糖素瘤、血管活性肠肽瘤、生长抑素瘤等；外分泌良性肿瘤包括黏液性或浆液性囊腺瘤、导管内乳头状黏液瘤、义乳头实体上皮瘤和皮样囊肿、血管内皮性及寄生虫性的真性囊肿，罕见的有实性浆液性腺瘤、腺泡细胞囊腺瘤、囊性畸胎瘤、淋巴囊肿等。

胃癌并发胰腺良性肿瘤临床上较少见，除有功能的胰岛细胞肿瘤因临床较早出现相应症状，其定性和定位诊断均有其特殊性，其他良性肿瘤由于早期临床症状较少或不典型，多数患者是在查体或在胃癌的术前检查和随诊中发现。

胰腺的良性肿瘤注意与胰腺癌进行鉴别，胰腺良性肿瘤的肿瘤标志物检查多在正常的水平。术前 B 超和超声造影、CT、MRI、内镜逆行胰胆管造影（ERCP）检查非常重要，可以对肿瘤的位置、大小，与主胰管、血管及胆管的关系进行了解。术中应进行全面的胰腺探查。借助术中超声可定位在胰腺中隐匿的小病灶、更好地明确肿瘤与重要血管和胆、胰管之间的关系，避免遗漏多发肿瘤。

治疗时，胃癌术前、术中发现的胰腺良性肿瘤均有手术指征。虽然良性肿瘤的手术不用廓清淋巴结，一般不用离断和重建血管，但是由于胰腺良性肿瘤的大小位置各异、术后胰腺正常内、外分泌功能的保留、周围脏器功能的保存等的复杂性，给胰腺良性肿瘤的手术带来一定的难度。选择合适的手术方式，完整彻底地切除病灶并减少患者的手术创伤和并发症，解除患者病痛，改善其生活质量，是外科医生面临的挑战。

胃癌并发胰腺良性肿瘤的手术主要是胃癌根治术或者姑息术并发胰腺良性肿瘤的切除术，胃癌的手术方式我们不再赘述，胰腺良性肿瘤的切除主要有以下几种，简单介绍如下。

（1）肿瘤剥除术：又称胰腺肿瘤摘除术或剜除术。无论肿瘤是单个或多个，也无论肿瘤位于胰腺的哪个部位，只要肿瘤位于胰腺表面，尤其是突出于胰腺表面而且与主胰管有一定距离的肿瘤都可采用此术式。肿瘤切除后的胰腺常发生渗漏，必须予以充分有效的引流。

（2）胰腺节段切除术：又称胰颈部切除术，适用位于胰腺颈部累及主胰管的肿瘤。

（3）胰十二指肠切除术（PD）：适合于胰头及钩突部的较大且位置深的肿瘤，多选择经典胰十二指肠切除术，因胃癌的存在，保留幽门的胰十二指肠切除术（PPPD）一般不再选用。

（4）胰体尾切除术适合位于胰腺体尾部的大肿瘤或多发肿瘤。术中应尽可能地保留脾脏，当保脾有困难时，也可连同脾脏一起切除。

（5）联合门静脉和（或）肠系膜上静脉切除的胰十二指肠切除术：适应于钩突部巨大的良性肿瘤，肿瘤造成血管分离困难和血管扭曲畸形者，可采用该术式。

（6）全胰切除术适用于广泛分布于全胰的多发性肿瘤，且胰头也无法保留者，可行全胰切除术，如多病灶的导管内乳头状黏液瘤。但全胰腺切除术后糖尿病陪伴终生，患者生活质量较差，应谨慎选择。

（7）腹腔镜胃癌并胰腺手术应用渐广，不但能完成胃癌的根治术，经腹腔镜能完成大多数胰腺表面的肿瘤剜除术和远端胰腺切除术，包括保留脾脏的胰体尾切除，也是完全可以的。同时，腹腔镜附带的 B 超探头能在术中帮助肿瘤定位。

需要注意的是手术应于术中取快速病理检查，明确肿瘤的性质，指导术式的选择，其次可明确胰腺切缘的状况，其对手术方式的选择有重要的指导意义。

（杨　飞）

第十二章

肠肿瘤

第一节　十二指肠腺癌

原发十二指肠腺癌并不常见；占所有恶性肿瘤的比例少于 0.05%，不足胃肠道恶性肿瘤的 0.5%，然而却占小肠腺癌的 45%。尽管十二指肠腺癌明确诊断时多为进展期，但仍有长期生存可能。影像学和内镜是术前获得诊断的首选方法，根治性切除为首选治疗方案。姑息手术后（胃肠道和/或胆道短路手术）患者中位生存期很短，通常仅 7 ~ 9 个月；而根治性切除术后患者的 5 年总体生存率可达 40% 以上。根据肿瘤位置决定手术方式，绝大多数患者行胰头十二指肠切除术。肿瘤位于十二指肠远端可行十二指肠区段切除加周围淋巴结清扫。

一、临床表现和诊断

十二指肠癌在进展期方有典型临床表现，诊断时已常有淋巴结转移。十二指肠癌可以在长时间内不产生症状，仅当肿瘤较大时出现梗阻表现。如果肿瘤位于 Vater 壶腹时早期即可出现梗阻性黄疸。术前常规腹盆腔三相 CT 扫描（图 12 – 1）和胸腔 X 线检查以获得准确分期（表 12 – 1）。血浆肿瘤标志物（包括 CEA、CA19 – I、CA125）可能升高。CT 不仅可以准确分期，而且可以判断可切除性（表 12 – 2）。CT 检查可以评价远处转移和肿瘤周围脏器受累情况。肿瘤与血管关系应当仔细评估，包括对静脉血管（包括下腔静脉和肠系膜上静脉 – 门静脉）和动脉血管（肝动脉和肠系膜上动脉）的评价。CT 可以准确判断是否需要进行静脉血管切除。和胰腺癌一样，动脉受累认为肿瘤不可切除；一旦 2 ~ 4mm 厚的肠系膜动脉神经血管鞘被肿瘤细胞浸润，就不能行 R0 切除。单纯静脉受累并非不可切除，根据胰腺癌相关文献报道：保证切缘阴性的包括受累静脉的整块切除可以获得潜在的生存优势。当肿瘤包裹肠系膜上静脉 – 门静脉时，静脉栓塞提示肿瘤进展，并且无法达到切缘阴性。肿瘤包绕静脉血管环周 50% 以下几乎不会形成血栓；肿瘤包裹静脉血管时血栓已经形成，肠系膜上动脉也可能受累，此时不可能进行 R0 切除。

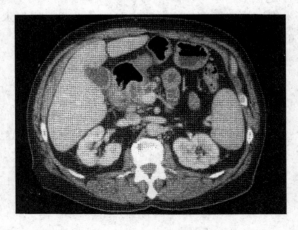

图 12 – 1　CT 扫描示近端十二指肠增厚。内镜活检确诊为十二指肠腺癌

表 12 – 1 小肠（包括十二指肠）腺癌的分期

原发肿瘤（T）	
Tis	原位癌
T0	无肿瘤
T1	肿瘤侵犯固有层或黏膜下层
T2	肿瘤侵犯固有肌层
T3	肿瘤侵犯浆膜下层、系膜、后腹膜；肿瘤≤2cm
T4	肿瘤穿透脏腹膜或侵犯周围结构
Tx	肿瘤无法评价
区域淋巴结（N）	
N0	区域淋巴结无转移
N1	区域淋巴结有转移
远处转移（M）	
M0	远处无转移
M1	远处有转移
分期	
0	Tis, N0, M0
I	T1, N0, M0；T2, N0, M0
II	T3, N0, M0；T4, N0, M0
III	任何 T, N1, M0
IV	任何 T, 任何 N, M1

注：引自 Creene FL, et al. 。

表 12 – 2 术前 CT 评价十二指肠腺癌可切除性的指征

可切除	不可切除
无远处转移 *	远处转移
无动脉受累#	动脉受累
肠系膜上静脉－门静脉清楚	肠系膜上静脉－门静脉栓塞

注：＊影像学上可见的淋巴结增大，如可行淋巴结切除，则不应被列为"可切除"的禁忌证；
#动脉受累、肿瘤直接侵及或包绕肠系膜上动脉或肝总动脉。

常规应行内镜检查并活检，必要时内镜超声。内镜很难检查到十二指肠远端（第3、第4段）病变。内镜超声可以准确反映肿瘤浸润深度；然而对周围转移淋巴结诊断准确率不足70%。内镜超声可以评价肿瘤的可切除性，如对血管受累程度进行评估；然而，这些资料应当与 CT 扫描相结合进行评估。目前，我们并未将内镜超声作为十二指肠癌分期的常规检查。PET 可以准确检查胃肠道恶性肿瘤，包括十二指肠腺癌的原发病灶和转移病灶。PET 在十二指肠癌诊断地位未被充分确定，绝大多数患者术前不必性 PET 扫描。PET 最有价值的作用是术前评估转移病灶，以减少开腹探查率。

二、十二指肠腺癌的外科治疗

外科手术是十二指肠癌唯一可能获得长期生存的治疗方案。常规肿瘤外科原则包括：确切止血和肿瘤切缘阴性。肋缘下切口或正中切口均可，但正中切口有术野好和易于缝合的优点。仔细探查腹膜表面和肝脏。现代薄层 CT 可以减少开腹探查率。当 CT 扫描发现可疑转移病灶或腹膜种植灶时，应当首先考虑腹腔镜探查，以避免不必要的开腹探查。仔细操作尽量减少术中出血。肿瘤位于近段十二指肠时，应行胰十二指肠切除术。当肿瘤远离肠系膜上动脉时，不用考虑系膜上动脉周围组织，以血管闭合器闭合切除之，注意勿将动脉血管弓置于闭合器中。此法可以较为快速切除腹膜后组织且止血效果好。当肿瘤与肠系膜上动脉比邻或需要切除肠系膜上－门静脉时，应当仔细分离肠系膜上动脉周围组织。由于十二指肠癌通常不会阻塞胰腺导管，且胰腺实质柔软，患者术后胰瘘风险明显增加，因此在胰腺吻合时必须仔细操作。尽管多数医师并不常规术后应用善宁，但当胰腺实质柔软时应用善宁有价值。

处理发生于十二指肠远端（第三、第四段）的肿瘤比较特殊。远端十二指肠癌少见，仅占十二指肠癌的 20%。当肿瘤远离壶腹且未累及胰腺时，十二指肠区段切除加淋巴结清扫是首选方案。十二指肠区段切除预后良好且没有胰瘘和胆瘘风险。应当清扫胰腺后和系膜近端（沿胰腺下缘的系膜根部）淋巴结。术前影像学肿大的淋巴结均应清除。用可吸收线单层行十二指肠空肠端端吻合或端侧吻合均可。

肿瘤发生部位并不影响预后。由于解剖学上十二指肠与胰腺、胆管关系密切，因此肿瘤发生部位决定手术方式。十二指肠近端（第 1、2 段和较大的第 3 段近端）病变应行胰腺十二指肠切除术。该术式有满意的切缘阴性率（67%～73%）和充分的区域淋巴结清扫。

影响十二指肠癌术后生存的临床病理因素见表 12－3。完全切除至关重要，事实上这也是外科医师唯一可控因素。外科手术应当尽量做到 RO 切除。不应考虑减瘤手术，非治愈性切除的患者与 RO 切除患者相比患者获益小。基于上述原因，术前应尽量明确肿瘤分期并对可切除性进行充分评估。另外，淋巴结转移直接影响预后。淋巴结转移患者也可长期存活，其 5 年生存率为 17%～44%，明显优于胰腺癌伴淋巴结转移患者。没有淋巴结转移患者术后 5 年生存率为 35%～76%。

表 12－3　十二指肠癌术后预后的影像因素

影响预后	不影响预后
淋巴结转移	肿瘤大小（cm）
肿瘤分期	肿瘤的位置
手术切缘	
肿瘤分级	

三、经十二指肠壶腹肿瘤切除术

1899 年 Halstead 首先报道经十二指肠壶腹肿瘤切除术以来该术式已经受到普遍关注。很多小的良性肿瘤可以在内镜下切除，但一些肿瘤较大无法行内镜下切除。壶腹周围肿瘤多数为恶性，浸润性癌达 35%～60%。壶腹周围腺瘤术后，特别是那些伴不典型增生者，应当密切内镜随访，原因是少数患者可能发生浸润性复发。此外，十二指肠和壶腹周围绒毛状腺瘤出现贫血、黄疸和体重下降者提示浸润性癌的可能性较大，应当考虑更为积极的根治性切除。

严格掌握经十二指肠切除壶腹周围腺瘤患者的适应证。对于良性腺瘤，包括伴有低级别不典型增生者，经十二指肠 Vater 壶腹切出可以治愈。然而，伴有高级别不典型增生或腺瘤内灶性癌变者，局部切除术后复发率高。因此，术中应当行冰冻病理确定有无组织学高危因素，以确定是否行胰十二指肠切除术。经十二指肠壶腹部腺瘤切除见图 12－2。做 Kocher 切口充分游离十二指肠以利十二指肠侧壁切开。黏膜下注射生理盐水以利切除，肿瘤切除后以电凝仔细止血。沿肿瘤周围切除，黏膜回缩后远端胆管和胰管仔细确认并小心分离。以探针或 Fogarty 尿管经壶腹部置于胆管内作为引导。以 4－0 的可吸收线将十二指肠黏膜与胆管黏膜缝合。也可将细小的胆管或胰管纵向切开 2～3mm 以利缝合。缝合十二指肠切口，并在十二指肠切口周围放置引流管。

四、新辅助化疗和放疗

术前化疗和放疗在理论上吸引人的原因如下。首先，尽管实施了治愈性切除很多患者仍然会复发并最终死于该病。另外，很多患者接受手术治疗后由于多种原因（如术后并发症）而无法接受完整周期的辅助化疗。其他肿瘤的数据显示新辅助化疗可以使肿瘤显著缩小，从而减少切除范围；新辅助化疗已经被推荐用于十二指肠癌，但尚无资料证明其疗效。最后，新辅助治疗为临床医师提供了肿瘤对治疗的反应。目前，新辅助放化疗对十二指肠癌治疗效果尚不能确定。但该治疗策略的安全性已被证明，仍需进一步研究。总之，术前治疗在十二指肠癌的价值尚未确认。

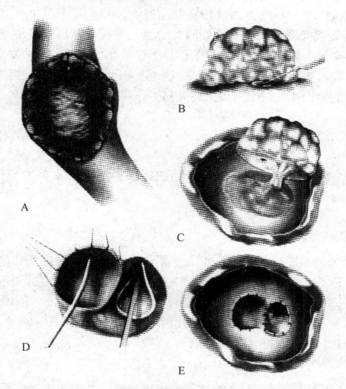

图 12－2　**A**：切开十二指肠侧壁见乳头状肿瘤。**B**：黏膜下注入肾上腺素以利壶腹部肿瘤切除。**C**：黏膜下切除肿瘤并分离胆管和胰管。**D**：4－0 可吸收线将十二指肠黏膜与胆管、胰管黏膜缝合。**E**：完整切除缝合后的胆管、胰管开口

五、十二指肠癌辅助治疗

没有十二指肠癌辅助治疗的临床随机对照研究，目前尚无确凿有益证据。绝大多辅助治疗包括不同人种壶腹周围癌（包括十二指肠、壶腹、胰腺和远端胆管癌）的报道均是小样本。这些研究结果并不一致，多数学者认为辅助治疗可以提高局部控制率，提高生存率，特别是对于那些有不良病理因素的患者。尽管没有确切证据，对于有不良预后因素如淋巴结转移和神经血管受累的患者仍然推荐辅助化疗和放疗。

六、十二指肠肿瘤和息肉病综合征

胃肠道息肉病患者（如家族性息肉病，Gardner 综合征，Peutz－Jegher 综合征）存在基因不稳定常常导致十二指肠肿瘤。与结肠情况类似，全部十二指肠黏膜存在恶性转化风险。事实上，自从家族性息肉病患者广泛接受预防性结肠切除后，十二指肠癌成为这些患者首要的癌症相关死亡因素。这些患者可能在十二指肠散在多发绒毛状肿瘤，但壶腹部绒毛状腺瘤占多数。对于这些患者特别是家族性息肉病患者内镜筛查是积极的手段，它可以早期发现十二指肠腺瘤并可成功进行内镜下切除。当然，如果组织学证明有恶变时，即使肿瘤位于壶腹远端，也应当施行胰十二指肠切除术。由于这些患者的黏膜均有发生恶性肿瘤风险，而且有家族性息肉病患者壶腹部癌行保留幽门的胰十二指肠切除术后残留十二指肠黏膜再发癌肿的报道，因此这些患者应当行标准的胰十二指肠切除术。

七、不可切除的十二指肠癌患者的姑息治疗

许多十二指肠癌患者在诊断时已失去手术切除机会。准确的 CT 扫描可以检测（非淋巴结）远处转移，以避免不必要的剖腹探查。一旦十二指肠癌发生远处转移，其中位生存时间令人失望，通常小于12 个月。由于肿瘤局部浸润肠系膜动脉不可切除肿瘤也是常见的预后不良因素。这些患者的治疗重点是缓解症状和改善生存质量。理想的姑息治疗是能显著改善症状的同时，并发症发生最小。十二指肠恶性梗阻时，可以内镜下置入支架以保证官腔通畅。胆道支架可以有效缓解梗阻性黄疸，且金属胆道支架长期效果令人满意。当支架治疗失败时可以进行外科短路手术，但要力求简单。Ⅳ期患者姑息胰十二指肠切除不应考虑。

（高艳伟）

第二节　结肠癌的开放手术与腹腔镜手术治疗

一、背景

直肠癌（CRC）是美国男性和女性中第四位常见肿瘤和第二位癌症死亡原因。过去的十年见证了关于结直肠癌的认识、诊断和治疗的改进。这其中包括了我们对于肿瘤生成的分子途径和遗传性结直肠癌综合征的遗传学改变方面知识的进展，普查指南的确立，以及化学治疗中细胞毒和生物药物的迅速发展。伴随着关于散发性和家族性结肠癌的手术治疗标准和术后处理规范的演变，以及腹腔镜下结肠切除术治疗结肠癌方法的确定及发展，手术治疗也获得了进步。

（一）流行病学

据估算在 2005 年，将有 145 000 新发结直肠癌病例确诊，其中 104 950 是结肠癌。自 1985 年以来结直肠癌的发病率和死亡率逐年下降；然而，结直肠癌依旧占美国癌症死亡的 10%。2005 年的评估数据表明，54 290 人将死于结肠癌和直肠癌。

结直肠癌的累积发病风险是 6%，平均发病年龄为 65 岁，并且该风险随年龄而增加。除了具有遗传性结直肠癌的背景，该病鲜见于 40 岁以前。50 岁以后其发病率迅速增加，并且 90% 以上的散发性结直肠癌发生于 50 岁以上的患者。在过去的几十年内，结直肠癌的发病率呈现由左侧为主向右侧逐渐增多的转变趋势。

确诊时，大约 77% 的患者为局部病变或区域内病变，23% 发生远处转移。局部病变、区域病变以及远处转移的 5 年总生存率分别为 90%，66% 和 9.0%。大约 75% 的结直肠癌病例为散发性，其余的病例发生于那些被认为具有高危因素的患者。这些高危因素包括炎症性肠病、家族性腺瘤性息肉病（FAP）、遗传性非息肉病性结直肠癌（hereditarynonpolyposis colorectal cancer，HNPCC）、MYH 息肉病以及确凿的结直肠癌家族史。男性发病风险略高于女性，其年龄调整发病率分别为 58.5/10 万和 44.2/10 万。

（二）危险因素

结直肠癌的发病率存在地理和种族的差异，最高的发病率出现于工业化更加发达的国家。在美国，非裔美国人发病率和死亡率；事实上自 1985 年以来非裔美国人的结直肠癌的发病率就未有变化，而男性白人每年下降 2.9%，女性白人每年下降 1.7%。

许多观察研究表明西方饮食中脂肪和红肉的摄入增加以及蔬菜水果的摄入减少与结直肠癌的发病风险增高有关。此外，相较总的脂肪摄入，饱和动物性脂肪看来是更强的危险因素，而多不饱和脂肪可能具有保护作用。膳食纤维对于降低结直肠癌的发病风险有益，但其间联系的机制尚不清楚。尽管还很不明确，钙、维生素 D 以及叶酸的摄入不同程度地与降低发生结直肠癌的风险相关。

运动减少和肥胖对于男性和女性都与结直肠癌发病风险增加相关，绝经前妇女体质指数高于 30kg/

m^2 患结直肠癌的风险比是 1.88（95% 可信区间为 1.24 ~ 2.86）。

（三）遗传途径

绝大多数结直肠癌的发生遵循从正常黏膜到腺瘤再到癌，即息肉，癌的顺序。1990 年，Fearon 和 Vogelstein 描述了结直肠癌的模式，提供了一个框架来阐明遗传调节元素的突变导致了细胞不受限制的生长。更深入的研究阐明了这一多步骤途径，通常称为杂合性丢失（loss of heterozygosity，LOH），这一现象可以在遗传性和散发性结直肠癌中观察到。三大类基因涉及结直肠癌的生长，即：癌基因，如 K - ras；肿瘤抑制基因，如 APC（adenomatous polyposis coli）、DCC（deleted in colorectal cancer）、p53、MCC（mutated in colon cancer）；错配修复（mismatch repair，MMR）基因 hMSH2、hMLH1、hPMS 和 hPMS2。

微卫星不稳定性（Microsatellite instability，MSI）是肿瘤发展的另一种途径，包括简单重复序列的插入或删失引起错配修复基因内的缺陷。在这些情况下，复制错误增加导致微卫星不稳定性和基因功能障碍。这些肿瘤生物学上不同于那些通过 LOH 获得的肿瘤。微卫星不稳定性，也称作复制错误（RER），见于绝大多数 HNPCC 肿瘤，并在 10% ~ 20% 的散发性结直肠癌可以见到。

（四）炎性肠病

慢性溃疡性结肠炎（chronic ulcerative colitis，CUC）患者发生结直肠癌的风险高于普通人群 30 倍。在这群患者中，其活动期状态下 10 年后发生癌的风险为 2%，并且之后每年递增 0.5% ~ 1%。较散发性结直肠癌而言，CUC 相关的癌更多地表现为多发、广泛浸润、分化差异之于常常难于在内镜下与慢性炎症性改变相鉴别。因此，在 CUC 患者中应常规施行随机监测性活检，并且预防性结肠切除或结直肠切除应该被推荐应用于高级别的异性增生病例，同时在低级别的异性增生病例中可以考虑应用。克罗恩病也相关于结直肠癌的发病风险增加，其风险的程度相关于克罗恩病的病程持续时间和严重程度。克罗恩病患者发生结直肠癌的风险近似于 CUC 患者。炎症性肠病相关的发生结直肠癌的风险凸显了对于该组人群进行监测筛查的重要性。

（五）遗传性结直肠癌综合征

下面介绍并探讨三种遗传性结直肠癌综合征：FAP、MYH - 相关息肉病和 HNPCC。

1. 家族性息肉病　FAP 是最典型的遗传性结直肠癌综合征；1% ~ 2% 的诊断为结肠癌的患者同时有 FAP。染色体 5q 上的 APC 基因的胚系突变导致截断是 FAP 的特征。其遗传方式为常染色体显性遗传，外显率为 90%，但所有 FAP 病例中大约 25% 是再次突变的结果。FAP 患者贯穿结肠及胃肠道有数以千计的息肉。如果不做预防性结肠切除术，几乎所有的该类患者将在 40 岁以前发生结直肠癌。弱化型 FAP，一种相对轻微的表型，息肉数量相对较少，发生结直肠癌的发病年龄为 50 岁出头。FAP 患者也可以有结肠外表现，包括胃息肉、十二指肠腺瘤和癌、硬纤维瘤、甲状腺癌、下颌骨瘤、视网膜色素上皮的先天性肥厚（congenital hypertrophy of the retinal pigmented epithelium）、Gardner 综合征中的皮脂腺囊肿和表皮囊肿以及纤维瘤，或者 Turcot 综合征中的中枢神经系统肿瘤。对于所有怀疑为 FAP 的患者应提供遗传学检查及咨询。

对于 FAP 最主要的治疗就是预防性结肠切除术。手术选择包括：针对有低位直肠息肉负荷的患者选择经腹结肠切除术及回肠直肠吻合术（ileo rectal anastomosis，IRA），恢复性结直肠切除及回肠囊袋肛门吻合术（ilealpouch anal anastomosis，IPAA），还有应用较少的结直肠切除及末段回肠造瘘术。预防性结肠切除术或结直肠切除术后，患者必须终生随访，因为他们在 IRA 术后残存的直肠或者吻合口或者是 IPAA 术后的回肠囊袋仍有发生癌的风险。

2. MYH 息肉病综合征　MYH 息肉病综合征近来被划定为 FAP 患者的一个亚群，其 APC 基因变异检测阴性。该病遗传类型为常染色体隐性遗传，其表型表现为多发结直肠息肉（超过 10 个）但一般少于经典 FAP 患者的息肉数目。双等位 MYH 突变患者的结直肠癌的发病年龄据报道小于 50 岁。MYH 息肉病综合征中的结直肠癌的发生相关于碱基切除修复缺陷导致的 G：C 到 T：A 的颠换。结直肠癌相关的息肉病综合征有待于继续加以界定。

3. HNPCC 综合征　HNPCC，又称 Lynch Ⅰ型和Ⅱ型综合征，是一种非息肉病性常染色体显性疾病，发病频率高于 FAP5 倍。HNPCC 占结肠癌的 5% ~7%。HNPCC 与早发性结直肠癌相关，同样也与宫内膜、卵巢、胃、小肠、肝胆系统、胰腺、输尿管、肾盂的肿瘤相关。外显率介于 30% ~70% 之间。HNPCC 患者发生结肠癌的罹患风险据估算为 85%。与散发性结肠癌比较，HNPCC 肿瘤更多发生于右侧（60% ~70% 位于脾曲以上），发病年龄较早（大约 45 岁），肿瘤分级更低，预后较好，并且相关于发生异时性和同时性多发肿瘤的较高发生率（20%）。

引起 HNPCC 的基因突变是 MMR 基因（hM - SH2、hMLH1、hMSH6、hPMS1 和 hPMS2）。肿瘤抑制基因（如 p53、DCC 和 APC）的突变与 HNPCC 相关，因为在它们中发生了复制错误。HNPCC 患者有较高的风险发生同时性或异时性多发肿瘤，在选择性病例中可以考虑预防性结肠切除术。

（六）其他遗传性结直肠癌相关综合征

发生较少的遗传性结直肠癌相关综合征具有错构瘤性多发息肉，如 Peutz Jeghers 综合征（PeutzJeghers Syndrome，PJS）、青少年息肉综合征（JuvenilePolyposis Syndrome，JPS）、Cowden 综合征以及 Ban - nanyan - Ruvalcaba - Riley 综合征。STK11/LKB1 的胚系突变与 PJS 相关，SMAD4 和 BMPR1 - A 的突变与 JPS 相关，PTEN 的突变则相关于 Cowden 综合征和 Bannanyan - Ruvalcaba - Riley 综合征。错构瘤性息肉病综合征相关于明显升高的发生结直肠癌的风险，在北美的病例中不到 1% 的结直肠癌发生了该综合征。

一级亲属中有一个患有结直肠癌，其发生结直肠癌的风险较普通人群高 1.8 到 8 倍。如果超过一个亲属患病，风险会增加；如果亲属发病年龄低（低于 45 岁），则风险进一步增加。这些人群中，遗传性基因缺陷在诱导结直肠癌发生中的作用还不明确。

（七）解剖

结肠起于回肠末端，止于直肠。升结肠和降结肠固定于腹膜后间隙，而横结肠和乙状结肠靠结肠系膜悬挂于腹膜腔内。乙状结肠的交界端由直肠上的结肠带延伸纤维界定。

每段结肠的动脉血供和静脉回流通常在结肠系膜内伴行，与之一起的还有淋巴回流。此外，在肿瘤切除中，主要通过高度变异的 Drummond 边缘动脉形成的侧支循环的存在使得肠管切端仍有血供。脾曲的 Griffith 点和乙状结肠直肠交界处的 Sudeck 点是两处不同血供来源的分水岭。

升结肠和横结肠的动脉血供来自于肠系膜上动脉（superior mesenteric artery，SMA），通过回结肠动脉、右结肠动脉以及结肠中动脉供血。右结肠动脉解剖高度变异。在约 10% 的个体中该动脉缺如或直接起自 SMA。降结肠、乙状结肠及直肠上段从肠系膜下动脉（inferior mesenteric artery，IMA）获得血供。IMA 发出 Riolan 动脉弓、左结肠动脉和直肠上动脉。直肠上动脉在供应直肠之前分出数支乙状结肠分支。静脉回流与动脉血供伴行，但主要是通过肠系膜上静脉及肠系膜下静脉回流至门静脉系统，这就提供了一条经血向肝转移的直接途径。

自 T_{10-12} 发出的交感神经行至主动脉前和肠系膜上神经丛，从该处节后神经纤维发出沿 SMA 分布并向右侧结肠发出分支。支配左侧结肠的交感神经纤维发自于 L_{1-3}，这些神经纤维在椎旁神经节形成突触，而后伴行肠系膜下动脉至结肠。右侧结肠的副交感神经来自于迷走神经，与交感神经并行。支配左侧结肠的副交感神经来自于 S_{2-4}。这些神经纤维，即勃起神经由脊髓发出，形成盆腔神经丛并发出分支到横结肠、降结肠以及大肠的盆腔部分。

结肠癌的治愈性切除和分期要包括原发肿瘤部位的淋巴引流区域的切除。因此，受累肠段的血供和相关淋巴引流的关系决定了肠切除范围。结肠上淋巴结走行于肠壁和血管弓之间汇入结肠旁淋巴结，后者沿边缘动脉分布。结肠上和结肠旁淋巴结代表了绝大多数结肠的淋巴结，并且是最可能发生区域转移病变的部位。其后沿主要的结肠血管淋巴回流至主动脉旁淋巴。

（八）分期

1932 年，Dukes 提出了基于肿瘤直接侵犯肠壁的范围和区域淋巴转移存在与否的结直肠癌分期系统。Dukes 分期 A 期为肿瘤局限于肠壁内；B 期为肿瘤侵透肠壁全层至浆膜层或结肠周围脂肪。C 期为局部淋巴受累（C_1 期）或区域淋巴受累（C_2 期）。然而，目前国际上首选的结肠癌分期的标准模式为美国癌症联合会和国际抗癌协会（AJCC/UICC）的肿瘤 - 淋巴结 - 转移（tumor - node - metastasis，TNM）系统，这一分期系统很大程度上替代了传统的 Dukes 系统和 Astler - Coller 修正方案。AJCC/UICC 的 TNM 分期依据浸润肠壁的深度、淋巴结受累的范围和远处转移的存在来提供预后信息。目前要求手术标本至少要有 12 个以上淋巴结送检评估方能进行适当的淋巴结分期。此外，这一分期系统还提供附加的组织病理学信息，诸如肿瘤分级（GO-4）以及用字母 L 和 V 标注淋巴管或脉管受累。

（九）临床表现

结肠癌通常是在无症状个体的筛查中发现或在对便血或贫血的检查过程中检出。较少见的症状，包括腹痛、排便习惯的改变、体重减轻、厌食、恶心以及梗阻或穿孔的指征。患者发生肺转移时可以出现肺孤立结节或咯血。牛链球菌菌血症不常见，但其与结直肠恶性疾病有重要的关联。

（十）术前评估

结直肠癌患者的术前评估首先要有详细的家族史和全面的查体。实验室检查包括全血细胞计数、化学检验、肝功能检验、癌胚抗原、清蛋白、尿分析和凝血分析。必要的诊断性检查包括全结肠镜（如果不存在梗阻的情况下）、胸部 X 线摄影以及 CT 检查。在静脉对比 - 强化 CT 扫描禁忌的情况下，磁共振影像检查可能是有用的。正电子发射计算机断层显像（positron emission tomography，PET），还有现在的 PET - CT，作为一种针对结直肠癌患者的潜在的重要的影像诊断形式应运而生。该技术利用了能在代谢活跃组织积聚的葡萄糖类似物氟代脱氧葡萄糖。标准化的摄取值能够提供半定量的鉴定有助于区分良、恶性组织。尽管可能有助于复发癌的诊断，由于假阳性和昂贵的费用，对于结肠癌患者的基本评估帮助不大，不鼓励筛查中常规使用。

完整的评估对于确定共患疾病和手术的适用性、发生遗传性癌综合征的风险、同时性结肠多发病变、邻近器官的累犯以及转移性疾病的存在非常重要。大约 20% 的患者在初诊时就有同时性肝转移。当计划联合切除原发肿瘤和肝转移灶或针对肿瘤累犯邻近器官的治疗方案时，术前肝转移的确认是必不可少的。即便在晚期转移性结肠癌的病例，原发病灶的手术切除仍可以作为姑息治疗。

二、治疗

不管是传统的开放手术还是腹腔镜手术，结肠癌根治性切除的手术原则是一致的。本节将讨论这些原则。

对于恶性肿瘤患者的一般考虑包括深静脉血栓风险增加以及其预防包括腿部充气加压装置的使用和麻醉诱导时皮下肝素的使用（除非有其他禁忌）。术前应给予抗生素预防以减少开放肠道手术伴发感染并发症的发生概率。尽管机械性肠道准备的应用近来争议较多，但似乎在前瞻性随机数据出现前仍应维持标准的操作。

（一）腹部探查

完整的腹部探查如果可能的话，应包括肝脏、腹膜表面、网膜、后腹膜以及卵巢（如果存在）的望诊和触诊。原发肿瘤应该评估有无局部粘连。如果发现肝内有可疑病变，术中超声已被证明是最准确的评估肝脏的方法，而且开放方式或者腹腔镜途径均能施行。小肠和其余的结肠应该检查有无同时性病灶的存在。

（二）肠管切除范围

肠管切除范围应包括原发肿瘤连同由同一主要供养动脉供血的邻近肠管。当原发灶位于两支供养血管之间时，两支血管均应自起始部位切除。这包括下述血管的近端结扎，如回结肠动脉在十二指肠水平、结肠中动脉在从 SMA 发出处、左结肠动脉起自于 IMA 处以及直肠上动脉在 IMA 发出左结肠动脉之后的远端。原发灶两侧各 5~10cm 的肠管切除范围看起来足以预防吻合口复发的发生。

（三）淋巴结清扫范围

结直肠癌的淋巴结清扫既有治疗意义也有预后意义。一部分淋巴结阳性的患者能够仅通过手术就能治愈；因此，不能过分强调适度清扫淋巴结的重要性。适宜的根治性淋巴结清扫要延伸到主要供养血管的起始水平，并且要整块切除。先前定义适度的淋巴清扫为至少评估 12 个淋巴结。然而，更多近期的从Ⅱ期和Ⅲ期结肠癌患者的辅助化疗的随机试验中获得的证据表明随着淋巴结检出数目的增多，总生存率、病因特异生存率和无病生存率都得到改善。在 5 - FU 和甲酰四氢叶酸辅助治疗的 Intergroup0089 试验中，控制受累的淋巴结数目后，随着评估的淋巴结数目增多而生存率（总生存率、病因特异性生存率、无病生存率）提高（P = 0.000 1）。即使没有淋巴结受累犯，评估更多的淋巴结时总生存率和病因特异生存率也得到改善（P 值分别为 0.005 和 0.007）。显然，生存改善相关于淋巴结评估的改进，充分的淋巴结评估可能至少需要在切除标本上检出 14 ~ 20 个淋巴结。

（四）邻近器官受累

术前评估（包括病史、查体以及 CT 扫描）有助于制订手术方案时判定有无邻近器官受累犯。当确认肿瘤粘连到邻近器官时，不应只是将粘连分离下来。相反，应将邻近器官整个或至少受侵犯的部分整块切除，因为超过 40% 的病例粘连内包含癌的成分。另外，局部进展期的结直肠癌手术切除后，施行整块切除的 5 年生存率为 61%、局部复发率为 23%，而未行整块切除的 5 年生存率为 23%、局部复发率为 77%。如果肿瘤自粘连局部横断切除，这种切除是不彻底的。如果腹壁受累，同样应整块切除。

（五）卵巢切除术

由于在施行治愈性切除手术的女性患者中随后有 1% ~ 8% 发生卵巢转移，在结肠切除时预防性卵巢切除已经受到关注。然而，预防性卵巢切除术尚未表明能够改善生存率而研究数据也不支持这种手术。梅奥医疗中心收治的 155 例患者的随机前瞻性随机试验的初步结果显示预防性卵巢切除术有改善预后的初步趋势；然而，这种差异没能持续到 5 年，并且试验结果此后未再有更新。确认一侧卵巢有孤立转移病变时，由于双侧受累风险较高应行双侧卵巢切除。

（六）特殊的治疗问题

1. 梗阻 梗阻性结直肠癌最初通常采用二期手术治疗，即先行切除和 Hartmann 手术，以后再行结肠造口还纳、吻合。另一种治疗方法是一期手术，即结肠次全切除同时一期回肠直肠吻合，或者对于谨慎选择的病例行区段切除和术中结肠灌洗。SCOTIA（Subtotal Colectomy versus On - table Irrigation and Anastomo - SIS，次全结肠切除对比术中灌洗和吻合）研究小组进行的一项前瞻性随机试验对这两种治疗方案进行了对比。91 例左侧恶性梗阻患者随机分组，发病率和死亡率相似。梗阻性病变的激光烧灼和内镜下支架可以用作姑息治疗可以进行肠道准备以及随后施行一期切除。右侧梗阻性癌可以通过一期切除及吻合得到有效的治疗。无论哪种治疗方法，来自于美国乳腺与肠道外科辅助治疗研究组（National Surgical Adjuvant Breastand Bowel Project，NSABP）的数据显示这组患者治疗失败的风险增加。

2. 穿孔 由肿瘤引起的结肠穿孔，可以在肿瘤原发部位发生，也可以在肿瘤近端结肠发生。多数此类患者发病时局部病变即为晚期。他们也可伴发腹膜炎并且可能需要紧急治疗。如果穿孔包裹，如果可能的话应行脓腔和受累器官的整块切除。在某些病例，采取经皮引流等待炎症消散而不是急于不安全的手术可能相对稳妥。如果需要手术，在确定切除以预防肿瘤局部复发时，切除所有受累犯的组织，包括引流管道，是非常重要的。辅助性放疗可能会使穿孔患者受益；因而，手术切除时应于危险区域放置金属夹。

3. 同时性肿瘤 对于发现和评估结肠内同时发生的新生物（包括息肉），彻底的术前结肠镜检查非常重要。结肠癌患者发病时，3% ~ 5% 发生同时性癌，30% ~ 40% 同时发生息肉。该类患者的治疗应依患者情况而调整；结肠部分切除需要异时监测，但次全结肠切除、直肠回肠吻合后会出现功能后果，而且仍使直肠面临风险。同时性结肠多原发恶性肿瘤患者预后与仅有单发更晚期病变的患者预后相似。最后，同时性多原发结肠癌患者应评估是否为 HNPCC 综合征。

三、开放结肠切除术

图 12 - 3 所示基于肿瘤所处位置的典型结肠切除的解剖范围。无论切除哪段肠管，技术原则是相似的。

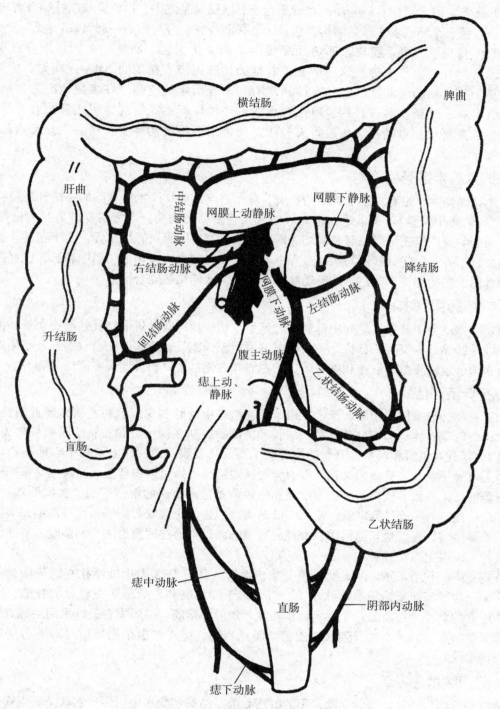

图 12 − 3　结肠的血管解剖示意图

（一）右半结肠切除术

右半结肠切除术适用于盲肠、升结肠和近端肝曲病变。手术时，患者平卧位，取中线切口。尽管有记载右侧结肠切除术采用右侧横切口，如果需要更扩大手术时（如可疑腹壁和邻近器官受累或转移到肝或卵巢），中线切口更加灵活、暴露更好。放置自持式 Bookwalter 拉钩或相似拉钩后，探查腹部。将盲肠自后腹膜平面以电刀锐性分离开始游离结肠及其系膜。为了避免损伤腹膜后结构，包括性腺血管、输尿管和十二指肠，无血管平面的确认非常重要。在多数病例，可以透过一薄层结缔组织看见输尿管。直接看到输尿管就表明分离平面过深，应注意避免。必须游离末端回肠系膜以便确认在十二指肠水平近端结扎回结肠血管。因为可能有一些小的血管走行于肝结肠韧带之中，以电烧与结扎结合游离肝曲。T₄肿瘤能够累及腹壁、小肠或者腹膜后结构，包括十二指肠或肾，应与结肠一起整块切除。

一旦肠管游离完毕，再系膜基底部切开腹膜内侧面确认血管。回结肠血管可能存在明显变异，所以在系膜基部结扎前应仔细检查这一区域。右结肠动脉可以直接发自 SMA 或缺如。应该注意到，在结肠中动脉右支和回结肠动脉之间的系膜通常有一血管清晰的空间。在多数情况下，回结肠动脉干的近端结扎包括右结肠动脉蒂在内。可以在血管夹和线结间结扎，或者用血管吻合器结扎。而静脉解剖可能独立走行应独自结扎。在血管夹和线结间切断回结肠动脉干。然后在分叉点远端切断结肠中动脉右支。

（二）扩大右半结肠切除术

扩大右半结肠切除术是右结肠切除术的扩展，除了右半结肠切除术所切除的结构外还要切除横结肠（包括根部结扎结肠中动脉）。手术适应证为肝曲或某些横结肠病变。通常需要游离脾曲已使吻合无张力。对于横结肠病变，应随结肠一起整块切除网膜，要注意胃网膜血管的位置。由于在某些患者中会出现小网膜囊发育不好，在切除横结肠系膜过程中要注意。在胰腺边缘切断结肠中静脉，注意避免损伤有胰十二指肠静脉发出的侧支。如右半结肠切除术中所述构建回结肠吻合。

（三）横结肠切除术

横结肠切除术适合于某些横结肠中部病变。该手术切除横结肠并近端结扎结肠中血管。由于横结肠中部是原发性结肠癌最少发生的部位之一，所以该手术较少施行。为预防吻合口裂开，必须做到吻合血运良好和无张力。这需要游离肝曲和脾曲附近的左侧和右侧结肠，将升结肠和降结肠吻合。

（四）左半结肠切除术

脾曲和降结肠肿瘤采用作结肠切除术，该式式在结肠中动脉右支以远和乙状结肠近端处横断肠管。患者采取改良的低截石体位，充分游离左侧结肠和横结肠以期在横结肠和乙状结肠间构建无张力吻合。先沿 Toldt 白线切开左侧腹膜反折，开始游离乙状结肠及其系膜。用锐性电切割小心地在乙状结肠系膜后打开一个无血管平面。可见输尿管和性腺血管被腹膜后疏松蜂窝组织覆盖。沿腹膜后采用这种方法确认并保持正确的切除平面。横向进行的方法增加的风险是进入错误的解剖平面，典型的就是平面过深。继续沿降结肠游离。对于降结肠肿瘤，从横结肠解离网膜进入小网膜囊能够易化脾曲的游离。病变累犯远端横结肠或脾曲时，应整块切除网膜，并且应在横结肠以上通过网膜进入小网膜囊。脾曲游离应在谨慎直视下进行，以避免损伤脾脏。

肠管游离完毕，利用系膜内的无血管窗分离出血管。从自 IMA 发出处结扎左结肠动脉。对于横结肠远端病变，应自根部切断结肠中动脉左支。对于位于降结肠和乙状结肠交界处的肿瘤，IMA 主干的切断简化了血管的剥离。切断肠管，手术标本切除。最后的结肠，结肠吻合最好采用手缝对端技术构建无张力的解剖学吻合。如果要吻合到远端乙状结肠或直肠，优先考虑采用环形对端吻合（EEA）吻合器的双吻合技术。

（五）前切除术

乙状结肠和近端直肠的肿瘤的切除采用的方法如前左结肠切除术中所述。乙状结肠应同受累直肠一同切除，并在降结肠和直肠之间进行重建。如果施行足够范围的切除，脾曲的彻底游离对于无张力吻合非常重要。如前所述清除系膜，能够清晰可见 IMA 的根部以及其分出左结肠动脉和直肠上动脉。继续向下，沿直肠系膜固有筋膜和骶前筋膜之间的无血管平面自骶骨前锐性游离直肠上段。交感神经干走行于腹膜后直肠上血管蒂的深面，应加以保护。乙状结肠近端的病变的治疗如前所述降结肠和乙状结肠交界处病变的治疗。乙状结肠中段到近端直肠的病变的治疗应在自 IMA 发出的根部近端结扎直肠上动脉。远端切除点位于直肠近端，并且至少包括 5cm 未受累犯的肠管和直肠系膜。可以用长 45～60mm 的直线吻合器完成这一操作。切断直肠系膜时容易"锥形"切除会导致直肠系膜切除不充分，应注意避免。如果需要，在盆腔内沿直肠系膜平面游离直肠使之松解至更远一些，可以易化肠管的吻合。

使用环形 EEA 吻合器很容易完成吻合。用荷包缝合将砧座栓入近端肠管。因为会增加狭窄或裂开的风险，所以在准备吻合时要避免肠管过分的去血管化。逐级扩肛后，将吻合器轴身插入直肠。吻合器枪尖自直肠闭合线远端旋出，与砧座啮合，然后旋紧吻合器并击发。检查组织"天天圈"是否完整。进行直肠镜检查并注入气体，同时在盆腔内注入生理盐水以发现吻合的不完整处。小的漏，表现为从吻合处升起气泡，可以很容易地通过3-0可吸收缝线内翻 Lembert 缝合法加固缝合吻合口来修复。另一种方法是两层手缝吻合。

（六）次全结肠切除术

次全结肠切除术包括切除整个结肠，与直肠行回肠结肠吻合。该术式的适应证包括：同时性多发结肠肿瘤并且不局限于一个解剖部位；梗阻性左侧结肠肿瘤；某些 HNPCC、结肠癌和伴有极少直肠受累的 FAP 患者。手术时患者取改良的截石体位，经中线切口。主要血管的近端结扎使切除简单化，并且对于肿瘤非常重要。吻合采用环形 EEA 吻合器对端吻合的方式。回肠系膜要仔细调正方向以避免扭转。作者回避使用 EEA 钉合端侧吻合的方式，该种方式可能会由于盲端的扩张导致功能不良和淤滞。最后，每个外科医生都应有准备在不适合钉合吻合的情况下进行手缝吻合。尽管 IRA 术后可获得极好的生活质量，频发稀便是必然的，还有在5%~20%的患者中可能偶有失禁发生。患者在术前应该接受关于排便和肛周护理方面的指导。Cleveland Clinic 的一项研究中，在中位随访期212个月内，FAP 患者 IRA 术后残存直肠发生癌肿的风险为12.9%。只选择那些低直肠息肉负荷的患者 IRA 治疗后，在中位随访期60个月内没有患者在残存直肠发生癌肿。复原性全结直肠切除术及回肠 J 形囊袋肛门吻合的优点在于切除全部或几乎全部由发生肿瘤风险的大肠黏膜，而同时保留了经肛门排便的感觉和功能。直肠息肉超过20~30个的 FAP 患者优先选择这种术式。在经验丰富的医学中心做这种手术，术后并发症和囊袋失败的发生率是很低的。

四、腹腔镜结肠切除术

腹腔镜的结肠手术的吸引力非常容易理解：与开放开腹手术比较，微创技术导致恢复更快并可能因此导致生活质量的改善和降低健康护理的成本。这些优势已经在其他部位的手术中得到了明显的体现，如良性胆囊疾病。虑及结肠切除术，术后疼痛及麻醉药的使用减少、肠麻痹的恢复更快和住院时间的缩短是腹腔镜手术一致的特点。额外的好处可能包括短期和长期并发症的发生率还有费用降低的可能性。无论如何，由于腹腔镜结肠切除术的相对复杂性和不断进展的技术革新，这些优势的大小仍在确定中。此外，这些作用的重要性可能在一定程度上取决于基础诊断。

多数结肠癌患者适合于结肠镜辅助技术。横结肠肿瘤要求广泛的双侧结肠游离，技术上难以采用腹腔镜治疗。中转需要增加的相关因素包括肿瘤相关因素（如左侧近端病变、巨块肿瘤），还有患者肥胖、粘连以及相关脓肿的存在。癌肿伴有穿孔、梗阻或者侵及腹膜后或腹壁不能用腹腔镜治疗。

近来研究证实腹腔镜用于结直肠癌切除技术上是可行的和安全的，并且切除淋巴结数目和切除肠管长度等效于开放结肠切除术。尽管早期曾报道打孔位置的复发率高达21%，自从1996年以后未再报道过超过1.4%的复发率。

关于肿瘤学的充足性方面的关注已经被对比开放切除和腹腔镜辅助切除治疗结肠癌患者的两个大宗单中心研究和三个大宗的多中心随机对照研究所涉及。只有一个多中心研究报道了最终结果；其他的仍在进行中。

巴塞罗那研究是腹腔镜结肠切除术治疗结肠癌的第一个强有力的随机研究。该研究中，219名患者随机分组接受腹腔镜和开放结肠切除术治疗结肠癌，两组肿瘤学方面的对等性得到证明。腹腔镜组只有1例发生外科伤口复发，开放组没有发生。因为在三期病变的患者亚群中观察到肿瘤相关生存较开放结肠切除术得到改善这一未曾预料到的肿瘤学获益，这项研究引发了大量的讨论。此外，香港的一项单中心研究将403名乙状结肠和直乙交界肿瘤患者随机分组接受开放手术或腹腔镜手术以及体腔内血管结扎和吻合，证实了腹腔镜手术的等效性。

癌症研究院组织的多中心的手术治疗的临床结果（COST）研究1994年开始，将872名患者随机分组接受开放或腹腔镜结肠切除术治疗结肠癌。与开放手术相比，腹腔镜辅助结肠切除术在无肿瘤复发和总生存率方面相等，同时伤口复发并未增加，腹腔镜组为 0.5% ，开放组为 0.2% （P = 0.5）。腹腔镜方式患者相关的获益包括住院时间缩短、疼痛降低、肠麻痹迅速恢复、美容方面的改进以及近期生活质量的改善。

医学研究委员会组织的结直肠癌患者传统手术和腹腔镜辅助手术对比（CLASICC）的多中心研究在英国进行，随机分组 794 名患者接受开放或腹腔镜手术。腹腔镜结肠切除术与开放手术的近期肿瘤学结果对等。和 COST 研究中观察到的一样，研究报道了相似的支持腹腔镜的患者相关获益。

欧洲多中心结肠癌腹腔镜或开放切除（COL – OR）研究 1997 年开始从 27 个欧洲治疗中心招募。另外一项澳大利亚的多机构的研究从 1998 年开始。这些随机研究的远期肿瘤学结果的总结见表 12 – 4。

外科文献中，在评估一项新技术的安全性和有效性方面，腹腔镜结肠切除术治疗结直肠癌是一个使用新兴治疗手段的最好例证。鉴于已经报道的随机研究数据和另外一些大型研究的预期报告，腹腔镜结肠切除术已经被证明有效并且发展成为治疗结直肠癌的一个重要治疗模式。然而，值得注意的是，这些研究显示的结果是由经验丰富的外科医生获得的。这些医生已经被证实精通于施行腹腔镜结肠切除术治疗肿瘤。为获得这些结果，腹腔镜方法治疗结肠癌必须坚持与指导开放手术一样的肿瘤学原则。这些原则之前已经列出。

表 12 – 4　腹腔镜对比开放手术治疗结肠癌的随机对照研究的长期肿瘤学结果

研究	例数	中位随访（月）	复发			生存率		
			腹腔镜组	开放组	P	腹腔镜组	开放组	P
巴塞罗那	219	43	17%	28%	0.07 [5 – year actuarial]	82%	74%	0.14 [5 – yearactuarial]
2002						91%	79%	0.03 [cancer specific]
香港	403	52.7 [lap]	25%	22%	0.37 [5 – year actuarial]	76%	73%	0.61 [5 – year actuarial]
		49.2 [open]				75%	78%	0.45 [cancer specific]
COST	872	48	18%	20%	0.32	86%	85%	0.51 [5 – year actuarial]

注：Open = 开放手术；lap = 腹腔镜手术；5 – year actuarial = 5 年实际生存率；3 – year actuarial = 3 年实际生存率；cancer specific = 肿瘤特异性生存率。

（一）术前考虑

接受腹腔镜手术治疗的患者其术前评估与开放手术一样。因为病变的触觉鉴定通常有限，重点是利用解剖标志或者在结肠镜检查时用印度墨水标记来术前定位病变所在。判断出哪些患者更适合于腹腔镜手术一定程度上取决于外科医生的专业技能。手术医生应该具有全面的知识、实行开放结肠切除术治疗恶性肿瘤的经验以及显见高级的腹腔镜经历。美国结直肠外科医生协会发布了一个资格声明指出手术医生在做根治性腹腔镜切除术治疗原发恶性疾病之前必须做过至少 20 台治疗良性病变或转移性病变的腹腔镜切除术。

腹腔镜手术的禁忌证：肿瘤浸润邻近结构；大面积蜂窝织炎；急性并发症，如梗阻或穿孔；或潜在出血疾病。相对禁忌证包括病态肥胖和此前多次腹部手术史。由于需要改变体位以及可能出现 CO_2 吸收和人工气腹的血流动力学效应，对于有心肺疾患的患者术中应谨慎监测。不管怎样，这些患者在微创手术后多因术后恢复时间改善而受益。

（二）技术考虑

以 CO_2 建立气腹达 12～14mmHg 后，利用标准的腹腔镜视频仪器设备施行腹腔镜结肠切除术。以鼻胃管进行胃减压是必须的。腹腔镜结肠切除术治疗癌肿是一项技术要求极高的操作。一些困难来自于需要在腹腔多个操作和肠管的活动性。这需要的就不仅是手术医生的技能，还有镜头操作者的技能。大多数腹腔镜结肠切除术操作下述一般步骤进行：①空间的布局及工作空间的建立。②血管的离断。③结肠的游离。④标本的取出。⑤肠道重建。然而，就置孔的部位和方式、解剖的顺序和方式以及重建的方式而言，这些步骤又按许多不同的方式进行。手术医生必须掌握多种治疗手段的能力，以按照个体患者差异调整手术。因此，术语"腹腔镜结肠切除术"可以指的是完全腹腔镜手术、腹腔镜辅助手术及体腔外吻合和手助腹腔镜手术（HALS）。标本移出的需要以及对比其他腹腔内固定器官（如胆囊或肾）结肠表现出的活动本质在一定程度上导致了技术的可变性。标本的取出通常通过一个4~8cm的切口来完成；然而，切口的位置并不固定。

手助装置使得腹腔镜技术对于更多的外科医生的吸引力更加增大，这些医生足以能够经训练后施行HALS。HALS的患者受益看起来与标准腹腔镜结肠切除术相似。然而，适当条件下HALS较标准腹腔镜结肠切除术而言有缩短手术时间和降低中转率的优势。取出肠管的位置决定了在哪设置手助孔。对于左侧结肠病变或哪些需要行全结肠切除的病变，耻骨上是设置手助孔的理想位置。脾曲和降结肠病变需要涉及横结肠吻合，为了适应这些位置的病变，这个位点可以向头侧移动。对于脾曲近端的病变，切口应在脐周；无论如何，手助孔在那个位置要处于术野中央。

腹腔镜手术中转为传统手术是决定施行腹腔镜之后临床结果的一个重要因素。大多数大宗报道中，中转率波动于5%~25%，但有随经验而改善的趋势。COST研究中，报道的中转率是21%，相近于其他研究的报道。中转的危险因素包括：肥胖；肿瘤因素，如病变晚期或者病变位于左侧结肠或脾曲；手术医生和团队的经验。需要中转为开放手术不应被视为失败。反之，这是由正确的判断决定的，但应尽一切努力在手术中尽可能早的做出这一决定。

（三）右半结肠切除术

患者平卧位，左臂卷起。适当的垫衬后用胸部和特伦德伦堡踝环带固定患者。监视器置于患者右侧，术者及助手站在患者的左侧。尽管已经描述了多种孔的布局方案，有许多学者偏嗜一种采用3或4孔的简化方案，无须理会所作手术的类型（图12-4）。

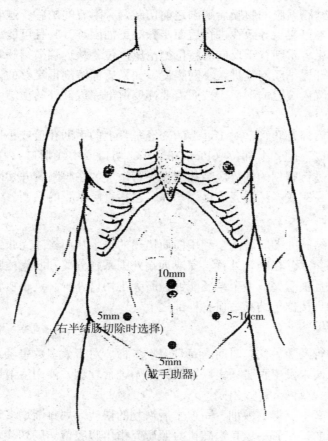

10mm

5mm
(右半结肠切除时选择)

5~10cm.

5mm
(或手助器)

图12-4 腹腔镜结肠切除的戳口位置

置孔之后，与开放手术一样要进行彻底的探查。过多粘连、解剖改变或不良肿瘤特征的存在应提示中转为开放手术。下一步是确认并切断回结肠动脉。因为正常的结肠附着有助于暴露，所以在结肠游离前很容易做到这一点。手术台向左侧倾呈轻度特伦德伦堡体位使小肠沉下去，轻轻抓住盲肠系膜，回牵使之远离十二指肠，这样能导致回结肠血管将系膜向帐篷样撑起。锐性解剖血管近端，并切断。进一步沿回结肠系膜解剖之后，重置患者为左侧在下的陡峭的特伦德伦堡体位。小肠移出盆腔以显露盲肠根部和末段回肠系膜。锐性解剖结肠和回肠后无血管的腹膜后平面，直至与前面回结肠血管根部的解离平面相交。重置患者为反向陡峭的特伦德伦堡体位。抓住近端横结肠上面的大网膜，以电烧灼切断肝结肠韧带，一些小血管可能走行于其间，但可以很容易用电烧灼控制。如果沿结肠系膜后面的解剖施行合适的话，可以很容易汇合。

一旦游离完毕，应通过孔道释放气腹以降低孔道位置复发的风险。去掉脐部的孔道，延长切口至4~6cm以外置肠管。按照需要切断系膜，并按开放手术那样构建吻合。

（四）左侧的切除术

患者取改良的截石位，右臂收于身侧，如开放手术一样彻底游离左侧结肠和脾曲。患者的腿应放置足够低位以使设备能够通过侧孔进行全方位的移动，这非常重要。手术可以通过完全腹腔镜游离完成或使用耻骨上的手助孔完成。在肥胖的患者，厚重的系膜使得暴露和可视化非常困难，此种情况下手助孔尤其有用。血管的解剖最好首先从右侧开始，让肠管的自然附着易化牵拉。凭借经手助孔放置一个套管针可以很好完成。患者置于右侧在下的特伦德伦堡体位，在骶岬处确认直肠上血管。继续向近端解剖血管直至确认IMA和左结肠动脉。然后切断适当的血管，其后结肠系膜的解剖从内侧开始。这种体位的暴露也很适合于近端直肠的解剖。

手术医生在腿间移动以沿开放手术中所描述的无血管平面彻底游离乙状结肠及其系膜。手术中要远离前进到下一步或在完成结肠系膜的腹膜后解剖之前切断侧旁附着的诱惑，这非常重要。这些通常发生于经验欠缺的手术医生，不可避免导致在进行后面步骤时更加困难，并且可能手术中转为开放手术。一旦从这个方面接近脾曲，患者重新置于反向的特伦德伦堡体位，从远端横结肠解离大网膜，进入小网膜囊。对于脾曲病变，应切开胃结肠网膜进入小网膜囊。如果后面解剖得足够的话，顺便以这种方式处理脾结肠韧带会使脾曲完全沉入腹腔的下面。按照需要谨慎解剖完成额外的横结肠系膜的游离，注意避免损伤结肠中血管或IMV。

从孔道释放气腹，然后外置肠管，对于远端病变经耻骨上的手助孔道或小切口（4~8cm），脾曲病变则通过延长脐上的孔完成。耻骨上部位（Pfannen–stiel切口或中线切口）在处理乙状结肠远端和近端直肠病变时有暴露直肠进行解剖的优势。结扎近端肠管余下的系膜附着并切断近端肠管。如果游离充分，通过小切口可以很容易完成。然后完成远端切除，包括直肠系膜的横断。

（五）横结肠切除

因为需要进行腹腔内结肠的彻底游离，利用前面描述的技术从而构建无张力吻合，横结肠切除术是腹腔镜下最困难的结肠切除术。在肠管外置、完成远端外围系膜分离和肠管横断及吻合之前，暴露并切断血管。在瘦的患者，一旦被游离，整个结肠能够经脐旁小切口外置。近端血管的结扎也能通过这个小切口完成，因为这个切口直接位于结肠中血管根部之上。

（六）术后护理

鼓励患者手术当夜步行及随后住院时间内每日多次步行。对于大多数患者术后第一天开始透明流质饮食。如果流质耐受良好而未发生腹胀，术后第二天开始进食软食并停用注射用麻醉药。多数患者在术后第二到三天排气，在第三或四天可以出院。

基于从腹腔镜手术患者中获得的教训，一项术后恢复的快轨计划日渐增多地应用于接受开放结肠切除术的患者。数据是混合的，尽管一项盲法随机对照研究指出腹腔镜结肠切除术组和开放结肠切除术快轨组的住院时长没有差异，几乎两倍多的快轨组的患者和他们的家庭成员声明他们觉得住院时间太短（快轨组30%和41% vs 腹腔镜组17%和21%，P<0.05）。此外，护理人员准确的确认出79%的接受腹

腔镜手术的患者和68%的开放手术患者（P<0.05），提示在患者恢复上有显著性差异，尽管快轨方案获得了相近的住院时长。其他一些研究支持这一观察到的现象，显示腹腔镜结肠切除术较开放结肠切除术快轨项目住院时间明显缩短。

（七）并发症

吻合裂开仍旧是结直肠手术的主要并发症；不过，多数作者报道结肠切除术后临床明显的吻合口瘘发生率大约3%或更低。对于开放手术和腹腔镜手术，这都是真实的，而且并不受所用的吻合技术的影响。欧洲腹腔镜结直肠手术研究组（LCSSG）近来报道了一项连续4834例腹腔镜结直肠手术患者的并发症的多中心回顾的结果。大约35%的患者为恶性肿瘤。术中并发症发生于5.4%的患者，其中出血和肠管损伤作为最主要的并发症分别发生于1.7%和1.3%的患者。

五、结论

腹腔镜方法治疗结肠癌的发展及确认是近来的显著的进步，是对外科医生的医疗设备的添加。早期对于孔道位置的复发和恶劣的肿瘤学结果的惧怕已经付诸休息。无论如何，好的结果取决于手术医生对于结肠的肿瘤手术原则的坚持，同样还有施行高级腹腔镜手术的技能和经验。不管哪种方法治疗结肠癌，开放手术抑或是腹腔镜手术，手术切除的标准——彻底的探查、充分的肠管切除、近端血管结扎及淋巴结清扫还有整块切除——应该严格执行。

（高艳伟）

第三节　腹腔镜直肠癌手术

腹腔镜辅助下结直肠癌根治术在欧美国家已开展了十余年。1991年，Fowler Franclin和Jacobs完成世界上首例腹腔镜结肠手术以后，开创了腹部外科手术的新时代。但在结肠癌腹腔镜发展和直肠癌腹腔镜技术发展历程上也有不同，直肠癌腔镜技术应用相对滞后。对该技术的顾虑来源于手术的安全性和效果，而规范化的操作是该技术顺利开展的前提。

一、腹腔镜全直肠系膜切除技术

全直肠系膜切除术（total mesorectal excision，TME）是英国的Heald等人于1982年提出的，也称直肠周围系膜全切除（complete circumferential mesorectal excision，CCME）。TME主要适用于无远处转移的直肠中下部$T_1 \sim T_3$期直肠肿瘤，且癌肿未侵出脏层筋膜，大多数适合低位前切除者，基本上均适用于TME。经过20多年的实践，学术界已经把TME作为中低位直肠癌的标准手术技术。而对于癌肿较大、侵及壁层筋膜或周围器官、骶骨的患者，TME已经失去了原有的意义。目前多数学者认为，应将上段直肠癌和乙状结肠癌同等对待，不必行TME。

直肠癌TME的理论基础是建立在盆腔脏层和壁层之间有一个外科平面，这一平面为直肠癌完整切除设定了切除范围。直肠癌中65%~80%病例存在直肠周围的局部病变，包括直接侵犯（$T_3N_0M_0$）或周围淋巴结、直肠血管周围淋巴结转移（任何$T N_{1-2}M_0$），所有这些局部病变通常在盆腔脏层筋膜范围之内并且直肠癌浸润通常局限于此范围内。因而Heald的TME这一概念或原则是：直肠癌手术直视下在骶前盆筋膜腔脏层和壁层之间进行锐性分离；保持盆筋膜脏层完整无破损；肿瘤下缘远端的直肠系膜切除在5cm以上。近20年来临床实践证明，遵循TME原则可以降低直肠癌术后的局部复发率，5年生存率明显提高，提高了患者术后生活质量。TME已成为目前直肠癌切除手术必须遵循的原则。

腹腔镜直肠癌手术同样要遵循TME原则。而腹腔镜TME（LTME）优点是显而易见的，由于手术野在电视屏幕上放大6倍，在清晰的视野下用超声刀锐性剪开组织，出血少。视角自由是腹腔镜手术所特有的技术优势，开腹手术常规只有自上而下的垂直视角，在处理中低位直肠癌时存在一定困难；而在腹腔镜手术中镜头可以从任一角度近距离观察术野，使术者可以清楚地看见所处理的组织层次。在锐性分离骶前筋膜和直肠固有筋膜之间的疏松结缔组织间隙时，判断和入路选择更为准确。利用腹腔镜特有的可抵达狭窄的骨盆并放大局部视野的光学特点，用超声刀直视下锐性分离骶前间隙，可使直肠固有筋膜完整，较开腹手术解剖层次清晰，更有效地避免损伤盆腔内的邻近组织。同时可以游离切断直肠系膜达肿瘤下端5cm以上，在距肿瘤下端2cm以上使直肠纵肌显露。在剔除肠系膜根部动脉、静脉血管周围的脂肪及结缔组织时，清晰的视野使肠系膜根部动脉、静脉血管骨骼化更加准确。

LTME术者应具备扎实的开腹直肠癌TME手术的经验及熟练的腹腔镜盆腔手术操作技能，同时熟悉各重要解剖在腔镜下的识别，只有这样才能良好地完成LTME并使手术的并发症发生率降到最低。

二、腹腔镜直肠癌手术方式及种类选择

1. 手术方式　腹腔镜直肠癌的手术方式如下。

（1）全腹腔镜直肠手术：肠段的切除和吻合均在腹腔镜下完成，技术要求非常高，手术时间较长。目前临床应用很少。

（2）腹腔镜辅助直肠手术：肠段的切除或吻合通过腹壁小切口辅助下完成，是目前应用最多的手术方式。

（3）手助腹腔镜直肠手术：在腹腔镜手术操作过程中，通过腹壁小切口将手伸入腹腔进行辅助操作完成手术。

2. 手术种类　腹腔镜直肠癌手术种类包括以下几点。

（1）腹腔镜前切除术：适用于肿瘤根治性切除后齿状线上尚存1~3cm直肠者，由于Trocar位置相对固定，腔镜下切割缝合器角度限制等，腹腔镜下低位前切除术较开放手术难度增加。

（2）腹腔镜腹会阴切除、乙状结肠腹壁造口术：适用于肿瘤下缘距离肛缘5cm以下的低位直肠癌。与开放Miles术相比，不使用机械化缝合器，腹壁仅有肠造口和3个小切口，优势明显，不受经济情况的限制。

（3）腹腔镜肛管切除结肠肛管吻合术：适用于癌下缘距肛缘3~5cm的极低位直肠癌甚至部分早中期直肠肛管癌，即肿瘤位于齿线上2~4cm。

在腹腔镜直肠癌手术中，强调个体化手术方式的重要性。影响各种手术方式选择的首先是肿瘤的位置、大小和组织学类型；其次是盆腔大小、肥胖程度和术者技术条件等。总体而言，腹腔镜直肠癌手术保存肛门括约肌手术比率较低，可能与病例选择、腹腔镜下吻合的费用和技术较高等有关。

三、腹腔镜直肠癌手术器械

常规设备包括高清晰度摄像与显示系统、全自动高流量气腹机、冲洗吸引装置、录像和图像储存设备。腹腔镜常规手术器械主要包括气腹针、5~12mm套管穿刺针（Trocar）、分离钳、无损伤肠道抓钳和持钳、剪刀、持针器、血管夹和施夹器、牵开器和腹腔镜拉钩、标本袋等。

特殊设备包括超声刀（Ultracision）、结扎束高能电刀（Ligasure TM血管封闭系统）、双极电凝器、各种型号的肠道切割缝合器和圆形吻合器。

四、腹腔镜直肠癌手术规范

1. 腹腔镜直肠癌手术适应证　腹腔镜直肠癌的手术适应证与开腹手术类似，肥胖、肿瘤体积较大和盆腔狭小等情况下腹腔镜手术适应证的把握受术者技术水平等因素的影响，此时应综合分析，以取得最佳的根治效果，以避免术中并发症和减少手术创伤等为原则。腹腔镜直肠癌手术中转率在6.1%~12%，控制中转率关键是掌握适应证。

2. 腹腔镜直肠癌手术禁忌证　具体如下。

（1）伴有不能耐受长时间气腹的疾病如严重的心、肺疾患及感染。腹腔镜下结直肠手术，手术空间靠气腹建立，手术野的显露要依靠调整体位，依靠重力作用使内脏垂于病变或操作部对侧，从而显露手术区域。腹腔镜直肠手术往往游离范围广，常需在手术过程中变换体位，方能完成切除肠段的游离。体位过度地调整，加上持续的气腹压力，使腔静脉回流阻力增加、膈肌上抬、心肺活动受限，导致血流

动力学改变。

（2）凝血功能障碍：凝血功能障碍无论对开腹还是腹腔镜手术都可能导致术中难以控制的出血。腹腔镜手术对出血尤为敏感，极少的出血都可使视野亮度降低，解剖层次不清，术野模糊。所以，对于常见凝血功能障碍，尽可能于术前予以纠正，以降低手术风险。

（3）腹腔镜技术受限的情况常见有病理性肥胖、腹内广泛粘连、合并肠梗阻、妊娠等。不少腹腔镜技术受限的禁忌证是相对概念，病理性肥胖很难有确切的界定，将肥胖纳入禁忌是因为肥胖患者腹腔镜手术空间显露受限，解剖层次不清，一些重要结构标志的辨认困难，对操作者的技能及专业分析综合能力要求高。腹内广泛粘连导致腹腔镜手术困难不能用常规方法一次性建立气腹获得操作空间，应选择远离原手术切口的区域以开放式建立气腹，分离腹内粘连，获得手术操作空间。所以，肥胖患者、腹内广泛粘连的腹腔镜手术，需要操作者具备丰富的腹腔镜操作技术和经验，以及扎实的专业功底。

（4）晚期肿瘤侵及邻近组织和器官：晚期肿瘤已侵及邻近器官，如侵及输尿管、膀胱、小肠和十二指肠等，手术已失去根治意义。手术因涉及邻近器官的切除甚至重建，所以难度很大，一般不主张在腔镜下实施。但随着腔镜技术的熟练及器械的发展，腔镜下多脏器联合切除也成为可能。

3. 手术基本原则 具体如下。

（1）手术切除范围等同于开腹手术：直肠远切端至少 2cm，连同原发灶、肠系膜及区域淋巴结一并切除；中下段直肠部位手术遵循 TME 原则。

（2）无瘤操作原则：先在血管根部结扎动、静脉，同时清扫淋巴结，然后分离切除标本。术中操作轻柔，应用锐性分离，少用钝性分离，尽量不直接接触肿瘤，以防止癌细胞扩散和局部种植。在根治癌瘤基础上，尽可能保留功能（特别是肛门括约肌功能）。

（3）肿瘤定位：由于腹腔镜手术缺少手的触觉，某些病灶不易发现，故术前 CT、术中肠镜或超声定位等检查可帮助定位。

（4）中转开腹手术：在腹腔镜手术过程中，确实因出于患者安全考虑而须行开腹手术者，或术中发现肿瘤在腹腔镜下不能切除或肿瘤切缘不充分者，应当及时中转开腹手术。

（5）注意保护切口：标本取出时应注意保护切口，防止切口的肿瘤细胞种植。

4. 术前准备 具体如下。

（1）术前检查：应了解肝脏等远处转移情况和后腹膜、肠系膜淋巴结情况。

（2）控制可影响手术的有关疾患，如高血压、冠心病、糖尿病、呼吸功能障碍、肝肾疾病等。

（3）纠正贫血、低蛋白血症和水，电解质酸碱代谢失衡，改善患者营养状态。

（4）行必要的肠道准备和阴道准备。

5. 术后观察与处理 具体如下。

（1）密切观察患者生命体征、引流物的性质和数量。

（2）维持水、电解质酸碱代谢平衡，给予抗生素防治感染。

（3）持续胃肠减压至肠道功能恢复，肛门排气后可给予流质饮食，逐渐过渡到低渣常规饮食。

（4）术后抗癌综合治疗，根据肿瘤性质制定方案，给予化疗、放疗和免疫疗法。

6. 手术方法 具体如下。

（1）全腹腔镜直肠癌切除吻合术（LAR）（适用于直肠中、上段癌）

1）体位：气管插管静吸复合全身麻醉。患者取头低足高 30° 的膀胱截石位，左半身体下垫沙袋使身体右倾（图 12-5）。

2）医生站位：腹腔镜直肠癌手术通常需要 3 位医生，即主刀医生、第一助手、第二助手；站位见图 12-6（①为主刀医生。②为第一助手。③为第二助手。④为洗手护士。⑤为麻醉师）。

3）套管放置（图 12-7）：脐孔或脐上行 10mm 戳孔用于安置 30° 斜面镜头（A）；右下腹行 12mm 戳孔作为主操作孔（C）；左、右脐旁腹直肌外缘行 5mm 戳孔安置器械（B，D）；如术中不用结扎带牵引结肠，则左下腹可加行一个 5mm 孔（E）；右肋缘下锁骨中线可以置入 5mm 孔，帮助结肠脾曲分离（F）。

4）探查：入腹后探查肝脏、盆腔、网膜、腹膜、腹水情况，因缺少开腹手术的手感，较小肿瘤部位的定位可以通过内镜下注射亚甲蓝定位来完成（图 12 - 8），也可以通过术中超声定位来明确肿瘤部位。

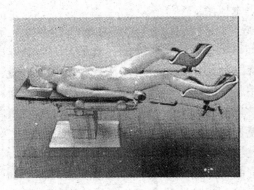

图 12 - 5　LAR 体位

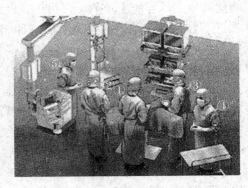

图 12 - 6　腹腔镜直肠癌手术医生及站位

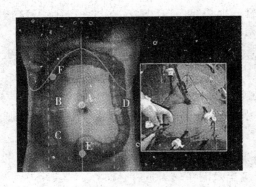

图 12 - 7　套管放置位置

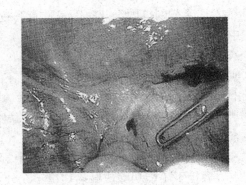

图 12 - 8　术中内镜注射亚甲蓝定位

5）暴露：大网膜和远端横结肠放于左膈下，空肠向右上牵引放于右横结肠之下，远端回结肠放于右下腹盲肠处，子宫可以缝线固定于前腹壁（图 12 - 9），直肠前壁分离时可以使用特制的可弯曲牵引器从耻骨上 E 套管置入，非常有效（图 12 - 10）。

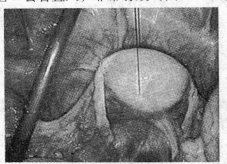

图 12 - 9　术中子宫悬吊固定

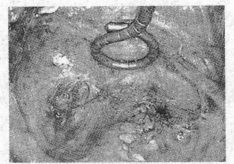

图 12 - 10　可弯曲牵引器

6）乙状结肠分离：分离乙状结肠系膜的右侧，分离过程中应注意两侧输尿管的位置及走向（图 12 - 11），解剖暴露肠系膜下动脉和静脉，清扫血管根部淋巴结，切断肠系膜下动脉或直肠上动脉及其伴行静脉（图 12 - 12 ～ 图 12 - 14）。但有时应注意保留结肠左动脉（图 12 - 15），以避免吻合口血供不足而产生吻合口瘘。在处理 IMA 及清扫腹主动脉周围淋巴结时，注意勿损伤肠系膜下丛神经（交感神经）（图 12 - 16）。

7）上段直肠分离：直肠的剥离开始于其后壁、骶骨前筋膜之前。成功的关键是打开直肠固有筋膜和骶骨前筋膜间的骶骨前区域，接着进行侧面和前方的剥离。骶骨前区的剥离开始于骶骨前，朝尾部剥离，要达到好的暴露，直肠往前往上牵引，并维持乙状结肠往上往左下象限位置，这样可以很容易剥离到第4尾椎，在这里两层筋膜似乎融合，Waldeyer 筋膜源于此。直肠外侧剥离在直肠周围筋膜和骨盆外侧壁筋膜间进行，在左、右侧延续乙状结肠系膜底部腹膜切口，往尾侧分离延续到直肠膀胱凹，再往下剥离至直肠外侧韧带上方。沿着直肠固有筋膜与盆壁筋膜的间隙行锐性分离，低位直肠肿瘤的骶前分离应至尾骨尖部。后方和侧方的分离注意避免下腹神经损伤。直肠前剥离在 Denonvillier 筋膜前面进行（Heald 描述）或后面进行。

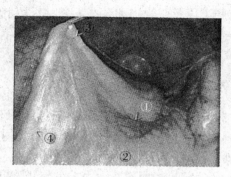

图 12-11 乙状结肠系膜及肠系膜下血管
①为骶岬，②为腹主动脉，③为乙状结肠系膜，④为肠系膜下血管

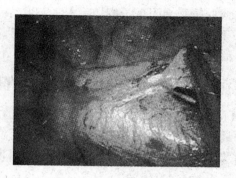

图 12-12 清扫主动脉旁淋巴结

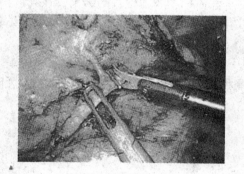

图 12-13 肠系膜下动脉

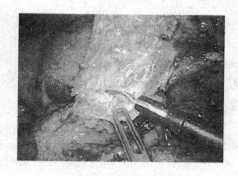

图 12-14 肠系膜下静脉

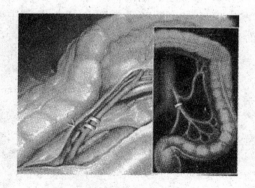

图 12-15 左结肠血管

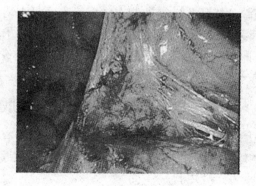

图 12-16 肠系膜下丛（黄色标记）

8）直肠下段分离：后方剥离，Waldeyer 筋膜被打开后，向尾部分离，使用超声到切断骶尾韧带，外侧韧带分离，先右后左，使用超声刀处理韧带内的血管，也可以使用钛夹来处理，注意保护盆腔的自主神经。前方，在切开直肠膀胱凹后，在男性可以看到精囊和前列腺，女性可以看到阴道后壁，在此间分离避免损伤男性勃起神经，最后将直肠游离至肿瘤下方至少3cm。

9）标本移除及吻合：在肿瘤下方 3cm 处用腹腔镜切割缝合器切断直肠。在下腹做相应大小的小切口，用塑料袋保护好切口，将带肿瘤的近端直肠乙状结肠拉出腹腔外，切除肠段。将圆形吻合器抵钉座放入近端结肠，重新建立气腹，使用吻合器在腹腔镜直视下作乙状结肠－直肠端端吻合。吻合口必须没有张力。

10）对于过度肥胖、盆腔狭小、手术野暴露不理想和手术操作有困难的患者，可以改用手助腹腔镜直肠前切除术。

11）冲洗盆腔后，吻合口附近放置引流管。

（2）腹腔镜腹会阴直肠癌切除术（APR）：适用于直肠下段及肛管癌和某些无条件保留肛门的直肠中段癌患者。患者体位和套管穿刺针放置、结直肠分离与直肠前切除术相同。按无菌技术要求在腹腔内用线形切割器或体外直接切断乙状结肠，在左下腹适当位置做腹壁造口。会阴组手术方式同开腹手术。

五、腹腔镜直肠癌手术安全性评价

1. 腹腔镜直肠癌手术切缘及淋巴结清扫的彻底性　腹腔镜直肠癌手术切缘及淋巴结清扫彻底性是外科医师最关注的。腹腔镜下行直肠癌根治性手术必须遵循与传统开腹直肠癌手术一样的原则，包括：强调肿瘤及周围组织的整块切除；肿瘤操作的非接触原则；足够的切缘；彻底的淋巴结清扫。很多学者对直肠癌腹腔镜手术的根治性尚存疑虑，可喜的是近年来研究结果表明腹腔镜手术组与开腹组在淋巴结清扫数目、切除肠段长度和上下切缘至肿瘤的距离等方面相比较均无显著差异。Moore 将在腹腔镜下切除的直肠癌标本进行病理检查，结果亦显示不管是切除范围还是淋巴清扫数目与开腹手术相比均无显著性差异。郑民华报道了 47 例腹腔镜手术和 113 例开腹手术大体标本病理检查的结果，在肠段切除长度、直肠癌保肛手术时切除肠段下切缘至肿瘤距离、淋巴结清扫数及各站淋巴结检出的转移淋巴结数目等方面比较均无显著性差异。

2. 切口种植　腹腔镜直肠癌手术切口肿瘤种植问题，自 1993 年报道腹腔镜下恶性肿瘤手术发生刀口肿瘤种植（port site recurrence，PSR）以来，切口肿瘤种植问题成为其治疗安全性的一大疑问。切口肿瘤种植需具有以下几个条件。

（1）具有活力的肿瘤细胞从肿瘤上脱落。

（2）肿瘤细胞到达创口。

（3）肿瘤细胞具有侵袭性及创口局部有允许肿瘤生长的条件。

Ishida 在动物实验时用同位素标记直肠癌细胞，发现气腹不增加肿瘤的扩散和切口肿瘤种植。虽有数据表明，高 CO_2 气腹会促进腹腔内肿瘤的生长，但 15mmHg 气压是安全的。多项临床试验及严格选择的荟萃分析认为，腹腔镜直肠癌手术并没有增加 PSR 发生率，现在学者倾向于 PSR 的发生主要是由于腹腔镜下行直肠癌手术对术者的操作技巧要求较高，而术者的操作水平在短期之内达不到这种要求造成的，而不是腹腔镜直肠癌根治性手术固有的缺陷。这些提示进行规范熟练的腹腔镜操作有利于减少 PSR 的发生。

六、腹腔镜直肠癌手术并发症及处置

腹腔镜直肠癌术后并发症除腹腔镜手术特有的并发症（皮下气肿、穿刺并发的血管和胃肠道损伤、气体栓塞等）以外，与开腹手术基本相同。主要有：

（1）吻合口漏。

（2）骶前出血。

（3）肠粘连，肠梗阻。

（4）切口感染。

（5）排尿障碍和性功能障碍。

（6）排便困难或便频。

（7）人工造口并发症。

对于各种并发症重在预防，依靠腹腔镜手术的特有优点—视野清晰，手术多可以在正确的解剖间隙中进行。同样腔镜下各重要神经的辨认较肉眼下更加清晰，血管和神经损伤的机会较开腹手术要小；另外，肠道的吻合遵循"空、送、通"的原则，肠瘘多可以避免。当然手术成功更重要的是依赖操作医生的技能熟练，以及操作步骤的规范化。

直肠癌腹腔镜手术的掌握同样有一"学习曲线"，如何缩短学习曲线也是目前开展该项目单位需要解决的问题。

（高艳伟）

第四节　局部晚期和复发直肠癌的外科治疗

虽然近期直肠癌外科技术和辅助治疗的进展，根治性手术后仍有多达 1/3 的患者发生复发。多个研究已经表明，中、低位直肠癌、透壁侵犯或淋巴结转移患者复发率较高。虽然大多数患者外放射治疗（EBRT）可获得短期缓解，但疗效短暂，仅有低于 5% 的患者获得长期治愈。对于原发局部晚期的直肠癌（肿瘤压迫或侵犯邻近盆腔结构），术后局部复发率为 54%～67%。

绝大多数直肠癌术后复发发生在术后 2 年内。在复发患者中，约 1/3 是孤立的盆腔复发，其中 1/3 可手术再切除。可能治愈的手术经常需要多脏器切除，整块的骨切除，多个造瘘。这些手术与术后并发症显著相关，并可能严重影响患者的生活质量。但是，经过仔细选择完全、切缘阴性的切除术仍可获得 25%～30% 的 5 年生存率。

由于其体积大、侵犯广的特点及盆腔的解剖狭窄妨碍局部晚期或复发直肠癌广泛切除是对外科医师的挑战。切除经常在技术困难且并发症明显。而且，许多患者经探查证明是无法切除的或最终在根治性切除后死于远处转移。因此，对这些复杂患者的处理需要仔细选择，详细的术前分析和以综合治疗为中心的全面、多步骤的治疗计划。

一、术前评估

（一）临床特点和选择

特定的表现和症状可提示局部盆腔侵犯，帮助指导早期临床评估。巨大的肿瘤造成间断、部分的结肠梗阻所以患者主诉痉挛性疼痛、顽固性便秘或腹泻。里急后重和（或）大便不连续提醒医生肛提肌或括约肌侵犯的可能性。前方侵犯生殖泌尿道可产生排尿困难、血尿、气尿或泌尿道功能障碍。女性阴道新鲜出血或排液常提示出现阴道瘘。肿瘤后方和侧方侵犯常表现为单侧或双侧静脉阻塞造成的下肢水肿或坐骨神经侵犯产生的大腿后侧放射性疼痛。这些症状特别提示侧盆壁侵犯，这几乎是一定无法切除的。

查体应当集中注意锁骨上和腹股沟淋巴结转移。可疑腹股沟淋巴结转移应经超声和针吸证实，因为经常与术后播散性转移和预后差有关。对新出现的妇科主诉需要全面盆腔检查，包括双合诊评估阴道后壁。需要直肠指诊和直肠镜评估肠腔的狭窄程度，肿瘤的位置（前壁、侧壁、后壁）和骨性盆壁侵犯。虽然在原发局部晚期肿瘤经常侵犯邻近盆腔脏器，在复发肿瘤中前期手术和放疗可能产生瘢痕，这应当小心判断。影像和分期

确定患者需要新辅助治疗或术中放疗和计划广泛整块切除以保证阴性切缘，需要准确和详尽的解剖学信息。直肠内超声被证明对活动的、$T_1 \sim T_3$ 的直肠肿瘤进行分期是一有用的工具，但由于探头定位困难和盆内筋膜成像困难造成对巨大 T_4 肿瘤的准确性有限。CT 对于肿瘤局部范围和远处转移提供有用的信息。虽然 CT 也能预测行子宫切除术和骶骨切除术的情况，它无法区分盆壁的肿瘤和炎症/纤维化及过高评估泌尿道侵犯的可能性。复发患者出现单侧或双侧肾盂积水由于存在盆壁侵犯或癌扩散的原因几乎全不能切除。此影像学发现对生存期的影响等同于远处转移，应当视为探查术和试图切除的禁忌证。

磁共振（MRI）检查固有的软组织对比分辨率和对肿瘤浸润邻近盆腔脏器的高敏感性和特异性。矢

状视图对观察肿瘤前方浸润男性泌尿生殖道（膀胱三角、精囊、前列腺）特别有用。因为放疗后 T_2 加权像可见残余肿瘤可能经常与纤维化相似，我们应当小心解释其 MRI 结果。由于已知结直肠癌摄入氟脱氧葡萄糖（FDG），FDG - PET 检查已用于鉴别非氟脱氧葡萄糖摄入的瘢痕和可见肿瘤。Moore 等报告检测以前接受放疗的复发直肠癌的 76% 的阳性预测值和 92% 的阴性预测值，同时他们注意到可能由于持续的放射性炎症造成在放疗后 6～12 个月内的高假阳性率。由于 MRI 和 FDG - PET 在距测新辅助治疗后残余、可见肿瘤范围的有限性，为保证阴性切缘的完全切除仍需切除最初的肿瘤区域。

二、新辅助治疗

Ⅱ期和Ⅲ期的直肠癌患者术后放化疗与不放疗相比可改善局部控制和生存期——这在美国是标准治疗。Janjan 等报告对 117 例 T_3 和（或）N_1 直肠癌行术前放化疗的结果。62% 病例降期，59% 病例括约肌保存。病理学完全缓解率（pCR）为 27%，且多因素分析表明对术前治疗的反应与提高的无病生存（DFS）和总生存（OS）相关。最近，德国直肠癌研究组随机分配 T_3、T_4 或淋巴结阳性直肠癌行包括 FU 和 28 分割的 50.4Gy 的术前或术后放化疗。术前治疗大幅提高括约肌保存率（39% 比 19%），改善局部控制（6% 比 13%）和低治疗相关毒性，但不改善 OS。

由于切缘阴性的完全切除的重要性和"治愈性"切除局部晚期和复发直肠癌后局部和全身复发的高危险性，每当可能应积极考虑使用新辅助治疗。近期研究已经评价 FU 为基础的新辅助放化疗（行和不行化学治疗）对固定的原发 T_4 肿瘤或复发肿瘤的作用。在这些研究中 pCR 率为 16%～25%，在完全反应中 DFS 和 OS 率为 97%～100%。其中，放化疗后分期是复发和存活的最有力的独立预测参数。

虽然新辅助治疗明显缩小肿瘤且增加切除率和保肛率，对术前完全缓解的临床评估仍然有限。在 Duke 大学的一项研究中，新辅助放化疗后直肠镜和 CT 检查阳性预测值仅为 60%。M. D. Anderson 癌症中心的研究，17% 的 $T_{0～2}$ 肿瘤在放化疗后的手术中仍存在直肠系膜淋巴结转移。这些数据提示：在试图根治性切除时仍需根据就诊时的肿瘤分期而不是新辅助治疗后分期制定外科策略。

三、手术问题

（一）手术方案

局部晚期或复发性直肠癌的手术目标主要是切缘阴性的完全切除（所谓的 R_0 手术）。术前评估有助于发现需整块切除邻近盆腔脏器的患者，虽然新辅助治疗有助于手术和减灭潜在切缘肿瘤。全系膜切除（广泛解剖学切除直肠和其周围淋巴或直肠系膜）已证实可减少局部复发和改善生存。这是局部切除术后复发和低位前切除术后小吻合口复发后的术式选择。在距肛缘 5～7cm 和接受过放射治疗的患者，强烈建议在手术切除时行临时性转流性回肠袢造口术以减少术后吻合口瘘。在低位原发肿瘤和（或）括约肌侵犯，及低位前切除术后复发患者，完全切除常需要腹会阴联合切除。这些患者避免行低达盆底的全系膜切除术以避免经肿瘤切除而破坏肿瘤切缘。经常是最好通过腹腔切断肿瘤上方和侧方肛提肌。对于低位肉眼侵犯肛提肌的肿瘤，采用经膀胱旁入路可获得较好的暴露和接近标本（图 12 - 17）。从侧方开始切除，游离同侧的输尿管和膀胱，并由耻骨联合向中间翻起到达前列腺和尿道裂隙。切断直肠侧方韧带可较好暴露肛提肌。一旦肿瘤被暴露，可从其侧方切断肛提肌。

术前评估和影像通常可确定整块切除邻近盆腔脏器的需要。术中不易鉴别良性粘连和恶性侵犯，此类粘连术后病理多半证实是肿瘤侵犯。对粘连脏器行部分或完全整块切除是最安全的方法。

女性最常向前侵犯的脏器为卵巢、子宫和阴道。对于孤立的阴道后壁侵犯，需行直肠、卵巢、子宫和阴道后壁整块切除的后盆腔脏器切除术，然后用带蒂腹直肌瓣重建阴道。

早期必须有有经验的泌尿科医师参与决定泌尿道的侵犯范围和切除与重建方式。孤立、单侧的输尿管侵犯可单纯切除并行下段输尿管再建术。膀胱侵犯的评价基于术前影像和术中评估。Balbay 等研究表明，影像和触诊的敏感性分别为 69% 和 70%。联合术前影像和术中触诊评估的敏感性为 90%。在没有膀胱广泛侵犯和侵犯膀胱三角的情况下，应当考虑膀胱保存术式（部分膀胱切除，前列腺切除术）。虽然在 Balbay 研究中膀胱保存术式后泌尿系合并症不减少，可避免全膀胱切除术和永久性转流术后的胃肠道并发症（小肠梗阻、肠瘘）的发生。进一步，两组 3 年局部控制和 OS 率相似。局部晚期直肠癌整块切除膀胱切缘阳性显著影响生存期。在 Talarnonti 等报道切缘阴性的患者的中位生存期为 34 个月，5 年生存率为 51.8%。相对应，6 例切缘阳性患者中位生存期为 11 个月，5 年无生存。因此，膀胱保存术中对切缘的评估是必要的，如果必要必须行全膀胱切除术。

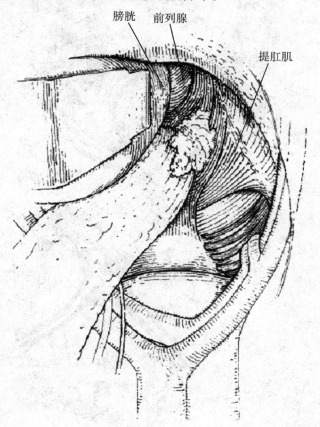

图 12 - 17　低位直肠癌累及肛提肌，膀胱旁入路手术。同侧输尿管及膀胱均向内侧牵拉至前列腺及尿道裂孔以更好暴露肿瘤邻近脏器的侵犯

（二）腹腔骶骨切除术

肿瘤向后方浸润骶骨的患者需要行腹会阴或全盆腔脏器切除术联合骶骨整块切除。这是一困难的手术，术前早期需要有经验的整形外科或神经外科团队参与。术前应当全面评估下肢神经肌肉功能并认真记录。术前影像学必须排除上骶骨（$S_1 \sim S_2$）侵犯，因为在此水平切断骶骨将造成跖屈消失和足下垂。

如 Temple 等近期描述，腹腔骶骨切除术大多数分为两个阶段。患者截石位接受腹部手术。开腹后全面的腹腔探查排除盆腔外转移或局部不可切除患者。如果存在广泛的盆腔转移或下腹主动脉周围淋巴结转移，则应终止进一步手术。另外，应将输尿管向中间游离以免在切除骶骨时不慎损伤。结扎髂内和骶骨正中动静脉以减少进一步出血。标准方式切断直肠并游离至骶骨水平。尽量游离腹直肌肌皮瓣进入盆腔以备以后使用。经前腹壁行输尿管和结肠造瘘，然后关闭腹腔。

然后患者改为俯卧折刀状卧位进行会阴手术（图 12 - 18）。行骶骨正中切口，切断臀肌暴露骶骨两侧缘。辨识两侧坐骨神经和梨状肌，沿预定切除线行椎板切除术。这可使在直视下行硬脊膜囊结扎和辨别保护近端神经根。使用骨凿或摆动锯切断骶骨，使骶骨、肿瘤和受累盆腔脏器整块切除。临时填塞缺损以利止血。一旦标本已经确定和与病理医师讨论后，任何切缘应当经快速病理检查以确定是否需进一步切除或术中放射治疗。

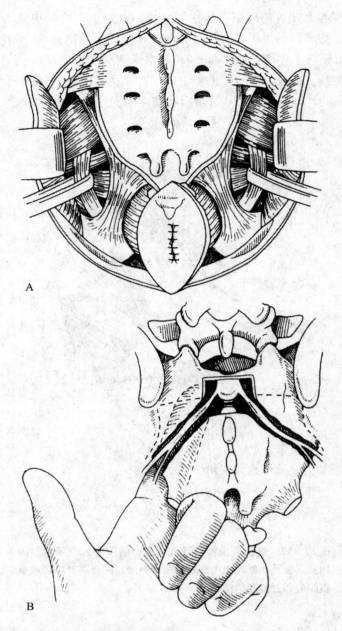

图 12 - 18　腹骶切除术的会阴部分。患者取折刀位。

A. 自 L_5 至会阴取骶骨后切口，皮瓣游离至会阴水平。臀大小肌自骶骨附着处切断，辨认双侧坐骨神经

B. 钝性分离骶前筋膜至骶骨前间隙，沿预定切除线形椎板切除术。直视下辨别保留近端神经根。使用骨凿切断骶骨，使骶骨、肿瘤和受累盆腔脏器整块切除盆底重建

经新辅助放化疗后局部晚期和复发直肠癌患者术后会阴切口感染和裂开的危险性大。而且，大范围切除后经常造成技术上无法一期缝合或增加缝合后风险。这些问题可通过使用血管组织皮瓣重建盆腔缺损。虽然大网膜可用于填补低位前切除或腹会阴切除后无效腔，大网膜经常在前期腹部手术损失或不足以修补更大手术后缺损。使用旋转臀肌皮瓣可修补更大的后方缺损而且并发症发生率低。但是，因为需要完整的血管而在前期骶骨放疗后无法使用。在这种情况下腹直肌皮瓣是较好的替代物。这些皮瓣可提供由其下肌肉的穿血管供血大面积皮肤，在盆腔脏器切除术后重建后阴道壁时特别有用。如以上提到，这些皮瓣应在腹部手术时切取并游离入盆腔。开腹和造口术后切取可能是困难的。对接受全盆腔脏器切除术的患者腹直肌皮瓣应在输尿管造瘘侧切取以避免结肠造口脱垂。其他盆腔重建的选择包括复合股皮瓣［股薄肌和（或）缝匠肌肌皮瓣］和游离皮瓣（阔筋膜张肌或背阔肌）。游离皮瓣重建由于盆腔接

受血管有限而极其困难。但是，由于复合股皮瓣的高并发症和预后差它可能是最好的最后机会。

（三）IORT和近距离放射疗法

约三分之一局部晚期或复发直肠癌经新辅助治疗和积极的整块切除术后发生复发。由于存在小肠毒性，妨碍EBRT的进一步使用，在这种情况下研究术中放射治疗（IORT）。IORT可将剂量限制性结构（治疗时通过包裹或覆盖）移出照射野，从而允许使用高的、生物学等量的放射剂量。IORT的给予剂量依赖于切除时的切缘状态：通常在R1切除术（镜下阳性切缘）后给予10Gy；而R2切除术（肉眼切缘阳性）后给予15~20Gy。估计IORT剂量在生物学上是相同EBRT剂量的2~3倍。因此，接受45Gy的术前辅助放化疗的患者切除后接受10Gy的IORT在效能上等同于接受65~75Gy的放射总剂量。

IORT可使用电子（术中电子放射治疗［IOERT］）或高剂量率近距离放射疗法（HDR-IORT）。IOERT较省时（大约5~10分钟）和更强的组织穿透性，这可以治疗大于0.5~1cm厚的残余肿瘤。不幸的是投放IOERT需要线性加速器。由于屏蔽的需求，需要专用的手术室（OR）进行IORT或术中将患者移到放射肿瘤科。最后，IORT设备经常是笨拙和难于在深的或后位盆腔中放置。

HDR-IORT通过1cm间隔嵌入可弯曲的聚硅酮橡胶垫的中空导管投放光子射线（通常来自移动^{192}Ir放射源）。Harrison-Anderson-Mick设备可进行更大、更复杂区域治疗，如盆壁。一旦设备在术中安全放置，需在放射源进入后装导管前保护邻近脏器和敏感结构。在没有专用手术室的中心，可使用嵌入可吸收网的后装导管，使用组织皮瓣替换和遮盖邻近脏器。这些患者术后可在放射肿瘤科接受治疗，治疗后可移除导管。HDR-IORT比IOERT费时（通常30~45分钟），而且由于其固有剂量不均匀性其仅能治疗低于0.5~1cm厚肿瘤床。

IORT的理论缺点是短时间大剂量放疗，但限制了在EBRT中所见的正常组织中亚致死损伤的修复。在盆腔IORT中的剂量限制结构为周围神经和输尿管。多达1/3接受IORT发生周围神经病，这最常表现为盆腔疼痛、麻木或虚弱。症状很少很严重，在大多数病例缓解。输尿管硬化较少见，经常通过使用输尿管支架避免。周围神经或输尿管损伤的风险与神经或输尿管长度和剂量分别超过12.5Gy和15Gy有关。

四、结果

局部控制、远处转移和存活

局部晚期或复发直肠癌的综合治疗的文献大部分由依赖与历史对照的非随机Ⅱ期研究。这些研究经常联合来自两组的病例，并在所接受治疗存在巨大不同［放疗对放化疗，（新）辅助治疗的定时，切除的范围，使用IORT等］。仔细研究这些数据得出一些有关综合治疗作用的结论。

术后放射治疗可依据切缘状态较好选择病例，但造成较高的不全切除率和局部复发率。术前放疗可用于缩小肿瘤，提高切除率和括约肌保存率。联合放化疗与单独放射治疗提高缓解率和较好DFS和OS率。但局部复发仍是问题，特别在不完全切除时。

联合放化疗，尝试治愈性切除和IORT的综合治疗增加局部晚期或复发直肠完全切除、局部控制和DFS率。

（高艳伟）

第十三章

胃肠肿瘤手术新进展

胃肠道肿瘤是我国最常见的肿瘤性疾病，其可分为良性肿瘤和恶性肿瘤两大类。良性肿瘤诸如胃肠道良性间质瘤、神经源性肿瘤等较为少见；而在恶性肿瘤中，胃癌和大肠癌是我国发生率最高的恶性肿瘤之一。规范化和先进的手术方法对延长患者的生存时间和改善患者的生活质量有着非常重要的意义，特别对于胃肠道恶性肿瘤而言，手术后的复发多为局部复发，因此规范和先进的手术显得尤为重要。

随着越来越多的随访资料以及新技术的发展，胃肠道肿瘤的规范化手术的概念已经发生了天翻地覆的变化。对于可以行根治性手术的病例，在根治的条件下，手术创伤小、术后恢复快已经成为根治性手术的基本要求，而对于无法行根治性手术的病例，其手术治疗的目的应尽量避免不必要的创伤以及改善患者的生活质量，延长患者的生存时间。

第一节 胃癌手术

长期以来，根治性切除手术是唯一有可能治愈胃癌的方法。对于早期胃癌施行规范的根治性切除术后，远期生存率已达90%以上。因而对于可行根治性切除的病例应积极行根治性切除术。同时目前对外科治疗提出了更高的要求：强调手术根治性的同时，应更加注重保留胃的生理功能，即在巩固、提高生存率和外科治愈率的前提下，应普及微创根治性手术，将进一步改善患者术后生活质量。同时，不可盲目地行根治性手术或扩大性的根治手术。

一、根治性手术的手术范围和合理的淋巴结清扫范围

根治性切除手术是唯一有可能治愈胃癌的方法，所以对上、下切缘无显微镜下癌残留（R_0）的胃切除术患者，通过必要的淋巴结切除术，以期使无腹膜和远处脏器转移的进展期胃癌有可能经手术治疗获得治愈。自20世纪80年代以来，D_2淋巴结清除术作为早期胃癌的标准术式在世界范围内推广应用。然而，统计发现：在早期胃癌淋巴结转移率中，癌肿局限于黏膜层内淋巴结的转移率为0~3%，而癌肿局限于黏膜下层时淋巴结的转移率为20%左右，因此，一律施行D_2及以上手术时，将有70%~80%患者进行了不必要的淋巴结清除，而且预后分析发现这些患者的获益率并未明显提高。大多数早期胃癌患者术后长期存活，因此术后生活质量（quality of life，QOL）至关重要。扩大手术术中失血较多、手术时间长、术后并发症相对增多、住院时间延长；这些都会增加患者的经济负担，并在一定程度上影响术后生活质量。因此，明确胃癌合理的手术指征及手术范围至关重要。

早期胃上部癌是否应行全胃切除术关键在于第5、6组淋巴结是否有转移，大宗资料显示，胃上部癌行全胃切除术的病例在术后病理学检测中发现第5、6组淋巴结均未见转移，且手术中的输血量均高于未行淋巴结清扫的病例，同时，手术时间、术后患者的恢复时间均明显延长，可见手术创伤之大。因此我们认为，早期胃上部癌不应行全胃切除术，应行近端胃大部切除、残胃食管吻合术或行近端胃超大部切除、保留幽门（或幽门窦）的空肠间置术，这样可明显减少全胃切除术后的并发症，提高患者术后生活质量。

而对于早期胃下部癌是否有必要施行规范的 D_2 根治性手术呢？答案同样也是否定的。目前文献报道：原先认为标准的 D_2 淋巴结清扫或加第7、8a 或 D_1 淋巴结清扫，经过研究分析发现，对于早期胃下部癌仅需清扫第3、4、5、6、7、8a、9 组淋巴结即可。因为第1、2组淋巴结出现转移率很低，同时在第1组淋巴结廓清时往往切断迷走神经，且在缝闭胃小弯时有术后食管狭窄的可能，这些均影响患者术后的生活质量。因此，我们认为第1、2组淋巴结不应作为早期胃下部癌的常规清除范围，只有在怀疑为淋巴结转移高危病例时才予以清除。

但是由于绝大多数胃癌确诊时已经是中晚期，因此，为有效提高患者术后生存率，除应尽可能提高胃癌早期诊断率、合理应用综合治疗外，胃癌根治手术方式的标准化、规范化，对提高胃癌治疗效果至关重要。不可否认，我国胃癌外科治疗效果与日本比较，尚有一定的差距。主要原因有二：其一是早期胃癌占治疗病例的比率较低，日本占30%以上，有些医院甚至高达50%～60%，而我国一般在10%以下；其二是标准的胃癌根治术虽然在我国部分医院已经开展，但推广很不平衡。目前有许多医院仍沿用20世纪60、70年代的手术方式，即把病变的胃、大网膜和肿大的淋巴结切除当作胃癌根治术，有些颇具规模的医院的胃癌根治术特别是淋巴结清扫不甚规范，手术记录写着 D_2 根治术，实际上第2站的淋巴结并没有全部清扫，致使疗效无法明显提高，数据统计和分析不够严谨和科学。要提高我国胃癌的诊疗水平，必须针对上述原因加以改进。日本的早期胃癌高比率是通过内镜广泛筛选获得的，我国胃癌高发区主要分布于经济欠发达的地区和农村，通过内镜广泛筛选来提高早期癌的比率显然是不现实的。因此，改进手术方法，推广 D_2 标准术式，规范我国胃癌根治术特别是淋巴结清扫术具有重要和现实的意义。

胃癌外科根治术包括充分切除原发癌肿及受侵器官，彻底清除区域淋巴结，完全杀灭腹腔脱落癌细胞。胃是淋巴组织最丰富的器官之一，有16组淋巴结，这16组淋巴结又分为4站。标准根治术包括远端/近端或全胃切除并清扫相应的第1、2站淋巴结。扩大根治术是在上述基础上淋巴结清扫范围扩大到第3、4站。国际抗癌联盟最新规定：至少检出15个淋巴结才能称之为根治术。由于每位患者的淋巴结数目个体差异较大，因此，判断是否是根治术的方法还要看清扫淋巴结的组数和站数。最近美国国立癌症研究院一项包括15 738例胃癌的调查显示：淋巴结的清扫范围越大，越有利于改善患者预后。手术切除及病理检查中检出的淋巴结数目能够明显影响术后分期及生存风险的合理评估，它还会对医生选择辅助治疗方案产生影响。不论肿瘤部位如何，7、8、9三组淋巴结永远属于第2站，所以，凡 D_2 手术必须对肝总动脉和腹腔动脉干周围的淋巴结进行认真的清扫。为此，剥离应该在血管外膜和血管鞘之间进行。剥离后，起自腹主动脉的腹腔动脉血管簇包括腹腔动脉干、胃左动脉、肝总动脉、脾动脉起始段应全部裸露，达到既解剖清楚又彻底清除血管周围的淋巴结和其他疏松组织的目的。第12组淋巴结与第5组淋巴结关系密切，胃远侧部癌的第12组淋巴结转移率较高，因此，对这一部位的癌肿，应将肝十二指肠韧带的清扫纳入标准 D_2 的手术常规。要彻底清除肝十二指肠韧带上的淋巴结及脂肪组织，应在十二指肠外侧做 Kocher 切口，充分游离十二指肠（顺便探查第13组淋巴结，如为 D_4 手术，则 Kocher 切口为清扫 $16A_2$ 区域的必要步骤），将其向左翻转，易于清除肝十二指肠韧带后的淋巴结和脂肪组织。韧带前的清除则从肝下缘开始切开后腹膜，用钝利相结合的方法，将韧带上的淋巴脂肪组织向下剥离，剥离的组织与切除标本连成整块加以切除。此时，肝十二指肠韧带上只剩下3种脉管组织，右前为胆总管及其分支；左前为肝固有动脉和胃十二指肠动脉及其分支；中后方则为门静脉，真正做到韧带的脉络化。强调剥离肝十二指肠韧带的目的有三：①清扫韧带中的第12组淋巴结；②由于韧带上的血管裸露，易于在根部结扎胃右动脉；③由于肝十二指肠韧带上重要解剖结构清晰，可以尽量在远端切断十二指肠壶腹，以满足切除3～4cm以上的十二指肠的要求。手术结束后，手术医生要亲自解剖手术切除标本，用钢尺测量各种参数，记录癌肿的病理形态。然后，按正常解剖方位摆好标本，对各组淋巴结进行仔细寻找和解剖并送做病理检查，务求术后分期尽量准确。当然，推广规范化的淋巴结清扫术必须掌握适应证及其范围，Ⅰb 期胃癌以行 D_2 清扫术为宜；Ⅱ、Ⅲ期胃癌应行 $D2^+$ 或 D_3 清扫术；Ⅳ期局限型胃癌，仍应争取行扩大淋巴结清扫术。

D_4 手术不是进展期胃癌的常规标准手术，应根据肿瘤的局部情况和患者的全身情况进行个体化选择，避免滥用。其适应证为：癌浸润深度≥S_1；第 2 站有较多淋巴结转移，或第 3 站淋巴结有转移，或第 4 站淋巴结少数转移。D_4 手术要求对后腹膜进行广泛清扫，将腹腔干及其属支、肠系膜根部血管、腹主动脉和腔静脉全部裸露，手术创面大、难度较高，可发生血管损伤、术后腹腔出血和乳糜腹水等并发症。目前不宜普遍开展。

二、联合脏器切除术

联合脏器切除治疗伴有邻近脏器侵犯或已有远处转移的胃癌病例始于 20 世纪 40 年代。1944 年 Longmire 指出，一个包括全胃和区域性淋巴结在内的整块切除术，显然比局部切除原发病灶或胃部分切除在内的整块切除更能达到清除全部恶性组织的目的，同时为了达到根治性的目的，相应淋巴结引流区域的脏器可一并切除。由于当时全胃切除术治疗胃癌的并发症与病死率相当高，联合脏器切除的胃癌扩大根治术没有得到发展。Appleby 于 1948 年提出在腹腔动脉根部离断血管，以清除腹腔动脉周围全部受累的淋巴结（Appleby 手术），这种手术方式现今仍在应用。在 60～70 年代初期，胃癌扩大切除术曾盛行一时，但由于进一步研究发现，行联合脏器切除的病例并没有得出单纯扩大手术给患者带来好处的结论。1969 年，Gilbertsen 总结了 1983 例胃癌手术患者发现，联合脏器切除术后病死率高达 25%，而 5 年生存率反而从 12.2% 降至 8.8%。Mayo Clinic 等许多医疗中心也都因手术病死率高而放弃此种术式。有人甚至提出，广泛清除没有受累的淋巴结会使局部免疫功能下降，影响生存率。

在临床工作中，对于晚期胃癌的手术治疗是力争根治抑或尽量保守，是否应行联合脏器切除，长期以来存在两种意见。持保守意见者认为既然病程已步入晚期，即使行联合脏器切除，不但于改善预后无补，反而可能因手术过大而增加病死率；而持积极态度者则从根治角度出发，肯定联合脏器切除的实际意义。近年来，多数学者均主张根据胃癌自身的生物学行为、肿瘤分期、肿瘤生长的部位等来决定胃癌切除的范围。

近年来的临床和研究发现，虽然随着围术期处理的进步、外科手术技术的熟练，联合脏器切除手术并发症发生率和围术期的病死率已经明显下降，但毕竟这类手术创伤和风险较大，应严格选择患者，切勿盲目扩大清扫。对早期胃癌病例施行联合脾、脾动脉切除者术后病理检查发现，第 10、11p、11d 淋巴结均未见转移，且术中出血较多；联合横结肠系膜切除术者也同样发现未见转移。由此可见，早期胃癌不需行联合脏器切除术，而且随着对胃癌的发生和发展以及生物学特性的了解，认识到单纯扩大手术对某些类型的胃癌并不能明显提高治愈率。日本最新版胃癌诊治规范中明确对 III_A 期中的 N_0 和 III_B 期肿瘤可采用扩大的胃癌根治切除术。大多数的 IV 期肿瘤病例不能单独依靠手术获得根治性治疗，应行以外科手术为主的综合治疗。

而在欧洲和美国，许多医疗中心都反对联合脏器切除治疗胃癌，并认为扩大根治切除并未提高生存率，反而增加了手术并发症的发生率与病死率。1998 年，英国医学研究会（MRC）的外科协作组进行了 400 例患者的研究，发现联合脏器切除术后的术后并发症发生率高达 46%，大大高于常规手术的术后并发症。同时，随访 6.5 年后，联合脏器切除术后的 5 年生存率为 35%，而常规术后患者的生存率为 33%；因此，认为扩大根治手术除了增加并发症外，对患者的预后无明显的改善作用。深入研究发现，对于第 3 站以上淋巴结有转移的病例，即使再扩大切除范围亦不能提高疗效。

因此，对每例胃癌患者都应根据不同的临床分期、不同的组织学类型、不同的生物学特性、不同的年龄与不同的个体，选择不同的手术方式，开展合理的联合脏器切除术来治疗胃癌。对老年及术前有重要器官并存病的患者，尤其不能贸然进行联合脏器切除；而对于年龄较轻、体质较好、没有术前严重并存病以及肿瘤浸润程度和分化程度较好的患者，如果能够达到根治，应力争根治性切除，包括联合脏器切除。总之，一定要选择个体化的治疗方案。

三、微创根治性手术

经腹腔镜辅助做胃大部分切除术的主要优点是对于合适的病例，既能达到治愈的目的，又大大减轻了手术创伤引起的疼痛感。术后恢复快，住院天数明显缩短。适用该手术的患者病变应位于胃幽门窦区或胃体区，而必须施行胃大部分切除，以求根治肿瘤的患者。该手术的过程主要有两部分：首先，通过腹腔镜手术，分离大、小网膜，结扎、切断胃网膜左、右血管和胃左、右血管，横断十二指肠第一段，切除远端胃体；然后再做上腹部正中切口，借此完成胃十二指肠吻合术。该手术的特点是腹部切口小，并能顺利完成胃大部分切除及吻合术。较做常规胃大部分切除术好，切口越小对患者术后恢复越有利；另外，手术创伤小，对患者的免疫力影响也较小。该手术的另一重要优点是能进行胃周围淋巴结的清扫，保证了手术根治的彻底性。

四、保留胃功能的根治性手术

对于不适于施行内镜或腹腔镜手术者，传统上主要施行胃大部分切除，并合并胃周围淋巴结清扫术。但是，为改善患者术后生活质量，尚有几种能替代保留胃功能的根治手术可供临床借鉴。近二十余年来，"功能保全性手术"的新概念已经形成，其主要的基础有：①临床实践证明，相当一部分肿瘤患者中，可以在保留器官的同时达到根治性切除；②提高患者的生存质量，减少病发率，成为社会的呼声和广大患者的迫切愿望；③手术技巧的长足进步和对肿瘤的发展规律的深入认识；④多学科的综合治疗，保证了在合理缩小手术范围的同时，生存率不低于广泛切除性手术。近年来，不少学者相继开展了保留幽门的胃部分切除术。由于该手术保留了胃幽门括约肌功能，故与传统远端胃大部分切除术相比，具有预防术后碱性反流性残胃炎或食管炎与倾倒综合征、延长残胃食物排空时间、改善消化吸收功能等优点，对改善患者的术后生活质量有重要的临床意义，故对合适的病例，应予积极推广使用。

标准的胃癌根治术一般包括迷走神经切除，以达到彻底清除胃周围淋巴结的目的。胃癌手术切断迷走神经后，胆石症、腹泻等并发症发生率均较高，日本报道高达 22.4%。日本学者三翰晃一等于 20 世纪 90 年代初开始探索在胃癌根治术中保留迷走神经，并开展了该项手术，国内王舒宝等已经进行了解剖学研究。保留迷走神经的胃癌根治术既保留了原有胃癌根治术的根治性，又注重保留功能，有助于提高患者术后生存质量。但在当前早期胃癌发现率仍较低的情况下，有学者认为还应慎重开展，并需要进行长期随访，应在改善预后的同时，提高患者的生活质量。保留迷走神经的胃癌根治术国外也有报道。但总体上看研究数量较少，可能的原因是：进展期胃癌患者主要考虑了 5 年生存率，以达到根治术为首要目的，未将提高生活质量放到重要位置；保留迷走神经实际操作起来较麻烦，延长了手术时间，有些术者不愿意实施。

（郝　林）

第二节　结直肠癌手术

一、结直肠癌微创手术进展

结肠癌手术治疗的主要进展表现为手术更趋向于微创，其中，应用腹腔镜技术进行结肠癌根治手术已经获得广泛接受。大量研究证实，腹腔镜手术可以获得不亚于开腹手术的肿瘤根治效果，同时腹腔镜手术在术后早期恢复方面具有明显的优势，因此成为结肠癌根治手术的金标准。此外，在结肠镜技术基础上发展起来的内镜下黏膜切除术（endoscopic mucosal resection，EMR）和内镜下黏膜下层剥离术（endoscopic submucosal dissection，ESD）逐渐获得较广泛开展。以往 EMR 和 ESD 主要应用于肠道良性病变，如广基的大肠息肉等。近年来，该技术应用到早期的 T_1 期结肠癌，长期随访效果较理想，且患者避免了开腹手术的痛苦，有一定的应用前景。

微创手术同样是直肠癌手术的发展趋势。尽管腹腔镜手术在直肠癌，特别是低位直肠癌的应用并未达成一致，但是其仍然获得迅速发展。对于有经验的外科医生，应用腹腔镜技术进行直肠癌根治术可以获得理想的效果。由于直肠癌的操作空间局限于狭小的盆腔，因此机器人直肠癌手术应有更大的发展空间。此外，经肛门内镜显微手术利用一种特殊的直肠镜，可以经肛门完成各种外科手术基本操作，是对传统经肛门直肠肿瘤局部切除手术的创新。当前随着该技术的逐渐成熟，其适应证已从直肠良性肿瘤扩展至直肠恶性肿瘤,手术范围从直肠扩展至乙状结肠。

二、低位直肠癌保肛率升高的背景因素

直肠癌手术另一主要进展表现为低位直肠癌保肛率明显上升。相关领域基础理论研究进展和新技术应用是保肛率上升的重要原因,其包括以下几大类:中下段直肠癌生物学行为的研究进展(肿瘤直接浸润及淋巴结转移规律、对远切缘观念的改变等);辅助治疗的新思路(术前分期更为准确、新辅助治疗广泛开展等);手术技术的提高(直肠癌手术专科化等)和手术器械的改进(吻合器应用、腹腔镜手术、机器人手术等)。以下就上述几方面分别进行介绍。

(一)直肠癌根治手术远切缘观念的改变

在 20 世纪 80 年代以前,多数学者认为,直肠癌远切缘需要达到 5cm 才是安全的。但其后一系列的研究提示只有少数直肠癌向远端肠壁浸润,且其扩散范围常不超过 2cm。Heald 等发现即使肿瘤沿肠壁向远端浸润仅 0.5cm,其远侧系膜的转移灶也可达 4cm,这些微转移灶的残留是导致术后局部复发的重要因素。因此,当前广泛接受的观点为对于中下段直肠癌需行全直肠系膜切除,而直肠壁远切缘达到 2cm 已为足够。新近更有学者认为,对于接受新辅助治疗的直肠癌患者,或者肿瘤生物学行为较佳且体积较小者,远切缘为 1cm 即可。肿瘤沿远端肠壁及直肠系膜内转移规律的研究,为后文所述全直肠系膜切除术及经括约肌间手术的开展提供了理论基础,从而使大多数低位直肠癌患者得以安全地保留肛门。

(二)直肠癌术前分期研究

我国当前对低位直肠癌的术前诊断多以直肠指诊和肠镜为主,若肠镜病理明确为癌则进行手术治疗。而对病变进行分期常基于手术后对病理标本进行切片分析的基础上。若于术前进行相关检查,可于术前判断肿瘤分期,然后选择治疗方案,可使治疗更具有针对性,进一步提高治疗效果。简单地说,就是选择部分早期肿瘤患者进行内镜下手术或局部切除术;而对于局部晚期的患者,可以先行新辅助放化疗,然后进行手术,通过这两种途径提高保肛率。具体说来,对于轻度黏膜下浸润(指肿瘤侵及黏膜下层上 1/3)的高中分化腺癌可行内镜下 EMR 或 ESD 术;对于 $T_{1 \sim 2} N_0 M_0$ 的肿瘤可选择直接手术;而对于局部晚期肿瘤[$T_{3 \sim 4}$ 和(或)局部淋巴结转移者]先行术前放化疗然后手术治疗。此外,术前分期结合病理学检查还对手术方式的选择(经肛或经腹手术;保留肛门或不保留肛门)提供重要依据。

当前应用较多的术前分期检查为直肠腔内超声(endorectal ultrasound, ERUS)、盆腔磁共振(magnetic resonance imaging, MRI)、计算机断层扫描(computed tomography, CT)、正电子发射断层显像(positron emission tomography, PET)。其中对于远处转移 CT 和 PET 诊断较为准确,而对于直肠癌局部侵犯及淋巴结转移情况以 ERUS 和 MRI 诊断为佳。对于有经验的超声科医师或肛肠外科医师,应用 ERUS 可以准确判断直肠癌侵及肠壁深度,即获得较为准确的 T 分期,可达 90% 以上。而 MRI 难以准确判断 T 分期,其优势在于较准确地判断肿瘤环周切缘(circumferential resection margin, CRM)。而两种方法对于判断肿瘤淋巴结转移均不理想,这也是当前研究热点。

(三)直肠癌新辅助放化疗的开展

多项前瞻性随机对照研究证实新辅助放化疗具有提高保肛率和手术切除率,并降低局部复发率的优点,已在国际上获得广泛认可。尽管在欧洲许多国家仍提倡用短程方案,当前最常用的放疗方案为长程方案:45 ~ 50.4Gy(5 ~ 6 周),放疗同时行 5 - FU 持续静脉化疗或口服化疗,治疗结束后休息 6 ~ 8 周行根治术。适应证如上述为局部晚期肿瘤。新辅助放化疗具有提高保肛率的原因在于两方面:一方面经过新辅助治疗后,少数肿瘤完全消失,多数肿瘤体积缩小,距肛缘距离增大。另一方面有研究提示接受新辅助治疗的直肠癌患者远切缘为 1cm 即可。但是当前我国对于新辅助治疗的接受程度及规范开展均有待加强。

(四)低位直肠癌手术专科化

低位直肠癌手术与结肠癌和高位直肠癌不同,由于手术区域狭小,解剖比较复杂,手术难度大,专

业化程度高，容易发生术中大出血、吻合口漏等严重并发症。多项研究证实经验丰富的肛肠外科医师进行结直肠癌手术的疗效明显优于普通外科医师，表现在保肛率、病死率、复发率等多方面。Read 等发现专科医生施行手术的直肠癌患者的保肛率更高（52% vs. 30%），且 5 年实际无瘤生存期和局部控制率更为理想（77% vs. 68%；93% vs. 84%）。Borowski 等发现经验丰富医师或肛肠外科医师的保肛率更高。为此，国际上已经逐渐开始实行直肠癌手术的专科化，提高直肠癌手术的质量。而国内各大医院多相继成立了肛肠外科，以实现低位直肠癌患者的集中收治。

（五）手术吻合器械的研究

外科缝合器的发明在现代外科发展史中具有重要意义，它使外科手术实现了机械化，节省了手术时间，而且使原来不能做的手术变成了可能，大大地扩展了手术范围。消化道重建传统上采用的是手法缝合，1908 年匈牙利医生 Hultl 首创了机械缝合装置应用于上消化道手术。尽管其设计复杂，使用不便，但其设计原理成为现代吻合器设计的基础。其后，俄罗斯人于 20 世纪 50 年代研制出第一代管状胃肠吻合器，这是现代吻合器的前身。再后来，美国人 Ravitch 提出一次性使用无菌预装钉仓、吻合钉应错列、器身弯曲以便于直肠手术等概念，并于 1978 年研制成功一次性使用吻合器并加以商品化。新近国外有一种智能的吻合器问世，该吻合器连接电脑系统，通过传导系统感知吻合器闭合处组织张力的变化决定击发时机。尚无其应用的文献报道，但是其费用明显高于传统的一次性吻合器。

1980 年 Knight 等对吻合器的应用方法进行了改进，首先报道了 DST 在直肠前切除中的应用，逐渐被广泛应用于直肠手术。吻合器的应用是低位直肠癌保肛手术发展过程中的重要里程碑。其避免了复杂的盆腔操作，从而减小了手术难度，同时明显缩短了手术时间。

三、低位直肠癌保肛手术进展

低位直肠癌保肛手术是直肠外科研究热点之一。其中肛门功能的保留和肿瘤根治切除的矛盾是困扰结直肠外科医师的一大难题。由于上述相关领域基础理论研究进展和新技术应用，促使手术技术发生巨大进步，最终导致保肛率的明显上升。

（一）直肠癌全直肠系膜切除术（total mesorectal excision，TME）

1982 年英国 Heald 教授发现直肠癌向远侧浸润转移主要发生在直肠系膜，故提出 TME。他认为直肠肿瘤远端肠壁切除 2cm 即可，但需彻底切除直肠系膜或切除肿瘤远端 5cm 的直肠系膜。TME 术主要适用于中下段直肠癌，适于大多数可行直肠癌低位前切除术的患者。TME 手术操作要点为：直视下用剪刀或电刀沿 waldeyer 筋膜和直肠固有筋膜间的无血管间隙锐性分离，避免损伤直肠固有筋膜，保证其切除的完整性；侧方处理直肠侧韧带时电凝切开止血并靠近盆壁锐性分离，前方与前列腺或子宫、阴道后壁间同样直视下锐性分离，Denonvilliers 筋膜和肿瘤一起切除；肿瘤远端肠壁应切除 2cm，肿瘤远端直肠系膜应彻底切除，即沿肛提肌表面将所有直肠后方系膜全部切除；注意保护自主神经，应尽量避免钳夹分离结扎，并避免牵扯挤压肿瘤。而对于中上段直肠癌应行宽直肠系膜切除术（wide mesorectal excision，WME），其他各项操作要点不变，但于肿瘤远端 5cm 处离断肠管及直肠系膜。

TME 术优点：①直肠环周及肿瘤远端直肠系膜的完全切除，尤其是在肿瘤远侧，系膜切缘低于肠管切缘，从而最大限度地切除了可能的系膜转移灶，但也导致了低位吻合口血供减少，增加了吻合口漏的发生；②直视下锐性分离，从而避免了传统的直肠癌根治术中因钝性分离牵拉肿瘤所在肠管等造成的系膜转移灶的散落和残留；③电刀的应用大大缩短了传统手术中钳夹、结扎、止血所消耗的时间，缩短了患者手术时间，简化了医生的操作；④由于锐性分离，减少了因牵拉及钝性分离造成的腹下神经、盆神经丛的损伤，也减少了骶前静脉丛撕裂的发生，从而减少了术中骶前大出血及术后性功能、排尿功能障碍等并发症的发生。

（二）双吻合器手术（double stapling technique，DST）

DST 术指在切除结直肠病变前，先用线型闭合器闭合病变远侧肠管，切除病变肠管后，经远端用管状吻合器与近侧端吻合，重建肠道连续性。

其操作要点为：①吻合时，结直肠的游离应充分，务必使吻合口无张力，而且直肠系膜应清除干净，以免太多组织影响吻合效果；②吻合器中心穿刺器应从闭合线中央穿出，防止偏移，否则吻合口和残端直肠的闭合线之间可能形成一狭窄的缺血带，从而影响吻合口愈合；③闭合器闭合直肠残端后，由于直肠残端两角处易发生漏，应"8"字加固缝合。吻合后可于吻合口浆肌层缝合一圈加固，特别是吻合口与直肠残端闭合线相交处。

DST 术优点：①与手法或单吻合法相比，DST 术具有更加快速、可靠的特点。低位直肠吻合甚至是超低位结肛吻合也可安全且比较容易进行。②采用 DST 术进行直肠吻合，可以避免有时是非常困难的远侧直肠荷包缝合，并减少了缝制荷包时的肠壁皱褶和重叠，可有效预防吻合口漏的潜在因素。③远端直肠一次性闭合，避免术中开放远侧肠腔，减少术野污染机会。④远近端肠腔直径相差悬殊的患者，也能比较容易地进行吻合。

但 DST 术仍存在不可回避的问题，特别是进行腹腔镜手术时尤为明显。①远端肠腔冲洗问题：通常离断远端直肠前需先于肿瘤下方上直角钳，进行冲洗后用闭合器离断远端直肠。但腹腔镜手术时离断远端直肠时冲洗前闭合肿瘤远端直肠较困难。②远切缘定位问题：腹腔镜手术时缺乏触觉反馈，常常导致判断远切缘较困难。开腹手术时若早期肿瘤局限于肠壁内、体积比较小，在肠壁外对肿瘤下缘有时触及不清。若肿瘤经术前新辅助治疗后体积明显缩小，且正常直肠壁发生纤维化，亦导致扣诊不清。③远端直肠离断问题：尽管腹腔镜手术时可用新的头端可弯曲闭合器，但在狭小的盆腔进行操作较困难，难以一次垂直离断直肠，常需多把闭合器斜形离断直肠。此外，对于骨盆较小的男性患者，或者肿瘤位置距离齿线过近，即使开腹手术，闭合器也难以放置于肿瘤的远端，尤其是在肿瘤远端先行用直角钳闭合肠管之后。④吻合问题：由于暴露不佳，直肠残端不整齐，腹腔镜手术吻合常费时较多，吻合效果常不尽如人意。而因吻合口位于肛提肌平面下方，无法经腹进行检查。这时可考虑进行直肠拖出式手术。

（三）结肠 J 型贮袋肛管吻合术

正常排便的调节不仅有赖于肛门括约肌的结构及其功能的完整，还有赖于直肠壶腹的储便功能。术后重建的直肠容量的降低和对充盈的协调性的损害也是低位直肠癌术后排便功能下降的主要原因之一。近年来对前切除术后直肠容量的改变导致的控便功能变化的研究证实，采用结肠贮袋肛管吻合术较结肠肛管直接吻合术可明显改善术后早期患者的控便功能。目前在国外结肠贮袋成形术已成为超低位直肠前切除术的常规术式。

结肠 J 形贮袋肛管吻合术操作要点为：

（1）按 TME 原则将直肠完全游离，并保留盆腔自主神经。

（2）在肿瘤下方约 2cm 处横断直肠，移去标本。

（3）切断并封闭乙状结肠远端，并将其折返成"J"形做一侧侧吻合，用 75mm 的侧侧吻合器制作 J 形贮袋，贮袋长度约 5cm。

（4）利用吻合器将贮袋顶端与直肠（或肛管）断端做一侧端吻合。

结肠 J 形贮袋肛管吻合术优点及问题：采用结肠贮袋直肠吻合术较结肠直肠直接吻合术可明显改善术后早期患者的控便功能。对 16 项随机对照研究 Cochrane 回顾分析表明，在大多数研究中，术后 18 个月内结肠 J 形贮袋肛管吻合手术在大便次数、急迫感、肛门失禁和止泻药的应用方面优于结肠直肠直接吻合术。但是结肠 J 形贮袋肛管吻合术对于术后长期排便功能影响不大。此外，有研究表明，该手术可能导致术后顽固性便秘，处理困难，其防治有待进一步深入研究。

（郝 林）

第三节　结肠镜下结直肠肿瘤切除术

EMR 术是近年来发展起来的一类新技术。EMR 技术包括标准 EMR 术、黏膜下注射法分片黏膜切除术（endoscopic piecemeal mucosal resection，EPEMR 术）、透明帽辅助法黏膜切除术（cap - EMR 术）及附加外套管透明帽辅助 EMR 术。EMR 术已成为标准的胃肠道平坦型病变内镜下治疗方法，适用于平坦型腺瘤及早期癌。

ESD 术是利用多种内镜用刀（endoknives）切开病变周围黏膜，沿着黏膜下层进行剥离的切除病变的一种治疗方法，包括 IT 刀法（insulation - tipped electrosurgical knife，IT knife）、钩状刀法（hook knife）、Flex 刀法（Flex - knife）、三角形刀法（triangle - tip knife，TT knife）、针状刀法（needle knife）及其他方法。ESD 术的优点是能够整块地切除肿瘤，适合直径较大的平坦型腺瘤及早期癌。

一、EMR 及 ESD 手术适应证

凡黏膜层或黏膜下浅层病变，病理组织学检查为腺瘤或局部癌变者，均为 EMR 术的适应证。

局限于黏膜层的大肠原位癌，分化好或中分化，无静脉及淋巴细胞浸润，是 EMR 术的绝对适应证；如果肿瘤位于黏膜下层上 1/3 以内，但是为高分化或中分化腺癌，无静脉及淋巴细胞浸润，大小在 2cm 以内，是 EMR 术的相对适应证。

如果肿瘤直径 >2cm，或者圈套器整片切除困难的病变，或伴有纤维化的非抬举征阴性的黏膜内病变，适合使用 ESD 术。

二、EMR 及 ESD 术前评估

"非抬举征"（non - lifting sign）是 EMR 术前重要的评估指标，在病变的基底部注射生理盐水，若注射后病变及周围黏膜同时膨胀，称为"非抬举征"阴性，表明病变黏膜可以完全剥离并与固有肌层分离，可行内镜下治疗；如果病变未隆起，而周围黏膜隆起，称为"非抬举征"阳性，说明病变已浸润到黏膜下层的全层或固有肌层，病变不能与肌层分离，不适合行内镜治疗。

超声内镜是超声与内镜技术相结合的产物，能观察大肠及周围组织，显示肿瘤侵犯层次，判断淋巴结有无转移，进行术前分期。对于黏膜深层病变（癌、平滑肌瘤或间质肿瘤等），应先行超声内镜以明确病变层次和浸润状况，再决定治疗方法。

三、EMR 手术操作

黏膜下注射用药的选择：EMR 术的手术操作目前已非常成熟和规范，其关键步骤在于黏膜下注射。注射剂有生理盐水、高渗盐水、甘油果糖、肾上腺素盐水、透明质酸溶液等，选择生理盐水的优点是价廉和易获取，缺点是吸收过快，直肠黏膜下注射 5mL 生理盐水经过 45s 后可吸收约一半，因此要求操作者动作熟练迅速。如选择甘油果糖或高渗盐水等做黏膜下注射，病变隆起可保持较长时间，优点是可提供充裕的时间来套取病变，但此类液体吸收缓慢，使隆起部的黏膜一直维持较高的张力，套取病变时圈套器容易滑脱，不易抓住病灶。

EMR 的切除范围包括整个病变及病变边缘至少 2mm 正常黏膜，切除深度包括黏膜全层、黏膜肌层及黏膜下全层，要求完整保留固有肌层，残基基底为裸露的固有肌层。

1. 标准 EMR 即整块活检术，先于病变边缘局部做黏膜下注射，注射生理盐水 5~20mL，使病变完全隆起并与黏膜下层分离，然后用带钩圈套器一次完整套取病变并切除。

2. EPEMR 术 适用于直径较大，无法一次圈套切除的病变。同上于病变边缘做局部注射，可多处注射，每处注射生理盐水 5~10mL，使病变完全隆起并与黏膜下层分离。然后用带钩圈套器分多次套取病变，分次切除，最后彻底切除病变。

3. 透明帽辅助法 EMR 术 适用于直肠中下段的平坦型病变或黏膜下病变，先将透明帽置于内镜先端，于病变一侧开始，对准病变黏膜进行吸引，分次使部分病变黏膜吸入透明帽内然后进行圈套电切，最后完整将病变切除。

四、ESD 手术操作

通常在 EMR 术中使用的注射液中加入少量亚甲蓝（美蓝）或靛胭脂，使黏膜下层呈蓝色，便于术者在剥离过程中时刻监测剥离深度在黏膜下层，而不超过肌层。

操作基本步骤：靛胭脂染色，明确病变范围并做标记，黏膜下注射使病变黏膜充分隆起，在标记外侧开始剥离病变，直到病变完全剥离，检查创面并止血，回收、处理标本。

ESD 手术器械如下：

1. 针状刀　常用于黏膜切开。因前端尖细，易导致肠道穿孔，应用时应注意刀尖与黏膜的距离。

2. IT 刀　由针状刀改良而来。前端连接陶瓷材料的球状小体，在病变的一次性切除及溃疡、瘢痕病变的切除方面有优势，同时绝缘的陶瓷头降低了穿孔的发生率。

3. Flex 刀　又称为螺旋伸缩刀。由细径的圈套器改良而来，长度可随意调节，能独立完成 ESD 的各个步骤，如标记、黏膜切开和剥离等。因其具有一定的柔软性，可自直视下进行纵、横、斜等各个方向的剥离。对操作技术的要求较高，需要一定的训练过程。

4. 钩状刀　其前端为弯钩状，弯角 90°，弯曲部长 1.3mm。使用时弯角的方向可通过手柄调整，后拉式的剥离方向提高了操作的安全性。该刀也能独立完成 ESD 的各个步骤。

5. 三角形刀　其前端装有一个正三角形金属片（直径 1.6mm，厚 0.6mm），通电时电流集中在三角形上，三角形前端无绝缘性。操作时三角形的角和边都能进行剥离，面可以加压电凝止血。不足在于电凝作用强，对组织有较大的损伤而影响术后的病理判断。

五、术后切除标本的处理

将应用 EMR 术切下的病变标本做好远、近、左、右端标记，以 10% 生理盐水冲洗标本表面黏液，丁溴东莨菪碱浸泡 1~2min，用大头针撑开固定于薄泡沫板，经 4% 甲醛溶液浸泡固定，送病理检查。

切除标本连续切片的全瘤活检病理组织学分析是最准确的方法，但国内未见有人实施，主要是工作量太大及检查成本太高，采用对切除标本先行实体显微镜检查，可较准确地找到标本中有癌变的部分，再对该部分靶向取材切片进行病理分析，可有效避免盲目取材时可能的错漏。

六、并发症的处理

出血和穿孔是 EMR、ESD 术最常见的并发症。出血可发生于术中及术后，尤其较易发生于 ESD 术中。一般情况下出血量不大，可采取内镜下热活检钳电凝、氩气刀凝固或金属夹止血等方法。延迟出血大多发生在术后 8~9h，可经内镜直接对创面血管进行烧灼和用金属夹止血。如果出血量较大，影响肠镜下视野，必须及时经腹手术止血。

穿孔的发生并不常见，当切除抬举不佳的病变，或切除时电凝功率大于电切功率；或 ESD 术剥离溃疡底部时，容易引起肠道的穿孔。发生穿孔，应即刻采用金属夹缝合，并行胃肠减压、解除气腹、抗感染治疗等处理。单纯金属夹夹闭适合用于小穿孔，可用数枚夹子缝合穿孔部位。如果穿孔部位较大，金属夹夹闭效果不理想，必须果断选择开腹修补手术治疗。

（郝　林）

第四节　经肛门内镜显微手术

经肛门内镜显微手术（transanal endoscopic microsurgery，TEM）由德国的 Ger - hard Buess 设计发明，于 1983 年首次报道后影响日盛，逐渐应用于经选择的直肠肿瘤患者的局部切除，是一种相对较新的直肠肿瘤术式。TEM 术能经内镜完成切除、止血、缝合等系列操作，不同于传统的经肛门切除术和一般的内镜下肿瘤电切术。其兼备内镜、腹腔镜和显微手术的优点，微创、显露良好、切除精确，能切除较高部位的肿瘤，并能获取高质量的肿瘤标本用于准确的病理分期。

一、手术仪器及操作

手术系统是由特殊直肠镜、专用手术器械和视镜显像系统构成。特殊直肠镜的外径为 40mm，利用双球关节活动臂装置固定在手术台上。特殊直肠镜有 12cm 或 20cm 的轴长可供选择，适用于不同位置的肿瘤。另外，TEM 手术辅助系统包括实时管腔压力反馈系统，使操作时直肠腔内压力平均，防止肠壁塌陷而影响手术操作，这是一般腹腔镜手术的气腹机不能替代的。最理想的切割位置是离肛门边缘 5~20cm。

立体视镜可以帮助看到三维的和放大了的清晰影像，并能与视频系统连接，可供多人同时观看。另外，专用手术器械包括成角的针形电刀、特制的组织镊、针持、剪刀、吸引器以及注射针，尤其重要的是银夹施夹器，可把银夹锚定缝线，使腔内缝合不用做高难度的打结。完整切下的肿瘤标本应立即平铺在泡沫片上，并用大头针固定，送做病理学检查。

二、TEM 手术适应证

经过 20 多年的发展，TEM 术已取代其他手术，成为直肠绒毛状腺瘤根治的标准术式，且并发症少、复发率低。早期直肠癌也是 TEM 术的主要适应证，尤其低危 T_1 期病变，中分化至高分化，不伴有淋巴和血管的浸润。TEM 术亦可应用于高危 T_1 期、T_2 期和 T_3 期肿瘤的姑息治疗。

（一）直肠腺瘤

瘤体最大径超过 1.5cm 的无蒂广基型直肠良性腺瘤（T_0 期），尤其是绒毛状腺瘤最适合应用 TEM 术治疗。一般肿瘤占据肠腔应在 3/4 周径以内。TEM 使用的特殊器械使这项技术能够切除距肛缘 25cm 以内任何距离的直肠甚至远端乙状结肠的肿瘤。肿瘤下缘距肛缘 4~18cm 是最理想的距离。

（二）早期直肠癌

早期直肠癌通过完整的局部切除也能取得满意的效果。病例选择是决定直肠癌局部切除成功与否的最重要因素，然而，目前尚无普遍认可的选择标准。已有越来越多的证据显示：局部切除术应局限应用于 T_1 期以内且无高复发危险因素的直肠癌患者。如果缺乏良好的显露，容易导致肿瘤非精确的切除或分块切除，从而会有较高的复发率。TEM 术显露良好，切除精确，优于其他形式的局部切除术。TEM 术对于直肠原位癌（PTis 期）是治愈性手术。对于低复发危险的 PT_1 期直肠癌（如肿瘤高、中分化，瘤体小，活动度大），TEM 术提供了一个高的治愈机会，因为其淋巴结转移的发生率仅为 3%~5%。

（三）进展期直肠癌

高复发危险的 PT_1 期直肠癌（肿瘤分化差、瘤体大、活动度差或显示有淋巴管侵犯者），其淋巴结的阳性率可高达 33%。PT_2 期直肠癌淋巴结转移的发生率更高达 40%。对这类直肠癌，TEM 手术并不适合，但可以作为一种活检术。因为在施行 TEM 术时，直肠系膜的固有筋膜未遭破坏。如果术后证实为上述情况，或者术前 ERUS 提示肿瘤为 UT_1 期而实际上是 PT_2 期或者更晚期，可以再次遵循 TEM 的原则施行补救根治性手术。该手术最好在短期（1~2 周）内尽快进行。

对于因各种原因未再接受根治性手术者，TEM 术后行放射治疗不失为明智的做法，以减少局部复发。不过，近年来 TEM 术联合术前放疗的临床研究取得了更为满意的结果，从而扩大了 TEM 术的适用范围。Lezoche 等对 35 例 PT_2 期直肠癌经术前标准放疗（5040cGy，分 5 周）后行 TEM 术，放疗有效率为 82.8%，平均随访 38 个月，仅 1 例（2.85%）局部复发，生存率达 83%。虽然进展期直肠癌局部切除术后有较高的复发机会，但是对于那些有高手术风险的患者，比如年老体弱或者有严重合并症而不能耐受根治性手术者，TEM 仍然提供了一种理想的姑息性治疗方法。

（四）其他适应证

由于 TEM 术可以精确解剖以及腔内缝合、止血，因此可以被用于直肠良性狭窄的切开成形。另外，直肠类癌和直肠阴道瘘也已被纳入 TEM 术的适应证。

三、TEM 手术禁忌证

有高复发危险的 T_1 期肿瘤或者更晚期（T_2 期及以上分期）的直肠癌，如果并非出于姑息治疗的目的则不适合行 TEM 术。同时性多原发结直肠肿瘤是 TEM 术的禁忌证，术前应行全结肠镜、钡灌肠造影或多排螺旋 CT 结直肠重建等检查予以排除。腹膜返折以上直肠前壁肿瘤如采用 TEM 术行肠壁全层切除，容易切穿进入腹腔。虽然多数情况下即刻行腔内连续缝合可修补成功，但对于此类病例行 TEM 术仍需十分慎重。TEM 术中须经肛门插入外径 40mm 的特殊直肠镜直至手术结束，可能会对肛门括约肌造成一定程度的影响。因此，肛门括约肌功能不良的患者不宜行 TEM，以免术后发生肛门失禁。

四、TEM 术前评估和准备

TEM 术前须全面了解病史，尤其应注意患者的控便能力，特别要评价肛门的紧张度。术前须常规行直肠指检和硬管乙状结肠镜检查以明确肿瘤距肛缘（或齿状线）的距离、肿瘤大小、肿瘤占据肠腔周径的比例和以钟点形式记录的肿瘤位置，并取活检明确肿瘤的性质。ERUS 对于直肠肿瘤的术前分期十分重要，应常规行 ERUS 检查确定肿瘤浸润肠壁的深度。有经验的医生通过 ERUS 判断术前肿瘤 T 分期，准确率可达 90% 以上。

此外，还应行全结肠镜、钡灌肠造影或多排螺旋 CT 结直肠重建等检查排除同时性多原发肿瘤。对于有肛门失禁病史或肛门紧张度较差的患者应行肛门直肠生理检查排除肛门括约肌功能不良。

术前肠道准备和预防性抗生素的使用同经腹直肠手术。

五、TEM 手术操作

采用全麻或椎管内麻醉。根据肿瘤的位置选择合适的手术体位，原则是使直肠镜插入后肿瘤尽量位于视野右下方（如肿瘤位于膝胸卧位 3 点、6 点、9 点和 12 点，将分别采用右侧卧位、俯卧位、左侧卧位和膀胱截石位）。行常规会阴部消毒、铺巾，经轻柔扩肛后，选择适当长度的直肠镜经肛门插入，直视下调节到所需部位后固定于手术台上，正确连接各种配套装置，保持 CO_2 低压充气状态，在立体视镜和腔镜系统下根据需要插入各种专用器械进行手术操作。

手术开始前可在局部喷洒亚甲蓝，使肿瘤边缘显示得更加清楚。手术时，先于瘤体的基底部注射 1 : 200 000 肾上腺素溶液以减少出血并抬高黏膜。切除边界（距肿瘤边缘超过或等于 1cm）先用针形电刀电灼标出。对于直肠良性腺瘤（T_0 期），一般行黏膜下切除即可，除非腺瘤较大、局部变硬、术前活检提示不典型增生或高度怀疑恶变者，应考虑用超声刀行肠壁全层切除。如术前活检已提示为恶性，但 ERUS 显示未浸出黏膜下层（Tis 或 T_1 期），则须施行肠壁全层切除。保证标本的完整性，而且保证有 1cm 的切缘。将肿瘤标本周边平展，并用大头针固定，经甲醛溶液处理后立即送检做病理分期。手术创口予以腔内缝合：先在体外将一根 7 ~ 10cm 长带缝针的可吸收缝线的尾端夹一银夹，经直肠镜送入肠腔内，从创口一端开始，用特制的镊子和持针钳进行单层连续缝合，直至创口闭合，缝线另一端再用一银夹固定，剪下缝针并退出。如创口较大或缝合困难，可用多根缝线分次缝合。

六、TEM 术后处理

TEM 术后患者一般无须特殊止痛处理，从麻醉状态恢复清醒后患者可下地活动，24h 后即可开始流质饮食，然后逐渐过渡到普通饮食，如无并发症，术后 2 ~ 3d 可以出院。出院后应定期在专科门诊随诊。

七、TEM 手术并发症

由于 TEM 术操作精确，创伤小，对患者的全身影响甚小，因此手术并发症的发生率较低，且罕见严重并发症。

（一）一般并发症

一过性发热、腹泻、尿潴留、短暂性肛门出血（包括直肠创口渗血或扩肛引起的内痔出血），常能自行恢复。

（二）直肠创面裂开

与创面张力过大或缝合技术缺陷有关。表现为术后肛门排出脓血性液，常伴发热，指检或结肠镜检查可确诊，多数可保守治愈。因直肠周围脂肪结缔组织尚完整，预后常较直肠前切除术后吻合口裂开要好。

（三）肛门直肠功能损害

TEM 术中所用直肠镜直径达 40mm，可致肛门括约肌过度拉伸。术后部分患者有暂时性肛门排气或液态大便失禁，常于数天至 3 个月内恢复。直肠镜的插入对排便节制没有不利的影响。

（四）术中切穿肠壁进入腹腔

在腹膜返折以上的腹膜面或乙状结肠做全层切除时易发生。如术中及时发现可在内镜下缝合修补，亦可中转开腹修补或行乙状结肠造口。有学者建议在距肛缘 10cm 以上的直肠前壁肿瘤，需行全层切除时不宜行 TEM 术。不过有研究发现，TEM 术中切入腹腔并不增加并发症的发生率，也并非必须中转开腹手术，但须即刻在内镜下严密修补。

（五）其他并发症

对于女性患者，中下段直肠前壁切除过深亦可造成直肠阴道瘘。TEM 术直接导致患者死亡极为罕见，文献中仅有 1 例术后因感染性休克死亡。

八、TEM 术的不足和展望

目前，TEM 技术尚未被相关专业外科医生普遍接受，尤其在我国尚未得到推广，仅北京、上海个别单位开展。究其原因，首先在于 TEM 器械昂贵，治疗费用高；其次，TEM 术目前适应证相对较窄；另外，许多医生不习惯借助于目镜来操作，必须接受专业培训才能熟练掌握操作技术。但此术式毕竟为直肠肿瘤的局部切除开辟了一条新途径，其精确度高、创伤小、并发症少，可以用于直肠腺瘤和早期直肠癌的彻底切除。展望未来，随着国内消费水平的不断提高和传统手术观念的转变，TEM 术在我国可能会得到更多、更深入地开展。

（郝 林）

第五节 低位直肠癌直肠拖出式手术

目前，我国行低位前切除术时多采用 DST 术进行结肠肛管直接吻合。如上所述，DST 术是低位直肠癌保肛手术发展过程中的重要里程碑，但其仍存在不可回避的问题，特别是进行腹腔镜手术时尤为明显。上述问题可归纳为两大类：腹腔镜技术产生的问题和低位早期肿瘤开腹手术时远切缘判断离断问题。尽管针对上述问题提出了多种对策，如手助腹腔镜技术、术中内镜定位、术中推顶会阴部等，但效果并不理想。这时可考虑采用直肠拖出式手术。

一、直肠拖出式手术历史

广义的直肠拖出式手术是指经肛门拖出直肠及部分乙状结肠，并在会阴部进行离断吻合操作的手术方式。以往手术方式包括两大类：一类是直肠游离后，经腹在肿瘤远端将直肠横断，远侧直肠从肛门翻出，再将近端乙状结肠经直肠腔内拖出，在肛门外进行吻合，然后推回肛门内。该手术最早由 Maunsel 于 1892 年报道，现又称为 Welch 术。另一类手术是经腹将直肠充分游离后，经肛门在肿瘤远端离断直肠，将结直肠经肛门拖出进行离断吻合。根据吻合时限本术式又分为拖出延期吻合术和拖出 I 期吻合术。前者 I 期将近端结肠拖出肛门后不进行吻合，术后 8~12d 再切除肛门外的多余肠管，进行 II 期吻合，目的是防止拖出肠管的回缩引起吻合口漏的发生。该手术由 Babcock 于 1939 年提出，现又称为 Babcock 手术；后者将近端结肠经肛门拖出后，I 期即行手工结肛吻合，由 Parks 于 1972 年报道，又称 Parks 手术。

二、直肠拖出式手术分类

上述手术是在没有吻合器的情况下，为了进行低位直肠的离断吻合而设计的。而拖出式手术和现代技术的结合可能解决上述 DST 存在问题。与上述两大类拖出式手术相似，当前应用的拖出式手术也可分为两类。一类为外翻拖出离断吻合术。此外，翻拖出式不同于 Welch 术（先经腹移除标本后将直肠远端外翻）。该术式为经腹离断肿瘤近端直肠，然后将远端肠管外翻，在直视下离断肿瘤远端直肠。另一大类手术为各种改良 Parks 手术，其术式和 Parks 术相似，但结合了多种新技术、新方法。

经括约肌间切除术（intersphincteric resection，ISR）术是低位直肠癌保肛手术的极端形式，特指一类切除全部或部分内括约肌的手术方式。根据切除内括约肌的范围，ISR 术可以分为内括约肌全切除术、次全切除术和部分切除术。前者指经白线游离，切除全部内括约肌；后者指经齿线游离切除部分内括约肌；而次全切除术介于二者之间。2005 年法国学者 Rullier 报道 92 例 ISR 手术，肿瘤距肛缘 1.5～4.5cm，局部复发率仅为 2%，5 年生存率高达 81%。近来有学者报道，长期随访结果提示 ISR 手术后可以获得较理想的根治效果及肛门功能。由于拖出式手术常常需游离括约肌间隙并切除部分内括约肌，故本节将 ISR 手术包括在内一并阐述。

三、直肠拖出式手术操作要点

外翻拖出离断吻合术具体操作为：

（1）直肠完全游离至肿瘤下方的盆底肌平面，切断肛尾韧带，沿内外括约肌间隙，将远端直肠进一步游离至齿线水平。

（2）于直肠上段离断，会阴部用手指充分扩肛至可进 4 指。腹部组用长止血钳夹住直肠残端的顶部，将肠管连同系膜一起插入直肠腔内，逐渐深入，并经肛门拖出。或经肛置入卵圆钳经直肠残端引出，结扎直肠残端于卵圆钳头端经肛拖出（若腔镜手术可将直肠上段离断后，经肛置入卵圆钳于残端处，与腹部组配合将直肠经肛门拖出）。

（3）钳夹经肛门穿出的直肠，并向外牵拉，将其完全翻转、拉出。

（4）用纱垫包裹肿瘤，以温水冲洗拖出直肠，在直视下用闭合器在肿瘤与齿线之间的合适部位将肠管闭合、切断。

（5）肛管直肠残端还纳后用管状吻合器行结肛吻合。

改良 Parks 手术主要操作与 Parks 手术相似，常需手法吻合。若与腹腔镜手术合用，可避免腹部切口（标本经肛取出），又称为全腹腔镜手术。其具体操作为：

1）结肠游离充分，必要时游离结肠脾曲，便于肠管经肛门拖出。

2）直肠环周游离充分直至肿瘤下方拟离断处，可减少经肛手术难度。

3）经肛手术首先确定离断直肠位置（根据患者病情为肿瘤下方 1～2cm），常先离断直肠后方，然后离断直肠前方，最后离断侧方，离断侧方时可经前方间隙置入细引流管于后方间隙引出，予以牵拉指引侧方离断方向。

4）吻合前注意检查近端结肠无扭转。吻合常间断全层缝合 1 周，局部可加缝黏膜层间断缝合。

5）若行 ISR 手术，可于白线或齿线处开始分离，找准括约肌间隙最为关键。

四、直肠拖出式手术优势

直肠拖出式手术应用于低位直肠癌保肛手术具有明显的优势：①两类拖出式手术均可在直视下横断肿瘤远侧直肠，做到远切缘的准确判断；②均可行 ISR 术完成超低位保肛；③可与腔镜技术联合应用具有微创优势，且解决了上述腔镜手术的冲洗离断吻合的难题。其中，外翻拖出离断吻合术常联合双吻合技术，使吻合可靠并省时；肿瘤先拖出肛外并予以纱垫包裹，然后冲洗肿瘤远端直肠并离断，符合无瘤操作原则；拖出前先离断近端肠管，减少粪液污染；吻合后肛管直肠残端为内翻状态，不需要进行包埋，理论上可减少吻合口漏的发生，而改良 Parks 手术可完全切除内括约肌，且可完成全腹腔镜手术，应用前景理想。但该术式经肛游离切除直肠时常有肠内容物污染创面，并增加腔内肿瘤细胞在创面种植的可能。另外，行手工吻合也比较费时。

五、直肠拖出式手术适应证

（一）手术需考虑的因素

选择拖出式手术进行超低位直肠癌保肛手术主要考虑以下几点：

（1）保肛手术必须严格按照低位保肛原则进行，不能单纯为了保肛影响肿瘤切除的彻底性，以免增加术后局部复发的可能。

（2）术前分期显示肿瘤为 $T_{1-2}N_0$ 期，病理为高中分化。或者局部晚期肿瘤行新辅助放化疗后肿瘤体积明显缩小，符合保肛原则时，也可施行直肠拖出式手术。

（3）由于拖出术常切除部分内括约肌，术后患者的肛管静息压力会受到一定的影响。因此，术前应对患者的控便能力进行评估，确保术后获得较理想的肛门功能。

（4）传统经腹 DST 术或腹腔镜手术有困难，而拖出式手术可以解决的，如肿瘤位置低，骨盆小或术中难以判断肿瘤下缘等。

（二）ISR 手术适应证

ISR 手术适应证与拖出式手术相似，但是肿瘤部位更低，可侵及内括约肌。

（1）肿瘤下缘距肛缘 <5cm（距肛管直肠环上缘 <2cm）。

（2）术前分期研究显示肿瘤局限于肠壁内，或内括约肌内。

（3）组织学分级为高中分化。

若肿瘤侵及外括约肌为保肛手术的绝对禁忌证。

六、直肠拖出式手术注意事项

施行直肠拖出式手术和 ISR 术需要注意以下几点，以确保手术效果：

（1）术前需反复向患者家属交代术后可能出现排便功能问题以获得理解。

（2）相关手术常需分离括约肌间隙，因此，应强调由经验丰富的肛肠外科医师进行相关操作。熟悉肛管直肠解剖、了解患者病情、技术熟练、术中肛门暴露好等因素都应引起重视。

（3）外翻拖出术直肠远端的游离一定要足够充分，经括约肌间达到齿线水平，否则难以完全地将肠管经肛门翻出。如果患者比较胖或系膜较多，可先切除多余的近端直肠和系膜。

（4）改良 Parks 手术也强调经腹游离充分问题，否则经肛操作难以找准间隙。

（5）对于行 ISR 术的患者建议行预防性回肠造口。一方面可降低吻合口漏的发生率；另一方面待术后 3 个月左右还纳造口时，患者新建直肠周围的水肿、炎症已明显消退，还纳术后患者的控排便功能仍然维持比较好的状态。

如上述，拖出式手术与现代外科技术的结合可解决一些临床实际问题，初步应用结果令人满意，具有较广阔的应用前景。进一步进行相关解剖研究可为其奠定理论基础，而大规模多中心研究的进行必然为其规范化开展提供可靠的循证医学证据。

（郝 林）

第六节 机器人手术和天然入口穿腔内镜手术

一、机器人手术

机器人手术（robotic surgery）系统是在腹腔镜手术基础上发展起来的新型手术系统，其包括三部分：图像处理系统、操作平台和机器人的机械臂系统。主刀医生通过图像处理系统进行术野观察，通过操作平台来控制手术机械臂，从而完成手术。相对于腹腔镜手术，机器人手术具有一定的优势：

（1）传统腹腔镜手术传输的是二维图像，而机器人手术图像处理系统生成三维图像，使主刀医师能更好地观察术野。

（2）机器人手术的机械臂较腹腔镜手术更为灵活，更容易在狭小的空间完成复杂精细的操作，而且较腹腔镜手术更容易学习。

（3）机器人手术可以实现远程手术操作。

机器人手术系统的不足：

（1）费用高　机器人手术操作系统售价高达 2000 余万人民币，其手术费用较传统腹腔镜手术增加 30% ~ 50%。

（2）适合于手术区域较为固定的手术，如盆腔手术等。若需转换手术野，则会明显延长手术时间。

（3）当前机器人手术无触觉反馈，因此，手术者不能感知结扎线张力，可能会拉断缝线或切割组织。而依视觉反馈来判断缝线张力，需要一定的学习及适应过程。

由于机器人手术适合手术区域较为固定的精细手术，其最早应用于脑外科手术，其后在泌尿外科、妇产科开展。据估计，当前美国多数前列腺手术由机器人手术完成。而在结直肠外科领域中，由于直肠癌手术以盆腔操作为主，更适合开展机器人手术。Hellan M 报道了连续 39 例机器人直肠癌 TEM 手术的情况，提示短期疗效满意。韩国的 Kim 教授于 2007 年 7 月开始在约半年时间内进行了 32 例 Robot，直肠癌手术。他认为相关技术具有盆腔暴露佳、分辨率高的优势，可能是未来发展方向之一。我国香港、北京等地先后引入了机器人手术系统，但是考虑到效价比问题，其开展应该局限于少数医学中心。

二、天然入口穿腔内镜手术

天然入口穿腔内镜手术（natural orifice transuminal endoscopic surgery，NOTES）是指经口腔、肛门等天然入口完成腹部手术的手术方式。不像其他的内镜技术，NOTES 从出现起就引起了巨大的争议。即使是其支持者，也只是持观望态度。自 2003 年首例手术成功实行后，美国于 2005 年成立了 NOTES 工作组，于 2006 年举办了首届国际会议，极大地促进了该项研究的发展。随着投入的增加、内镜技术及相关基础研究的巨大进展、相关特殊器械的问世，该技术的发展已是不争的事实。结直肠既可以作为 NOTES 手术的进腹途径，又可以作为 NOTES 手术的靶器官，是该领域的研究热点之一。行 NOTES 手术切除结肠的动物试验已经获得了成功，新近一例 NOTES（经阴道）辅助腹腔镜乙状结肠癌根治手术已经在临床获得成功。考虑到 NOTES 手术导致的医学伦理学争议，该手术应局限于极少数严格控制适应证的患者。但是相关研究导致的技术革新，必然对内镜手术产生深远的影响。例如全肠镜下近端结肠全层切除术治疗早期结肠癌必然在不远的将来成为现实。

（郝　林）

参考文献

[1] 韩俊庆. 临床肿瘤学指南 [M]. 济南：山东科学技术出版社，2016.

[2] 吴凯南. 实用乳腺肿瘤学 [M]. 北京：科学出版社，2016.

[3] 王天宝，尉秀清，崔言刚. 实用胃肠恶性肿瘤诊疗学 [M]. 广州：广东科学技术出版社，2016.

[4] 高社干，冯笑山. 肿瘤分子靶向治疗新进展 [M]. 北京：科学出版社，2016.

[5] 周际昌. 实用肿瘤内科治疗 [M]. 北京：北京科学技术出版社，2016.

[6] 王俊杰，张福君. 肿瘤放射性粒子规范 [M]. 北京：人民卫生出版社，2016.

[7] 曹军. 常见恶性肿瘤并发症的介入治疗 [M]. 上海：上海交通大学出版社，2016.

[8] 赫捷. 临床肿瘤学 [M]. 北京：人民卫生出版社，2016.

[9] 蔡晶，季斌. 临床肿瘤放射治疗学 [M]. 北京：科学出版社，2016.

[10] 强福林，杨俐萍，葛艺东. 临床肿瘤学概论 [M]. 北京：科学出版社，2016.

[11] 茅国新，徐小红，周勤. 临床肿瘤内科学 [M]. 北京：科学出版社，2016.

[12] 李桂源. 现代肿瘤学基础 [M]. 北京：科学出版社，2015.

[13] 苏敏，马春蕾. 血液与肿瘤 [M]. 北京：人民卫生出版社，2015.

[14] 张贺龙，刘文超. 临床肿瘤学 [M]. 西安：第四军医大学出版社，2016.

[15] 罗荣城，李爱民. 肿瘤生物治疗学 [M]. 北京：人民卫生出版社，2015.

[16] 赖日权. 儿童肿瘤病理学诊断图谱 [M]. 北京：科学出版社，2016.

[17] 张霄岳，赵娟，杜亚林. 消化系统肿瘤新治 [M]. 北京：中医古籍出版社，2016.

[18] 于世英，胡国清. 肿瘤临床诊疗指南 [M]. 北京：科学出版社，2017.

[19] 周俊林，白亮彩. 神经系统肿瘤影像与病理 [M]. 北京：科学出版社，2017.

[20] 万德森. 临床肿瘤学 [M]. 北京：科学出版社，2016.

[21] 李少林，周琦. 实用临床肿瘤学 [M]. 北京：科学出版社，2016.

[22] 詹文华. 胃癌外科学 [M]. 北京：人民卫生出版社，2014.

[23] 李少林，吴永忠. 肿瘤放射治疗学 [M]. 北京：科学出版社，2016.

[24] 林桐榆. 恶性肿瘤靶向治疗 [M]. 北京：人民卫生出版社，2016.

[25] 周瑾. 新编肿瘤微创治疗与护理 [M]. 北京：化学工业出版社，2016.

[26] 郑和艳，吕翠红，边兴花. 肿瘤科疾病临床诊疗技术 [M]. 北京：中国医药科技出版社，2016.